PTSD・物質乱用治療マニュアル

「シーキングセーフティ」
Seeking Safety A Treatment Manual for PTSD and Substance Abuse : Lisa M. Najavits

リサ・M・ナジャヴィッツ

監訳｜松本俊彦, 森田展彰

訳｜井上佳祐, 今村扶美, 川地 拓, 古賀絵子, 齊藤 聖, 高野 歩, 谷渕由布子, 引土絵未, 渡邊敦子

金剛出版

Seeking Safety:
A Treatment Manual for PTSD and Substance Abuse
by Lisa M. Najavits

Copyright © 2002 by The Guilford Press.
A Division of Guilford Publications, Inc.

Japanese translation published by arrangement with
Guilford Publications, Inc. through The English Agency (Japan) Ltd.

序　文

　私は，代々，外傷後ストレス障害（posttraumatic stress disorder; PTSD）を克服してきた女性たちの系譜において3世代目にあたる。私の母と祖母は，あの凄惨なホロコーストを生き延びたハンガリー人であり，2人ともその体験のなかで数多くのトラウマを負った。特に母の場合，ホロコーストに遭遇したとき，まだわずか10歳であった。そして，私はといえば，1987年のニューヨークで見知らぬ男に襲われ，レイプされかかったうえに，カミソリで顔まで切りつけられた。私はこうした歴史を決して忘れまい。というのも，私がこれまでとりくんできた仕事は，まさにこれらのトラウマ——私が祖母と母のなかに見出し，自らも体験したもの——を克服するためにあったからだ。

　このように，この本を書くことにまつわる個人的背景を語るのには，2つの理由ある。1つは，それが，私自身の苦痛——私は子どもの頃からそれを何とか解決したいと願ってきた——をやわらげる試みだからである。もちろん，私が体験した出来事など，その後，臨床現場で出会ってきた患者たちとは比べものにならないことくらい，十分理解はしている。それから，もう1つの理由は，それが，私がずっと願ってきた，「人助けをしたい」という夢の成就につながることだからである。苦悩を喜びに変えるのは，苦悩から学んだことを生かし，同じく苦悩するほかの人を助けることによってのみである。かつて私はよく考えたものだ——もしも時間を巻き戻せるなら，被害当時の祖母や母にもっと多くのサポートを受けられるようにしてあげるのに，と。もっとも，当時，トラウマの分野はまったくの未開拓分野であったから，たとえ時間を巻き戻せても，私の願いは叶えられなかったであろうが。

　幸いなことに私は，数年前，PTSDと物質乱用に関する研究プロジェクトに携わる機会を得た。そしていまなお，PTSDと物質乱用に対する新たな心理療法の開発という仕事に胸を躍らせながらとりくんでいる。この領域に関する研究は，比較的最近になってようやく動きはじめたばかりで，まだまだその歴史は浅い。たとえば，「アルコホリズム（アルコール症）」という言葉が作り出されたのは，たかだか150年前の話だ。その後，アルコホリクス・アノニマス（Alcoholics Anonymous; AA）が誕生したのが1935年，そして，ミネソタ州ヘーゼルデンに，AAの理念にもとづく最初の物質乱用治療施設が作られたのが1950年代（Miller, 1995）であった。さらに，現在，私たちの研究プロジェクトを助成してくれている米国国立薬物乱用研究所（National Institute of Drug Abuse; NIDA）の設立は，なんと1970年代に入ってからのことである。実際，20世紀における最初の50年間，物質乱用に対する心理療法は「徒労」と考えられており（Najavits & Weiss, 1944a），最後の10年になって，ようやく物質乱用を他の精神疾患との関連で理解しようという動きが出はじめた状況であった。PTSDに関しても同じである。1980年（訳者註：この年にDSM-Ⅲが発表）までは，そもそもそれは精神疾患としてみなされてお

iii

らず，20世紀における大半の期間，PTSDは，関心の埒外に置かれていたのである（Herman, 1992）。以上のような経緯を考えれば，この2つの精神疾患が，治療においても，研究においても，あくまでも別々の問題として取り扱われてきたのも当然といえるだろう。

　私が本書で目指したのは，「自分だったらこういう風にして援助する」と考えてきた治療モデルを，きちんと言葉にすることであった。開発にあたっては，さまざまな先行的な試みをレビューしたうえで，6年あまりにわたって臨床的試行——開発した治療プログラムを患者に提供し，その効果を検証し，さらにまた改訂する——をくりかえしてきた（第1章参照）。本書はそのような臨床的実践の集大成であり，この新しい心理療法に関する，開発初期における研究成果がすべて注ぎ込まれている。

　この治療モデルは，重複障害に対するものとしては，世界で初めて学術的な効果検証が行われた治療法である（Najavits, Weiss, Shaw, & Muenz, 1998e）。だが，学術的検証といっても，現時点ではあくまでもパイロット的知見にとどまっており，まだまだ検討すべき課題が数多く残されている。たとえば，実施施設や患者特性の違い，あるいはセラピストの経験や技量，実施手続きによる違いが，治療効果にどのような影響を与えるのか，といったことはまだ十分にわかっていない。また，ひとくちに重複障害といっても，この治療が対象とするのは，あくまでもPTSDと物質乱用という組み合わせにかぎられている。はたしてほかの組み合わせではどうなのか，といった疑問に答えることもできない。その意味では，この治療は，依然として開発途上の段階といわざるをえないが，それでも，これまで行われた臨床研究では，この治療が患者やセラピストにきわめて好ましい効果をもたらすことが示されているというのは，確かなことである（第1章参照）。

　一般に治療マニュアルというと，「あらゆる疑問に対する答え」を用意しようとして，ともすれば膨大なページ数と資料からなる重厚な体裁となりがちである。しかし私は，「そんな簡単にすべての疑問に答えるなんてできるわけがない」と思うのだ。それどころか，「治療モデルなんかよりもセラピスト自身の方が重要だ」というのを信条にさえしている。その意味では，このような私が，今回，治療マニュアルを執筆したというのは，いささか皮肉な話だ。

　私が本書で試みたのは，あくまでも，なかなかひとりでは収集しきれない，治療上のコツや工夫，知恵といった有益な情報を整理し，それらを使いやすいかたちでセラピストに提供することでしかない。どうあがいても，治療とは，最終的にはセラピスト自身の存在そのものだ。それは，よくいわれているように，「ダンスとは振りつけではなく，ダンサー自身」というのと同じことである。だから私は，「無能なセラピストでもこのマニュアルがあれば治療はうまく進められる」などとは微塵も考えていないし，同時に，有能なセラピストがこのマニュアルに準拠して治療を行えば，必ずよい結果を出せるとも思わない。マニュアルというものはしょせん道具にすぎず，道具というものがすべからくそうであるように，このマニュアルもまた，患者に益することもあれば，害をなすこともある。たとえば，「助けを求める」という，一見，好ましく感じられるスキルでも，やり方次第で，患者を励ますこともあれば，逆に，治療意欲を阻喪させることだってあるのだ。

　結局のところ，この治療モデルは，私自身の対処戦略にもとづいて開発されたものである。つまり，まずは行動を起こすことを促し，積極的に情報提供を行い，それでいて，（かつての私がそうあってほしいと願ったように）治療に際して生じる感情的な痛みへの思いやりが感じられる——そういった治療モデルである。しかし，開発に着手し，同僚たちと議論するなかで気づかされたのは，人はみな，それぞれに独自の対処方法を持っており，それが治療法にも反映

されている，というごくあたりまえの事実であった。だから，いかなる治療法も，個人的体験というバイアスの影響は避けられない。

　本書の場合，執筆に際して私が意識したのは，認知行動療法（cognitive behavioral therapy; CBT）の原則に依拠しつつも，部分的には精神力動的な考え方も援用する，という方向性であった。これは，私には重要なことであった。おそらく私自身が，大学院や卒後研修（そしてそれ以降も）における臨床心理士としてのトレーニングのなかで，CBTと精神力動的心理療法の両方を学ぶという，例外的な僥倖に恵まれたことが影響している。この2つのいずれが欠けても，私はセラピストとして完全ではないと感じる。一方の豊かさがむしろもう一方の必要性に気づかせてくれる，という気がするのだ。かつて，本書の草稿に目を通してくれた同僚は，こう評した。「精神力動的心理療法の要素を『裏口からこっそり拝借してきた』感じがする」と。なるほど，その通りかもしれない。かねてより私は，治療の主軸をCBTに置きつつも，部分的には，精神力動理論の知恵も活用したいと考えてきた。また，物質乱用の治療については，12ステップ・プログラムをはじめとする自助グループの伝統にも大いなる敬意を払ってきた。

　あたりまえの話だが，この治療モデルでは解決できないものもある。なにしろ，この治療では，お互いに傷つけ合わずにはいられないという，人間が持つ容赦なき本能に歯止めをかけることはできないし，（悪しき隣人の存在から，貧困対策などの社会保障システムの不備まで）社会的に不利な状況に置かれた者を打ちのめす，巨大な力に抗う力を得ることもできない。そもそも，どれほどすばらしい治療マニュアルがあっても，社会全体や患者，あるいはセラピストに対する莫大な投資がなければ，それを深く学び，実践に生かすことなどとうてい不可能である。トラウマとは究極の不幸である。それは，運悪くまちがった家族の一員としてこの世に生を受けただけ，あるいは，偶然，まちがった時間にまちがった場所にいただけ，という不幸である。そこには，何の理由もなければ，公平さもない。ただ突然，物事がひどく悪い方へと動く。それだけなのだ。それは，生きること自体がはらむ本質的な不確かさの産物である。そして，その状態にコントロール喪失の病，物質乱用が加われば，事態は，あたかもあたり一面が戦火に飲み込まれるような壮絶な闘いの様相を呈するだろう。

　私がつねづね感じているのは，変化とは実に謎めいているということだ。回復できるのはだれなのか，それをあらかじめ知ることはむずかしく，そして治療終結後に，なぜその人が回復できたのかを知ることは，さらにむずかしい。回復のきっかけを与えてくれるものはさまざまだ。それは，セラピストの存在や何らかの書物かもしれないし，あるいは，ある日あるやり方でいわれたささいな言葉かもしれない。しかし，究極的に何が変化を促したのかと問われても，多くの場合は，「わからない」としか答えようがない。

　だが，はっきりとわかっていることもある。それは，変化を起こすために患者とセラピストとが力を合わせてとりくむことは無意味ではないということだ。ここで，変化することのむずかしさを語った，私のお気に入りの言葉を2つ紹介しておきたい。1つは，20世紀初頭のものであり，もう1つはそれよりも最近のものである。

　　　　あなたは自分を変えるのはたやすいと思うか？
　　　　ああ，変化し，これまでと違う人間になることは，実にむずかしい。
　　　　それは，忘却の大海を泳ぎ切るのにも等しいだろう。
　　　　　　　　　　──D. H. ローレンス　詩「変化」より（1971）

人はいかにして変化するのか？　神は，そのギザギザの親指の爪でもって，きみの喉から腹にかけて切り裂いていき，汚れた巨大な手をその裂け目に突っ込む。そして，きみの血まみれの腸管をギュッとつかむわけだ。だが，腸管はヌルヌルして，握ろうにも手が滑ってしまう。だから，神はさらに力を込めて握り直さなきゃいけない。ちょうど腸管を絞るみたいな感じでね。そして，こういう。「おまえの腹のなかが空っぽになり，痛みさえ感じなくなるまで，はらわたをすべて引っ張り出すぞ！」と。それから先のありさまは，とても言葉で表現できないほど凄惨ものだよ。ひととおり終えると，神は，そのはらわたを，ふたたびきみのがらんどうの腹のなかに戻すんだ。ぐちゃぐちゃにでもつれ合ったままの状態で，ぐいぐいと強引に押し込むわけだ。後は，きみがその裂け目を縫い合わせて皮膚を閉じる。それで作業は終わりだ。きみは変化しているよ。

　　　　——トニー・クシュナー　戯曲「エンジェルス・イン・アメリカ」より (1994)

　要するに，変化とは，お世辞にも愉快な作業とはいえないのだ。しかし，それを成し遂げた患者は新しい生き方へと踏み出すことができる。そして，もはやこれ以上，自身の感情の深い部分と向き合って治療の痛みに耐える必要もないだろう。彼らは，私たちセラピストが力を尽くすのに値する患者であり，過去よりもよい未来を手にすることができる人たちである。

リサ・M・ナジャヴィッツ

目　次

第1章　概　要 ——————————————————————— 3

PTSDと物質乱用　3

この治療法について　7

「シーキングセーフティ」の原則　8

どのように治療を進めるか　20

臨床研究の結果　23

「シーキングセーフティ」は従来の治療法とどの点で異なっているのか　25

ある患者のPTSDと物質乱用の経験　28

第2章　治療の実施にあたって ——————————————— 30

治療の形式　30

さまざまな状況に対する「シーキングセーフティ」の適用　33

準　備　36

プロセス　38

セッションの施行　42

治療ガイドライン　56

問題となる状況と緊急事態　62

治療開始にあたってのチェックリスト　65

すべてのセッションで使う配布資料　66

治療セッションのテーマ —————————————————————————— 79

治療への導入／ケースマネジメント　81

セーフティ　117

PTSD：あなたの力をとりもどす　135

感情的な痛みを遠ざける（グラウンディング）　154

物質があなたを支配するとき　168

助けを求める　203

自分を大切にする　215

思いやり　225

赤信号と青信号　234

正直であること　245

回復につながる考え　256

分裂した自己を統合する　275

誓　い　285

意味を創り出す　298

社会資源　309

関係性に境界線を引く　322

発見する　343

回復への支援者を得る　358

トリガーに対処する　384

自分の時間を大事にする　394

健康な関係性　407

自分を育てる　419

怒りをなだめる　429

人生選択ゲーム（復習）　451

治療終結　458

解題◉松本俊彦　469

文　献　475

索　引　485

著者について　489

PTSD・物質乱用
治療マニュアル
「シーキングセーフティ」

第1章

概　要

PTSDと物質乱用

PTSDと物質乱用：患者の視点から

> 「使えば使うほど何も感じなくなる。とにかく痛みは死にたくなるくらいひどくて，どうしようもないんです。だから，私がクスリを使うことについて，人にとやかくいわれたくない。お願いだから，クスリのことは内緒にしておいてほしい。このことは，だれにも知られたくないんです」

> 「私の場合，酒をやめてしらふになったら，人前に出られなくなってしまった。それこそベッドの下に隠れたりしたりして，前よりも頭がおかしくなったみたいな感じでした」

　近年，精神疾患や物質乱用を治療する臨床現場では，このように語る患者と出会うことが少なくない。そのなかでも特に目立つのが，外傷後ストレス障害（posttraumatic stress disorder; PTSD）と物質乱用[1]とを併存する女性患者である。上述の患者が語る体験談には重要な臨床的な課題が示されているが，最近になって，こうした課題をとりあげた臨床報告や実証的研究の論文が次々に公表されている。

- PTSDと物質乱用との併存は，一般に予想されているよりもはるかに高い頻度で発生している。物質乱用の治療を受けている患者において，PTSDの併存は12〜34％に認められ，女性患者にかぎると，その割合は30〜59％にも達するという。PTSDの診断基準には該当しないものの，生涯忘れることのできないトラウマ体験を持つ者となると，その割合はいっそう高くなる（Kessler, Sonnega, Bromet, Hughes, & Nelson, 1995; Langeland & Hartgers, 1998; Najavits, Weiss, Shaw, 1997; Stewart,1996; Stewart, Conrod, Pihl, & Dongier, 1999; Triffleman, 1998）。
- このような物質乱用とPTSDとの併存患者の場合，物質乱用を手放せばただちにPTSDから回復するとはかぎらない。それどころか，PTSD症状のなかには，物質をやめることに

---

[1] この治療は，もともとDSM-Ⅳにある物質使用障害のなかでも，一番重篤な「物質依存」患者を想定して発展してきた治療法である。しかしながら，「物質乱用」という言葉は，さまざまな治療マニュアルにおいて多く使われており，実際に治療の場ではさらによく使用されている。

よって悪化するものもある（Brady, Killeen, Saladin, Dansky, & Becker, 1994; Kofoed, Friedman, & Peck, 1993; Root, 1989）。

💬PTSDと物質乱用とを併存する患者は，ほかにも何らかの精神疾患が併存している場合が少なくなく，物質乱用単独の患者と比べて治療成績も悪い（Ouimette, Ahrens, Moos, & Finney, 1998; Ouimette, & Moos, 1999）。

💬PTSDと物質乱用の双方に罹患している患者は，コカインや麻薬といった「ハードドラッグ」を乱用する傾向がある。もちろん，処方薬やマリファナ，アルコールもよく用いられている。このような患者の多くは，PTSDがもたらす，持続的かつ強烈な感情の痛みに対処するために，いわば一種の「自己治療」として物質を乱用している（Breslau, Davis, Peterson, & Schultz,1997; Chilcoat & Breslau, 1998; Cottler, Compton, Mager, Spitznagel, & Janca, 1992; Dansky, Saladin, Brady, Kilpatrick, & Resnick, 1995; Goldenberg et al., 1995; Grice, Brady, Dustan, Malcolm, & Kilpatrick, 1995; Hien, & Levin, 1994）。

💬PTSDと物質乱用とに重複して罹患している人は，くりかえされるトラウマの影響で深刻な脆弱性を抱えており（Fullilove et al., 1993; Herman, 1992），その脆弱性は，物質乱用単独の人に比べてはるかに高度なものである（Dansky, Brady, & Saladin, 1998）。

💬これら2つの疾患を持つ人は，彼らの臨床症状を複雑化させるさまざまな生活上の問題を経験している。たとえば，ほかの精神疾患の併存や重要他者との葛藤，身体疾患，子どもへの虐待，親権の争い，ホームレス，HIV感染のリスク，ドメスティック・バイオレンスの被害などがある（Brady, Dansky, Sonne, & Saladin, 1998; Brady et al., 1994; Brown & Wolfe, 1994; Dansky, Byrne, & Brady, 1999; Najavits et al., 1998c）。

💬PTSDと物質乱用の両方に罹患している人は，いずれか片方のみの人に比べて，より重篤な臨床症状を呈することが多い（Najavits, Weiss, & Shaw, 1999b; Najavits et al., 1998c）。

💬物質乱用患者のうち，この種の重複診断は女性が男性の2〜3倍多い[2]（Brown & Wolfe, 1994; Najavits et al., 1998c）。

💬この種の重複診断を受けている女性は，幼少期に身体的・性的虐待を経験していることが多いが，その一方で男性の場合は，犯罪被害や戦争でのトラウマを経験している人が多い（Brady et al., 1998; Kessler et al., 1995; Najavits et al., 1998c）。

💬PTSDと物質乱用の両方に罹患するということは，トラウマの性質や乱用物質の種類にかかわらず，広くみられる現象である（Keane & Wolfe, 1990; Kofoed et al., 1993）。

💬「負のスパイラル」はしばしば生じている。たとえば，物質使用は新たなトラウマに対する脆弱性を高め，物質使用をますます促進させる（Fullilove et al., 1993）。患者の立場からいうと，PTSD症状の存在はしばしば物質を使用するきっかけになるだけでなく（Abueg Fairbank, 1991; Brown, Recupero, & Stout, 1995），PTSD症状をさらに悪化させる要因でもある（Brown, Stout, & Gannon-Rowley, 1998; Kofoed et al., 1993; Kovach, 1986; Root, 1989）。

💬退役軍人や刑務所被収容者，ドメスティック・バイオレンスの被害者，ホームレス，若年者には，この重複診断に該当する者が多い（Bremner, Southwick, Darnell, & Charney, 1996; Clark & Kirisci, 1996; Dansky et al., 1999; Davis & Wood, 1999; Jordan, Schlenger, Fairbank, & Caddell, 1996; Kilpatrick et al., 2000; Ruzek, Polusny, & Abueg, 1998）。

---

[2] しかし，Kesslerらの地域調査研究のなかでは，男性の方が女性よりも多かった。

☍PTSDと物質使用との関係は，たまたま2つの疾患が合併していただけ，あるいは，両疾患のDSM-Ⅳ診断基準に重複した項目がある，といったことでは説明がつかない（Bolo, 1991; Kofoed et al., 1993）。

☍暴力事件の加害者の多くは，犯行時に物質使用の影響を受けている。ドメスティック・バイオレンスでは50％，強姦では39％といわれている（司法統計局，1992）。

PTSDと物質乱用：セラピストの視点から

臨床において，セラピストの視点も大切である。個人開業しているあるソーシャルワーカーは次のようにいった。

「以前は10フィートの棒を持っていたとしても，物質乱用患者に近づきたくないと思っていた。私はできることなら彼らと接したくなかったし，物質乱用自体にかなり批判的な立場だった。しかし，私は彼らのことをほとんど理解していなかったのだ。彼らにはトラウマの歴史があると気づいてからは，私は彼らを哀れむ気持ちになった。物質依存が，これまで彼らの痛みの自己治療になっていたことに気づいたからだ」

病院の物質乱用治療部門に勤務する精神科医は，次のように語った。

「私が勤務する施設では，患者はまず物質をやめるように指示される。その理由は，ひとまずクリーンな状態にならないと，トラウマとは向き合うことができないからだ。しかし，現在，当院では，毎日4つの物質乱用者の治療グループが運営されているものの，いまだかつてPTSDの治療グループはできたためしがない。理由はわからないが，患者のなかには，そのようなグループなど意味がないのではないか，そもそも，トラウマなどさほど重要ではないと思っている者もいる」

いずれにしても，PTSDと物質乱用が併存する患者を治療する際，セラピストは以下のような戸惑いを感じるはずである。

☍「患者は，治療のなかで悲惨なトラウマ記憶をとりあげるべきなのか？」
☍「PTSDにとりくむ前には物質をやめなくてはならない，と患者に強く伝えるべきなのだろうか？」
☍「PTSDの症状に苦しんでいる患者に，どう対応したらよいのだろう？」
☍「患者が物質を使用しつづけている状況でも，治療を提供すべきなのか？」
☍「この人たちにとって心理療法は本当に意味があるのだろうか？」
☍「患者に対して，アルコホリクス・アノニマス（Alcoholics Anonymous; AA）に行け，と強くいうべきであろうか？」

PTSDと物質乱用の併存症例に対する理解が広まるとともに，そのような患者の治療についても，さまざまな知見が得られはじめている。

&❦医療機関で実施されているプログラムの多くが，PTSDか物質乱用のいずれか一方しか扱っていない。つまり，これら両方の問題を同時に扱うプログラムなどといったものは，ほとんど存在しないのが現状である。それにもかかわらず，専門医や研究者は，有効性，ならびに費用対効果という点で優れ，しかも，患者のニーズに即した治療として，両方の問題を同時に扱う統合的治療モデルを推奨している（Abueg & Fairbank, 1991; Bollerud, 1990; Brady et al., 1994; Brown et al., 1995; Brown, Stout, & Mueller, 1999; Evans & Sullivan, 1995; Fullilove et al., 1993; Kofoed et al., 1993; Najavits, Weiss, & Liese, 1996c; Sullivan & Evans, 1994）。そして実際，当事者の多くは，こうした統合的な治療法を受けることを望んでいる（Brown et al., 1998）。

&❦PTSDと物質乱用の両方を持つ患者の多くは，PTSDを対象とした治療を受けていない（Brown et al., 1998, 1999）。

&❦患者の多くが，PTSDと物質乱用のいずれについても系統的な評価を受けていない（Fullilove et al., 1993; Kofoed et al., 1993）。物質乱用治療の現場では，患者の多くは，トラウマ体験に関して質問されることも，PTSDという診断について告知をされることも，そして，PTSDがきちんとした治療法が存在する，治療可能な障害であることを説明されることもないまま治療を受けている。同じことは，PTSDの治療を扱う一般精神科医療の現場にもあてはまる。一般精神科医の多くは，物質乱用に関する評価を怠っている。

&❦患者の回復プロセスを予測することはむずかしい。逆にいえば，物質使用をつづけるかどうかにかかわらず，PTSD症状の予後は，個々の患者によってさまざまに異なる（Brown et al., 1998; Najavits, Shaw, & Weiss, 1996b）。

&❦治療が効果的である一方で，治療上の困難も少なくない。たとえば，不安定な治療同盟や治療経過中にみられるさまざまな危機，不規則な受診，物質使用の再発などといった問題がある（Brady et al., 1994; Brown, Stout, & Mueller, 1996; Root, 1989; Triffleman, 1998）。

&❦一般の人たちだけでなく，医療関係者のあいだでも，物質乱用やPTSDに対する見解はしばしばきわめてネガティブなニュアンスを帯びている。そのため，援助者側の逆転移が頻繁に発生している（Herman, 1992; Imhof, 1991; Imhof, Hirsch, & Terenzi, 1983; Najavits et al., 1995）。実際，患者のなかにも，他者からはもとより，自らも自身のことを「狂っている」，「怠け者」，「ダメな奴」と捉えている人が少なくない。

&❦PTSDもしくは物質乱用のそれぞれに対して有効とされている治療が，これら2つの疾患が同時に存在する場合には，必ずしも望ましくない場合がある。たとえば，患者に物質乱用がある場合，ベンゾジアゼピンの投与，あるいは，暴露療法のようなPTSDに特化した治療が適さない可能性がある。同様にしてPTSDの患者の場合，12ステップのような物質乱用の治療が効果的ではない可能性もある（Ruzek et al., 1998; Satel, Becker, & Dan, 1993; Solomon, Gerrity, & Muff, 1992）。

&❦この種の重複診断を受けている患者には，集中的なケースマネジメントが必要かもしれない。しかし，それは臨床家がこれまで受けてきたトレーニングではカバーされていない分野であり，医療関係者の「燃え尽き」症候群を引き起こす可能性がある。

&❦臨床家に対する統合的なトレーニングが求められている。物質乱用とPTSDとでは，その疾患概念や治療理念，あるいは治療法の違いがあまりにも大きい。また，現状では，これらのいずれに関しても同程度に精通した臨床家はほとんどいない（Evans & Sullivan, 1995; Najavits, 2000; Najavits et al., 1996c）。物質乱用のカウンセラーの多くは，重篤な精神疾患

の評価と援助に関するトレーニングが不十分であり，PTSDに関する教育についてはまったくなされていないか，あるいは，誤解されていることが少なくない。同様に，PTSDを扱う臨床家の多くは，物質乱用の評価と治療に関するトレーニングを受けていない。

PTSDと物質乱用とをより関係づけるために

　上述した内容は，過去10年のあいだに指摘されてきたことであり，現在も続々と報告されている研究もまた，こうした状況に依然として変化がないことを指摘している。この領域の研究について詳細に述べることは，本書が目指す範疇を超えているが，本書巻末には詳細な資料を提供してある（参考リストの＊印がつけられている見出しを参照のこと）。また，PTSDと物質乱用の双方に罹患するという体験がどのようなものなのかを理解してもらうために，本章の末尾に，ある重複診断の当事者や経験談を提示するつもりである。

この治療法について

　本書では，PTSDと物質乱用に対する心理療法を構成する，25回分のセッションをとりあげている。本書の独自性は，PTSDと物質乱用との併存患者に対する治療について一冊にまとめた，最初の書籍という点にある（Najavits et al., 1997, 1998e）。本書が提示する治療モデルは，かぎられた時間のなかですぐに使えるツールを求めている，臨床の最前線にいるセラピストにとっては，現状においてもっとも有用な治療アプローチである。

　この治療のもっとも独創的な部分は，PTSDと物質乱用とを併存する患者に対して認知行動療法（cognitive-behavioral therapy; CBT）を適用する，という点にある。そして，その治療のプロセスにおいて，患者の話に耳を傾け，入手可能な文献に目を通し，治療効果を学術的に評価するという作業をくりかえすことで，最終的に，患者のニーズにもっとも合った治療法を確立することを目指している。

　治療に用いられる25のセッションは，すべてのセッションで両疾患に関するセーフティ（安全）な対処スキルに触れつつも，大別すると，認知・行動・対人関係という3つの領域から成り立っている。各セッションは，ほかのセッションとは独立しているので，患者もセラピストも，提示されている順番にこだわらずに，その日に実施するセッションを自由に選ぶことができる。

　この治療は，集団と個人のいずれのセッティングでも実施できる。これまでの研究によって，この治療を個人と集団のいずれの方法で実施しても効果があることが証明されている（Hien & Litt, 1999; Najavits, 1996, 1998; Zlotonick, 1999）。また，この治療は，実際の臨床場面において，さまざまな属性の患者に適用することができる（たとえば女性，男性，成人，若年者，刑務所被収容者，退役軍人，外来患者，入院患者，都市部の患者，郊外の患者，性的もしくは人種的マイノリティに属する患者など）。ただし，こうしたタイプの人たちのなかには，現在までのところ良好な治療成績が得られているものの，その結果はまだ限定的という段階のものも含まれていることに注意されたい（さまざまに異なる環境における治療については，詳細は第2章を参照）。

　以下に，治療の原則を提示しておきたい。ついでに，治療プログラムに関する追加の重要事

第1章　概　要　　7

項やこの治療に含まれない介入，さらには，本治療プログラムの開発経緯やほかの治療との相違点についても触れておきたい。

「シーキングセーフティ」の原則

この治療は5つの中心となる考えにもとづいている。(1) 第1段階の治療における最優先事項は「セーフティ」であること，(2) PTSDと物質乱用の双方を視野に入れた統合的な治療であること，(3) 理想を重視すること，(4) 認知，行動，対人関係，ケースマネジメントの4つの領域をカバーしていること，(5) セラピスト側の要因に注意することである。以下にこの5つの原則に関して説明し，そのうえで，治療の特徴に関する補足や治療に含まれない事項に関して触れておきたい。

治療の第1段階の目標であるセーフティ

本書の題名である「シーキングセーフティ」という言葉は，この治療の基本的な原則を表している。それは，物質乱用とPTSDを両方抱えていて，現在どちらも問題となっている状態の人にとっては，まずは安全の確立こそが臨床的にもっとも必要な支援である，という認識である。「セーフティ」というのは，たとえば物質使用を低減したり，自殺リスクを減じたり，HIV感染リスク状況への暴露を減らしたり，暴力をふるうパートナーや薬物仲間といった危険な関係性を手放したり，解離などの症状を克服したり，リストカットなどの自傷行為をやめたりするといった，きわめて包括的な意味を帯びた言葉である。とりわけ重複診断を持つ人のなかには，幼少期に虐待被害を受けた人が多く，そのような人にとって，自己破壊的行動の多くは，それ自体がトラウマ体験の再現としての意味もある (Najavits et al., 1997)。たとえそのトラウマ体験がはるか昔に起こったことであっても，彼らは，希望から目を背け，痛みを長引かせる行動をくりかえしている（それにもかかわらず，衝動的に欲求を満たそうとする場合も少なくないが）。こうした患者は，虐待されていた過去があり，加えて，現在も自傷行為を通じて自らを虐待していることが少なくない。つまり，PTSDと物質乱用の合併は決して偶然によるものではなく，両者の関係には意味があると考えるべきものなのである。「シーキングセーフティ」は，そのようなネガティブな行動から患者を救い出し，深い感情のレベルでトラウマからの回復を支援する治療モデルである。

安全が侵害されてしまうことが生活を破壊させるように，安全を確立することは生活の質を高めてくれる。安全を確立するとは，すなわち，危険ではない人に助けを求められるようになったり，社会資源を利用したり，回復に役立つものの考え方について情報収集したり，自身の身体を大切にしたり，誠意や思いやりの言葉をくりかえし口にしたり，自分の成長につながる活動を増やしたりすることを意味している。この治療が患者に伝えようとしているのは，まさにそのようなスキルなのである。

この治療は，第1段階の治療としては，PTSDと物質乱用のいずれの障害に対しても適している。実際，PTSDと物質乱用のそれぞれのセラピストは，いずれも非常によく似た治療の導入方法を提唱している。たとえばPTSDの領域では，ハーマン (Herman, 1992) の治療モデルにおける回復の第1段階の課題は，セーフティとセルフケア，現在の目標，よく似た患者構

8　　第1章　概　要

成（すべての患者が同じ主診断を持つ）のグループ内での葛藤に際して我慢しすぎないこと，制限の少ない治療構造，道徳的な趣旨，緊密すぎないメンバー間のつながりに重点が置かれている。同様に，物質乱用においても，カウフマンとレオー（Kaufman, 1989; Kaufman & Reoux, 1988）は，治療の第1段階として，物質使用の程度や健康被害の重症度を評価したり，物質を断つための計画を立てたり，最近の薬物使用や各セッションでの物質への渇望を調べたり，併存する精神疾患を診断・治療したりしながら，「物質を断つこと」を目指すアプローチを提唱している。こうした提案は，ほかの研究者や臨床家にも影響を与えている（Brown, 1985; Carroll, Rounsaville, & Keller, 1991; Evans & Sullivan, 1995; Marlatt & Gordon, 1985; Sullivan & Evans, 1996）。

　私たちのプログラムにおける「セーフティ」のセッションでは，さらにPTSDと物質乱用の双方からの回復の各段階について述べている。ここでそれを簡単にまとめると，以下の3つの段階を整理することができる（ハーマンの用語を使用する）。

　　　第1段階：**セーフティ**
　　　第2段階：**想起と服喪追悼**
　　　第3段階：**再結合**

　この治療は第1段階のみを扱う。第1段階，「セーフティ」という課題は，一部の患者にとってはそれ自体が非常に治療的な意義を持つ。したがって，たとえば患者が治療を受けても，解離してしまって，後で何も覚えていないような精神状態であったならば，ひとまず「セーフティ」という考えを家に持ち帰ってもらうことを目指すという方針をとる。セーフティについては，たとえばセーフティ対処シート（第2章参照）やセーフティ対処スキルの項目（「セーフティ」のセッション参照），セーフティ計画（「赤信号と青信号」のセッション参照），セーフティ契約（「怒りをなだめる」のセッション参照），さらには，毎回のセッションをはじめる際に行う，「セーフティでない行為をしたかどうか」という報告などといった方法で，治療経過中くりかえしとりあげられることとなっている。

　「セーフティ」の概念と第1段階の治療は，患者だけでなく，セラピストを守る意味もある。患者をセーフティへと向かわせることで，セラピストは確かな安全基盤を得ることができ，性急な治療が引き起こすさまざまな後遺症から自らを守ることができる。その後遺症とは，患者が元気かどうかがたえず気になってしまったり，代理トラウマを受傷したり，司法的な責任を負うはめに陥ったり，不適切な治療によって起こりうる危険な転移／逆転移の板ばさみ状態になったりするなどを意味する（Chu, 1988; Pearlman & Saakvitne, 1995）。このように「シーキングセーフティ」とは，患者とセラピストの双方にとっての目標となるわけである。

PTSDと物質乱用に対する統合的治療

　この治療は，つねにPTSDと物質乱用の双方を同時に扱うというスタイルを採用している。すなわち，どちらの疾患に関しても同じ臨床家によって，しかも同時に治療されることとなる。この統合的治療モデルは，1つの疾患を治療してからもう1つの疾患の治療をするという順次的治療モデルや，どちらの治療も受けられるが別のセラピストによって治療されるという並行モデル，あるいは，1種類だけの治療を受けるという単一治療モデルと比較される（Weiss &

Najavits, 1998)。

　統合的治療モデルは，こうした重複障害への治療としてつねにその有効性が強調され，実施が推奨されてきた（Abueg & Fairbank, 1991; Bollerud, 1990; Brady et al., 1994; Brown et al., 1995; Evans & Sullivan, 1995; Fullilove et al., 1993; Kofoed et al., 1993）。しかしながら実際には，ほとんどの場合，2つの疾患を同時に治療するといったことはなされていない（Abueg & Fairbank, 1991; Bollerud, 1990; Evans & Sullivan, 1995）。PTSDの治療においては，患者はもっぱらトラウマの問題だけと向き合うことを余儀なくされるし，物質乱用の治療においては，患者はとにかく物質乱用だけにとりくむように指示されるであろう（Abueg & Fairbank, 1991; Bollerud, 1990; Evans & Sullivan, 1995）。実際，PTSDの治療をする患者は，物質乱用について嘘をつくのが通常である。なぜなら，PTSDの治療プログラムは物質乱用を伴う患者を受け入れられないからである。これは決してめずらしいことではない。臨床家の多くは，併存するほかの精神疾患を診ようとしない傾向がある（Bollerud, 1990; Fullilove et al., 1993）。というのも，もしも別の精神疾患がみつかった場合，その疾患をどう扱ってよいのかがわからないからである。これに加えて，患者自身にもトラウマと物質乱用の問題を恥じ，臨床家に隠そうとする傾向があるために，ますます治療はバラバラのまま進んでしまうことになる（Brown et al., 1995）。もちろん，そうしたなかでも重複障害の治療ユニットでは，併存する疾患に注意を払っているが，実際に提供される治療をみてみると，それぞれの診断に特化した治療は考慮されておらず，むしろ精神疾患一般に共通する，非特異的な治療が提供されている場合が多い。しかし現実には，たとえばPTSDと物質乱用が併存する患者は，統合失調症と物質乱用が併存する患者とでは，本来，治療上必要とされることは大きく異なるはずである（Weiss, Najavits, & Mirin, 1998b）。

　治療の統合とは，たんなる形式上の統合にとどまらず，精神内界の統合をも目指すものでなければならない。いいかえれば，2つの疾患の相互関係を認識し，1つの疾患がもう1つの疾患を引き起こさないようにする，という視点を獲得する必要があるのである。要するに，統合的治療における治療内容は，患者が現実生活のなかで2つの疾患の関係に気づくきっかけを与えるものでなくてはならない。たとえば，どのような順番で，そして，どのような理由からそれぞれの疾患が生じるのか，どのようにすればもう一方の疾患から回復することができるのか，貧困のようなほかの生活上の問題からも生じうるのか，といったことを知る必要がある。

　この治療のなかでは，患者はセラピストから，一方の疾患の治療を他方の疾患を乗り越える手段として利用するようにと，くりかえし提案されるであろう。たいていの場合，患者は2つの疾患を均等に重要視しようとはしない。ある患者は，やたらとPTSDに関する話ばかりを語り，物質乱用については大して問題ではないと主張する。別の患者は，物質乱用については認めるものの，PTSDに触れられることを恐がり，その治療を躊躇する。PTSDにせよ，物質乱用にせよ，これらの疾患が大うつ病性障害や全般性不安障害といった，DSM-Ⅳの一般的なⅠ軸障害と一線を画するのは，患者が罹患していることを否定したがる，という点にある。つまり，トラウマや物質乱用を恥じて隠そうとし，他者からの評価を恐れる結果，強固な否認の機制が生じるのである。否認は，解離現象においては精神内界のレベルで生じ，一方，物質乱用においては「不正直な言動」という現実的＝外的なレベルで生じる機制である。いずれにしても，患者が両疾患と向き合いつづけるには，セラピストの高度な治療技術が求められる。

　治療の統合は，個々の介入のレベルでも生じている。それぞれのセッションはPTSDと物質乱用のどちらに対しても適用することができる内容となっている。たとえば「関係性に境界線を引く」は，共依存的ないしは虐待的な関係性から離れるという点では，PTSDに適用できる

し，同居人に自宅でマリファナを栽培するのをやめるようにいうという点では，物質乱用に適用することもできる。統合は，認知，行動，対人関係，ケースマネジメントといった治療における4つの領域にも適用される。これらの領域間にまたがった統合的な介入を行うことで，患者は，思考と行動，関係性，内的体験と外界の影響といった要因の関連に気づきやすくなるであろう。

　とはいえ，現時点では，「統合」という言葉は，PTSDと物質乱用の両疾患に対して同時に配慮する，という意味にとどめておきたい。これは決して，患者に過去に関する詳細な質問をせよ，ということではないし，実際，そのような質問はこの治療には含まれていない（後述する「この治療に含まれないこと」のセクションを参照のこと）。むしろ統合的治療とは，2つの疾患がどういったもので，なぜ同時に生じるのかを患者に説明すること，あるいは，PTSDのフラッシュバックに対処しようとしたこととコカインを使用したこととの相互関係を探ること，物質使用を止めた後，PTSDが改善する前には，いったん悪化したように感じる時期がある，といった回復プロセスに関する知識を提供すること，物質乱用はトラウマの痛みに対処するための行動であると知ることで思いやる心が育んだり，どちらの疾患にも使えるセーフティの対処スキルを教えたりすること——といったかかわりを意味する言葉として用いたい。すなわち，一方の疾患から回復するには，他方の疾患に注意を払うことが必要であることを患者に理解させる，という心理教育的なかかわりである。しかし，それは決して患者に，「PTSDに対処する前に，薬物を断ちクリーンにならないといけない」とか，PTSDに対処できれば，物質乱用の問題は自ずと解決する」（こうしたメッセージを患者に伝えている治療プログラムが散見されるが……）といったことを伝えることではない。そうではなく，両疾患の関係を理解することを通じて，一方を治療することがもう一方の悪化を招くといった，負のスパイラルに打ち勝つためのものである。そして，両疾患にも共通しているテーマとして重視されているのは，「秘密」と「コントロール」である。

理想を重視すること

　この2つの疾患は，それぞれ単独の場合でも十分に困難であるが，両疾患を一緒にするとなればなおのことその治療は困難をきわめ，おそらく臨床家の多くは怯んだ気持ちになり，目の前が真っ暗になったような感覚に陥るであろう。このような理想を喪失した状態は，PTSD研究の分野では，たとえばジャノフ＝バルマンの『打ち砕かれた仮定』（Janoff-Bulman, 1992）やフランクルの『夜と霧』（Frankl, 1963）のなかでも表現されてきたものである。実際に私たちは，「それぞれの人々はよいものとして生まれたはずなのに，世界がそれを壊しているような感じがする。『生きている意味って何だろう』と考えつづけているけど，いまだに答えは思いつかない」と語る患者と遭遇することがある。なるほど，トラウマは実存のジレンマを起こす。病気で苦しんだり，苦痛に苛まれたりしながら，患者が人間不信や破壊，（自己と他者との）疎隔といった段階にとどまりつづけるかどうか。あるいは，それを乗り超えて，誠意や清廉，人との絆といった，価値ある高い水準での議論ができるかどうか。こうした対比は，さまざまなトラウマ研究のなかでくりかえし論じられている重要なテーマである。たとえばホロコーストの犠牲者や退役軍人，犯罪被害者や児童虐待のサバイバーなどをめぐる議論がそうである（Frankl, 1963; Herman, 1992; Shay, 1994）。何らかの研究にとりくみ，苦難からポジティブな意味を見いだせるトラウマのサバイバーは，それができない人に比べると，なんとか苦境乗り越えて自分

なりの生活を確立できることが多い，といわれている（Janoff-Bulman, 1997）。基本的信頼感のような人間としての理想は，貧困や無職といった外的な状況の影響で混乱し，失われていく傾向がある。

　物質乱用においても理想の喪失は存在する。重篤な物質乱用者の多くは生活が狭小化し，苛酷な状態で「底辺の」生活を送ることを余儀なくされている。セーフティでない人たちに囲まれ，現実社会からはじき出され，ふつうの生活（仕事，家，仲間関係）とのつながりを失い，物質の効果に依存して，感情的な痛みに向き合わずにいる。印象的なのは，20世紀の早い時期に誕生したAAは，物質乱用に対する最初の，そして唯一の治療であった。AAは，表面上は道徳的で清廉な生活を目指しつつも，実は，本来の目標は，物質乱用によって引き起こされた理想の低下を防ぐことに置かれている。

　それと同じように，私たちの治療もまた失った理想の回復を目指すものである。したがって，各セッションのタイトルは前向きな理想を表している。それは，PTSDや物質乱用が持つ病的な要素とはまったく正反対のものである。たとえば「正直であること」は，拒絶や嘘をつくこと，あるいは「自分をだますこと」の反対のことを意味する。「誓い」は，無責任や衝動の反対である。「自分を大事にすること」は，PTSDと物質乱用が引き起こす，身体的なセルフネグレクトに対する解決策である。それぞれのセッションに出てくる引用文は，希望を与えようとするもので，なかでも治療においては，「尊敬」や「気づかい」，「融合」，「保護」，「回復」といった言葉には特に重要な価値がある。何ができるかを考える目標設定を通じて，患者のなかで回復への意欲が高まり，いかなる困難も乗り越える勇気を手にするのが理想である。その一方で，いつまでも経っても物質使用がとまらない状態が続いていれば，もっと別の何かが必要であろう。

4つの内容の領域：認知，行動，対人関係，ケースマネジメント

　認知行動療法は，第1段階のセーフティを目指す治療にもっとも適しているので，私たちの治療の基本部分をなしている。ベック，エマリーおよびグリーンバーグ（Beck, Emery, & Greenberg, 1986）の論文では，CBTのいくつかの特徴が述べられている。CBTは現在抱えている症状を軽減するための現在志向，問題解決志向的なものである。CBTは簡便で，時間の制約が厳しく，構造化されており，加えて，短く定められた時間枠にも負けることのない，明確な治療目標がある。さらに，新しいスキルの予習を重視している，という点において教育的である。それは，個人差はあるにせよ，支持的かつ協働的に患者を導き，治療に大きく寄与することが強調されている。私たちの治療では，定められた手順にしたがって，PTSDと物質乱用がもたらす無力感やコントロール不能の解消を目指している。CBTを通じて，PTSDと物質乱用のせいで能力を発揮できないまま崩壊していた，機能的な行動のためのセルフコントロールの方法を修得するのである。具体的には，たとえば問題解決や認知のコントロール，対人関係のスキルやセルフケアの方法などである。こうした対処スキルは，PTSDと物質乱用のセラピストが特に推奨しているものである（Ouimette et al., 1999）。CBTは，これまで主に物質乱用の再発予防に使われてきたが，それと同じようにPTSDにも適用することができ，再発予防のための系統的なトレーニングを提供してくれる（Beck, Wright, Newman, & Liese, 1993; Carroll et al., 1991; Marlatt & Gordon, 1985; Foy, 1992）。最終的にさまざまな先行研究から，CBTは，PTSDにとっても物質乱用にとってももっとも有望なアプローチの1つであることが明らかにされた（Marks, Lovell, Noshirvani, Livanou, & Thrasher, 1998; Ruzek et al., 1998; Solomon et al., 1992; Carroll et al., 1991; Maude-Griffin et al., 1998; Najavits & Weiss, 1994a)。

　行動に関するセッションでは，患者は行動を起こすことを誓うよう指示される。加えて，「行動の最低ライン」では，たんに行動について話すだけでは不十分で，現実にどのような行動をしたのかを具体的に話すよう励まされる。たとえわずかな前進でもよい。行動することが，回復には重要である。毎回のセッションのたびに，患者は，回復を促進するための具体的なワンステップを誓うことを求められる（第2章参照）。同時にセラピストは，患者のことを効果的に知る方法として，患者の言葉よりも行動に注目する（たとえば，自己破壊的な行動は「助けを求めている」として理解される）。そして患者は，セーフティ対処シートを活用して自らの行動を導いていくうちに，実生活で何が起ころうともアルコールや薬物なしで対処できるようになるのである。

　この治療では，信念の同定や再構成のような標準的な認知療法による介入を通じて，認知の重要性がくりかえし強調される。さらに患者は，自分が罹患するPTSDにおいて物質使用がどのような意味を持っているのかを探るよう促される（たとえば自己治療なのか？　代償なのか？　緩慢な自殺なのか？　復讐なのか？）。認知のゆがみ（Burns, 1980）はPTSDと物質乱用のいずれでも認められ（「論理の欠如」や「自分を責める」，「時間のねじれ」など），健康的な意味体系（「よく生きる」や「自分の気持ちを尊重する」，「自分で決める」など）と何か異なるのかを考えることが求められる。思いやりのセッションでは，認知と感情をつなぐために，物事の「善悪」という価値判断を決めつけるのではなく，むしろ行動の背景にある理由を深いレベルで知ることが求められる。PTSDはたんに「頭がおかしい」のではなく，感情的苦痛を抑えつけることによって生じており，物質乱用は「ろくでもない」のではなく，問題解決をまちがった方向に導いてしまうという問題なのである。要するに，患者がどのように捉えるかで，その人生が示す意味は大きく違ってくる。運命に翻弄され打ちのめされたと感じている人ならば，自らの人生を悲劇として語るであろうし，災難を克服したと感じている人であれば，自らの人生を高揚した気分で語るにちがいない。この認知を扱うセッションでは，患者が，自らに敬意を払い，すべては自分なりの適応戦略であったと捉える視点から，人生を読みかえることを目指している。

　もともとこの治療では，認知と行動のそれぞれを別々に扱っていた。しかし，患者との臨床実践のなかで，対人関係とケースマネジメントのどちらも重要であるということが明らかとなり，認知と行動を合わせたセクションを加えることにした。対人関係のセッションは，いまや3番目のセッションとして位置づけられており，一方，ケースマネジメントは最初のセッションでとりあげられるとともに，その後の治療のなかでもセッションごとに扱われるようになっている。なかでも，対人関係に関するセッションは患者からのニーズが高い。思えば，PTSDの大半は他者から加えられたトラウマに起因していることが関係しているのであろう（たとえば天災や事故と比較して（Kessler et al., 1995））。それが幼児期の身体的・性的虐待であれ，戦争もしくは犯罪被害であれ，トラウマは，他者に対する不信感や人とのつきあい方の混乱といった対人関係上の問題を引き起こすものである。そして，虐待的なパワーが再演（Herman, 1992; Shay, 1994）されるなかで，被害者として，あるいは加害者として人々を巻き込んでいく性質がある。それと同じように，物質乱用にしても，典型的には人とのつながりから生じ，その後，長きにわたって人を苛む問題である。さらに，その多くが物質乱用をする家族のなかで生育してきたせいなのか，患者のなかには，他者から受け入れてもらうため，あるいは，対人関係の軋轢を改善するために物質を使ってきたという者も少なくない（Miller, Downs, & Testa, 1993;

第1章　概　要　　13

Marlatt & Gordon, 1985）。トロッター（Trotter, 1992）が指摘するように，PTSDと物質乱用とを併存する患者は，自律性の問題（たとえば職業機能）よりも対人関係の問題に関心を示す傾向があるが，そのことは彼らの発達段階にも如実に見てとれる。

　このように，治療で扱う対人関係のセッションでは，患者が自分を支援してくれる人を最大限活用し，同時に，自分にとって有害な人を遠ざけることができるようになることを目指している。そのなかで，患者の回復を助けるという意図から，その人にとって重要な人をセッションに呼ぶこともできる（「あなたの回復を助けるために他者の協力を得る」を参照）。セーフティが保証されている場合には，患者は正直に自分の気持ちを伝えるよう勧められる。ただし，その際，重要なポイントとして，変えることができるのは自分自身だけであり，回復の初期に他者を変えようとするのはあまりよい結果にならないことも伝えられる。患者に求められるのは，自身と他者との関係を吟味することであり（たとえば，自分と他者との内的および外的な境界設定をめぐる問題は，多くの患者にあてはまる），トラウマと物質乱用のトリガーとなる，いびつな人間関係の力動（たとえば，過剰適応や巻き込まれ，アルコール・薬物の誘惑をする「友人」の存在）を認識することである。

　ケースマネジメントの内容は，この「シーキングセーフティ」プログラムのパイロット研究から生まれたものであり，その研究では，プログラムに参加することで患者のさまざまな治療的なサービスを利用するようになることが明らかにされている（Najavits et al., 1998e; Najavits, Dierberger, & Weiss, 1999a）。この結果は，私たちが当初予想したのとは異なるものであったが，治療という観点からいえば，きわめて意義あるものといえる。特に退役軍人省サービスや入院治療システムにつながれば，PTSDと物質乱用とを抱える人がさまざまな治療を受ける機会が増えるはずである（Brown & Wolfe, 1994など）。私たちの研究が新聞広告で募集された人を対象としていたせいか，こうした治療サービスにアクセスしたことのない人ばかりであった。その意味では，必要とするケア（精神科薬物療法，あるいは就労支援や住居サービスなど）にたどり着くには，そのための支援が必要といえるであろう。ケースマネジメントの理論や方法に関する議論は，「治療への導入／ケースマネジメント」のセッションで触れてあるので，参照されたい。要するに，適切な基礎的治療を受けていなければ，患者はなかなか心理面に対する本格的な治療へとたどり着けないものなのである。

セラピスト側の要因に注意する

　技術というものは，それ単独では不活性化状態のものであり，セラピストという存在があってはじめて活性化状態となる。実際，多くの研究が，物質乱用の治療効果は，提供された治療技法・理論，あるいは患者が呈する臨床特徴ではなく，あくまでもどのセラピストによって治療されたかが重要であることを明らかにしている（Luborsky et al., 1986; McLellan, Woody, Luborsky, & Goehl, 1988; Najavits, Crits-Christoph, & Dierberger, 2000; Najavits & Weiss, 1994b）。思えば，治療というものを内容と手順とにわけること自体が不自然ではある（Stupp & Binder, 1984）。セラピストの存在そのものが治療の形式を体現しており，セラピストの技術によって治療効果は大きくも小さくもなる。しかしその一方で，患者の病態があまりに重篤な場合には，セラピスト側の要因はそれほど大きな意味を持たない，という指摘もある（Imhof, 1991; Imhof et al., 1983）。

　セラピスト側の要因としては，治療関係を作ることのほかに，以下のような点にも着目する

必要がある。それは，患者の経験に対する思いやりの気持ちがあること，自分自身の日々の生活のなかでさまざまな対処スキルを使っていること（つまり，自分ができない対処スキルを患者に勧めない），可能ならば患者が治療状況をコントロールできるように配慮すること（コントロールの喪失はトラウマと物質乱用の両者に共通した特徴である），患者に歩み寄ろうと努めること（たとえば，患者がよくなるためには，専門家としての限界の範囲内でできることを毅然として行うこと），患者から治療に対する率直な意見をもらうことなどである。以上はセラピスト側のポジティブな特徴であるが，これらを裏返せば，それがそのまま，陰性逆転移にもとづいたセラピスト側の要因となる。たとえば，厳しい直面化やサディズム，見当外れの共感から患者を抱え込み，患者が負うべき責任をとりあげてしまうこと，暴力の被害者になること，集団療法において患者にセラピストの役回りをさせることなどが含まれる。ハーマン（Herman, 1992）がいみじくも指摘しているように，セラピストは無意識のうちに，再演されるトラウマの被害者や加害者，傍観者といった役割をくりかえし担ってしまう可能性がある。PTSDと物質乱用の臨床では，「逆転移のパラドックス」と呼ばれる現象にも注意が必要である。PTSDと物質乱用は「反対の逆転移反応」を引き起こしやすく，セラピストは治療関係のバランスをとるのに苦慮することがある。PTSDには，セラピストに対して，患者の脆弱性に対する同情と同一視を引き起こす傾向があるが，これが過剰になると弊害が生じる。すなわち，患者は治療のなかで自身の責任を負う機会や精神的成長の機会を失い，治療が過剰な支援と甘やかしに満ちたものとなってしまうわけである。また，物質乱用の治療では，セラピストは患者の再使用を心配し，不安になるものだが，これが極端なレベルにまで昂じてしまうと，厳しく裁くような態度や対決的な態度をとってしまいやすい。概してセラピストは，「称賛」か「責任」のいずれか一方に偏ってしまいやすいが，この治療ではこの2つを統合した態度が求められる。

　セラピスト側の要因については，各セッションに用意された項目のいくつかのなかでとりあげている。各セッションの背景情報や逆転移の問題に触れたセラピストの「指針」，あるいは治療上の困難な課題に触れた「むずかしいケース」，各セッションでの患者からのフィードバックを得られる「セッション終了時のアンケート」などがそれにあたる（第2章参照）。

　加えて，治療セッションは構造化されているものの，セラピストの好みに合わせてある程度は自由にアレンジすることも許容されている。たとえば，CBTのスタイルに準じたセッションを好むセラピストもいれば，そうではないセラピストもいる。この治療にはさまざまな方法が提供されており，自由な選択を許容する面も残しているわけである。なかには，取捨選択が可能なサブセッションを用意しているセッションもいくつかある。そのようなセッションでは，厳格なプロトコルの代わりに，多様なやり方ができるように素材や提案を用意したところもある。また，セッションには決まった順番はないので，治療上の必要性からセラピストが進め方をアレンジすることもできる（第2章参照）。要するに，つねに私たちは，セラピスト個人のやり方や困難な治療的とりくみを尊重することが大切であると考えているのである。

治療の特徴に関する補足事項

　上述した5つの主要な原則にほかにも，この治療にはいくつかの特徴がある。

　教育学の方法論を用いる。 学習効果を最大に高める方法については，教育学領域の研究が参考になる（Najavits & Garber, 1989）。具体的には，対語学習（たとえば，「セーフティなもの／セーフティでないもの」や「支持的な人／破壊的な人」といったような，正反対のもの同士の

第1章　概要　　15

対比から理解を深めさせる）や，役割の準備（たとえば，治療の大まかな流れをあらかじめ患者に提示しておくなど），普遍化するための指導（たとえば，患者が新たに身につけたスキルを自分のパートナーにも教えるように指示し，スキルの修得を確かなものにするなど），構造化された治療（各セッションが一貫した形式であることなど），魅力的で好奇心を刺激しそうなテーマや配布資料（各セッションにおける引用文など），記憶に残るような工夫（治療で用いる中心的概念のリストなど，第2章を参照）といったものがあげられる。

病理性よりも可能性に焦点をあてる。 この治療では，患者（そしてセラピストも！）が希望を見い出せるように，過去よりも現在と未来を，そして，患者の病理性よりも可能性を重視する。患者の疾患・障害に気づくことも必要なことだが，安全感を得ることが目的である治療の初期段階においては，過去や病理に焦点にあてると，患者を落胆させてしまうことがある。治療においては，楽観的かつ高い目標を掲げ（きっと患者はよくなるはずだと信じる），変化を促すためには，負の強化ではなく，報酬を用いるというスタンスをとっている。何か特別なスキルがあるとすれば，毎セッションのはじめに，患者がよい対処法を報告できるように促すことや，自分を責めせずに思いやることを教えたり，たとえ何があろうとも（身体的な危険がある場合を除く）患者が治療に戻ってくるのをよいこととして歓迎し，治療の終盤にいたるまで過去のトラウマ記憶をとりあげたり，解釈などの精神力動的な介入をしない，ということくらいである。

言葉に注意する。 治療は簡単な日常的な言葉を用いて行われる。専門用語は避け，科学用語よりも心理学用語を使い，可能な範囲で当事者の言葉を引用して，患者にメッセージを伝えるよう努めている。たとえば，「認知再構成（cognitive reframing）」を「考え直し（rethinking）」，「宿題（homework）」を「誓い（committment）」，「アサーティブネス（asertiveness）」を「正直であること（honsty）」，「精神医学的症状（psychiatric symptoms）」を「つらい感情（emotional pain）」などといった言葉に置き換えている。ネガティブな言葉は人々を不快にさせるということが明らかになったこともあり，私たちは，病理よりも健康面を重視すべく，ネガティブなニュアンスのある言葉を改変したのである。このような作業のなかで，標準的なCBT用語である「認知の歪み（cognitive distortion）」も「意味を創り出すこと（creating meaning）」に修正した。それと同時に，セラピストは患者にどの言葉が適しているかたえず考えることも求められる。たとえば，PTSDの患者は「回復」よりも「癒し」という言葉を好む傾向がある。なぜなら，たとえどれほど自分の状態が改善しても，トラウマによって自分は永遠に変えられてしまったと信じているからである。その意味では，PTSDとは，回復可能な「医学的問題」というよりも，実存的問題と理解すべきである。最後に，できるかぎり性別にとらわれない言葉を用い，女性と男性のいずれにも自分を重ねやすいいいまわしを心がけた。患者の性別が男女のいずれであっても，実際，さまざまな種類のトラウマ被害が存在することが知られているからである。

実践的な解決を重視する。 治療のなかでは，きわめて実践的な配布資料を提供するよう心がけている。たとえば，その国の実情にマッチした社会資源のリスト，各セッションにおける多数の配布資料，セーフティな対処スキルを多数掲載したリスト，各セッションでチャレンジしてもらう特別なトレーニング（および，失敗したときにも備えた実践的な計画など）といったものである。目標は，患者が「自分には何一つできることなんてない」と思い込んでしまわないようにし，もしもあるツールを用いてもうまくいかなければ，別のものを使うことを考えさせるようにすることである。

題材を患者の実生活に関係づけように心がける。 ワークブックに多数の題材が掲載されてい

ても，それが説教臭かったり，むずかしい印象を与えてしまったりしては，治療効果はとうてい望めない。題材を治療に役立てるには，題材を患者が実生活のなかで重要と感じている問題にうまく関係づける必要がある。そして可能であれば，有名な教育者ジョン・デュウェイの言葉「なすことによって学ぶ」（Dewey, 1983）にあるように，患者が各セッションの内外で実際に試すように促すことも必要である。

臨床的な現実主義。題材を用いてセッションが理想的に展開したとしても，臨床の最前線における厳しい現実については留意しておかなければならない。そのような理由から，患者によっては混乱したり抵抗感を覚えたりする題材に関しては，セラピストに「臨床上の警告」を提供している。各セッションにおける「留意点」では，その治療法を用いる際に生じうる問題について触れている。「むずかしいケース」では，各セッションで患者が示した興味深い反応を列挙してある。また，この治療において「役立たないもの」という項目も，第2章の最後にまとめておいた。さらには，患者の人生には限界があることを理解すること，それから，治療を行う際には，安易な解決法（認知のセッションにおける「ポジティブ思考」など）は避けるよう強調している。

時間的制約を意識したアプローチ。民間医療保険システム「マネジド・ケア」が導入されたことで，より治療期間の制約が厳しくなったこと，そして，物質乱用治療でしばしばみられるようになった，「短期間で治療離脱」の問題（Crits-Christoph & Siqueland, 1996），それでいて，私たちの治療モデルが対象とする，重複診断を持つ患者の深刻な病状を考えると，率直なところ，患者の治療を急がねばならない，という焦りを感じている。実際，この「シーキングセーフティ」は，当初，たった1人のセラピストが短期間（3カ月）の集団療法を提供し，こうした制限下でも何らかの効果が得られるのかどうかを検証する必要性から，試行されたものである（Najavits et al.,1998e）。治療環境としてそれが許されるのであれば，もっと長い期間をかけて治療を提供することはできるし，ぜひ将来はそのような治療ができるようになることを期待したいところではある。しかし，現状では厳しい。多くの場合，患者に許されている治療期間はあまりに短く，現実問題として，治療費もばかにならないほど高額である。こうした制約のなかで行われるセッションでは，いかにして「空き時間」（＝次のセッションまでの時間）を有効に使うかが重要になってくる。私たちも，回復を進めるのに必要であれば，いつでもセッション外の時間を有効に活用するように心がけている（たとえば，次のセッションまでのあいだにケースマネジメントをしたり，治療同盟の確認を行ったりしている。セラピストが習得すべき重要な援助スキルの1つとして，前のセッションで示した目標を忘れさせないようにするための「再指示」がある。

患者にとって治療を興味深いものにする。この本の最後の方には「人生選択ゲーム」という，ちょっとしたゲーム的趣向を凝らしたセッションが用意されている。また，セッションで治療の内容のテープに録音したり，患者にわたす配布資料に自分で調べられる質問を載せたり，比喩を使ったり，各セッションをはじめるのに引用文を使ったりと，少しでも利用しやすく魅力のある治療モデルを作り上げるべく，あれこれと工夫を凝らしている。このような努力は，物質乱用単独の患者に比べて重篤かつ治療抵抗性という性質を持つ，PTSD・物質乱用併存患者の治療では重要である（Brady et al., 1994; Najavits et al., 1996b, 1998c）。とりわけ，治療がはじまってまだ日が浅い時期には，彼らはまだ，集中力が低く，解離や衝動性といった臨床症状を示していることが多い。そうした症状は，言語を介した心理療法の効果を限定的なものにしてしまう。いくつかの研究では，これらの患者を積極的に治療に引き込み，注意を向けさせる

努力が必要であることが指摘されている（Abueg & Fairbank, 1991; Jelinek & Williams, 1984; Kofoed et al., 1993）。加えて，一般に物質乱用治療は中断率が高く，安定かつ継続的な治療の提供がきわめてむずかしい（Craig, 1985）。また，CBTは，ときとして機械的かつ表面的に行われてしまう場合があり，そのせいで患者が，自分の内面の感情の動きに注意を払ってもらえてない，という印象を抱くこともある。結果的に，そのことが患者の治療中断率を高めている，という指摘もある（Clark, 1995; Gluhoski, 1994）。そこで，治療をできるだけ「創造的」にすることが，治療プログラムを遂行させるうえで欠かせないポイントとなる。そのような観点から，PTSDにみられる原始的防衛の1つ，「空想」を治療ツールの1つとして活用する方法もある（Herman, 1992）。

物質乱用治療において優先されること。20世紀におけるほとんどの期間，物質乱用治療と一般的な精神疾患の治療とは，治療に対する考え方がまったく異なっていた。それぞれの考え方は，多くの臨床経験の蓄積から独自に獲得されたものではあるが，その一方で，物質乱用患者の治療経験のないセラピストが，急遽，患者の物質乱用にかかわらなければならなくなると，大慌てで勉強しなければならない，といった事態が多々あるのも事実である。私たちの治療モデルでは，物質乱用の解決法に優先順位をつけて提示し，少しずつでもよいので進歩することを推奨している。物質乱用が引き起こす弊害を理解すること，実は使う口実がまったくない（つまり，つねによりよい方法で対処することが，つねに可能である）ということに気がつくこと，物質をやめるのには苦痛が伴うということを自覚すること，物質が短期間のうちにPTSDの症状やほかの問題をどう「解決」するか（ただし，その効果は長くはつづかない）を理解すること，アディクションの生物学的なメカニズムを理解すること，物質乱用にみられる典型的な防衛は否認であることを理解することなどである。もちろん，最終的には物質使用を完全に断つことを目標とするが，必要があれば，物質使用が引き起こす害を減らすという方針（「ハームリダクション」）に切りかえたり，自助グループの12ステップ・プログラムへの参加を患者に無理強いしないようにしたりすることもある。

この治療に含まれないもの

　この治療モデルが，あえて排除しているものが2つある。1つは，過去のトラウマ体験をふりかえることであり，もう1つは，精神力動的な解釈を用いた介入である。

　過去のトラウマを詳細にふりかえることは，それ自体が，PTSDに対する介入として中心となる技法である。そのような技法としては，悲嘆（Herman, 1992）や暴露療法（Foa & Rothbaum, 1998），EMDR（眼球運動による脱感作と再処理法：Shapiro, 1995），カウント法（Ochberg, 1996），時間巻き戻し法（Muss, 1991），思考場療法（Figley, Bride, & Mazza, 1997）などがある。こうした治療を受けることで，患者はトラウマの記憶に直接触れる状況に接しても，感情に圧倒されることはなくなる効果が期待できる。

　たとえば暴露療法（Foa & Rothbaum, 1998）では，トラウマについて詳細に語らせたり（「イメージ暴露」），トラウマを語ったものを録音し，それをセッション外で聞くようにさせたりするのは，トラウマ記憶に直面化させ，再体験させるのと同じ意味を持つ（たとえば，暴行を受けた橋に無理やり連れて行くといった「現実脱感作法」）。こうしたトラウマ記憶を賦活させるトリガーに何度となく直面するたびに，患者は不安やさびしさ，あるいは怒りを体験する。そうしたトレーニングをくりかえされるなかで，患者のなかで少しずつトラウマに関連した激し

18　　第1章　概　要

い感情が消えていくわけである。つまり，トラウマ記憶の賦活を恐れることが，PTSDに典型的な回避行動モデルを作ってしまうので，これを改善するわけである。この治療法は，9回のセッションという比較的短期間でも，PTSD患者にきわめて効果的であり（Foa & Rothbaum, 1998; Marks et al., 1998），もっと長期間におよぶ治療の場合には，複雑な病態を持つ患者にも効果的である。

　また，ハーマン（1992）によれば，「服喪・追悼想起」段階においては，精神力動的影響やトラウマ被害以前の生活をふりかえりつつ，自分に生じた出来事を理解することが推奨されている。すなわち，自分のトラウマ体験に意味を見出し，トラウマ体験が自身をとりまく関係性にどのような影響をおよぼしたかに焦点を当て，これを吟味する必要があるという。

　「シーキングセーフティ」にトラウマ記憶をふりかえる作業が含まれていないのには，いくつかの理由がある。まず，その作業が，現在，物質乱用をつづけている患者にとってセーフティなのか，あるいは，効果的なのか，という点がまだ明らかにされていないからである。実際，これまでも多くのセラピストは，物質乱用患者が物質使用を断ち，物質使用なしで生活機能が安定した状態に達するまでは，トラウマに焦点を当てた治療を行わないことを推奨してきた（Chu, 1988; Keane, 1995; Ruzek et al., 1998; Solomon, Gerrity, & Muff, 1992）。というのも，つらい記憶に圧倒された際に，患者が不適切な対処法として物質を使用すれば，それによってかえって症状が悪化してしまう懸念があるからである。また，「シーキングセーフティ」の最初の試行が，あらかじめ定められた時間内で実施される集団療法として実施されたことも関係している。物質乱用・PTSDの併存患者ばかりから構成される集団セッションというセッティングにおいて，人生早期のトラウマ記憶をとりあげるのはあまりにリスクが大きい，と判断された経緯があったのである（Najavits et al., 1997）。実際，こうした集団療法では，だれか1人が自身のトラウマ体験をほんの少し話しただけでも，ほかの患者に無視できない影響をおよぼし，さまざまな症状や問題行動のトリガーとなってしまうことがあることがわかっている。さらにいえば，短期間の集団プログラムの場合，時間的な制約が厳しく，セッションのなかですべての配布資料をとりあげるのはむずかしい。

　ただし，「シーキングセーフティ」が，長期間にわたる個人療法として提供された場合ならば，暴露療法と組み合わせるなどして，確実な治療効果を発揮する，理想的な統合的治療モデルとすることも可能である。こうした統合的治療を試行したパイロット研究の成果は，本章後半の「臨床研究の結果」のセクションでも触れており（Najavits, Schmitz, Gotthardt, & Weiss, 2001），その治療ガイドラインについては，第2章の「治療ガイドライン」でも紹介している。しかし，そうした研究によって，PTSDと物質乱用の重複障害患者に対する，暴露療法を応用した治療の効果が確認されるまでは，「シーキングセーフティ」は，暴露療法を行わない治療法として実施されてきた。

　解釈を伴う精神力動的な介入もまた，「シーキングセーフティ」では実施しないこととなっている。「シーキングセーフティ」では，個人療法における患者－セラピスト関係にしても，集団療法における患者間の関係にしても，精神力動的心理療法のように深いものとはならないし，多少深まったとしても，それはあくまでも限定的な範囲にとどまる。無意識の欲動や力動的メカニズムに対する解釈を説明する機会も設けていない。治療の後半ともなれば，そのような強度の高い集中的な介入も有用であるが，治療導入の初期段階では，いささか先走りすぎており，かえって患者を動揺させてしまうリスクがある。なお，この問題についてさらにくわしく知りたい方は，「セーフティ」のセッションを参照してほしい。

どのように治療を進めるか

　この治療は，1993年に米国国立薬物乱用研究所が助成する，行動療法開発プログラムとして開始された。この臨床研究の目的は，新しい治療モデルの構想を練り，患者に対する効果を科学的に検証することにあった。研究参加者はすべて女性で，ほとんどの者がPTSDと物質乱用という重複障害を抱えており，提供される治療は，時間的制約のある集団療法として実施された（この制限は費用対効果の問題に対応するためであった）。研究を開始した当時には，PTSDと物質乱用の併存患者の治療に関する研究は1つもなく，参照できる先行研究といえば，両疾患のいずれか一方に関する短報論文しかなかったり（Abueg & Fairbank, 1991; Bollerud, 1990），治療効果の客観的な評価を欠いていたり（Abueg & Fairbank, 1991; Bollerud, 1990; Evans & Sullivan, 1995; Trotter, 1992），セッションの題材として参考になりそうなコンテンツがなかったり（Abueg & Fairbank, 1991; Bollerud, 1990; Evans & Sullivan, 1995; Trotter, 1992），CBT的な体裁をとっていなかったりした（Bollerud, 1990; Evans & Sullivan, 1995; Trotter, 1992）。

　また，先行研究で用いられた治療内容のいくつかは，論文のなかに「伝聞」のような曖昧なかたちで記述されていた。その名称を列挙すれば，物質乱用治療（Beck et al., 1993; Carroll et al., 1991; Marlatt & Gordon, 1985; Miller, Zweben, DiClemente, & Rychtarik, 1995）やPTSD治療（Chu, 1988; Davis & Bass, 1988; Herman, 1992; van der Kolk, 1987），CBT（Beck, Rush, Shaw, & Emery, 1979），女性のための治療（Jordan, Kaplan, Miller, Stiver, & Surrey, 1991; Lerner, 1988），さらには教育学的研究（Najavits & Garber, 1989）といったものがそれにあたる。

　私たちの治療モデルが確立されるまでには，いくつかの臨床研究を通じてさまざまな試行錯誤がくりかえされた。最初のパイロット研究では集団療法のかたちで実施し（Najavits et al., 1998e），次の，通常治療を対照群とした比較試験でも集団療法として行った（Najavits, 1996）。しかし，都心部の女性物質乱用患者を対象とする再発予防治療との比較試験の場合には，治療は，今度は個人療法の形式で提供された（Hien, 1997）。また，女性刑務所被収容者を対象としたパイロット研究に際しては，集団療法として治療を提供したし（Zlotnick, 1999），その一方で，男性刑務所被収容者を対象とするパイロット研究の場合には，個人療法で実施した。さらに，私たちの治療プログラムは，3つの退役軍人病院での診療にも用いられ，その結果，男性の退役軍人（C. Smith, personal communication, April 10, 2000; T. North, personal communication, October 12, 1999），および女性の退役軍人（J. Ruzek, personal communication, September 15, 1998）に関する知見を得ることができた。これらの研究プロジェクトにおいて，マニュアルを精巧なものに修正し，理論上意味のあると思われることを効果的に伝えるための改訂に大変な労力を要した。その際，実際に治療を行っている多数のセラピストと意見交換を重ねる作業が，きわめて重要であった。最初のパイロット研究で，私は最初の2つの集団療法を担当し，その後はほかのセラピストに引き継いで，彼らが実施した多数のセッションを録音テープで聴きながら，セラピストたちと，「何が役に立ち，何が役に立たないか」について何度も意見交換を行った。なかでも，さまざまな治療の局面における患者の反応，そして，患者が変化するには私たちが何をすべきなのか，という提案は，非常に重要なものであった。同様にプログラムの実施マニュアルに関しても，現場で治療に従事している複数のセラピストに見てもらい，意見を得るようにした。

　その後，本治療法に関連する2つの研究が行われ，さらなる知見を得ることができた。1つ目

の研究は，50人のCBT療法家を対象としたもので，実施マニュアルに対する意見や感想を収集し，マニュアルのさまざまな要素を評価した。そのうえで，よりよいマニュアルへと改訂し，どのようにマニュアルを活用したらよいのかを明らかにすることが，この研究の目的であった（Najavits, Weiss, Shaw, & Dierberger, 2000）。2つ目の研究は，さまざまな犯罪による受刑者を対象として私たちの治療プログラムを実施し，PTSDと物質乱用の両方に罹患している女性受刑者30名を，物質乱用単独に罹患している女性受刑者30名，および，PTSD単独に罹患している女性受刑者30名と比較したものである（Najavits et al, 1999b）。この研究の目的は，2つの疾患のうち，いずれか1つだけの患者と両方を併存する患者とのあいだに，いかなる違いがあるのかを検討することであった（たとえば，併存する精神科的な問題，幼少期における危険因子への暴露体験，精神科治療歴，ストレス状況への対処法に関する評価など）。

　こうした試行錯誤をくりかえすなかで，私たちの治療プログラムにはいくつかの点で修正を要する箇所があることが判明した。臨床的試行での失敗を今後に生かすべく，以下のような手続きで治療プログラムの修正を行った。

- *認知と行動と対人関係のセッションをローテートしながら実施すること*。もともと私たちの治療プログラムでは，認知，行動，対人関係のセッションは計8回のシリーズとなっており，これら各領域のセッションを順番にローテートして実施することで，まんべんなくとりくめるようにしていた。そのようにしていた理由は，患者にこれらすべての領域について確実に理解を深めてもらいたかったからであった。しかしあるとき，ばらばらに作られた「セーフティ対処シート」を，1つの領域だけ集中的にとりあげる方法でセッションを実施したところ，患者から手応えのある反応が返ってこなかった。どうやら患者は，数週間にわたって同じ領域のセッションばかりつづけるよりも，複数の領域を行きつ戻りつするという変化を好み，領域ごとにセッションを進めていくよりも，好きな順序で各領域をまんべんなくローテートして実施した方が，患者の理解が深まりやすい，という印象を受けた。以上のような経緯から，現在は，患者とセラピストの好みで，実施する治療セッションの順番を選べる形式を採用している。

- *ネガティブな言葉によって表されるセッション*。各セッションには，当初，たとえば「認知障害」や「自我障害」といった名称がつけられていたが，現在は，「意味の創造」や「PTSD」といった名称に変更している。ここには，「～障害」という表現を排し，ポジティブな表現を意識して用いることで，患者が自身の力をとりもどす契機としてほしい，という意図を込めている。治療のセッション全体においては，病的な症状に関する精神医学用語は，できるだけ健康的な対処法を強調する表現との対比で提示するように努め，それ以外は役立たない言葉として削除した（たとえば，「思いやりを持つことと自分自身に厳しく語りかけること，および，自己の分裂と統合」といった具合である）。このような提示法は，患者に有用であり，知的な刺激を与えるように思われた。

- *集団療法に際してのペアの相手を割りあてること*。当初，集団療法に参加している期間中は，参加している患者同士で2人組のペアを組むように求めていたが（ある者はAAに一緒に行く相手として，ある者はセッションをサボらないように声を掛け合う相手として，ある者は治療上の約束を実行するよう促すために），このやり方は，患者間で境界をめぐって深刻な問題が生じることが多く，不評であった。

- *宿題*。もともと宿題とは，標準的な認知療法モデルの確立とともに登場した，治療の一環

としての作業であった。それはワークシートに書き込む方式で提供され，認知療法には欠かせない治療コンポーネントの1つを構成していた。しかし，私たちの治療プログラムでは，すっかり別のやり方に変更して実施している。宿題の資料には，患者を前進させるための，具体的かつ明確な提案が示されているが（2章参照），必ずしも何か書き込んでくる必要はないこととした（というのも，患者の多くは学校が嫌いで，書き込むタイプの宿題だと，彼らは学校での挫折体験を思い出すからである）。また，その名称も，「宿題」ではなく，「誓い」というものに変えており，それは，患者を励す内容でありながらも，絶対に自宅でやってこなければならないもの，という位置づけではなくなっている。

🔊*患者だけでなく，セラピストにも多くの題材が与えられる*。もともと配布資料は，セラピストのガイドにおける雑多な情報を1ページごとにまとめ，できるだけ情報量を絞ったシンプルな教材とするように配慮していた。しかし，実際に使ってみると，セッション以外の場で用いる教材としては，意外にも患者からの評判は，情報量の多いものの方がよかった。また，セラピストの立場からいっても，従来の方法では口頭で患者にたくさんの情報を説明しなければならず，その負担は小さくなかった。その意味では，情報量が多い配付資料は，セラピストの負担を軽減する効果があるといえた。

🔊*治療の開始時に設定された患者の目標*。私たちの治療プログラムでは，治療目標をはっきりさせるために，最初のセッションにおいて，患者に次のような質問することとなっていた。「あなたの人生における個人的な目標を書いてください。なしとげたいことや習得したいこと，どんな風に生きたいかなど」といった具合である。しかし，こうした質問は，一般的には意味があるかもしれないが，重複障害を抱える人にはいささか酷なものではないかと思われた。というのも，彼らには自らの将来像をイメージできない状態にあることが多いからである（実際，これはPTSDの診断基準の1つでもある）。したがって，将来の目標を設定することがむずかしいばかりか，目標設定できないことで，「自分はダメな人間だ」という感覚をますます強めてしまう患者も少なくなかった。しかしその一方で，ごく短期の目標であれば，彼らにも設定することはできた（すなわち，次のセッションまでの約束である）。

🔊*PTSDと物質乱用に関する自伝史を書くこと*。物質乱用に関する自分史を書くことは，再発予防トレーニングのメニューとしては標準的なものである（Marlatt & Gordon, 1985）。しかし，PTSDと物質乱用を併存する患者の場合，自分史を書くようにいわれると，感情的に反応したり，治療を中断してしまったりする者が少なくない。実際，PTSD患者にとっては，自分史を書くことは，それ自体がPTSDに対する暴露療法の一部分をなす介入となってしまい，患者を極度の不安に陥れる危険性がある。したがって，私たちの治療プログラムでこの「自分史作成」を行うのであれば，たえずそのような可能性を念頭に置く必要がある。しかし，そうした可能性を含めて慎重に治療計画を立てたうえで行うのであれば，『シーキングセーフティ』と暴露療法という2つの治療法を融合させたものとして，よい治療効果が期待できるかもしれない（Najavits et al., 2001）。

🔊*物質使用とPTSDを結びつける*。私たちがこの治療プログラムを試行しはじめた当初，患者の物質乱用が再発するたびに，それがPTSDの悪化を反映した現象であることを証明しようと，躍起になっていた。しかし実際には，重複診断を持つ患者が，PTSDの治療中に物質を使用する背景にはさまざまな理由がある（たとえば，単なる習慣であったり，たまたま周囲に物質を使用している人がいたり，そのほか，何らかの生物学的な要因があった

りする場合もある）。

臨床研究の結果

　この治療法は，これまで4つの研究で臨床的な評価が行われてきた。精神科外来通院中の女性患者，都市部に住む女性および男性，そして女性の刑務所被収容者を対象とした研究である（Hien, Cohen, Litt, Miele, & Capstick, 投稿中; Najavits et al., 1998c, 2001; Zlotnick, Najavits, & Rohsenow, 投稿中）。ほかのいくつかの研究でも，現在までに同様の評価が行われてきた。その研究は，青年期女性（Najavits, 1998），女性退役軍人（Rosenheck, 1999），女性物質乱用患者（Brown, Finkelstein, & Hutchins,2000），精神科外来に通院する女性患者（Najavits, 1996），リハビリ施設入所中の女性（Detrick, 2001）を対象としている。これらの研究には，集団療法による介入を評価したものもあれば，個人療法による介入を評価したものもある。

　パイロット研究の結果については，学術雑誌に掲載された論文のなかで詳細に報告してあるが（Najavits et al., 1998c），ここではその結果を簡単に紹介しておく。その研究では，合計27人の女性がこの研究参加者として登録され，そのうち17人（63％）が，少なくとも6つの集団療法のセッションに参加した。すべての患者が，DSM-ⅣのⅠ軸障害を診断するための構造化面接（SCID; First, Spitzer, Gibbon, & Williams, 1994）でPTSDと物質依存の両方の基準に該当し，さらに，すべての患者がインテーク時点の1カ月以内に物質使用がみられていた（物質依存は，物質使用障害のなかでもっとも重篤な下位診断カテゴリーであることに注意するように）。

　65％の患者が1つ以上のパーソナリティ障害の診断に該当していた。研究参加者の大半は，幼少期にくりかえし身体的・性的虐待の被害を経験していた。これは後の研究で明らかになったことであるが，幼少期における身体的・性的虐待被害の経験は，この種の重複診断がつけられる女性の多くに認められ，重要な臨床的特徴の1つであるといえるであろう。事実，私たちのパイロット研究でも，研究に参加した女性患者全員に5つ以上のトラウマ体験が認められ，人生最初のトラウマ体験に暴露された年齢は，平均すると7歳頃であった。患者の74％に性的虐待の，88％に身体的虐待の，71％に犯罪被害の経験がそれぞれ認められた。

　一方，DSM-Ⅲ-Rにおける物質依存の割合は，41％が薬物依存，41％がアルコール依存で，残る18％が薬物・アルコールの両方について依存の診断基準を満たしていた。乱用物質の内訳としては，59％がアルコール，29％が大麻，24％がコカイン，6％が抗不安薬，6％が鎮痛剤，6％が市販の睡眠薬という状況であった。

　なお，88％の人が白人で，残る12％が黒人であった。半数以上が無職であり（59％），半数以上に子どもがいた（59％）。

　いくつかの重要な疑問に対する答えを求めて，研究中および研究実施直後に患者からさまざまな情報を収集した。PTSDと物質乱用の症状に変化が生じるのは，治療開始からどのくらいの時間が経過してからなのか？　患者からみて満足度の高い治療とはどのようなものなのか？治療で提示された内容のなかで好きなもの，あるいは嫌いなものは何か？　患者のなかには治療を継続する者がいる一方で，途中で離脱してしまう者がいるのはなぜか？

　パイロット研究では，6つ以上のセッションに参加した17人の患者を対象にして，治療効果に関する評価を行った。治療前・治療中・治療後・3カ月後の評価によると，大きな改善がみられたのは，物質乱用，トラウマ関連症状，自殺リスクや自殺念慮，社会適合や家族機能，問

題解決能力，抑うつ，物質使用に対する考え方，治療に関係した教訓的な知識といった項目であった。患者の治療への協力や満足度も非常に高かった。興味深いことに，最低限の治療セッションを終了した17人の患者は，治療中断した者に比べて，さまざまな調査項目において重篤な問題を示していたが，調査時点でもなお治療プログラムに継続して参加することを希望していた。もっとも，これらの結果は，対照群を欠いていること，多変量解析を行っていないこと，さらには，治療からの脱落者の評価をしていないことなどから，あくまでも暫定的な結果にとどまることに注意する必要がある。

　私たちは，5人の男性患者を対象としたパイロット研究において，今度は外来個人療法として，PTSDに対する，「シーキングセーフティ」と暴露療法との併用による効果を検証した（Najavits et al., 2001）。その研究では，各治療プログラムのセッション回数については，患者が自身のニーズと好みにもとづいて，セラピストとの話し合いを行って決めることにした。その結果，対象者は，平均して5カ月間で計30回のセッションを受けることとなった。30回の内訳としては，「シーキングセーフティ」のセッションが平均21回で，暴露療法については平均9回であった。すべての男性患者が子ども時代にトラウマ体験に遭遇していた（最初にトラウマ体験に暴露避けた平均年齢は8.8歳であった）。また全員が，慢性PTSDと長期におよぶ物質依存に罹患していた。介入の結果，治療終了時までにはさまざまな評価項目で顕著な改善が認められた。その評価項目とは，物質使用，トラウマ関連症状，解離，不安や敵意，自殺念慮や自殺の計画，家族・社会機能や全体的な生活機能，プログラムの意義といったものであり，治療セッション出席率や治療同盟のあり方，治療に対する満足度といった項目についても，優れた結果を確認することができた。なお，この研究の限界としては，対照群を欠いていること，参加患者数が少ないこと，そして，治療セッション外の出来事に関してはコントロールできていないことがあげられる。

　さらに，ほかの2つの研究では，これまで明らかにされていなかった新たな結果が確認できた。まず，女性の刑務所被収容者を対象とした研究では，17人の女性がごく簡単な警備がなされた治療の場で，集団療法として「シーキングセーフティ」の治療が提供され，3カ月にわたって合計25回のセッションが実施された（Zlotnick et al., 投稿中）。研究開始時点で，対象者全員がPTSDと物質依存の診断基準を満たしていた。また，全員が身体的虐待もしくは性的虐待のいずれかの経験を持っており，一部には両方の虐待経験を持っていた（最初のトラウマ体験への暴露は平均8歳であった）。さらに，対象者の乱用薬物としてもっとも多かったのは，コカインであった。

　治療プログラムによる介入の結果，出席率は全セッションの83%であり，患者の満足度と治療同盟のレベルは高い水準にあった。17人の女性のうち，9人（53%）が3カ月後の治療終了時点で，PTSDの診断基準を満たさなくなっていた。治療終了からさらに3カ月が経過した時点では，対象者の46%がPTSDに該当しない状態を維持していた。つまり，治療前後でPTSD症状は明らかに減少し，治療終了3カ月間，観察フォローをしてもその状態が維持されたわけである。また，刑務所収容期間中，抜き打ちで実施された尿検査でも薬物使用の証拠は確認されなかった。さらに，刑務所出所から6週間後の調査では対象者の29%，3カ月後では35%が違法薬物を使用していた。薬物やアルコールを使用していない状態や違法行為のない状態が維持できているのは，刑務所出所から6週間〜3カ月までであった。出所3カ月後の再犯率（正確には，刑務所再収容率）は33%であり，一般的な女性刑務所出所者と変わらない結果であった。なお，この研究に参加した被収容者は，この治療プログラムについてPTSDと物質依存どちら

に対しても役に立つと評価していた。

　都市部に住む低収入の女性100人を対象とした研究では，個人療法によって，「シーキング
セーフティ」と薬物再乱用防止治療（RPT: relapse prevention treatment）を組み合わせた介
入を提供し，通常治療（TAU: treatment-as-usual）を対照群に設定して，ランダム化対照試験
として実施した（Hien et al., 投稿中）。この介入研究では，3カ月間で25回のセッションが提供
され，すべての研究参加者がPTSDと物質使用障害の両方の診断基準に該当していた。その結
果，治療終了時点では，「シーキングセーフティ」とRPTの両方への参加者は，物質使用の頻
度と程度，それから，PTSD症状と一般的な精神症状の重症度が著しく低減していることが確
認された。その一方で，対照群では，介入の前後で設定された変数にほとんど変化がみられな
かった。「シーキングセーフティ」とRPTの両方の介入を受けた群は，治療終了6カ月後まで
はPTSD症状が改善した状態が維持されていたが，9カ月後にはこの効果が消失していた。介
入群と対照群のいずれのにおいても，治療終了6カ月後には，物質使用と精神症状に関する統
計学的な有意差は確認できなかったが，介入群において，物質使用と精神症状の重症度が低い
傾向は認められた。本研究は，生活上の困難を抱えた人たちに，たとえ短期間でも丁寧に認知
療法的な介入を行えば，PTSDと物質使用障害を改善させることができる可能性を示唆するも
のといえるであろう。

　なお，「シーキングセーフティ」に関するさらなる情報を得るには，www.seekingsafety.org
にアクセスしてほしい。そのサイトには，新しい研究知見や論文掲載雑誌に関する最新情報，
さらには，現在トレーニング中のセラピストを対象とした情報，臨床研究で用いた配付資料な
どが，ダウンロード可能なかたちで提示されている。

「シーキングセーフティ」は従来の治療法とどの点で異なっているのか

　今日，心理療法の分野では次々に新しい治療法が登場しているが，従来の治療法と新しい治
療法との区別を明確にすることが重要である。すでに述べてきたように，私たちの治療法では，
さまざまな既存の治療法を参照ないしは活用しているが，同時に，従来の治療法がこれまでと
りあげてこなかったニーズにも対応している。

　おおざっぱにいえば，この「シーキングセーフティ」という治療法は，以下の点で既存の治
療法と一線を画する特徴がある。それは，理論的な背景（すなわち，目標としての「セーフ
ティ」），人間性にかかわる問題を重視していること（たとえば，セーフティや思いやり，「正直
であること」），CBTをもっと身近に，そしてとっつきやすいものにしていること，ケースマネ
ジメントに重点をおいていること，治療の形式（たとえば，引用文を使うこと），各セッション
にセラピスト向け実施ガイドと患者向けの配布資料があること，治療の実施プロセスに注意を
払うことなどである。

　とはいえ，私たちの治療法と同じように，治療手続きがマニュアル化され，治療に関する効
果検証が行われたうえで実施されている治療法はほかにも存在し，それらはいずれも相互に密
接な関連を持っていることが少なくない。そこで，私たちの治療がほかのどのような点で異なっ
ているのかについて，以下に説明をしておきたい。なお，以下に提示した治療法は，いずれも
PTSDと物質乱用の治療には欠かせないものであり，その意味では，セラピストはそれぞれの
治療法の実施マニュアルに目を通しておく必要がある。くわしくは，参考文献リストのアスタ

第1章　概　要　　25

リスクがつけられている文献を参照してほしい。

認知行動療法 (CBT: cognitive-behavioral therapy)。CBTは，現在，世界中でもっとも広く実施されており，もっともマニュアルが整備されていて，さらに，もっとも多くの臨床研究がなされている心理療法である。当然のことながら，近年，CBTはPTSDや物質乱用の治療に対しても用いられるようになっている (Ruzek et al., 1998; Beck et al., 1993; Carroll et al., 1991)。しかし，これまでのところ，PTSDと物質乱用とが併存する症例に特化したCBTは存在しない。ちなみに，「シーキングセーフティ」は，CBTとしては一般的なものではない。同じことは，CBTに類似した再乱用防止プログラム（物質乱用に対する治療のために，CBTから派生するかたちで作られた）や，対処スキル・トレーニング (Monti, Abrams, Kadden, & Cooney, 1989などを参照のこと）の2つにもあてはまる。

弁証法的行動療法 (DBT: Dialectical behavior therapy)。この治療は対処スキル・トレーニングの方法を応用したものであり，最近では，物質乱用の治療にも使用されている (Linehan et al., 1999)。しかしこの治療法は，もともと境界性パーソナリティ障害の患者に対して作られたものであり，PTSDに対する治療法として開発されたものではない。境界性パーソナリティ障害とPTSDの両者に罹患する患者がいたとしても，基本的に，これらは別の疾患である (Herman, 1992; Linehan et al., 1999)。実際，「シーキングセーフティ」におけるパイロット研究では，妄想性障害は47％であったのに対し (Najavits et al., 1998e)，境界性パーソナリティ障害に該当する患者はわずか29％にとどまっていた。また，DBTは，「シーキングセーフティ」よりもはるかに長い期間を要する濃厚な心理療法であり，具体的には，1年間に合計週3時間にもおよぶ集団療法と個人療法が同時並行して行われ，必要に応じて電話による相談・助言も提供されるものとなっている (Linehan et al., 1999)。そのようなDBTに比べると，「シーキングセーフティ」は費用のかからない治療といえるが（たとえば，1人のファシリテーターによって行われる短期間の集団療法として提供される点など），患者の病状が予断を許さない深刻なものである場合には，通常よりも集中的かつ長期にわたって，個人療法として治療を提供することもある。それから，「シーキングセーフティ」とDBTでは，プログラムで用いる言葉のスタイルや概念の抽象度，プログラム実施にあたっての技術といった点でもいくつかの相違点がある。

PTSDに対する暴露療法。これはPTSDに対して広く使われているもので，行動療法に依拠した治療法である。暴露療法は「シーキングセーフティ」と併用して提供することができるが，「シーキングセーフティ」では，トラウマ記憶やそのトリガーに対する暴露という，まさに暴露療法の中心的手法を意図的に除外している（「この治療に含まれないもの」でも述べた）。暴露療法もまた，「シーキングセーフティ」と同様，比較的短期間の治療法であり（9～12回のセッション），物質乱用やケースマネジメント，さまざまな局面での具体的な対処スキルについては扱わない点が異なる (Foa & Rothbaum, 1998)。

動機づけ強化療法。この治療法は物質乱用のために開発されたもので (Miller & Rollnick, 1991)は，対人関係療法におけるプロセスの1つを積極的に援用することで，最終的に患者が治療契約を結び，治療継続を促すことを目的としている（たとえば，「抵抗に巻き込まれながら進んでいく」や「共感を表現する」）。この技法はマニュアル化もされており，臨床研究においても優れた効果が確認されている (Project MATCH Research Group, 1997; Miller & Rollnick, 1991)。しかし，これは対処スキルを修得するものではなく，重複障害患者，とりわけPTSDを

念頭に置いているわけではなく，さらにいえば，認知行動療法的でもない。

12ステップ・プログラム。AAをはじめとする12ステップ治療は，「シーキングセーフティ」やほかの多くの心理療法との相性がよいが，あくまでも物質乱用に特化した治療アプローチである（PTSDは念頭には置かれていない）。そして，依存性物質を断つことだけに目的を絞っており，専門資格を持つセラピストによって提供されるものではなく，対処スキルを修得するような内容でもない。しかし，ある心理療法が12ステップモデルと併用された場合には，後述するようなメリットがある（Mercer, Carpenter, Daley, Patterson, & Volpicelli, 1994）。

PTSDと物質乱用のための治療。いくつかの治療はこの重複診断のために作られてきた。「シーキングセーフティ」のほかに3つの治療法が現在開発研究中である。ダンスキーらは，PTSDとコカイン依存の双方に対して同時に治療を提供する介入研究を試みており（Dansky, Back, Carroll, Foa, & Brady, 2000），トリフェルマンらは，物質乱用・PTSD療法という介入法を（Triffleman, Carroll, Kellogg, 1999），そしてドノヴァンらは，「超越」プログラムという介入法について研究を進めている（Donovan, Padin-Rivera, & Kellogg, 印刷中）。ダンスキーらによる治療法は，PTSDに対するフォアの暴露療法（Foa & Rothbaum, 1998）や再乱用防止プログラム（project MATCH Research Group, 1997），さらにはPTSDとコカイン依存に対する心理教育などからなる，全16のセッションのプログラムである。「シーキングセーフティ」と異なる点としては，暴露の手法を含めていること，より短い期間で提供されること，扱う物質の範囲がかぎられていること（すなわち，コカインだけであるということ），それから，治療法全体の形式や特殊な技法を必要としている点があげられる。一方，トリフェルマンらの治療（1999）は，PTSDに対する暴露療法を用いることや特殊な技法を用いる点が，「シーキングセーフティ」との違いである。ドノヴァンらの治療（2001）は，退役軍人を対象とした治療法であり，2つのプログラムを組み合わせた6週間のプログラムであり，週に10時間の集団療法と補助活動（たとえばボランティア活動）からなる，計12週間の物質乱用リハビリプログラムから構成されている。背景には，建設的かつ現実的な認知行動療法的理論と12ステップ理論を融合させた治療理念があり，対処スキルの向上を目指し，トラウマ・プロセス（トラウマが物質乱用に与えてきた影響を理解すること）を重視している。この治療法が，「シーキングセーフティ」と異なる点は，部分入院プログラムによる集中的介入というコンポーネントが含まれていること，特殊な手法やトラウマ・プロセスを重視していることである。ほかにも5つの治療モデルが存在するが，まだ臨床研究がなされていないか，あるいは，治療内容に関する詳細な資料（たとえばセッション毎の計画や患者への配布資料など）が示されておらず，現時点では客観的な評価がむずかしい。その5つの治療モデルとは，トロッター（1992）やエヴァンスとサリヴァン（Evans & Sullivan, 1995）による，12ステップの伝統に関する著書，退役軍人省で作られた行動モデルについて書かれたアブエグとフェアバンク（Abueg & Fairbank, 1991）の論文，入院患者を対象とした，さまざまな要素と取り入れた治療モデルに関するボレルド（Bollerud, 1990）の論文，マイスラー（Meisler, 1999）のPTSDとアルコール乱用に対する集団療法に関する著書，ミラーとガイドライ（Miller & Guidry, 2001）の著書である。

ある患者のPTSDと物質乱用の経験

　本章の最後に，PTSDと薬物乱用患者の実体験を提示したい。抱えている障害・疾患のありようを当事者の視点から捉えることは，これからこの種の患者の治療に携わろうとする者にとってきわめて有用な経験である。また，すでに経験を積んだ臨床家にとっても，患者から見た主観的な「障害」観は，この種の患者が抱える疾患の複雑さを思い起こさせてくれるものとなるだろう。以下に提示する文章は，「シーキングセーフティ」のパイロット研究に参加した女性患者が，その治療中に書いてくれたものである。今回，彼女はその文章を本書で引用することを了承してくれた。なお，個人が特定できるような情報はすべて除かれている。

　「思い出せるかぎりさかのぼると――私がまだ歩いたり話したりもできない時代まで――，最初に私の身体を傷つけたのは，一番上の兄だった。私が覚えているかぎりでは，兄による最初の性的な虐待は，私が3歳6カ月のときであった。これまで何度となく体験した，あの不安が麻痺させられるような感覚を体験したのは，これが最初である。私は，このような幼い頃から6，7歳頃まで兄から身体的，性的，情緒的に虐待されつづけたのであった。この期間，母と私とのあいだには感情的な距離があった。いつも私は母から嫌われていると感じていたのだ。母と兄の両方から，私はしばしば笑いものにされ，恥ずかしい思いをさせられていた。父もまた私を性的に虐待した。私が4歳から9歳のあいだ，父は脳腫瘍に罹患しており，その間は始終，入退院をくりかえしていた。躁状態やうつ状態，あるは重度の見当識障害や錯乱状態を呈したまま，家に帰って来ることもあった。私は，父が兄に対してひどい身体的虐待を行っていることを思い出した。父のせいで私は混乱し，あらゆることが怖くなった。その頃には，近所の人が，私に父とのオーラルセックスを強要する，という出来事もあった。兄の友人が私を殴りつけることもたびたびであった。いつも私は脅えながら毎日を過していた。私は，自分がどうしようもないダメ人間で，何かよくない出来事があれば，すべて自分のせいだと考えていた。私は，人からみられるのも嫌で，いつも人目を避けるようにしていた。9歳のとき，父が亡くなった。父の死後，私はこの時代の出来事を何も思い出せなくなった。いつしか幼少期に自分に起こった出来事の記憶が薄れていき，数年前まで記憶が戻ることはなかった。

　だれもが私を嫌っていて，私を傷つけようとしている――根拠も自覚できないまま，私はただそう感じていた。11歳になると飲酒をはじめた。アルコールのおかげで，不安は減り，社交的になれた。12歳にはドラッグをはじめた。ダウンズ（バルビツレート），スピード（覚せい剤），アシッド（LSD），ポット（マリファナ），もちろんアルコールも飲んだ。当時，私は好奇心からさまざまなドラッグを試していたが，理由はそれだけではなかった。ドラッグがもたらす心地よい感じを求めている自分もいたのだ。12歳のときに最初の彼氏ができた。彼は16歳だった。彼は兄の友人で，その当時私たちと一緒に暮らしていた。はじめてセックスしたのは，13歳になったばかりの頃で，強姦というかたちによるものであった。彼は私の口を塞ぎ，私は窒息しそうになった。いま思い出しても恐ろしい経験だった。声が出せず，だれを呼ぶこともできない。ほかにも兄弟が2人いたが（兄と弟），彼らからは虐待されなかった。もっとも，強姦を止めてくれもしなかったが。彼らが，家のなかで起こっていたことをどの程度理解していたかは，いまもってわからない。

14歳のときに新しい彼氏ができた。彼は22歳だった。彼からヘロインを教えられ，私たち2人はヘロインに溺れる毎日を送った。しばらくしてから私は，ヘロインを断つために彼のもとを去ったが，そのせいで彼はひどい苦難に陥り，周囲からは「おまえが悪い」と責められた。以来，彼とは会っていない。その後，私の不安はもはや自分では抑えきれないほど深刻なレベルに膨れあがった。15歳から17歳のあいだ，私はダウンズとスピードを大量に使っていた。私は自分のことが嫌いになり，いつも死にたいと感じていた。16歳のときには，3人の男にピストルで脅されて，またしても強姦された。17歳になると，どれだけ薬物を使おうと，もはや私を楽にしてくれるものなどありしないと感じるようになっていた。

17歳の頃，不安のせいで私は家から一歩も出られなくなり，もはや生きていけないと思うようになった。この頃から，自殺する以外，どうすることもできないと考えるようになった。とうとう私は，バルビツレート98錠をひと思いに飲んで自殺を企てた。でも，死ぬことはできず，その後ふたたびアルコールとマリファナまみれの生活に戻った。夜はマリファナの力を借りて眠りに就き，アルコールによって不安を鎮めたい——そう願って，ただ毎日をやり過ごしていた。23歳のとき，「この街から出れば，すべてはうまくいくはずだ」と考えて，米国南部へと引っ越した。しかしすぐに，その判断がまちがいだったことを思い知るはめになった。南部の街でも薬物に溺れる生活となってしまったからだ。最後にはだれかに強く殴られて，私は顎の骨を折るはめになった。結局，この街にふたたび舞い戻り，20代後半はアルコールとマリファナ漬けの生活を送った。

そんな私にAAを紹介してくれる人がおり，さらにAAから社会復帰施設につながった。しかし，わずか3カ月半で，私は施設を飛び出した。私なりには，「今度こそうまくやれる」という勝算があったつもりだった。しかし現実には，うまくいったのは最初の6週間だけで，その後，生活はあっという間に崩れた。30代前半には別の男性に出会い，一緒にコカインを使うようになった。ほかにもさまざまなドラッグに手を出した。ある日，殺されるのではないかと思うほど，彼からひどい暴力を受け，それをきっかけに彼の元を飛び出し，病院に駆け込んだ。しかし，すぐに私は彼のもとに戻ってしまった。彼は私を身体的にこそ傷つけなかったものの，感情面で私を虐待した。彼と一緒にいるときには，いつも恐怖を感じていた。

彼とは35歳になるまでつきあった。その彼とも別れ，いま私はこうして治療を受けている。私は，自分のドラッグの乱用パターンに気づきはじめた。そして，治療を通じて，「自分の人生がどうしてこのようなものになってしまったのか」を理解しつつある。38歳になったいま，私は抗酒剤を服用している。おかげで，トラウマ記憶のフラッシュバックや不安に襲われてしんどいときにも，アルコールを飲まずに切り抜けることができる。ただ，マリファナだけはやめられずにいる。マリファナで不安をコントロールできたら……という思いがあるからだ。いずれにしても，私は，自分を虐待していた兄よりも長く生き延びたことに誇りを思う。兄は18歳からヘロインとコカインに溺れるようになり，そんな生活をつづけたすえに，36歳で自殺した」

第2章

治療の実施にあたって

　本章では，最初に治療を行ううえでの一般的な戦略を示し，その後に，治療の各セッション
で用いるセラピスト用のシートや，患者用の配布資料について説明をしたい。したがって，ま
ずは，本章以降の章で述べる，治療プログラムの各セッション全体に目を通したうえで，改め
て本章に戻ってくるとよいかもしれない。また，さらにくわしい情報を求める人のためには，
「シーキングセーフティ」を行うセラピストのトレーニング方法について論じた論文（Najavits,
2000），ならびに，PTSDと物質使用障害を併存する患者の治療をとりあげた2つのビデオ
（Najavits et al., 1998a; 1998b）がある。なお，ここで注意してほしいのは，以下に述べる治療
実施に関するガイドラインは，臨床研究を行う際に，均一な治療を行うためのセラピスト・ト
レーニングとの一部として開発されたものでしかない，ということである。したがって，実際
の臨床場面では，治療の流れに応じて適宜このガイドラインを改変したり，ガイドラインに定
められているルールを緩めたりしてよい。

治療の形式

　「シーキングセーフティ」という治療モデルは，セラピストの好み，患者の個別的特性，それ
から治療の流れといった多様性に対応できるように，きわめて柔軟にデザインされている。ま
た，かぎられた時間を効率よく使うことができるように，かなり明確な治療構造が定められて
いる。

　セッションはどんな順序でも行える。それぞれのセッションは，ほかのセッションとは独立
した内容を扱っており，患者やセラピストの好みに応じて，実施する順序にこだわることなく，
とりあげるセッションの順番を自由に選ぶことができる。そのような理由から，セッションに
はあえて番号をふることはしていない。しかし，もしもすべての領域を網羅した治療を提供す
るという計画を立てているならば，理解の基礎をしっかりと作っておくために，最初に「*治療
への導入／ケースマネジメント*」，および「*セーフティ*」というセッションをとりあげるとよい
であろう。そのほかのセッションのなかで，治療のできるだけ早い段階で実施しておきたいも
のとしては，「*PTSD：あなたの力をとりもどす*」（患者が，PTSDがどのような病態なのかを知
らない場合），「*物質があなたを支配するとき*」（患者がかなり頻繁に物質を使用している場合），
「*感情的な痛みを遠ざける（グラウンディング：気持ちを鎮めるテクニック）*」（重要な対処スキ
ルの1つ），「*誓い*」（各セッションのチェック・アウトで積極的なとりくみと関連のある問題に

30

ついてとりあげる）である。患者が自分で自分の治療をコントロールできていると感じる際に治療動機がもっとも高いことを考慮し，患者自身に，実施するセッションの順番を決めさせるとよい。簡単な方法としては，治療のために用意されたセッションの一覧表（本章末尾の配布資料3）を手わたし，患者に次にどのセッションをやりたいのか尋ねる，というやり方がある。この手続きは，前回のセッションの終わり，あるいは次回のセッションの開始時のいずれで行ってもよい。やる気のある患者に対しては，次回のセッションの前に自宅で読む配布資料をわたすとよいだろう。ただし，集団療法では，参加患者全員で決めるとなると時間がかかる可能性が高い。時間の節約のためには，セラピストがセッションを選定した方が効率的であろう。

治療は25セッションより長くも短くもできる。 この治療法では，25のセッションが提示されているが，25セッションよりも少なくすることも多くすることも可能である。たとえば，医療保険の規則のために，短期間の入院しか認められず，少ない数のセッションにしか参加できない患者がいる一方で，集中的あるいは長期的なプログラムの場合には，数多くのセッションへの参加が必要となることもあろう。この治療法は，実際の臨床現場において，1回かぎりのセッションというごく短期の治療でも，あるいは，1年間におよぶ長期治療でも用いられてきた。このような融通性を担保するために，各セッションを開発するにあたっては，次の2つの点を重視してきた。1つは，それぞれのセッションがほかのセッションとは独立した内容を扱っており，事前の積み上げ的な知識をまったく必要とせず，最小限のセッション数で行うことを想定したものとしたことである。味方を変えれば，このことは，時間の余裕があれば，セラピストが追加で別のセッションを実施することが許容されていることも意味している。もう1つは，それぞれのセッションには，非常にたくさんの題材が盛り込まれているため，同じセッションを何回かのセッションにわたってとりあげることも可能となっていることである。たとえば，「意味を創り出す」というセッションで用意されている配付資料はかなりの量である。おそらくその配付資料をすべて扱うのは，1回のセッションではとうてい不可能である。したがって，25回以上のセッションを実施できる場合には，このセッションを複数回のセッションに分けて行うことで，より徹底したかたちで治療を提供することができるわけである。さまざまな状況において，どのように治療を実施するのかという具体的な提案の方法については，後述する，「『シーキングセーフティ』の種々の環境への適用」と「セッションの実施」の項でとりあげるつもりである。

一般論でいえば，治療を提供する際にはできるだけ長い期間をかけた方がよいとされている。これは，障害の程度が重篤な患者の場合には特にその傾向が強い。PTSDと物質乱用が長期間にわたって慢性的に持続している場合，臨床的に意味のある治療効果を持続させるには，相当に長期間におよぶ治療が必要と考えられている。しかし実は，最適な治療の期間を明らかにした研究というのも存在しない。「シーキングセーフティ」のパイロット研究（Najavits et al.,1998e）では，比較的短期間の介入（月3回以上で最大25セッション）で有意な効果が得られるかどうかの検証を行ったが，他方で，6回以上セッション参加という，最小限の条件に合致した患者のサンプルを用いた分析でも，さまざまな評価尺度上における著明な改善が認められている（第1章の「臨床研究の結果」参照）。とはいえ，この研究に協力した患者やセラピストたちが，この25セッションの治療をもっとも高く評価したのは，彼らが「もっと長い期間，この治療を継続したい」と感じた点にあった。実際，そのほかの治療法でも，重度の障害を持つ人々に対しては十分な治療効果を出すには，長期にわたり相当なセッション回数を提供する傾向がある（たとえば，リネハンによる，境界性パーソナリティ障害と物質乱用との併存患者に対する弁証法

的行動療法では，1年間で毎週3時間以上の治療を提供し，さらに電話相談に対応することが求められている）。

この治療法は他の治療法と統合できるようにデザインされている。この治療法は独立した介入として行うことができるが，実際には，参加患者の多くが，並行して複数の治療法（薬物療法，個人療法，12ステップ・プログラム）を受けている。このことは，患者のニーズが複雑であることを示している。したがって，それはほかの治療との連動を想定した治療法というだけでなく，そうしたほかの治療法に患者を導入する際に助けとなる，最重度事例に対するマネジメントの要素も含んでいる。これについてはさらに，「治療への導入／ケースマネジメントへ」のセッションを参照されたい。

この治療法はさまざまなセッティングで行うことができる。この治療法は多様な形式で行われてきた。そのなかには，50分のセッション，90分のセッション，集団療法，個人療法，クローズドグループ（全員の患者が同時に治療を開始し，終了する），オープングループ（何らかの共通の課題を持つ患者との継続的な運営），ファシリテーターが1人の場合と2人の場合，さまざまな実施頻度（週2回，週1回，あるいは，セッションの前半は週2回で後半は週1回）などといった方法がある。このことは，この治療法が多様なフォーマットに適用できることを意味していると考えられる。

しかし，臨床的な印象がよくても，さまざまな形式で使用した場合の結果を学術的に評価する必要はあろう。そこで，私たちは，マネジド・ケア医療で定められている範囲内での効果を評価するために，あえて制約のある治療条件下での臨床研究も行っている（Najavits et al.,1998c）。その治療は，集団療法のかたちで週2回，12週間にわたって提供され，各セッションの所要時間は1時間30分であった。グループの構造は，8名の患者に対して1名のセラピストが担当し，修正型のクローズドグループモデル（5回目のセッション以降は新規患者の参入はない）が用いられた。「シーキングセーフティ」プログラムに関する同様の研究はほかにもあり，3つの異なる形式——都市在住の女性に対する1時間の個人療法セッション（Hien & Litt,1999），刑務所における女性被収容者に対する1時間30分の集団療法セッション（Zlotnick,1999），男性に対する1時間の個人療法セッション——での評価がなされている。いずれの研究においても，介入により良好な転帰が認められている（第1章の臨床研究の結果を参照）。

この治療法はPTSDと物質乱用が併存するさまざまな患者に適用可能である。この治療法は，女性，男性，男女入り混じったグループ，成人，青年，刑務所被収容者，退役軍人，外来患者，入院患者，都市部の患者，郊外の患者，少数民族を含む多方面にわたる多様な患者に適用されてきた。研究結果のデータはまだ収集中であるが，これまで収集された初期段階のデータでは，これらの対象集団のいくつかにおいて，この治療法に対する高い満足感が確認されている。

高度に構造化された治療である。治療構造は，セッション時間をいかに有効に使用するか，いかに適切に対象やその感情を「コンテインする」か，いかに目標を設定し，いかにして目標に忠実に実施するのかという点を意識してデザインされている。PTSDと物質乱用の併存患者の多くは，衝動的であると同時に，ささいな刺激で精神的混乱を呈してしまう傾向がある。したがって，セッションの構造は予測可能なかたちで提供するように努め，患者がこれから起こることをあらかじめ知ることができるようにすべきである。さらにセッションの構造自体が，PTSDと物質乱用という2つの疾患からの回復に必要な綿密な計画，組織化，焦点化といったモデルを提供しながら治療が進んでいくしくみになっている。臨床的試行において，研究に参加した患者が，このような治療構造を最適だと感じ，このプログラムによって助けられる，と

申告していることは注目に値する。とはいえ，臨床的試行にかかわったセラピストの多くは，この治療法の治療構造に慣れるのに苦労したようである（とりわけ，そのセラピストが受けてきたトレーニングが構造化されていない治療法であった場合には，その傾向が顕著であった）。セラピストがこの構造が効果に確信をもてない場合，ひとまずこの構造にしたがって治療を行い，そのうえで，患者に感想を尋ねるなどして，フィードバックを受けてみるとよいだろう。

患者は，必ずしもPTSDや物質乱用の診断基準に満たしている必要はない。これまでこの治療法は，現在，PTSDと物質使用障害双方についてDSM-Ⅳの診断基準に該当する患者を対象として臨床研究が行われてきたが（Najavits et al., 1998e），実際の臨床では，これらの診断基準に完全には該当しない患者に対しても治療が提供されている。たとえば，トラウマ体験の既往がありながらもPTSDの診断基準に該当しない患者，PTSDのみ（物質乱用がない）の患者，両疾患の既往があるものの現在はいずれか1つだけに該当する患者などである。私たちの臨床経験では，このような患者でもこの治療法が自分に合っていると感じる者が少なくない。

また，ほとんどの患者は，PTSDと物質乱用以外にも精神疾患に罹患している（たとえば大うつ病性障害，パーソナリティ障害，不安障害など）。実際のところ，現在，患者が何か重大な問題を抱えていれば，それがいかなるものであっても，治療でとりあげる対処スキルを適用・応用するのは役立つはずである。

物質乱用の配布資料は，さまざまな衝動制御障害（たとえば摂食障害，ギャンブル障害，ワーカホリック，セックス・アディクション，インターネット依存）にも役立つ可能性があり，現在，PTSDに加えてギャンブル障害やセックス・アディクションにも悩んでいる患者であれば，この治療法のなかで自分に関連するセッションを見つけることができるであろう。具体的にいえば，患者に対して，「『物質乱用』に関する記述があったら，あなたが抱えているギャンブル問題に置き換えて考えて」と指示すればよいわけである。

もっとも，これまでの臨床研究では，PTSDと物質乱用以外の障害に対する効果は検証できていないので，実施したにもかかわらず，期待できる効果が得られないという可能性もある点に注意されたい。また，当然ながら，他の障害に必要な治療（たとえば摂食障害の治療）はしかるべき機関に紹介されるべきである。そのような障害に対してこの治療法を用いても，すでに有効性が検証されている治療法の代用には断じてならないのはいうまでもない。

さまざまな状況に対する「シーキングセーフティ」の適用

治療環境の多様性とともに，この種の患者の多様性，それから，治療上の制約に応じて，この治療法はさまざまなかたちで実施されている。ガイドラインのなかでは，以下のように示されている。ただし，これらはいずれも現時点におけるものであり，それもあくまでも研究目的のものであり，臨床実践のためのものではない。

1回あるいは数回のセッションのみを行う場合。次にあげたセッションの1つ，もしくはいくつかを用いる。いずれのセッションもこの治療法における中核的な内容を扱っている。

&*セーフティ*
&*PTSD：あなたの力をとりもどす*

第2章 治療の実施にあたって　　33

&• 物質があなたを支配するとき
&• 感情的な痛みを遠ざける（グラウンディング）
&• 助けを求める

　患者の切迫したニーズ，あるいは好みを踏まえて，選択する必要がある。たとえば，患者が
これまでPTSDについて情報を得る機会がまったくなかった場合には，PTSDに関するセッショ
ンを1〜3回のセッションでとりあげるとよいだろう。そして，その障害に関する心理教育に注
力して，今後，患者がPTSDの治療を少しでも長く継続できるように計画を立てるとよい。さ
らに，介入の効力をいっそう強めるために，患者にセッション外でも配布資料を読むことを求
めて，かぎられた時間を有効に使えるようにする。最後に，集団療法ではなく個人療法のかた
ちでセッションを行うことを検討する。というのも個人療法の方が，患者の個別性に配慮した
治療を提供できるからである。

　25セッション以上利用できる場合。 可能であれば，1つのセッションごとに最低2回，あるい
は，患者とセラピストが必要と判断するならば，もっと多くのセッション回数を費やしてもよ
い。たとえば，そのセッションが「回復への考え」である場合，患者は初回のセッションにそ
の配布資料を受け取ることになるが，次回のセッションでもその配布資料をもう一度使うわけ
である。このようにすれば，徹底したスキルの予行練習になるだけでなく，次のセッションま
でのとりくみをじっくりと分析することもできるであろう。実際，いくつかのセッションにつ
いては，シリーズとして同じものを3回以上のセッションに分けて行うこともある。あるいは，
そのようにすべてのセッションを何度かくりかえしながら，1年かけて治療を提供することも
できる。その際，患者に同じセッションを複数回くりかえすことに関して感想を求めるとよい。
ある患者は，「くりかえすたびに，自分にとって意味のある発見がある」と述べていた。しか
し，非常に数多くのセッションを行う場合でも，患者がすでに習得した項目を除外したり，規
定とは異なる方法で（セッションの構造が不明瞭な）セッションを取り上げたりするのには慎
重になった方がよい。重要なのは，長期間におよぶ治療のなかで，どの配布資料が患者にもっ
とも強い印象を与えたのかを明らかにすることである。また，25回以上のセッションを実施で
きる場合には，ほかの治療法と組み合わせた治療を行いたいと考えることもあろう（たとえば，
動機づけ強化療法や暴露療法）。これは，その治療が個人療法というかたちで提供される場合に
は特に適切である。しかしながら，暴露療法を附加的に実施する場合には，以下の「治療ガイ
ドライン」で示されているセーフティに関連する要因に注意されたい。

　患者の理解力に制限がある場合。 読み書きができない，読むのが遅い，あるいはたんに配布
資料のようなものを好まないという患者もいる。このような場合，セラピストが配付資料の情
報を簡潔に要約して患者に伝える作業を，通常のセッションに沿った進行に組み込んでセッショ
ンを実施する方法もある。この方法の有効性は，刑務所の女性被収容者を対象とした研究（Zlot-
nick, 1999）や，都市部に住む女性を対象とした研究（Hien, 1997），さらには，青年期女性を対
象とした研究（Najvits, 1998）において確認されている。しかしながら，セラピストは配布資
料の趣旨からかけ離れすぎないことが重要である。実際，配布資料を使わない場合には，まれ
には，セッションの趣旨から逸脱し，目的を見失ったセッションとなってしまうこともある。
なお，通常，セラピストは，セッションの初めに患者に配布資料を読むよう勧めるが，患者が
まったく読むことができない，あるいは，それを読むことを拒むという場合には，配布資料を
配布しなくてもよい。集団療法の場合であれば，読むことができる患者が，読めない患者に配

付資料を声に出してで読んであげるという方法もある。その際，セラピスト自身が配布資料を読み上げるのは避けるべきである。というのも，それでは治療の場というよりも学校のような雰囲気になってしまい，治療上好ましくないからである。

特殊な集団を治療する場合。セラピストのなかには，退役軍人，ホームレス，HIV患者，少数民族の患者，青年，刑務所被収容者という対象の治療にとりくんでいる者もいる。PTSDと物質乱用という重複障害は，さまざまな集団に存在している。したがって，本書の配布資料に，自分が担当する患者に関連した例を追加していってほしい。たとえば，少数民族に属する患者の治療を行っている場合であれば，人種差別にもとづく例（「あなたは，人種差別主義者に批判されたら，どのように対応しますか？」）を追加する必要があるだろう。退役軍人の治療をしている場合は，配布資料の内容を戦争と関連づけるとよい（「あなたは自分自身が物質乱用に対抗する「戦争」を戦えますか？　物質乱用という敵と戦うことは，あなたの軍隊での訓練に適用できますか？」）。しかしながら，この配布資料をまずは「そのまま」試し，それに関するフィードバックが患者から得られるまでは，大がかりな変更（たとえば丸ごと項目を除外する）を行わないようにしてほしい。自分が担当する集団には役に立たないと思っていたセッションが，意外にも役立つことがあるかもしれないからである（たとえば男性の退役軍人に対する自己養育）。まずは，そのままで患者の反応に耳を傾け，それに合わせて治療の細部を調整するようにしてほしい。

さまざまな応用の例

1. マリアはデイ・プログラムのソーシャルワーカーである。マリアは週2回，集団療法による治療を提供している。担当患者の多くは，すでに数週から1年程度治療を受けている。いずれもかなり重篤な障害を抱える患者であるため，各セッションにつき2回のセッションに分けて行っており，「今週のセッション」はいつもマリアが決めている。彼女は毎週月曜日に，セッションへの導入を行うとともに，配布資料すべてをわたすようにしている。月曜日のセッションでその一部を扱い，水曜日にはさらに深めて，多くのことを扱う。短期滞在型プログラムに参加している患者には，いくつかのセッションを選んで提供し，一方で，長期滞在型プログラムに参加している患者には，各セッションを通常の倍の期間をかけて提供するようにしている。

2. リックは短期入院病棟専属の物質乱用カウンセラーである。リックが勤務する病棟では，患者は解毒を目的としているために，入院期間は数日から数週間程度である。そのような入院期間中，彼は患者との個人療法によるセッションを提供している。彼は，それぞれの患者にとっての差し迫った問題を評価し，それにもとづいてセッションを選択している。頻発するフラッシュバックや解離に悩まされているマーシャは，2日後には退院が決まっている。彼は，彼女のグラウンディング・スキルに関する援助を提供し，退院後には地域の精神科クリニックに通院して，PTSDの治療を受けるように勧めた。

3. クライン医師は，無制限のセッションで患者を治療している外来担当医師である。クライン医師は，週3回の個人療法を何年にもわたって外来で実施している。そのなかで出会った患者のなかに，児童期早期のトラウマ被害と深刻な多剤乱用の既往を持つ者がいた。その患者の配偶者は治療費を全面的に負担してくれており，医療保険も提供できる治療方法に制約がないタイプのものであった。患者は，対処スキルの修得と

第2章 治療の実施にあたって　　35

トラウマ記憶を話すことのいずれにも関心を示し，慎重な吟味の末，これらが役立つと感じた。クライン医師と患者は，対処スキルの基礎を学ぶために，まずは「セーフティ」のセッションにとりくんだ。その2ヵ月後，患者が対処スキルをすっかり身につけたのを確認したうえで，今度は暴露療法を追加し，治療マニュアルに準拠してセッションを進めていった。クライン医師は，組み入れられた必須の安全要因（これらの一覧は以下の「治療ガイドライン」を参照）を用いて治療を行った。当初，彼らは，暴露療法と対処スキルのセッションを交互に行う計画を立てたが，実際のセッションでの患者の様子を見て，その後のセッションの方向性を柔軟に修正していった。もしも患者が対処スキルをうまく実践できていないと思えば，患者はトラウマ記憶をセーフティな状況で話すことができるようになるまでは，暴露療法の実施は延期し，しばらくは対処スキルの修得に戻ることになるだろう。

準　備

　以下の提案は，あなたの治療の準備に役立つだろう。本章末尾の「治療開始前のチェックリスト」と「全セッションに関するデータ」を参照すること。

　治療を行う前に本書のすべてを読む。旅行を開始する前に地図を読むように，本書の全体を俯瞰することが，個々のコンポーネントを統合するうえで必要な全体像を提供してくれる。さらに，多くの配布資料が，治療全体を通じて応用可能である。たとえば，*「物質があなたを支配するとき」*というセッションは，患者が使用した物質を報告するどのセッションにも関連する考え方を提供している。

　治療に関連したデータを入手する。治療を開始する前に，ケースマネジメント目的のために，社会資源に関するリストを作ることが役立つ。また，*「社会資源」*というセッションでは，物質乱用，HIV，トラウマ，精神保健，ドメスティック・バイオレンスといった多様な問題に関して国の機関が作成した，社会資源に関する無料の配布資料（たとえば患者のパンフレット，ポスター，乱用物質についての情報用紙，専門書）を入手できる，フリーダイヤルの電話番号を教えるようにする。最終的に，トラウマや物質乱用に注目しているセラピストや支援組織との関与を考えなければならない。配布資料1の*「社会資源」*というセッションを参照されたい。

　トレーニングの必要性を考える。治療の中心となる領域は，物質乱用，PTSD，認知行動療法である。これらに精通していない場合，専門的なトレーニングやスーパーヴィジョンを受ける必要がある。こうした治療法の背景を理解するのに役立つ図書は，文献リストのなかで＊印で示してある。また，自分が専門としない分野については，必要に応じて患者を関連機関に紹介したり，コンサルテーションを受けたりするべきである。こうした分野には，たとえばドメスティック・バイオレンスや精神科薬物療法，他の精神疾患（たとえば摂食障害，強迫性障害，パニック障害）に対する治療などがある。最終的には，PTSDと物質乱用という障害に対して，自分なりの「感触」を明確にしておく必要がある。その感触を得るのにもっともよい方法は，患者からくわしく話を聴き，さらには，これらの障害の生の体験を伝える動画を見たり，関連図書を読んだりすることである。そうした図書の簡単な一覧表を，文献リストの最後に示してある。

前もって治療課題に対する準備をする。「治療ガイドライン」と「問題の状況と緊急時」をみなさい。これらは，治療開始前に行うべき判断について示している。さらに，各セッションに対して与えられる「むずかしいケース」の例について十分検討することができる。可能なら，それらのうちいくつかの例を同僚あるいはスーパーバイザーとロールプレイして，応答する練習を行いなさい。

少なくとも1回はAAあるいはそのほかの12ステップ・ミーティングに参加する。まだ参加したことがないセラピストは，少なくとも1回は，12ステップ・ミーティングに参加することを強くお勧めしたい。オープン・ミーティングでは，だれでも歓迎されるし，あなたは自分が専門職であることを話す必要はない。一般に多くの物質乱用に対する治療——なかでも，私たちの治療モデルは，可能なかぎり患者に自助グループを利用させる方針をとっており，それらがどのようなものであるかについてよくわかっていると，実際の様子がわかるように患者に関心をもたせことにも役立つ。もしも可能であれば，メンバーが自らの物質乱用の歴史を語る，「スピーカー・ミーティング」，あるいは「スピーカー・ディスカッション・ミーティング」に参加するとよい。こうしたミーティングでは，メンバーが自分の物質乱用の歴史を語ってくれるのであるが，それは，どんな客観的な記述よりもはるかに力強く，ひとりの人間の人生が物質乱用によってどのように影響されてきたかを教えてくれる。さらには，「ステップ・ミーティング」に参加してみることが望ましい。ここでは，12ステップの1つについて話し合われる。12ステップ・ミーティングがどのような場所にあるかについては，『地域の社会資源』のセッションを参照されたい。

支援を得る。セラピストは，重症患者の治療を行う際に起こる，感情的な問題に対する支援ネットワークを探すことが大いに勧められる。実際には，これを実行する手段として，依存症者本人ではない「重要な他者」に対する12ステップの自助グループ（たとえばアラノン，あるいはアルコール依存症のアダルトチルドレン）に参加するセラピストがいる。トラウマワークにおいても同様で，同僚のサポートを得ることが非常に重要視されている。

自身の生活に治療セッションを応用する。スキルをあなたの生活に意識的に応用することは，患者が経験していると思われることを体験的に理解する最適な方法の1つである。これは献身的な意味ではなく，あなた自身の問題にこの治療の対処スキルを直接的に試すことにより，あなたの治療の仕事に関する重要な内省を得られることを意味する。たとえば，再考するというスキルは簡単なように思われるが，実際には非常にむずかしく，自身が置かれている状況が困難であればあるほど，それを実行することはむずかしくなる。同様の意味で，あなたが嗜好している物質（たとえばチョコレート，煙草，ワイン）をある期間やめることを試みるのは，患者の経験していることを多少とも体験するうえで役立つ可能性がある。

もっぱら研究を目的とする場合。あなたがこのマニュアルを利用して研究を行うことを計画する場合，データ収集する前に，実際の患者またはグループの患者ともに，一度は，25のセッションすべてに参加した方がよい。「シーキングセーフティ」のフィードバック用の質問（終結の項目を参照）の最後にある住所やファックス番号の一覧を用いて，私が研究目的で行っている治療プログラムに関する問い合わせをすることが可能である。

プロセス

患者が何らかの役立つ方法を見つけられるように励ます。 1つの正しい対処方法は存在しない。ある特定の患者に対する，よりよい，またはより悪いとりくみの方法があるだけである。同様に，この治療で患者が必ず習得しなければならない知識基盤というものはない。さまざまな方法が示され，患者が彼らに効果のあるものとそうでないものを選択することができる。もしも患者が，特定のスキルのメリットではなく，そのスキルではうまくいかないと訴えた場合には，患者のその経験を認めてあげたり（たとえば，「大丈夫ですよ。すべてのスキルがみんなに役立つわけじゃありませんから」），うまくいっているスキルに話題を移してみたりする（たとえば，何か自分に役立ちそうだとあなたが思うものはありますか？」や「あなたが試すことができるセーフティな対処スキルのリストのなかに，何か別の方法がありませんか？」）のがよいだろう。

掘り下げる。 介入がうまくいかない理由の1つは，患者の感情的，あるいは現実的な障壁を十分に理解しないまま，セラピストが自分のなかで勝手に仮説を作ってしまうことにある。安易な助言を与えること（「とにかく助けを求めなさい！」，「彼とのあいだに境界線を引きなさい！」，「あなたは自分がよい人間だと信じることが必要です」）は，まったく役に立たないだろう。患者があるスキルの習得がむずかしい場合は，通常，患者が抱えているジレンマを探り，それを十分に理解するために，セッションのなかである程度の時間をかけることが必要である。その際の質問としては「落ち込んでいるときに，人に助けを求めるのがむずかしいとあなたが考えるのは，なぜでしょうか？」，「そのことは，だれにとっても同じようにむずかしいのでしょうか？」，「あなたが危惧しているのはどんなことなのでしょうか？」，「せっかく助けを求めたのに，それに応えてもらえなかった場合，あなたはどんな気持ちになると思いますか？」などがあるだろう。要するに，セラピストが，患者の経験を軽視して勝手に「決めつけてしまう」前に，まずは，患者の内的な世界を探索する時間をとりなさいということである。

動揺した患者をなだめるために共感を利用する。 患者が興奮し，強い感情が生じてしまうことはめずらしくない。このような患者を落ち着かせるのにもっとも有効な方法は，安心させ，慰めることである。どんな現実問題についても，合理的に話し合おうとしたり，患者にフィードバックしたり，あるいは患者をあなたの観点で理解しようとしても，その時点では役に立たない。ここで重要なポイントは共感と承認である（Miller et al.,1995）。「あなたが動揺しているということに，私はきちんと耳を傾けています」，「いまあなたが動揺していることをよくわかっているから，これ以上その話をつづけなくてもいいのですよ」，「いま私にとって大事なことはただ1つ，あなたが落ち着いた気持ちになれるよう，手助けをすることです」，「いまのところは，それがあなたにとって簡単なことではないのは，よくわかっています」。

患者が話すことは，セラピストが話すことの2倍の価値がある。 患者がたどりつく洞察は，それがどういうものであっても，セラピストが同じことを正確にいう場合より，はるかによく記憶され，用いられるだろう。もし，患者が「私は毎日何かしら運動しようと思う」と患者が自ら口にした場合は，セラピストが「あなたは毎日何か運動した方がいい」という場合よりも，実行に移す可能性が高い。このことは，セラピストの重要性を貶めるものではなく，患者から言葉を引き出すことは，患者に言葉をいうことよりはるかに役立つということを示している。このことが含意するのは，次の3つのことである。第1に，意見をするよりも質問をする方が大

38　　第2章　治療の実施にあたって

きな意味がある，ということである。たとえば，「私は，あなたがマリファナを使うのは，自分の不安をやわらげるためなんだと思う」というよりも，「あなたがマリファナを使うのは，それによって自分の不安をやわらげようしている，という可能性はありますか？」と質問し，患者がその問題を自ら探索できるようにした方がよい（Beck et al., 1985を参照。「ソクラテス式問答」の概念をみること）。第2に，純粋に分量という点からいえば，セッション中にセラピストが話す時間は，患者よりもはるかに短くなければならない，ということである。第3に，患者に答えを教えるよりも，まずは，患者が自分で答えを発見できるかどうかを観察すべき，ということである。たとえば，「ヘルプのカードには，あなたが電話で相談できる人のリストが掲載されている」という代わりに，「あなたはヘルプカードが何か知っていますか？」と尋ねるわけである。

称賛と責任は重要なプロセスである。治療というものは，称賛と責任という2つの根本的で，等しく重要なプロセスにもとづいている。「称賛」とは，患者のよいところ，これまで彼らがうまくやってきたこと，彼らの強みといえる点を言葉にして伝え，これからもその点に注目していく気持ちがあると示すことである。非常に単純化していえば，称賛は，行動を強化するもっとも強力な手段なのである。一方，「責任」とは，患者に，できる範囲内で，高いレベルの行動を維持するように要求することである。すなわち，彼らの責務に徹底的にしたがうように促すこと，偽りや不適切な行動にはきちんと直面させること，物質使用やそのほかの有害な行為に気をつけること，全体として誠実な態度で治療に臨むことである。ある意味において，責任は称賛と正反対のものである。称賛は保護的な親が示すものであり，一方，責任は厳しいしつけを行う人が示すものである。いずれか一方がないと，もう一方は機能しない。実際に，多くの患者が，生育期において，その一方かどちらかに偏った不健康な状況を体験してきている。PTSDと物質乱用とが併存する患者の場合，感情に関して未発達な面があることを念頭においておく必要がある。たとえば彼らは，自分が行っていることを自覚できないことがある。実際，彼らは，わかりやすい指導を必要とする十代の青少年と同水準であることが少なくない。したがって，この治療においてセラピストは，中立的ではなく，よいこと（例：「私は，あなたが成し遂げたことにとても感動した！」）や，よくないこと（例：「私には，あなたがバーテンダーの仕事をするのは重大なまちがいであるように思われる」）の両方について，直接的なフィードバックを与えるべきである。しかし，そのフィードバックは直面化的なものであってはならない。つまり，セラピストは断定的な見解を示したり，強要したり，非難，あるいは善悪の価値を決めつけたりしてはならない。もっとも有効な対応は支持的態度であることを肝に銘じておくべきである（Miller, Benefield, & Tonigan, 1993）。幼少期にPTSDになった患者の場合，厳しい直面化は情緒的な虐待の再体験として感じられてしまう可能性がある。その際，セラピストが犯しやすいあやまちは，患者の努力に対して称賛だけを与えてしまうことである。そうした場面では，称賛に加えて，彼らの進歩を促すようなフィードバックも与える必要があり，それがなければ，患者が成長するチャンスを作れない。どのような患者に対しても，彼らの能力を伸ばすうえで，役立ちそうな改善点を見出し，改善に向けて励ます必要がある。たとえば，ロールプレイの場面では，患者がうまくリハーサルを行ったことを称賛するのは大切であるが，それと同じくらい重要なのは，建設的なフィードバックを与えることである。患者がとりくんでいるロールプレイが非常に効果を上げ，「これ以上は改善できない」というレベルに達した場合には，それよりもさらに困難な課題を見出し，克服に向けて励ますべきである。

患者にコントロールする力を与える。PTSDと物質乱用に共通する特徴は，コントロールを

喪失する病気である，という点にある。というのも，PTSDにおいては，患者は自らトラウマとの遭遇を選択したわけではないし，物質乱用においては，患者は物質使用に対するコントロールを失っているからである。その意味では，患者が，自らの人生に対するコントロールを取り戻せるようにする第一歩として，患者にコントロールする権利をあえて与えるのは，きわめて有用である。対照的に，セラピストが患者をコントロールしようとするときには，たいていの場合，自己防衛や非生産的な権力闘争を引き起こすものである（この点ついてくわしく知りたい人は，Miller & Rollnick, 1991を参照）。

患者にコントロールする権利を与える具体的な方法としては，いかなる特別なセッションや練習に対しても「ノー（嫌です）」という権利や，可能なものであれば何であれ，選択する自由を認めることが挙げられる（例：彼らが関与するさまざまなこと，つまり，治療の進め方や人生における諸々の決定について，「セーフティ」であるかぎりは，彼らの意見を尊重する）。また，彼らが権威的な存在に対抗できるようにエンパワーすること（個人が持っている力に気づかせ，それを励ますこと）も，治療を進めていくうえで重要な課題である。患者は，ともすれば受動的な態度や学習性無力感に慣れすぎてしまっている傾向がある。それだけにセラピストは，患者がコントロールする力を使うように，折にふれて励ます必要がある。

時間を上手に利用するように軌道修正し，議論の焦点をはっきりさせること。セラピストに求められるスキルとして重要なのは，セッションの流れが非生産的な迷走に陥ってしまうことがないように，適宜，軌道修正をかける能力である。治療の後半ともなれば，融通性の高いやり方でセッションを進めていく方がよい場合もあるが，治療初期の段階では，患者がとりとめなく話しつづけることを認めてしまうと，治療効果が不明瞭なものとなってしまいやすい。患者の治療意欲を削がないように軌道修正をかける方法としては，質問すること（たとえば，「あなたは叔母さんのことを考えているのですね。それでは，この『助けを求める』というセッションは，あなたが気にしている問題に対処するのに役立ちそうですか？」），思い出させること（たとえば，「それは重要な内容ですが，私はいま，ほかの患者さんのチェック・インに移らないと，みんなで話し合いをする時間がなくなってしまうのではないか，と気を揉んでいます」），および，アジェンダの設定（たとえば，「今週あなたには多くのことが起こったようですね。私が思うに，あなたが夜眠るために行っているアルコール摂取のことこそが，いま一緒に話し合うのにもっとも適したテーマであるようですね」）である。こうした介入にもかかわらず，何度となく患者が集団療法を「仕切る」というかたちになってしまう場合には，集団療法を実施する前か後で，一対一で話し合いをしておく必要があろう。

患者による治療批判を承認する。患者があなたや，提供されている治療内容に関する批判をしている場合，もっとも有効なのは，その批判をしっかりと受け止め，何らかのかたちで改善することを保証したうえで，治療の進め方について，患者のニーズに合わせるよい方法があるかどうか，検討してみることである。患者の方がまちがっていると決めつける，たんなる「病気の症状」と断定する，あるいは，批判に対して何らの応答もしないなどといった方法は得策ではない。もちろん，患者からのそうした批判のいくらかは，患者自身が抱えている病気に関係したものである可能性は否めない。しかし，患者の精神病理がどの程度影響しているのかを判断するには，まずそれが「真実」であると受け止めてみる，という逆説的な方法が最善であろう。それからまた，治療の早期においては，理詰めで患者の不満を解決しようとしてもあまりよい結果は得られず，むしろ患者なりに何らかの正当な理由があることを承認した方がよい。たとえ，その不満が転移や誤解にもとづくものであると内心気づいていたとしても，治療早期

40　第2章　治療の実施にあたって

の段階では穏やかに共感を示すことが最善の戦略である。治療が進み，患者がもう少し安定した精神状態に達すれば，彼ら自身が治療における関係性の問題についてとりくめる可能性があるであろう。念頭に置いておくべきなのは，PTSD患者の多くは，他者に対してネガティブな感情を表現しないことを学んできている，ということである。その意味では，批判という行動はよい徴候と理解した方がよい。というのも，そうした批判が出ることは，セラピストが，患者が率直な自己表現ができるセーフティな雰囲気を作り出せていることを示すからである。患者の主張を承認することは，患者と同じ意見であることを意味しない，ということを肝に銘じておいてほしい。患者の観点とは一致しなくとも，患者の感情を承認することは十分に可能である。また，それは患者の「権利を無視する」こととは異なる（前述した，称賛と責任に関する議論を参照）。なお，この治療プログラムの場合，患者からの批判は，チェック・アウトの際のコメントとして，あるいは，セッション終了時のアンケート（本章の配布資料6を参照）のなかに表れてくることが多い。

セラピストは自分の発言を簡潔にして重要なものだけにかぎる。もっともよくみられるセラピスト側の問題には，たくさん話しすぎる，つまり，「おしゃべり」になってしまうことである（すなわち，セラピストというよりも友人のようになってしまう）。話しすぎを回避するもっともよい方法は，あなたの発言を短いものにして，およそ4対1の割合になるように意識することである。たとえば，50分のセッションであれば，全体の40分は患者が話し，あなたの発言は全体で10分以上とならないようにするわけである。このガイドラインに沿っていれば，患者のいうことを丁寧に聴いて，それに応答することよりも，あなたが患者の前で話してしまう「講義モード」に陥ることはあり得ないだろう。さらに，「ちょっと興味があって聞くのですが」という質問や発言，あるいは，患者の現在の生活に関してさほど緊急性のない問題について掘り下げたりして，セッションを散漫なものにしてはならない。患者に本来期待されている成長を促すためには，治療セッションにおけるすべての発言が意味をもつような貴重な時間として考えるべきである。たとえ患者がおしゃべりの話題（たとえば，天気あるいはスポーツに関して）からはじめたしとても，あなたが心のなかでフィルターにかけて，いま現在この患者と話しつづける事柄に強い関連性がなければ，その話題について話しつづける必要はないのである。簡潔で，患者のもっとも緊迫した臨床上のニーズに直接関連する発言だけを心がけるよう注意すべきである。

集団療法では，お互いのやりとりがトリガーになって調子を崩さないように患者を守る。PTSDと物質乱用は，ともに「トリガー」によって影響をうける病気である。患者は，ちょっとしたことで苦痛を伴うトラウマ症状や物質への渇望を誘発される（「トリガーへの対応」の項目を参照）。したがって，集団療法的アプローチには大きなメリットがある一方で，患者がお互いに有害な方法で刺激し合って，それぞれのトリガーを引いてしまうという危険性もある。たとえば患者が過去のトラウマ体験や物質使用にまつわる「不愉快なできごとの詳細」を話すのを許してしまうと，それによってほかの患者に深刻な不安を感じさせてしまう可能性がある。そのような状況においてグループ全体の安全を確保するためには，セラピストは，集団療法に参加する患者に対して，不安を感じた際にすぐに対処することの重要性を説明し，いますぐにできる対処スキルを提案する必要がある。さらに，このような過敏さ，刺激されやすさも長期的には改善する可能性が高いことを伝えて，患者の不安を除去しなければならない。その際，患者に治療の中心概念（本章における配布資料2）のことを思い出させるとよい。

第2章　治療の実施にあたって　　41

セッションの施行

　セッションの流れは，セッションの構成（本章最後にあるセラピスト用のシート）に要約されており，セラピスト用の覚書として，セッションの際にコピーして活用することができる。そこには，各セッションは，(1) チェック・イン，(2) 配布資料の引用，(3) 配布資料を患者の生活に関連づけること，(4) チェック・アウトの4段階の順序で進めることが示されてある。また，いくつか追加のコンポーネントも提示されており，状況に応じて実施することができる。まずは，各コンポーネントでの提案を示したうえで，一般的な解説が行われる。チェック・インとチェック・アウトについては，本章の配布資料1に内容を要約したものを示してある。

1. チェック・イン

　チェック・インは，いわば「体温チェック」として行われる。それによって，セラピストは，患者の気分や精神状態を知ることができる。また，必要に応じて，患者が申告した情報を，その日のセッションで扱う内容に組み込んでもよいだろう。さらには，毎回同じセッションの始め方をすることで，患者に一貫性と安心感を与えることができる。チェック・インに関するいくつかのガイドラインのなかには，少数ながら役に立つものもあるが，なかなかその通りにはいかないこともある。

　前回セッション以降に起きた「セーフティでない出来事」は，いかなるものであれ，現在のセッションより優先されなければならない。チェック・インの際に患者が報告する「セーフティでない行動」には，注意して耳を傾ける必要がある。患者が前回のセッションから物質を使用している場合には（または，自傷行為やドメスティック・バイオレンスの被害，あるいは，HIV感染リスクの高い行動がみられた場合），セッションではまずはこの問題を優先してとりあげることとなる。チェック・インはごく簡単にすませる必要があるが，「セーフティでない出来事」については必ず注目し，プログラムの内容と関係づけることが大切である（下記の「チェック・インは5分までとする」を参照）。たいていの場合，患者の出来事とセッションのテーマとのあいだには何らかのつながりがあるものである。たとえば，そのときのセッションのテーマが「助けを求める」であり，患者が最近の物質使用を報告したとする。その場合，その患者に質問すべきポイントは，「あなたが火曜日に飲酒してしまう前，だれかに電話しようとしましたか？」，「次に飲酒したくなったときに電話できるようになるには，あなたにどのような変化が必要でしょうか？」，「あなたはだれにならば電話できそうですか？」などになる。「分裂した自己を統合する」というセッションの場合，「薬物を使う際に，心のなかで何らかの『対話』ってありましたか？　つまり，あなた自身の異なる側面との会話です」，「あなたのなかの『薬物を使いたくない』という気持ちを強くするのに，何かよい方法はないでしょうか？」といった質問をするわけである。要するに，どのような危険な出来事であっても，それを取り上げながら，同時にその回のセッションのテーマに絡めた質問を投げかけることは可能である。もちろん，きわめてまれなことではあるが，患者が報告した危険な出来事とセッションのテーマとのつながりを見つけられない場合もある。その際には，その日に実施するセッションを変更してもよい。たとえば，その週のチェック・インの際にある患者が，役所から食品配給券の支給を打ち切ら

42　　第2章　治療の実施にあたって

れてしまったと報告したとする。ところが，もともとのその日のセッションのテーマは，「感情的な痛みを遠ざける」であった。その場合には，その危機への対処と関連していそうな別のセッション，たとえば「社会資源」に変更するわけである。

「適切な対処」はなぜチェック・インの一部なのか。チェック・インでは，患者は，前回のセッション以降に行った，対処の成功例を最低1つは話すように求められる。これにより，患者は自分の力を尊重するように励まされ，行動療法の中心的原理を強化することができる。その中心的原理とは，望ましい行動に対する称賛こそが，人の成長を促す，もっとも強力な方法である，というものである（Rim & Masters, 1979）。特に児童期にトラウマ被害を受けたサバイバーにとっては，自身の力，強さへの気づきは，不当に「価値がない」と決めつけられてきた，自身の過去に対抗する力となる。それはまた，患者にみられる，ともすれば自らを「何もできない病気の人」と否定的に捉えてしまう傾向に対抗して，「自分たちがいかに豊かな力を持っているのか」に意識を向けさせることができる。

セラピストではなく，患者自身が「適切な対処」を見出すことが必要である。しばしばみられるのが，セラピストが患者に代わって適切な対処方法を見つけてあげてしまうという事態である（例：「今日，このセッションで学んだ方法が，あなたにとっての適切な対処方法です！」）。しかし，それよりも，患者自身が対処方法を見つけ出せるようなることの方が，はるかに大きな意義がある。この治療プログラムに参加した結果，重篤な患者が見事に適切に対処できる能力を身につけたとしたならば，それが実現できたのは，セラピストから期待され導かれたからこそであって，決してセラピストから与えられたからではない。指導方法の例としては，「どんなにささいなことでもよいので，あなたなりに思いつくことはありませんか？」，「人はふつう，1週間のあいだに少なくとも1つは，何かしら正しいことをするものです。あなたの場合，それは何でしたか？」，あるいは，「セーフティな対処スキルのリストを見てください，今週あなたは，このなかのどれかを行いましたか？」などといった質問方法があげられる。このうち，最後に挙げた質問方法は特に役立つと思われる。というのも，どのような患者でも，1週間のうちに少なくとも1つくらいは，自分が行ったセーフティな対処スキルを見つけ出すことができるからである。このリストは「セーフティ」のセッションで提示してある。最後に注意すべきなのは，患者のなかには，自己破壊的な対処スキルをあげる者があるという点である（たとえば，「先日，ヘロインを使用した。そのおかげで気分をよくすることができた」）。このような報告があった場合には，セラピストは，このプログラムに参加する目的を確認し，チェック・インで報告すべきなのは，セーフティな対処であることを，患者に思い起こさせるようにしなければならない。

チェック・インは患者1人につき5分までとする。これは，セラピストがチェック・インに関して習得しなければならない事柄のなかで，唯一の，そしてもっとも困難な点かもしれない。チェック・インは，その性質からして，治療そのものではなく，あくまでも「体温チェック」，あるいは「スナップ写真」として理解しておいた方がよい。簡単にいえば，その目標は，患者が最近どのように日々をすごしているのかを把握し，その日のセッションが一通り終わった後で，もう一度とりあげた方がよい重要な問題があるのかどうかを確かめることである。つまり，チェック・インは，セッションの主要なコンポーネントではなく，治療的介入を行ったり，患者の相互交流を促したりする時間でもない。5分という時間制限は集団療法ではきわめて重要であり，それが長くなってしまうとセッションの主要な部分に，わずかな時間しか残らなくなってしまう。チェック・インを5分以内におさめるための具体的な方法としては，以下のような

第2章 治療の実施にあたって　43

ものがある（ここに掲げた方法のいくつかは，セッションのほかの部分でも，話題の脱線を防ぐのに役立つかもしれない）。

- チェック・インのあいだ，余計な質問はしないこと。セラピストとして，患者の身に起きている重要な問題についてもっと掘り下げて検討したいという気持ちになることもある。その場合には，チェック・イン終了後，セッションの主要部分において，その話題に立ち戻り，くわしくとりあげるようにするとよい。患者にそのことを話し，この後，自分の問題がとりあげられることをあらかじめ知っておいてもらうとよい（たとえば，「デーブ，あなたが仕事を決めるのに悩んでいるのを聞かせてくれたね。後で，セッション中にそのことをもう一度話しましょう」）。もちろん，いうまでもないことだが，セラピストは忘れないでその通り実行しなければならない（特に集団療法の場合，後で扱うべき問題が「複数の患者」分となってしまうことがあり，このことは重要な課題である）。チェック・インでケースマネジメントをするのは，むずかしい問題を生じる可能性があるので，避けるべきである。緊急のニーズを持つ患者の場合は，集団セッション終了後に，個別のケースマネジメント・セッション（*治療への導入／ケースマネジメント*の項目を参照）で対応した方がよい。

- チェック・インのあいだは内省を促したり，解釈をしたりしない。こうした働きかけは，患者が話しつづけることを促してしまう。あなたは自制して，単純な称賛（「それはすばらしい！」）や関心の提示（「あなたの物質使用を心配していました」），あるいはごく簡潔なコメント（後述する「簡潔なフィードバックを与える」を参照）にとどめるべきである。

- *患者の発言には最小限度のコメントをする*。それが本当に行われたかどうかを確認したうえで，*簡潔な称賛の言葉*（あるいは，特に発言がなかった場合，「関心の提示」の言葉）を伝え，患者が一言か二言でその進行状況について話してもらうようにしなさい。これは，参加患者が多い集団療法で必須の工夫である。実は，個人療法においても，そのかかわりの主要な目的は，患者が人生に向かって前向きにとりくみつづけさせることである。その意味では，あえて細かいところまで問題解決をしようとしないことも必要となってくる（この後の議論を参照）。

- 集団療法において，*だれかがチェック・インしているあいだは話さないよう患者に伝える*。たとえば，あなたは「いまはカレンの時間です。この時間は彼女の話を聞きましょう」と集団療法の参加者に伝えることができる。また，最初のセッションで5分制限についてあらかじめ話をしておくのもよい。そうすることで，患者は，中断されたと感じることなく，必要があれば，セッション本体の部分でとりあげてもらう時間があることを理解できるであろう。患者が5分制限のことをすっかり失念して話しつづけている場合には，やんわりとルールを守るように伝えてよい（たとえば，「クリス，今週あなたにはたくさんのことが起きたということが，よくわかりました。でも，次の人にも十分に話す時間をあげたいので，そろそろ次に移らせて」）。一般に患者は，このような制限に対して安心感を持つ。というのは，この方法をとることで，司会者であるセラピストが，個人のニーズと集団のニーズとのあいだでうまくバランスをとってくれていることが伝わるからである。

- *一般にセッションでは，本来扱われる予定としていることよりも，多くのことが話されるのがつねである*と肝に銘じておきなさい。患者のなかには，チェック・インで長く話させてもらえる方が治療的であると感じる者もいる。しかし結局のところ，すでに述べたよう

44　　第2章　治療の実施にあたって

に，そのやり方では，治療早期の段階で，プログラムに参加する集団の治療的作業を最高水準にまで高めることにはつながらない。特に治療早期には，セラピストがチェック・インをごく単純な「体温チェック」のためだけに実施したとしても，そのことで患者の治療効果にはまったく影響はない。むしろそれが習慣となって，「そういうものなのだ」と理解してもらえるようになれば，手短なチェック・インを行うことはとても簡単になる。

患者が失念しているチェック・イン項目があれば，思い出させること。たとえば，患者は，恥ずかしい気持ちから物質使用について触れないまま，チェック・インをすまそうとするかもしれない。あるいは，物質使用について話しても，使用した物質の種類や具体的な使用量については触れない可能性がある。患者が羞恥心や損得勘定なしに，正直になることを学ぶのは，それ自体が治療の一部をなす。したがって，このような省略には注意を促さなければならない。

患者のチェック・インのあいだは，肯定的，否定的両方の簡潔なフィードバックを与える。チェック・インにおいて患者が何らかの成果を成し遂げたことが報告された場合には，それがどんな成果であれ，機会を逃さずに気持ちを込めて称賛すること（たとえば，「それはすばらしい！」）。しかしその一方で，患者がセーフティでない行動を報告した場合にも，同じように心からの関心を示すことが重要である。可能ならば，ごく簡潔な，構造化されたコメントをするべきである（たとえば，「私はあなたが毎日マリファナを使用していることが心配です。セッションの後でそのつづきを話し合いませんか？」，あるいは，「今度渇望があった場合，すぐにあなたが電話できる人の電話番号を書き出してくれますか？」）。称賛と支持的な関心の両方を用いて簡潔に応答することは，患者が自分の本当のよい状態や悪い状態に対して正直になるように促す力になる。

集団療法の場合，遅刻した患者であってもチェック・インはさせるが，セッションに追いつけるように，これまでの流れを要約したりはしない。こうした方法をとるのには理由がある。もちろん，セラピストと集団療法参加者は，遅刻した患者の最近の状況には関心があるのは当然であるが，セッションに追いつくための対応に時間を使ってしまえば，遅刻するという行動を強化してしまうし，セッションの流れを滞らせたり，中断させたりしてしまうリスクがある。遅刻した患者にはチェック・インを求めるが，そのほかの患者に改めてチェック・インをやり直させることもない。その際，患者には，現在どのようなテーマが話し合われており，どこまでセッションが進んでいるのかについては教えるだけである。ただし，希望があれば，遅刻した患者に，セッション外の個別の場面で参加できなかった時間帯に扱った内容を伝えるようにする。

2．引用文

各セッションで提示される引用文には，患者に情緒的な水準でセッションにかかわらせ，将来，思い出す際にきっかけとなる情報を与える目的がある。実際のセッションでは，患者に声に出して読むように求めたり，あるいは，「この引用文のポイントはどういった点にあるでしょうか？」と尋ねたりする。「その引用についてあなたはどのように感じましたか？」，あるいは「その引用はあなたにとって何を意味しましたか？」というように，あなたがより幅広い質問を行えば，セッションにおける前向きな試みに不満を感じている患者には，10分間の自由連想で締めくくることができる。引用は，セッションを開始するためのたった1〜2分間の手法である

が，方向付けされていない場合には，ちょうどチェック・インと同様に，高度に発展的な患者と行うセッションではとてもよい焦点づけとなる。ときには，患者は自身に関する引用を持って来てくれるが，これらはあなたが一致するかどうかの判断にしたがって，組み入れられることもそうでない場合もある。あなたにとって意味のある引用を位置づけることにより，そのプロセスを促進することができる。各治療セッションは，そのセッションに対する引用とのつながりについて示唆しているが，あなたはこれを自分のやり方にあてはめることができる。

3. 配布資料を患者の生活に関連づける

いずれのセッションでも大切なことは，各セッションのテーマを，情緒的かつ実際的に患者の実生活に結びつけることである。各セッションには，これをどのように行うかに関して，テーマに沿ったかたちで具体的なアイデアを提示しているが，ここでは，もう少し一般的なものを以下に示しておく。

すべてのセッションで関連づけの手続きは基本的に同じである。(1) まずは，患者に配布資料に目を通すように伝える。(2) そのうえで，配付資料で提供された情報と，現在における患者の生活とのあいだで，具体的な問題を関連づける，という手続きである。以下に，それぞれの手続きごとに詳述したい。

A. 患者に配布資料に目を通すようにいう

この治療プログラムでは，各セッションで提示される配付資料は，1回のセッションで扱える分量を超えていることが多い。そうした資料のなかで実際にどれをどのように使うかは，対象となる集団や治療期間，治療のセッティングによって異なる。セラピストは，患者が興味を感じそうなもの，臨床的な観点から特定の患者に提示したいと判断したもの，臨床研究で効果が確認されている25セッションよりも長期にわたって治療を提供する際に使用できるものなどの観点から，役立ちそうな配布資料を提示する必要がある。そのなかでも，「PTSD, あなたの力をとりもどす」「物質があなたを支配するとき」は，このプログラムが治療目標にしている2つの疾患を直接扱っており，しかも，いずれもきわめて複雑な問題であるために，特に膨大な量となってしまっている。セラピストは，たくさんの配付資料のなかから，いずれか1つだけを選択してもよいし（1つの領域で徹底的に焦点をあてる必要のある患者に対して行う場合），必要に応じてほかの配付資料を組み合わせてもよい。

いずれにしても，セラピストの臨床的判断こそが質の高い治療を提供するうえで重要な鍵となってくる。セラピストにしてみれば，選択肢が多い方が柔軟な対応ができるという期待もある。しかし，配付資料を提示するペースには配慮が必要であり，患者に「早すぎてついて行けない」と感じさせてはならない。あまりにも性急に進めてしまうと，患者の臨床的ニーズを十分に把握しないまま，あたかも競争でもしているかのように，ただひたすらセッションを急いでいると感じさせてしまう可能性がある。もしかすると，こうした配布資料を使うことは，セラピストがすでに知っている治療方法とは異なっていて，戸惑うかもしれないが，あらかじめ用意された配布資料があると，むしろ仕事はやりやすくなるはずである。実際，この治療プログラムの臨床研究に参加したセラピストたちは，何回か試行的セッションで経験を積むうちに，配付資料を用いるセッションがごく自然なものと感じるようになった感じたようである。

配付資料が1回のセッションで読むには多すぎる，と感じているセラピストには，いくつか具体的な提案をしておきたい。

- 患者に，今回とりあげてほしい配布資料を選んでもらう。セラピストがそれぞれの配布資料で何ができるのかを一通り説明してから，あるいは，患者にすべての配付資料に目を通してもらってから，患者にどれを使うかを決めてもらう。
- ゆっくりと行う。いくつかのセッションにわけて行う場合には，情報の提示は，連続して行うのではなく，ほかのセッションを挟みつつ，間隔をあけて行うこと。実際，多くのセッションは，1回のセッションですべてを扱えるようにはデザインされていない。
- 1回のセッションで，1つだけの配布資料をくわしく扱う。患者が抱えている「現在の問題」を徹底的に検討してから，次のものにとりかかる。
- 配布資料を全部読むのではなく，患者にポイントがわかるように拾い読みするかたちで扱う。
- 患者の背景情報にもとづいて，セラピストが適切と判断した配布資料を選択する。
- 現在，または治療の後に，ほかの患者に何回か実施することで，患者のニーズが明確になってくる。
- セッション外にも，いわば宿題として，あらかじめいくつかの配布資料を読んできてもらう（たとえば患者に治療を受ける際の義務として指示する）。
- セッションの前に，患者に配布資料をわたす。患者にセッション開始の10～20分前に到着してもらうように要請し，セッション前に読むことができるように，あらかじめ机の上に配布資料を置いておく。あるいは，今回のセッションの終了時に，次のセッションまでの1週間のあいだに読んでおくようにと伝えて，次回のセッションで用いる配布資料をわたしておく。
- 字を読めない，あるいは，文章を読むのが苦手な患者のために，口頭で主要な点を簡潔にまとめて伝える。
- 集団療法の場面で，参加する患者に順番に1～2行ずつ音読してもらい，その一節が「自分にあてはまる」と感じた場合には，挙手するように要請する。

臨床研究では，セラピストが，マニュアルに沿って集団療法を進める際に，配布資料をうまく利用できない場合があることが明らかになった。具体的には，患者が音読することのないまま，漫然と多くのセッションをこなしてしまうこと，あるいは，セラピストが患者の発言よりも配布資料に集中するために，あたかもセッションが学校の授業のようになってしまうこと，さらにはその反対に，配布資料をまったく無視してセッションを進めていってしまうことが確認された。ほかにも，セラピストが患者に関心を払わずに，セッションの大部分の時間をセラピストが話すこととなり，感情とのつながりのない理論詰めの展開となったまま，セッションを急いで終わらせることとなってしまう場合（質よりも量），あるいは，患者の人生における具体的なつながりを考えることのないまま，抽象的な議論に終始してしまう場合もありえるだろう。

　要するに，多すぎる情報のせいでセラピストが患者を見失ってしまうという事態は，きわめて危険であり，避けなければならない！　したがって，セラピストは，患者に重要なポイントを伝え，患者の知的水準に見合った量を判断したうえで，セッションで用いる配付資料の分量を調節しなければならない。そのうえで，できるだけ患者の興味がそそられる工夫をして配布

資料の復習をさせ，できるだけ治療に役立つように仕向ける必要がある。配布資料は，あくまでも「生き方を変える」ことを目指す患者を助けるための伝達手段と考えるべきである。

B. 配布資料を患者が現在抱えている生活上の問題と関連づける

「現在の問題」をとりあげる理由は，患者の関心が多種多様なものに向かっていたとしても，もっとも優先されるのは，患者の「現在におけるセーフティ」を達成するために，どのような支援が必要かという点である。この点を深めるには，突っ込んだ具体的な会話をした方が，患者にとって役に立つものとなろう。以下に示すのは，そのための具体的な方法である。

患者がそのセッションのなかで，何がもっとも自分の問題に関係していたと感じたのかを知る。患者が配布資料（あるいはあなたが選択した部分）に目を通したのを確認した後，セラピストは以下のような質問をする。

- ❧「この配布資料は何を伝えようとしていると思いますか？」
- ❧「これを読んで，あなたはどう思いましたか？」
- ❧「ここに書かれていることは，あなたの人生にどう関連していますか？」
- ❧「これは，あなたのPTSDや物質乱用にどう関連していますか？」
- ❧「かつてこのような方法を試みたことがありますか？　もしもそれが役立たなかったとすれば，何が悪かったのでしょうか？」
- ❧「この資料に書かれているようなものの見方は好きですか，それとも嫌いですか？」
- ❧「この戦略を実行してみるということについて，あなたはどう思いますか？」

さらに，セラピストが患者のことを理解していれば，患者が現在抱えている問題に結びつけて質問することもできる。「マーガレット，あなたは最近クラック（訳注：樹脂型コカイン）への欲求で苦しんでいますね。そうした状況のなかで，グラウンディングを試してみるのは，あなたに役立ちそうですか？　どんなグランディングの技法だったら，使ってみたいと思いますか？　今週あなたの身に降りかかるかもしれない出来事と，あなたがどのようにグランディングを使用するか，何かアイデアがあったら話してください」。

はたらきかける患者の課題を確認する。いくつかの原則がある。第1に，すでに述べたように，「チェック・イン」で明らかになった，患者が最近行った「セーフティでない行動」を優先的にとりあげる，というものである。第2に，どのセッションにとりくんでいるにしても，患者が現在まだできていないスキルがないかどうかを調べてみる。たとえば，「正直であること」というセッションをやっているのであれば，患者が不正直な状態になってしまう状況はどのような場面なのかを調べるわけである。また，「トリガーへの対処」というセッションであれば，患者がトリガーに対して適切に対処できない状況を調べるとよい。第3に，治療の「全体像」のなかでの優先順位にしたがって，課題を取り上げて行くという方法である。この方法は，患者の（1）物質使用が低減すること，（2）PTSD症状が軽減すること，（3）セーフティが強化されること（HIV感染リスク，ドメスティック・バイオレンス被害，自傷行為などの低減）に役立つ。患者は多くの生活上の問題，最近の危機，圧倒される感情を持っており，ともすればセッ

ションのねらいが自分のニーズから外れた，曖昧なものと感じやすい。したがって，こうした「全体像」をたえず心にとめておくことは，患者が抱えている多様な問題に沿って選定をするのに役立つ。第4に，患者の感情につながっている，「ホットな」問題を選ぶことである。もしも患者が，セッションが精彩を欠いていてつまらないと感じているとしたならば，患者自身が目の前の問題に気持ちを込めてとりくめていない場合が少なくない。第5に，患者がとりくみたいと自ら思う問題を選定することである。第6に，過去ではなく現在に焦点をあてることである。患者には，セラピストと話し合いたい過去に関する重要な問題がたくさんあるかもしれない。しかしながら，治療の早期段階では，現在のことに注目することがもっとも役立つと考えられており，いかなることであれ，いまできることを行うことで，現在と未来をよりよい状態に変えることができるのである。第7に，効果的な特定の問題を見つけることである。患者が，テーマの射程が広いセッション（たとえば「自分が嫌い」，あるいは「人生に絶望している」）にとりくんでいる場合に，彼らを特定の問題（たとえば，「今週起きたことは，あなたにそのような感情を抱かせましたか？」，「あなたがそのように感じたとき，どのような対処をしたことがありますか？」）を見つけるように導くとよい。もっとも生産的でないのは，哲学的な議論（たとえば「あなたは，本当はよい人なのに！」，あるいは，「人生に絶望はしていない」）に陥ることである。最終的には，適度にむずかしい問題を選択するのがよいだろう。というのも問題がやさしすぎれば，患者は成長する機会がなくなってしまうだろうし，問題がむずかしすぎれば，彼らがその対処に成功する見込みは少なくなってしまうからである。難易度を評価するには，患者に対して，提示された問題をどのくらいむずかしく感じるかについて評定（0〜10点）してもらうという方法も，ときには有用なことがある。

　　患者の問題にどのように働きかけるか決定する。患者が抱えている問題にはたらきかける際に心がけるべき原則は，「語るよりも見よ」である。これは，抽象的なことを話し合うよりも，患者が自ら新しいスキルを練習し，そのなかから現実的な解決策を見出すことを優先すべき，という意味である。たとえば，「回復を考えること」というセッションで推奨されている練習は，実際に考えを修正する演習である。一般に，

- *認知的問題*にとりくむ際には，患者がその問題に関してどのように考えを修正しようと思っているのかを大きな声でいってもらう。
- *対人関係の問題*にとりくむ際には，患者が対人関係の問題をどのように取り扱うつもりなのかを，大きな声を出しながらロールプレイを行ってみる。
- *行動*に関するセッションでは，行動上の問題を解決するために，どんな行動が必要か正確に声に出して話させたうえで，患者にリハーサルをしてもらう。

　　患者が，新たなスキルを使って積極的にとりくむことを促す方法には，さまざまなものがある。そうしたやり方を以下に示す。

- *声に出して練習を行う。*患者にスキルが役立つ状況を特定させ，そのうえで，声を出しながらリハーサルをさせる。これは，とりわけ認知的なセッションに有効であり，その目標は，患者の内面的な対話が変容することである。たとえば，思いやりというセッションにおいて，セラピストは，「今週，あなたが仕事を解雇されたとき，そのことについて，あなた自身に共感的に話しかけてみましたか？」と問いかけてみるとよい。

- *質問と答え。* 患者が何を知っていて，何を知らないのかを把握するために質問する。それが，セッションへの導入に際してもっともよい方法の1つである。セラピストは，配布資料に目を通してもらう前に，患者に何か質問したいと思うはずであり，そのやり方は，集団療法では集団とうまくかかわるうえで有効である。たとえば「PTSD：あなたの力をとりもどす」というセッションでは，「PTSDとは何か，だれか知っていますか？」，「PTSDという文字が意味することを，知っている人はいますか？」，「PTSDの主な症状は何でしょうか？」と尋ねてみるとよい。

- *その場でエクササイズをやらせてみる。* いくつかのセッションは，それについて話すことよりも，経験を通して実際的に患者を指導する方が役立つ。たとえば，「感情的な痛みを遠ざける（グラウンディング）」というセッションでは，グラウンディングを実演することが推奨されているが，実際に10分のエクササイズをするように患者に促し，その結果，患者自身が，その方法で気持ちを落ち着けることができるかどうかを確認することができる。

- *ロールプレイ。* これは，特に対人関係に関して広く行われている方法である。ロールプレイでは，多くの場合，セラピストが「別の人物」を演じて患者が抱える問題（例：患者が「要らない」と断った後にも，しつこくアルコール飲料を飲むように誘う場面など）に対する練習を試みる。もしも別の患者に，その「別の人物」を演じさせる場合は，ロールプレイのねらいと違う展開になってしまうことがないように，慎重にモニターする必要がある。

- *リハーサルを行う。* 特定の場面を提示し，どのように対処するのかを尋ねる方法である。「人生選択のゲーム」というセッションでは，患者が抱えている問題と向き合うように促す際に，この方法を用いることがある。また，「関係性のなかでの境界の設定」というセッションでは，セラピストは，「マリア，あなたがパートナーにセーフティな方法でセックスするようお願いするのが苦手でしたね。配布資料に書かれた考え方をどう応用すれば，相手の要求を拒むことができますか？」と促したりする。

- *役割モデルを同定する。* 患者に対して，すでにスキルを持っている人について考えさせたり，その人が行動パターンを調べてみるようにすすめたりする。たとえば「誓い」のセッションで，セラピストの方から，「きちんと約束守ってくれる人とは，どのような人でしょうか？　相手と会話することで，何か気がつくことはありましたか？」と質問を投げかけてみる。

- *セーフティな家族／友人にかかわってもらう。* 患者を助けるために，家族や友人にかかわってもらう方法がある。「あなたの回復を支援する他者に出会うこと」や「赤信号と青信号」といったセッションでは，患者は，セーフティ（物質乱用していない），自分にとっての重要人物をセッションに招待し，一緒に参加してもらう機会を与えられる。また，患者が適切に対処できるように，必要なときに患者にスキルを使うきっかけを指示し，生活のなかで対処方法を習得できるように，家族や友人に依頼する，という方法もある。

- *場面の再生。* 患者に不適切な対処について確認をふりかえってもらい，その際，可能であれば再現してもらう（たとえば，「今回，新たに試みた行動は何ですか？」，「もう一度それを行うとしたら，あなたはどのような工夫ができそうですか？」）。セーフティ対処シートは，この手続き（以下を参照）をやれるようにデザインされているので，セラピストは，これを使って簡単に不適切な対処のふりかえりができる。その際，セラピストは，患者の考え，感情，さらには，すべての行動をくわしく観察するために，患者に対して，「あえてゆっくりした動作で」練習するように要求しなければならない。

50　　第2章　治療の実施にあたって

- 話し合い。すべてのセッションに対し，議論を生み出す考えを提案する。
- テープを作る。文字通り「古いテープを変える」方法として，患者がセッション外で利用する音声を録画したテープを作成する。具体的にいくつかのセッション（たとえば「同情」）では，この方法が推奨されているが，どのセッションでも役立つ提案や助言を録音することはかまわない。患者が自宅に持ち帰れるように，セッション自体を録音し，それを聴くというのは，1つの選択肢といえよう。しかしながら，後になってテープを裁判証拠として提出することを要求されたり，あるいは，再生している際にその音声をセーフティではない家族（たとえばドメスティック・バイオレンスの加害者）に聴かれたりする危険もあり，守秘性や安全性の問題についてきちんと確認しておく必要があろう。
- プロセスの障害。これは，患者に対して，スキルを実施する際に生じる可能性が高いことを未然に防ぐように伝えることである。たとえば，「関係性のなかでの境界の設定」では，「セーフティなセックスをしてほしいと思っているとき，あなたはパートナーには何といいますか？」，あるいは，「友人に『嫌だ』といわなければならない場合，あなたが一番恐れていることは何でしょうか？」と尋ねてみる。
- 主要な点の再検討。配布資料の重要な部分を要約し，それをスキルにとりくむための出発点として利用するように患者に求めることである。たとえば，「配布資料が伝えようとしていることは何だと思いますか？」と質問してみる。

すべてのセッションでPTSDと物質乱用の両方について触れること。治療目標としているのは，この2つの精神疾患を改善することであるから，すべてのセッションでこの2つに言及する必要がある。セラピストとして，ほかの問題（たとえば，住むところを見つけたい，という患者のニーズ）を徹底的に検討すると決めていたとしても，その観点からたえず患者を観察し，治療を継続させる工夫を凝らしつつ，そうしたほかの問題と両疾患の治療を統合するにはどうしたらよいのかを考えなければならない。患者の特性と状況にもよるが，「トラウマ」という用語は，「PTSD」という用語よりも，治療のさまざまな局面で活用しやすい。セラピストにしてみれば，もっと幅広く，さまざまな問題に対して介入したいところであろうが，まずは，PTSDや物質乱用の問題を忘れないことが重要である。そこで，1つの例として，住居探しの支援を必要とする患者に対して，PTSDと物質乱用への対応と，住居探しの問題を統合する方法を，いくつか示したい。

> PTSD。「あなたは，なかなか住居探しが難航しているようですね。そのせいか，あなたがものすごく絶望しているように感じます。でも，こうした現象はPTSDでは非常によくあることなのです。それでも，私は希望を持っています。私たちが一緒にとりくむならば，希望がみえてくるでしょう！」
>
> 物質乱用。「現在，あなたにとっては，住居の問題こそが最優先事項なのは知っています。依存症からの回復のためのリハビリ施設に入居するという選択肢は考えていますか？そこに入居すれば，あなたがクリーンな状態（アルコール・薬物を使っていない状況）を維持するのに役立つと思うのですが。物質乱用は，再発率が非常に高いですから，セーフティな住居が必要です」。

選択肢：セーフティ対処シート

　セーフティ対処シート（本章の配布資料4）は，患者が最近1週間の失敗をふりかえるのに役立つ道具である。しかし，たんに道具であるだけでなく，それには力強い治療哲学が含意されている。その治療哲学とは，人は生活のなかで起こったどのような出来事に対してもセーフティに対処することができる，というものである。したがって，セーフティ対処シートはたんに紙と鉛筆による練習にとどまらず，いくつかの重要なメッセージを含むものなのである。それは次の3点である。(1) 生活上の問題はすべての人に起こりうる，(2) あなたが考えた対処は特に重要である，(3) セーフティな対処はよい結果を導き，セーフティではない対処はよくない結果を導く。対処がうまくいかなかった場合には，少し休んでから将来の対処方法を考えることが大切である。PTSDに罹患している人というのは，自分の身に起こることはまったくコントロールできない，という感覚をつねに抱えているが，セーフティ対処シートは，患者に積極的な生き方を促すための道具である。また，物質乱用を抱える人の場合には，人は衝動にもとづいて行動する。セーフティ対処シートには，その人が状況をコントロールする方法を選ぶよう励ます機能がある。要するに，このシートは経験から学び，次はさらなる改善を目指すことを勧めている。セラピストとしてシートを活用する際には，以下の点に留意する。

　各セッションにつき，十分に検討したセーフティ対処シートを1つだけ実施すること。いずれのセッションでも，1人の患者をとりあげて丁寧に検討する時間を作るようにする。その際，スペースの限界があるために，セーフティな対処シートに記入された例がきわめて簡潔なものとなっていることに注意する必要がある。そのせいでエクササイズは一見簡単そうに感じられるが，うまく行けば患者にとっては非常に意味のある経験となろう。複雑な問題を抱えている患者の場合には，セッションの際に参加するメンバーとのブレインストーミングが必要になる。セッションによっては，シート上に示された，「古いやり方」と「新しいやり方」の両方を体得することが求められる場合もある。たとえ典型的な認知行動療法の様式に則らないセッションを進める場合でも，セラピストは，少なくとも一度はこの作業をセッションのなかで試してみた方がよい。

　シートの一番下の部分には，患者は感情ではなく，安全性を評価することに注意する。機能不全的思考に関する日々の記録（Beck et al., 1979）のような標準的な認知行動療法のやり方では，患者は自分の感情がどのように変化していくのかを評価するよう求められる。それは対照的に，セーフティ対処シートにおいて患者が求められているのは，安全性の評価である。このような方法を用いられる理由は，PTSDや物質乱用を抱える患者の場合には，安全性のレベルを高めていくことこそが回復の初期段階の課題だからである。そして，ある程度の安全性が確保されないと，たとえ患者が万事において正しくふるまったとしても，肝心の感情は長期にわたって変化しない，という事態を呈する可能性がある。たとえば物質乱用患者は，物質使用をやめた際に非常に不快な感情（気分の落ち込み，大切なものを失った感覚，さみしさ）を抱くものであるが，それでも使用しないことが正しい行動と見なされる。実際，PTSDと物質乱用のある患者は，彼らが安全性よりも感情を指標として利用しているため，感情に注目しすぎた結果，正しい行動を決断しにくくなってしまう（物質乱用の本質はまさに，「気分をよくする」ために物質を使用することである）。一方，うつ病に対する認知行動療法では，自分のなかに生じた感情をどう評価するかに焦点を置いている。うつ病は気分障害であり，感情こそが病気の

本質であることから，このように感情を評価するのは当然である。しかし，PTSDと物質乱用に関しては，それと同じことはあてはまらない。

患者自身による選択を奨励する。セーフティ対処シートを用いたセッションにおいて，ともすればセラピストは次のような質問をしたくなるだろう。曰く，「人はだれでもミスをおかしますが，そこから何かを学ぶことができればよいのです。次に同じ状況に遭遇した場合，あなたは前とは違う行動をとることができますか？」，「もしも夜にもう一度同じ状況を体験するとしたならば，あなたはセーフティでいるためにどのような別の対処をしますか？」。ここで重要なのは，その状況が再現する際に新たな方法を行うことではなく，自分なりに対処の選択肢について考える習慣を身に着けることである。新たな方法の安全性を評価するよう患者に要請するときには，「もしもこの新たな方法で対処するとしたら，どのようにしてセーフティに行おうと考えますか？」と尋ねるのがよいだろう。彼らがセーフティに対処できるようになるには，くりかえしリハーサルを行うことと，自尊感情を高めて自分の生活をコントロールできるという自信を強める必要がある。

可能なら，「あなたの対処方法」シートの列に入れるセッションのテーマに焦点をあてる。ほとんどのセッションで，配布資料の最後のページには，セーフティ対処シートの例を，そのセッションのテーマに即した内容で示してある。シートにはさまざまな方法による対処（たとえば行動，認知，対人関係スキルの利用）を記入することができ，シートに書き込むことで，そのセッションの構成を確認できるようになっている。たとえば，「私の両親が訪ねてきてくれなかったので，私は憂うつな気分だ」という状況があったとする。「助けを求める」というセッションの場合，セラピストは，「この問題について，あなたはだれかから支援を受けることができましたか？」と尋ねることができる。「回復についての考え」というセッションでは，「彼らがそのようなことをいってきた場合，あなたは自分自身に何といってあげますか？」，あるいは，「それに関して，何かほかによい方法はありますか？」と尋ねてもよい。「トリガーへの対処方法」というセッションでは，「あなたのご両親は，あなたにとってトリガーですか？　もしもそうなら，あなたはそのトリガーからどうやって自分自身を守ることができますか？」と尋ねてみる。しかし，この，セッションのテーマに焦点を絞った対処方法ではうまくいかない場合には，テーマにこだわらずにすべてのセーフティな対処スキルのなかから使えそうなものを見つけることとなる。

4. チェック・アウト

チェック・インと同じ理由から，チェック・アウトの枠組みを堅持することも大切である。ここでは，新たにとりあげるテーマはもはやなく，以下のA，B，Cに示す，チェック・アウトの3要素のほかには，セラピスト側から介入することはない。

A. 「今日のセッションのなかから，あなたが発見したことを1つあげてみましょう」

この質問は，そのセッションで患者が学習した内容を確かなものとするのに役立つ。さらに，それは，セラピストに対して，患者がセッションから受けた影響に関するフィードバックを提供してくれる。

第2章　治療の実施にあたって　　53

B. 「あなたの新たな誓いは何でしょうか？」

　誓いとは，要するに宿題をやってくるという約束のことである。この言葉には，名称と内容の両方の意味で，患者の人生を前進させつづけるために必要な，ほとんどスピリチュアルな水準の理想が込められている。誓いの本質については，「誓い」のセッション（患者が自分の義務をはたすための動機づけを行うとともに，具体的なアイデアも提供するセッションである）を参照されたい。回復への誓い（本章の配布資料5）には，患者とセラピストの両方が書く欄がある。この治療モデルが試みられた初期の頃から，「宿題」や「実践課題」，「スキルの実践」や「約束」といった用語が用いられてきたが，「誓い」という言葉は，そうした用語以上に強く人の意欲をかき立てることがわかっている。さらにセラピストは患者に，ある認知行動療法の臨床研究では，宿題をきちんとこなしてきた患者の症状改善率が，宿題をしてこなかった患者の3倍も高かったという結果が得られていることを伝える必要がある（Burns & Auerbach,1992）。誓いを利用する際には，以下の点に注意されたい。

　誓いを選択する際には，個々の患者に即したものにする。 各セッションの終わりには，誓いに関するアイデアのリストがある。しかし，もっとも重要な目標は，リストに載っているか否かにかかわらず，その週における患者の状況にもっとも適した誓いを選択することである。もしもセッションのなかで患者と医療的支援の不足について話し合ったなら，次のセッションまでの1週間のうちに医師の診察予約をとるというのが，患者にとってもっとも重要な誓いとなろう。患者は，自分用に変更された誓いにつけ加えたり，あるいは入れ替えたりして，配布資料に提示されているものを盛り込んだりすることができる。私たちの臨床研究では，各セッションの書かれた課題に抵抗感を抱いたり，課題を達成できないと罪悪感を抱いたりする患者がいることが明らかにされている。したがって，各セッションで選択する誓いのアイデアのうち，少なくとも1つか2つは，言葉で示す課題ではなく，何らかの活動に関する課題とした方がよい。それとは対照的に，安堵感を確かなものとし，活動性を高めるという誓いを書き込む患者もいた。ともあれ，集団療法では，それぞれの患者が達成しようと努めていることを明確化することを通じて，こうした誓いをグループの凝集性の確立に役立てることもできる。理想をいえば，患者が適切と感じることができて，しかも，実行可能性の高い誓いを作り出せるとよい。患者がそのようなアイデアを思いつかない場合には，セラピストの方から提案してもよいだろう。
　以下には，患者の個別性に対応した修正の例を示す。

- 本を読む（たとえば，「怒りに関する本を地元の図書館で探す，あるいは本屋でそれを読んでみる」）。
- 情報を集める（たとえば，「地元の2つの大学に電話をかけて，入学に必要なものについて調べてみる」）。
- 役割モデルの確認（たとえば，「人はどのようにして『この人は信用できる』と判断しているのかを，周囲に尋ねてみる」）。
- 発見（「たとえば，「ホットラインに電話してみて，その行為について自分がどのように感じるか試してみる」）。なお，「発見のセッション」では，この種のとりくみについていろいろと議論を深める内容となっている。
- セルフモニタリング（たとえば，「どのように時間を使うのかを検討するために，スケジュー

ル帳に予定を書き込んでみる」）。

&❧配布資料を読み返す（たとえば，「あなたが今日のセッションで学習したことを要約し，あなたの実生活でどのように適用するか書いてください」，あるいは「配布資料をもう一度読み返し，あなたがとりくみたいものに○をつけてください」）。

次回のセッションでは，誓った内容がどうなったのかをごく簡潔にふりかえる。 誓いは，決して次回のセッションの主要部分となるものではない。それよりも，患者が具体的な方法で，セッション外で行動しつづけるのを励ますために，簡単な介入だけを行う。たとえば，患者が誓いを達成したら，ごく短く称賛の言葉をかけることが重要である。もしも患者が誓いを達成できなかった場合には，簡単に「残念に思います」と伝えるにとどめ，セッションの最後に，患者の状況に合わせて誓いを設定しなおすことにする。たとえば患者が医師の診察予約をとってこなかった場合，具体的な再設定の例としては，セッション終了後に患者に医師に電話をするように促すか，友人に代理で電話をしてもらうように依頼する，といったものが考えられるだろう。誓いの内容が，どうしても看過できない重大な目標である場合（たとえば，セーフティなセックスのためにコンドームを使用すること），セラピストは，それをセッションのテーマとしてとりあげる必要があるだろう。いずれにしても，患者が誓いを書くことができるということは，それ自体がすばらしい成果である。したがって，患者がセッション外でも書いたものを読むことができる環境にあるならば，患者の意見に簡単なコメントを書いてもよい。ごく短い文章であれば，大して時間はかからないであろう。もしも個人療法としてプログラムを実施していて，誓いに対するコメントに時間を割ける状況ならば，「それを行うということを，何から学んだのですか？」，あるいは，「あなたが話し合いたいと思っているのは，どのような問題，あるいは達成でしょうか？」といった質問をしてもよい。

誓いをくりかえし反故にする患者への対応。 このような患者には，誓いを達成できない理由について尋ねる必要がある。度重なるいいわけは額面どおりに受けとることはできないが，失敗を改善に向かってとりくむための機会として利用する姿勢は維持しなければならない。たとえば，「ロビン，あなたは時間がないといっていたけれど，洋服を買うのにはずいぶん時間を費やしていましたね。あなたは自分の回復をおろそかにしていませんか？」，あるいは，「リマ，これは実践課題を身につけるのに役立つ提案です。ぜひ書き留めておいてもらって，自宅の冷蔵庫に貼っておいてもらえますか？」。

それ以上の意見を患者に対して行う場合には，「誓い」のセッションにおいて提案を試みる。そのほかの情報源としては，バーンとアウエルバッハ（Burns & Auerbach, 1992）による論文，ならびに，ベックら（Beck et al., 1979）の宿題への不従順に関する記述がある。これらは治療効果の観点から，宿題の重要性を継承した臨床研究のレビューであり，「宿題」に関するコンプライアンス改善のための方策が議論されている。

C.「あなたは，どんな社会資源に電話してみようと思いますか？」

この質問は，どんなケースマネジメントの目標について，現在とりくむ必要があるのかを，患者に思い出させるものである。これらの目標は，治療の早期（*治療への導入／ケースマネジメントのセッション*）に同定されるべきであり，その後も継続してとりくまれるべきものである。これは，多くの支援ニーズがある，あるいは，継続的なフォローが必要な困難な問題を抱

第2章 治療の実施にあたって　　55

える患者に共通したことである。場合によっては，治療経過中に新たにケースマネジメントの必要が生じることもあるだろう。たとえば，「怒りをなだめる」というセッションを実施する際，患者のなかには，アンガーマネジメントの治療グループにも併行して参加した方がよい者がいるかもしれない。その場合，セラピストは，患者がそのようなグループとつながるよう手助けするために，新たな紹介を行ってもよい。回復への誓い（本章の配布資料5）は，この誓いそのものに加えて，この地域にある社会資源の目標を書き留める場所もある。最終的には，患者にとっては「社会資源」という用語が「ケースマネジメント」という用語よりも優先されることに注意されたい。理由としては，前者の方がより魅力的で，「上から目線」ではない用語だからである。

追加：セッション終了時のアンケート

　この質問紙（本章の配布資料6）は，セクションに対する患者の肯定的／ネガティブな反応の両方を伝える機会を設けるようにデザインされている。PTSDや物質乱用からの早期の回復段階では，患者は，セラピストに治療に対する考え方を伝えるには，口頭よりも書面の方が表明しやすいであろう。セラピストにとって，そのようなフィードバックを得ることは，きわめて有益なものとなろう。集団療法の場合には，患者がシートに自分の名前を書かなくてもよいと伝える。匿名での回答のほうが正直になる可能性が高いからである。ただし，個人療法の場合は，セラピストは治療終結後に患者の様子を追跡できないので，匿名である必要はない。

治療ガイドライン

　治療に際し，有効とされてきた実施方針について記す。

　セラピストはまず，セッション外でも患者と連絡をとる可能性について，自分なりの考え方を整理しておく。これに関する議論としては，「治療への導入／ケースマネジメント」を参照してほしい。そのセッションの配布資料のなかに，セラピストの治療方針を記入して，書面で患者に伝える箇所がある。

　尿検査を実施する。薬物乱用の治療経験の乏しいセラピストは，尿検査と聞くと，ほぼ一様にネガティブな印象を抱くことだろう。たとえば，「私は患者を信頼している」，「検査を依頼したりしたら，患者は侮辱されたと思うだろう」，「患者にPTSDがあれば，監視下での尿検査は虐待の再演になってしまう」，「自分は，患者が嘘をついていればわかる」，「どうやって患者に検査を受けさせたらいいかわからない」，「治療同盟を破壊してしまうことになる」といった考えがあるだろう。しかし，尿検査は多くの薬物乱用治療プログラムにおける基本コンポーネントであり，治療上の鍵となる問題について，信頼できる情報を得ることのできる，唯一確実な方法である。治療上の鍵となる問題とは，要するに，「この患者はまだ薬を使っているのかどうか」ということである。実際のところ，薬物乱用の患者の多くは，ときとして嘘をつくものである。嘘をつきたくないとどれほど望んでいようと，あるいは，セラピストのことをどれほど好ましく思っていようと，臨床家としてあなたがどれだけ経験があろうと，嘘をつくときはつくのである。セラピストのなかには，自分の患者が嘘をついている場合にはわかるものだと信

56　　第2章　治療の実施にあたって

じている者がいるが，自身の薬物乱用治療の臨床経験に照らしてから考えてみると，それは真実ではない。患者が薬の使用を隠そうと思えば，隠し通せることは少なくない。

　尿検査を実施する理由の1つは，確実かつ必要な情報が得られるからであるが，2つ目の理由とは，実際に検査を要請すると患者は「助かる」と感じることが多いからである。セラピストが患者のことを心配していて，本当に起きていることは何なのかを知りたいと思っている，ということが伝わるのである（過去にネグレクトされ，家のなかのだれも自分がしていることに気づきもせず，心配してもくれなかった患者にとっては，特にほっとするものである）。さらに，患者にとって「クリーン」でいるための動機づけにもなる。もしも尿検査がなければもっと薬物を使っていたかも，と語る患者は少なくない。検査を受けなくてはならなかったからこそ，頑張ることができたのである。したがって，多くの場合，尿検査は治療同盟を弱めるのではなく，むしろ強化する方向にはたらく。セラピストのなかには，PTSDの患者が尿検査に同意してくれる場合が多いと知ると驚く者もいる。もちろん，一部には，尿検査自体が薬物乱用のトリガーになると感じた患者がおり，直接の監視を省いた手順に修正しなくてはならなかったが，この治療モデルのパイロット研究では，監視下での尿検査に対する患者からのネガティブな反応はほぼなかったといってよい。直接監視する場合，同性の職員がトイレの中まで患者に同行することが必要である。それは，尿のサンプルを提出するにあたって，不正をはたらく方法はいくらでもあるからである。患者に対する尿検査の実施方法に例外があるとしたら，それは，尿検査の結果いかんで（たとえば法的なことや仕事関係のことで）深刻な不測の事態が起きそうなときである。そのような患者ははっきりと検査を拒否する（Weiss et al., 1998a）。

- 🙠*検査結果を得る方法を見つける。*保険会社や公的な医療費補助制度（例：米国のMedicareやMedicaidなど）の多くは，尿検査費用をカバーしてくれる。尿検査を受けられる場所を見つけるには，地元の病院をあたったり，イエローページで探したり，地元の薬物依存治療プログラムに連絡して，どうやって患者が検査を受けたかを聞いたりする必要がある。公式な訓練を受けずとも，すぐに使える簡便な検査キットもある（http://www.avitarinc.com）。さらなる情報については，「社会資源」のセッションにおける配布資料1を参照してほしい。

- 🙠*ごくあたりまえの手つづきという雰囲気で検査を提案する。*薬物乱用の治療を行っているクリニックの多くでは，尿検査は基本的な手つづきであり，もっとも効果的な観察方法と認識されている。最善の努力をしたにもかかわらず薬物を使用してしまった場合，薬物乱用患者の多くはそれを恥じ，使用の事実を隠したいと考える。その気持ちは理解できるのだが，それでは治療の妨げになってしまう。そこで，セラピストがふだんと同じ雰囲気でその話を伝えれば，それがふつうだと彼らには伝わるはずである。患者が治療というものの「境界」を学んでいくように（セッション時間を超えないこと，治療費を払うことなど），尿検査も通常の治療の一部になっていくだろう。患者からの信頼は，自動的に得られるものではなく，努力して獲得しなくてはならないものであるが，私は，尿検査はそうした信頼を得る方法の1つであると考えている。

- 🙠*尿検査結果に影響を与えた要因を明らかにする。*検査を受ける場所，頻度（通常は1，2週間に一度），検査期間（例，3カ月），実施方法（例：抜き打ちで実施か，あらかじめ検査日を決めておくか）を明確にしておく。特に有効なのは抜き打ち検査である。つまり，その日に患者に電話し，患者はそこから24時間以内に検査を受けなくてはならない。毎週，

セラピストが無作為に日を決めるのである。無作為検査であれば，「汚れた」尿（薬物使用が明らかになってしまう尿）にならないように，薬物の使用計画を立てることができない。たとえば，もしも毎週木曜日に検査を受けるとわかっていれば，「クリーン」に見えるように，患者は火曜日から木曜日までコカインを使わないだろう。なお，万一，「汚れた」検査結果が出た場合のことについても，あらかじめ患者と話し合っておく必要がある。

&❤ *「汚れた」検査結果が出たら，患者を助けるチャンスとして生かす。*薬物使用の証拠が出ても，治療を中断したり，患者を責めたり，何らかの判断を下す理由として使うべきではない。むしろ，薬物使用以外で物事を乗り切るよりよい方法を，どうやったら見つけられるかを話しあうきっかけにする。たとえ患者が嘘をついても（「汚れた」尿をもってしても使ってないという場合），そのことについて共感的に話しあうことはできる。このような食い違いは，前回の薬物使用の結果が尿に出ている場合に起こることがある。各薬物が，尿中にどのくらいの期間残存する傾向があるかを知っておく必要がある（たとえば，マリファナが通常30日間のところ，コカインはわずか2日間）。しかし，尿検査結果がまちがっていることは（どれほど患者がまちがいだと主張しようとも）めったにない。グループ治療をしている場合，「汚れた」尿についての話し合いは，グループ内ではなく，1対1の個別面接で，短く（5～10分）行うことをお勧めする。薬物依存治療の場合は，グループでそうした話し合いを行うこともあるが，PTSDのある患者の場合，すでに高水準にある彼らの屈辱感や恥の感覚を強めかねない。公の場で批判されると，自尊心はますます低くなり，治療からドロップアウトということにもなりうる。

HIV検査は必須である。PTSDと薬物乱用は患者のハイリスク行動を増加させることが知られている。このため，すべての患者はHIV検査を受けるべきである。セラピストも患者もいつでも電話できるように，*地域支援機関の配付資料1*のところにある，HIV/AIDSに関する欄を確認しておく必要がある。

集団療法の場合，セッション外で，ほかのメンバーと連絡をとる場合の方針を決めておく。もし患者がセッション外でもメンバーと連絡をとりたいといった場合，セラピストは，このことについて，患者それぞれの思いを確認した方がよい。PTSDを持つ患者は，境界を定めるのがむずかしく，治療の最中にネガティブな経験を何度かしているだろうから，方針が明確になれば安全対策になる。

患者を治療につなぎとめるために積極的にはたらきかける。治療のヘビーユーザーである一定層の患者に比べると，薬物乱用・依存患者はもっとも治療につながりにくい層に入る。治療につながるのは該当患者の5％という低さであり，治療を終えることができるのはそのうちのわずか50％である（Craig, 1985; Najavits & Weiss, 1994a; Rounsaville, Glazer, Wilber, Weissman, & Kleber, 1983）。患者にかかわり，つなぎとめる方法としては，治療に来なかった際に電話する，手紙を出す（機密保持のため，薬物乱用やPTSDのことには触れないようにする），家族に連絡をとる（家族と連絡をとることについて患者による文書での許可がある場合にかぎられる），動機づけになるようなものを提供する（例：託児，お茶菓子）といったことがある。

患者のトラウマに関する話は，セーフティを最優先する。自分のトラウマの歴史について話したがらない患者もいれば，自ら進んで話す者もいる。前者については，セラピストは患者が自分を守ろうとしていることに対して敬意を払い，無理にトラウマ記憶について話し合おうとしない方がよい。第1章でも触れたように，トラウマ記憶の探求は「シーキングセーフティ」の

コンポーネントには含まれていない。しかし，患者が自らトラウマ記憶の話をしはじめた場合，状況はより複雑である。それが集団療法の場面でなされたのか，個人療法の場面でなされたのか，患者にはそのことを話し合えるような個人面接を設定する時間的余裕があるのか，その話をすることは患者にとってセーフティか，セッション時間中のどのあたりでの発言か，話をすると患者の具合が悪くならないか，患者の状態が悪化した緊急時にセラピストは対応することができるのか，といったことも問題になってくる。第1章であったように，トラウマ記憶に関する話し合いそのものは治療的介入であるが（「暴露療法」や「喪の作業」という），このマニュアルがカバーする範囲を超えている。しかし，そのことを持ち出してくる患者がいる以上，有効な方法で対応することが重要である。以下に，いくつか提案をしておきたい。

- *集団療法*。集団療法の最中にトラウマ記憶をくわしく話された場合，ほかの患者のトラウマ症状のトリガーにならないよう，穏やかにこれを制限しなくてはならない。たとえば，「非常に重要なことを話して下さっているけれども，ほかの人にとってのトリガーになりかねないので，トラウマ記憶をくわしく聞くことはグループの場ではセーフティではないですね。セーフティな場所で話ができるように，セッション後に個別に面接させていただくというのはいかがでしょう」といった提案をする方法がある。また，「話の腰を折って申しわけないですが，『治療に関する合意』に書かれているように，トラウマの詳細に関する話はグループセッション外でする必要がありますね」ともいえる（『治療に関する合意』については，*治療への導入／ケースマネジメント*を参照のこと）。必要ならば患者の話をさえぎることもある。大事なことは社交上の丁寧さよりも，集団の安全性を維持することである。
- *個人療法*。明らかに患者の方からトラウマについて話し合いたい様子で，それが個別面接の最中であるなら，そのための時間をつくることが有効なこともある。患者がその話をするのを許可したということは，セラピストがその話が「重要」と認めたというメッセージになる。つまり，それは，共感と支持を表明し，治療に役立つ情報を与えてくれるものだと認めることを意味する。もしも患者がトラウマの話をしようとしているのに，すべてに応じないとなれば，それは「どうでもいいことである」「私にはこの問題を扱いきれない」というメッセージとして受け取られるだろう。しかし，患者が圧倒されてしまってあふれる感情に対処できないといった危険はつねにある。

以下に提案事項を記す。

①トラウマの話をすると動揺したり，セッション終了後に何らかの影響がでてきたりする可能性（例：悪夢など）について，患者に伝えておく。

②セーフティかどうかを検討する前に，長時間話させないようにする。たとえば，途中で「話をつづけていても大丈夫ですか？」とか，「この話をしてみてどんな気分ですか？」などと確認してみる。

③もしも患者が非常に動揺してしまった場合は，そうした感情とうまく向き合う方法が見つかるまで，後回しにしてもよいのでは，と穏やかに促してみる。その後，セッションの話題に戻したり，気持ちを落ち着けるようなエクササイズをしたりする（「*感情的な痛みから遠ざける*」を参照のこと）。

④患者がセッション外で反応してしまった場合の緊急対応手順を整えておく。たとえば，

患者はだれを呼び出し，だれに電話をかければいいのか，危険な行動につながりそうなときには救急治療室に行くことになるのか，といったことである。

⑤次のセッションのときに，前回トラウマについて話したことで，対処しきれないような問題が起きたかどうか尋ねる。薬物使用の増加やほかの問題行動が報告された場合，現時点では，その患者にとってトラウマの話をするのはあまりに厳しいというサインだと理解する必要がある。そのような場合，面接では，トラウマ関連の話はすべてストップし，患者が落ち着くまで対処法の話に絞るべきである。

⑥トラウマについて話すという決意は，明確で意識的なものでなくてはならない。患者は，トラウマ関連のことを話し出すと，往々にしてすぐさま奥深くまで入り込んでしまうことがある。深みにはまって，どうやってそこまで行ったのかもわからなくなるかもしれない。そのため，患者が最初にその話を持ち出したときに，「とても重要な話をして下さっていると思いますが，このまま進めてもセーフティかどうか，もっと遅らせるべきなのか一緒に決めませんか」といったような声かけをするとよい。

⑦セッションの終わりに10分ほど確保して，患者が落ち着きをとりもどしたり，セーフティな話題に方向転換したりできるようにする必要がある。解離，号泣，大きな動揺（たとえば，10段階でいうと5以上のレベル）といった状態のままでセッションを終えるべきではない。また，セッションの終わりに，このまま部屋を出ても大丈夫かどうかを確認してみることも重要である。

⑧過去のトラウマ関連問題にばかりに焦点をあてたセッションにならないようにする。つまり，セッションのほんの一部の時間だけをあてるようにする（たとえば，セッションのうち10〜15分）。もしセッション全体をそれに使ってしまえば，そのセッションのセッションを扱ったり，対処方略を検討する時間がなくなったりしてしまう。「シーキングセーフティ」と暴露療法を組み合わせた治療計画であったとしても（第1章参照），それぞれに十分な時間をとって別々に行うことがよいだろう。

⑨患者がトラウマについて話すことを望んだとしても，それがセーフティかどうかの見きわめと，その話をしてもらうかどうかの判断は，セラピストの判断にゆだねられている。回復の初期段階にある患者は，トラウマについて話すことで，自分が受ける衝撃について気づいていないことが多い。

⑩トラウマについて話す際，経験や感情を真に伝えるという感じではなく，「強迫的」か「再体験」とでもいうような感じで話しはじめる患者がいる。そういう場合は，その話を制限して，長々と話をさせることは有効ではない。患者がこうした問題を探究できるようになるまで待った方がよいだろう。

⑪患者のトラウマ記憶を「掘り起こす」ことのないように。

⑫現在，薬物乱用のある患者の多くにとって「喪の段階」というのは，トラウマ関連の出来事を処理する時間でもある（第1章参照）。たとえ回復途上の早い段階であったとしても，トラウマ記憶への暴露に耐え，そこから得るものがある患者もいる。第1章で触れたように，少なくとも2つの研究によって，これが患者にとって有効な場合もあることが示されている（Back et al., 2001; Najavits et al., 2001）。慎重に患者を選んで，暴露療法を治療の一部に取り入れたいと思う場合もあるだろう。しかし，セラピストが未経験の場合は，実施手順の訓練や，マニュアルの読み込み，そしてスーパーヴィジョンを受けることが必要である。または，自身の治療（グループ治療の患者も同様に）と同時に，

そのような治療が受けられるところへ患者を紹介したいと考えるかもしれない。しかし，その紹介先でも必ず，個人セラピストが患者の薬物依存に関する過去と現在の情報や，ほかの危険な行動歴について十分に情報を得られるようにしなくてはならない。

○アセスメント。アセスメントの一般原則は，トラウマの歴史に関するアセスメントを最小限にしておくということである。トラウマとPTSDにとりくむ必要性を考えると，これは奇妙に思えるかもしれないが，たいていの患者が，過去のトラウマや，いまもつづくPTSDを抱えていることを考慮すると，患者の特定の歴史を掘り下げる時間は制限した方がよいだろう。治療の初期段階で，トラウマの話をすべて聞きだすようにと訓練を受けているセラピストもいるが，何の対処法もない患者は，ただ不安に圧倒されてしまうことになりかねない。実際，トラウマの話をすべて聞くのは，暴露療法のセッションであるともいえる。ただこの場合，何の防御策も治療に必要な準備もなしに，実行されることになってしまうのだ！　さらに，治療の成功は，患者の過去のトラウマをすべて把握しているかどうかにはよらないのである。以下は，推奨事項である。

①*もしも患者に深刻なトラウマがあり，それがどういうものかということがおおよそわかっているなら*（例：性的虐待），*この時点ではさらに深く聞く必要はない。*ただし，患者自身が情報の流れをコントロールできるように，「あなたの過去のトラウマについて私が知っておいた方がいいと思うことはありますか？」と尋ねることはできるだろう。
②*患者について何の情報もない場合は，セッションの直前に自記式トラウマ質問紙を利用することも考慮する。*患者にとって，面接よりも筆記の方が動揺は少ないので，トラウマを報告しやすいかもしれない（Najavits et al., 1998d）。セッション直前に記入してもらえれば，よくない反応が出てもそれについて話し合うことができる。
③*自記式質問紙を使いたくない場合，いくつか簡単な質問をしてみるだけでもよい。*たとえば，「戦争，ハリケーン，犯罪のような，人生上の非常に深刻な経験をされたことはありますか」，「身体的虐待を受けた経験はありますか」，「性的虐待を受けた経験はありますか」といった問いかけである。患者には，「『はい』か『いいえ』だけで答えればよいので，詳細な説明は必要ありません」と伝えておく。
④*患者が，上記のどれについても動揺するようであれば，いまはやめておく。*治療では，患者の現在の問題に焦点をあてるだけでも，いろいろとできることはたくさんある（例：薬物乱用のこと，ケースマネジメント，ネガティブな感情への対応など）。
⑤*患者の診療記録からすでに得られている情報を活用する。*トラウマに関する質問は必要ないこともあり，患者が自身に関する情報をすでに提供してくれているなら，まずそれをチェックする。しかし，トラウマについてまったく質問されたことがなく（Kofoed et al., 1993），診療記録にもトラウマについて何の記載もない場合，患者に聞いてみることが重要である。

患者はいつでも治療に戻ることができる。たとえ長く欠席したとしても，また治療に戻ってきてもらえるようにするのが目的である。よって，この治療では，「4週間お休みしたらアウト」といった類のルール（Linehan, 1993）はない。初期のPTSD治療では，たいてい，中断してもよく，ペナルティなしに治療に戻ることができるように設定されていた（Herman, 1992）。唯

第2章　治療の実施にあたって　　61

一の例外は，もし患者に，セーフティ上の深刻な問題がある場合である（次節を参照）。

一定の状況下においてのみ，患者を治療から除外することもある。患者を治療から排除するというのはきわめてまれな事態である。そのような判断がなされるのは，通常，次の2つに該当する場合である。(1) その患者が，ほかの患者や職員にとって危険である場合（例：ほかの患者に薬物を売る，職員を脅す），(2) 治療によって患者の状態が悪化している様子である場合（例：動揺が激しく感情をセーフティに抱えていることができない）。患者の状況が悪化している徴候としては，以前は使わなかった薬物を使う，薬物使用の量が増える，自傷行為の悪化といったことがあげられる。治療の合意事項の違反が1回でもあった場合は（例：別の患者に薬物を売る，他者を身体的に脅す），セラピストは，もう一度だけ機会を提供して，患者を注意深く観察するという約束を患者と取り決めるか，違反が非常に深刻な場合は，患者にはすみやかに治療から抜けてもらう。治療から排除する場合には，個別にデブリーフィングの時間を持ち，穏やか，かつアサーティブに患者にフィードバックして，新たな別のセラピストに紹介するのがよい。なお，集団療法の場面では，なぜその患者が抜けたかについて，ほかのグループメンバーに説明しなくてはならない。

薬物使用を理由に治療から追い出してはいけない。薬物を使ったからといって，患者を治療から除外することは，患者がどうやって使用をやめるかのスキルを得る助けにはならない。事実，ほかの精神症状の場合ならば（たとえば，精神病症状，抑うつ），症状があるからといって治療をやめるようにとはだれもいわないはずである。薬物使用に問題がある状況のもとで，薬物を使うことは，それ自体が精神症状であり，高度な支援を必要とする状態である。患者をできるかぎり長く治療にとどめて，断薬するために必要なスキルを身につけられるようにすることが目的である。治療から排除してしまっては，薬物乱用の治療ができない。

問題となる状況と緊急事態

PTSDや薬物依存を持つ患者は，概してさまざまな危険に遭遇する可能性が高い。薬物使用（これによって判断に支障をきたすので，危険で，ときには法的問題に抵触する状況にまきこまれかねない）とPTSD（これによって自殺傾向と適応不全につながりやすい）の両方によって，非常に深刻な緊急事態に陥るリスクがある。たとえば，感染症（HIV，性病，肝炎），住居立ち退き，失職，ドメスティック・バイオレンス，自殺，児童虐待，セルフネグレクトといったことがある。次のような場合も緊急事態といえる。

- 患者が，いますぐ自殺するとほのめかしている（すぐにも，というのは，翌日とか翌々日ぐらいに，10までのスケールでいうなら6くらいの意志で遂行しようとしている場合）。
- 診療時間外にクリニックに入り込む（たとえば，お金を盗むために）。
- 過量服薬をしてセラピストに連絡してくる。
- パートナーに暴力をふるわれている。
- グループのほかのメンバーに嫌がらせをする。
- だれかに身体的に危害を加えると脅す（たとえば，子ども）。
- 住居を立ち退かされ，行き場がない。

以上のような状況が生じた場合，患者は生命的な危機に瀕していると理解すべきであり，それだけに慎重な介入が必要となる。このようなハイリスクの患者のための緊急対応について，詳細を述べることは本書の範囲を超えており，解決法は治療内容と患者の状況によるが，ここではおおよそのガイドラインを示しておきたい。精神科領域における緊急事態についてのさらなる詳細は，たとえばハイマンとテザール（Hyman & Tesar, 1994）を参照のこと。

　深刻な自殺の危機への対処法について，事前に計画を立てておくこと。地元の警察に連絡して，患者の家に行ってもらうのも方法の1つである（たとえば，もしも患者が電話で連絡してきた場合）。または，地元の救急外来まで警察に付き添ってもらう。保険に入っていない者も含め，自殺企図のある患者をどこにつれていけるかを把握しておくこと。突然，ホームレスになったり，緊急の住居が必要になったりする患者についても同様で，どのようにしてシェルターに送るかを検討しておく。患者が命の危険にかかわる行動をしそうな場合，具体的な質問を必ずしておくこと。つまり，「24時間以内に自殺しそうな確率は，0から10までで，10が確実に『はい』だとすると，いまどのくらいですか？」，「警察が到着するまで子どもを傷つけないと今すぐ約束できますか？」，「どのくらいの量を飲みましたか？」といった質問である。最終的に，十分にセーフティが確保できるところまでつなげる必要がある。これは，担当セラピスト，同僚セラピスト，病院の救急外来，入院病棟との迅速かつ緊急の連携が必要となるであろう。可能ならば，家族のなかのセーフティな人，友人，AAのスポンサーなどに患者に付き添ってもらうとよい。そのようなセーフティな他者の連絡先を，治療開始時に患者から聞いておくと，万一緊急事態が起きたときに大変役立つ。もしも患者に，地元の救急外来を受診するようにいう場合は，到着予定時刻を患者から聞いておき，患者が到着したことを確認するために，到着したら本人から（または，救急外来の医師から）電話してもらうようにする。時間になっても連絡が来ない場合は，患者に連絡し，それでもだめなら警察に通報する。

　迷ったら相談を。つまり，スーパーバイザーに話す，患者のほかの支援者に連絡をとる，患者を地域の救急外来に送る，弁護士に相談する，警察を呼ぶ，といったことである。危険な状況をひとりで抱えこもうとしてはいけない。それは状況をエスカレートさせるだけであり，法的な責任問題にも発展しうる。最悪の事態が起きた後（例，患者が自殺したり，子どもを殺したりした後），自分の行動が周囲の人間にどううつるのかをつねに考えるとよい。深刻な緊急事態では，過小評価するよりも，過剰に反応するくらいの方がよい。すなわち，安全評価は少なすぎるよりも多すぎるくらいにするのがよい。

　患者と守秘義務の限界について明確にしておく。臨床家と医療センターは，職業上の守秘義務の基準に則って動いているが，もしも患者が司法にかかわる場合に，患者に関する記録の提出を求められることを知らない臨床家や患者は少なくない。薬物使用や，ほかの違法行動などのまずい情報についても，たとえそれを医師や患者が望んでいないとしても，裁判所に提出することを求められる可能性があるのである。

　しかるべきところに報告しなくてはならないことを患者に知らせ，説明する。これには，「警告義務」（あなたは，患者が身体的に危害を加えようとする相手に警告する法的義務を負っている），児童・青年虐待の疑い，重大な自殺の危険か自分を守ることができない場合の必要な強制介入といったものがある。具体的な事例において，どのように進めていくか質問がある場合は，弁護士に相談するとよい。

　職員のための安全確保の手順を確立する。もしも患者が脅迫行動に出た場合，すぐにその場

第2章　治療の実施にあたって　　63

から出られるように，セラピストの椅子をドアの側に置く，ほかの職員が同じ建物内にいる時だけセッションを行って，緊急事態には助けを得られるようにする，セラピストの自宅電話番号や住所は患者に知らせないようにする，緊急の際の電話番号と手つづきは明確にして知らせておく。

薬物乱用の患者に対応する職員は肝炎ワクチンの予防接種を受け，感染予防法を学んでもらう。可能であれば，治療開始前に患者にも医学的検査を受けてもらい，患者同士，および職員への感染を避ける。

精神疾患や薬物乱用に関する緊急事態の場合，どうするかを患者に知らせておく。「治療への導入／ケースマネジメント」でこの問題にふれている。セラピストに連絡をとることができるかどうか，セラピストが患者に折り返し電話できる時間帯はいつか，セラピストと連絡をとれない場合はどうするか（たとえば，一番近い救急外来に行き，ほかにも担当してくれているセラピストに連絡をとる等）また，精神科の病院に強制入院が必要な患者にかかわる際の，基準や手順も把握しておくこと。

薬物やアルコールを使用してセッションにやってきた場合にどうなるかを，あらかじめ患者に知らせておく。もしも患者が薬物などを摂取した状態でセッションの場に登場したら，どうやって患者をセーフティに帰宅させるかを検討する以外，治療的介入は一切行わない。患者には，これ以上摂取しないようにほかの職員のいるところでじっとしていてもらうか，救急室の待合に居てもらうようにする。患者の許可があれば，患者の友人か家族に連絡して迎えに来てもらう。自宅まで送るのにタクシーを呼ぶのもよい。もしも患者が大量服薬をしていれば，検査のために救急外来に送る。薬物によって酩酊した患者に運転させて帰宅させてはいけないので，患者が，薬が抜けてきちんと運転できるようになるまで，車の鍵を預かっておくのがよいだろう。セーフティに帰宅すること以外のことを，患者が話そうとしてきた場合，「あなたと話したい気持ちは強いのですが，あなたが薬物を使用しているいまは，あなたがセーフティに家にたどりつく方法以外のことを話し合うことはできません」と，しっかり伝える。そうすることで，薬物でハイになって登場しても実のあるやりとりができない，ということを伝えることになる。しかし，そのような限界設定をするにあたっては，拒絶ととられないような共感的なやり方で行う必要がある。たとえば，次のようにいうとよい。「大丈夫。あなたがセーフティに家に帰る方法が見つかりますよ」とか，「いまはお話できないけれど，後で薬物を使っていない状態のときにぜひ話したいですね」といったいい方である。最後に，多くの場合，何らかのフォローアップが必要である。たとえば，患者の主要な保護者に，次回は患者としてクリニックに来てもらうが，（治療の合意にあるように）薬物を使用した状態でクリニックに来院しないことの合意を改めてとりつける。

あなたが患者に対し，怒りや動揺，何らかの強い感情を感じている場合には，コンサルテーションを受けた方がよい。これは，治療プロセスのふりかえりが必要だというサインである。スーパーヴィジョンや会議におけるコンサルテーションを受け，今後のエスカレートを防ぐために，患者には外部のセラピストへの相談も提案した方がよい。

平静でいる。緊急時には，「感情が感情を生む」という教えを肝に銘じておく。セラピストが平静でいれば，患者も平静になれるし，セラピストが動揺していれば，患者もそうなる。

治療開始にあたってのチェックリスト

必須事項

☐ 各セッションのテーマに関する引用文や配布資料を何部か作っておく（治療のテーマを参照のこと）。全部をホチキスでとめておくと使いやすい。

☐ 「セッションで使うすべての配布資料」のコピーをとっておく（本章の次節を参照のこと）。

☐ ケースマネジメントのために，支援機関などが載っている配布資料を準備しておく（*治療への導入／ケースマネジメント*を参照のこと）。

推奨事項

☐ 参考文献一覧で「＊」マークのついた主要な文献を読んでおく。

☐ AAのミーティングに少なくとも1回は参加する。

☐ 患者が読めるように，治療に役立つほかの配布資料も手に入れておくようにする（AAのミーティング場所のリスト，HIVのリスクに関するパンフレット等）。患者の動機づけを高めるようなポスターを掲示するのもよい。薬物依存に関する無料のポスターやパンフレット，ほかの配布資料については，以下に連絡して入手できる。

　　☎アルコールと薬物情報に関する全米情報センター（National Clearinghouse for Alcohol and Drug Information）　800-729-6686
　　☎薬物乱用治療センターホットライン　800-662-HELP［4357］
　　☎米国国立薬物乱用研究所（National Institute on Drug Abuse: NIDA）FAX情報サービス　888-NIH-NIDA［644-6432］（治療，薬物乱用の傾向，薬物の影響に関する，無料の24時間FAX情報提供サービス）
　　☎AAなど，ほかの支援機関に関する通話料無料の電話番号リストについては，*地域の社会資源*の中の配布資料1を参照のこと（副題「薬物依存」と「トラウマ」）。

☐ 各テーマの中の「むずかしいケース」について，同僚やスーパーバイザーとともに予行演習しておく。

☐ 「番外編」の治療プログラムも提供できるようにしておく（たとえば，託児，駐車場，読み物としてのパンフレット，治療に関する教育ビデオの視聴，貸し出し可能な本）。

第2章 治療の実施にあたって　　65

すべてのセッションで使う配布資料

治療開始前に掲示板に貼る

　配布資料は，治療中に患者が利用できるよう，壁（または掲示板）に貼ってもよいようにデザインされている。もしも掲示しない場合は，ファイルに入れておいて，患者が持っていけるようにするのがよい。配付資料はすべて患者にわたしてよいし，セラピストが患者にもっとも役立つと思うものを選んでわたしてもよい。

①チェック・インとチェック・アウト。これで，患者は，チェック・インとチェック・アウトで答える内容について思い出せる（本章の配布資料1）。
②セーフティな対応スキル。これは，患者がセッション中に参照できる配布資料（セーフティの配布資料2）。
③治療の中心となる考え方。治療全体を通しての主要なポイントが要約されている（本章の配布資料2）。
④治療テーマのリスト。患者と（または）セラピストがテーマの順番を選ぶことができ，終わったものについても確認できる（本章の配布資料3）。

セッションで使用するもの

　すべてのセッションで使用する配布資料は以下の通りである。

⑤セッションの構成。セラピストはセッションの構成を，セッションの最中に参照できる（本章のセラピスト用シート）。
⑥セーフティ対処シート。すべてのセッションで使用できる。セッションの最中や，次のセッションまでの患者によるとりくみに役立てるために使う（本章の配布資料4）。
⑦回復へのとりくみ。すべてのセッションで，セッションの終わりに使用する（本章の配布資料5）。
⑧セッションの終わりの質問。すべてのセッションで，セッションの終わりに使用する（本章の配布資料6）。
⑨修了証。患者が参加したことを称えるために，治療終了時にわたす（本章の配布資料7）。

セッションの構成

導　入

1．チェック・イン
　患者の状態を観察する。患者は，次の5つの質問について答えていく。(a)「気分はいかがですか？」，(b)「あなたが試した対処法のなかで，よかったものは何ですか？」，(c)「物質を使ったり，セーフティではない行動をとったりしたことがありましたか？」，(d)「約束を実行できましたか？」，(e)「社会資源の最近の利用状況はどうですか？」(患者1人につき5分以内)

2．引用文の紹介
　患者がセッションに関心を持ってとりくめるようにする。引用文を声に出して読ませる。セラピストは，「この文章のなかで大切な点は何でしょうか？」と尋ねながら，セッションのテーマと関連づける。(2分間)

セッションのテーマ

3．患者の生活と今回のテーマを関連づける
　今回のテーマを，意義あるものとして患者の実体験と結びつける。この部分が今回のセッションの中核となる部分である。患者の生活体験のなかから，いま抱えている具体的な問題を例として用いながら，配布資料の内容を何度もくりかえし扱っていく。(30～40分間)

プロトコル：
　　A．配布資料に目を通すように患者に伝える（5分以内）
　　B．配布資料の内容を，患者がいま抱える具体的な問題と関連づける

★選択肢：セーフティ対処シート

終わり

4．チェック・アウト
　患者の進歩を確かなものとするために，セラピストはフィードバックを行う。患者に，次の3つの質問に答えさせる。(a)「今日のセッションで学んだこと（または，今後，問題となること）を何か1つあげてください」，(b)「新しい誓いは何にしますか？」，(c)どの社会資源に電話をかけますか？（5分以内）

Lisa M. Najavits（2002）から引用。版権はGuilford Press社にあります。個人的な使用に限り，図書を購入してコピーすることが可能です。詳しくは，版権に関するページを確認して下さい。

セラピスト・シート　　　　　　　　　　　　　　第2章　治療の実施にあたって　　67

★選択肢：セッション終了時アンケート

忘れてはならないこと：大局的な優先事項は……

1. **物質の使用**をやめること

2. **PTSDの症状**を減らすこと

3. **セーフティ**を増やしていくこと（HIVのリスク，ドメスティック・バイオレンス，自傷などから）

チェック・イン&チェック・アウト

チェック・イン

セッションをはじめる前に…

1. **気分**はいかがですか？

2. あなたが試した対処法のなかで，**よかったもの**は何ですか？

3. **物質を使ったり**，セーフティでない行動におよんだりしたことがありましたか？

4. **誓い**を実行できましたか？

5. **社会資源の最近の利用状況**はどうですか？

チェック・アウト

1. 今日のセッションで学んだことを**何か1つ**あげてください

2. 新しい**誓い**は何にしますか？

3. どの**社会資源**に電話をかけますか？

Lisa M. Najavits（2002）から引用。版権はGuilford Press社にあります。個人的な使用に限り，図書を購入してコピーすることが可能です。詳しくは，版権に関するページを確認して下さい。

配布資料1　　　　　　　　　　　　　第2章　治療の実施にあたって　　69

治療の中心的課題

★セーフティであること

★自分を尊重できること

★薬物を使うのではなく，痛みを遠ざける方法を使うこと

★これまでよりもよりよい未来を築いていくこと

★「正直であること」を学ぶこと

★自分の身体を大切にケアすること

★セーフティな人からの援助を受けること

★PTSDを十分に癒すことで，物質から離れられること

★もし1つの方法がうまくいかなかったら，ほかの方法を試してみること

★決して，決して，決して，決して，決して，決して，決して，決して，あきらめないこと！

Lisa M. Najavits（2002）から引用。版権はGuilford Press社にあります。個人的な使用に限り，図書を購入してコピーすることが可能です。詳しくは，版権に関するページを確認して下さい。

各治療セッションのテーマ

	達成（Yes／No）
治療への導入／ケースマネジメント	
セーフティ	
PTSD：あなたの力をとりもどす	
感情的な痛みを遠ざける	
物質があなたを支配するとき	
助けを求める	
自分を大切にする	
思いやり	
赤信号と青信号	
正直であること	
回復につながる考え	
分裂した自己を統合する	
誓い	
意味を創り出す	
社会資源	
関係性に境界線を引く	
発見する	
回復への支援者を得る	
トリガーに対処する	
自分の時間を持つ	
健康的な人間関係	
自分を育てる	
怒りをなだめる	
人生選択ゲーム（復習）	
治療終結	

Lisa M. Najavits（2002）から引用。版権はGuilford Press社にあります。個人的な使用に限り，図書を購入してコピーすることが可能です。詳しくは，版権に関するページを確認して下さい。

セーフティ対処シート

名前：＿＿＿＿＿＿＿＿＿＿＿＿＿＿＿＿＿＿＿＿＿＿＿　　日付：＿＿＿＿＿＿＿＿

あなたの人生で何が起ころうとも，セーフティに対処する方法を学ぶことができます。

	古いやり方	新しいやり方
状況		
★<u>対処法</u>★		
結果		

あなたの<u>古いやり方</u>はどれくらいセーフティですか？　　＿＿＿＿＿

あなたの<u>新しいやり方</u>はどれくらいセーフティですか？　　＿＿＿＿＿

0（まったくセーフティではない）から10（セーフティ）までで評価してください

Lisa M. Najavits（2002）から引用。版権は Guilford Press 社にあります。個人的な使用に限り，図書を購入して
コピーすることが可能です。詳しくは，版権に関するページを確認して下さい。

回復に向けての誓い

ここでの誓いは，あなた自身，あなたの回復，そしてあなたのセラピストとの約束です。
もしも約束を果たせない場合，もしくは内容を変える必要がある場合は，
次のセッションの前までに，必ずあなたのセラピストにメッセージを残すようにしてください。

名前：＿＿＿＿＿＿＿＿＿＿＿＿＿＿＿＿＿＿＿＿　　日付：＿＿＿＿＿＿＿＿

次のセッションに向けての約束事	
私がすること：	いつまでに：

次のセッションまでに連絡をとる社会資源	
私が連絡をとるのは：	いつまでに：

リマインダー

- あなたの次のセッションの予定は：＿＿＿＿＿ 日の ＿＿＿＿＿ 時です。

- この用紙をどこに入れておくと，覚えておきやすいですか？

  お財布　冷蔵庫のドア ＿＿＿＿＿ ノート ＿＿＿＿＿ そのほかの場所：＿＿＿＿＿＿＿＿＿＿＿

（キリトリ）--（キリトリ）

セラピスト用控え

患者のイニシャル：＿＿＿＿＿＿＿＿＿＿＿＿＿＿＿＿＿＿　　今日の日付：＿＿＿＿＿＿

次のセッションに向けての約束事	
私がすること：	いつまでに：

次のセッションまでに連絡をとる社会資源	
私が連絡をとるのは：	いつまでに：

Lisa M. Najavits（2002）から引用。版権はGuilford Press社にあります。個人的な使用に限り，図書を購入して
コピーすることが可能です。詳しくは，版権に関するページを確認して下さい。

配布資料5　　　　　　　　　　第2章　治療の実施にあたって　　73

セッション終了時アンケート

匿名性を保つために，名前は記入しないでください。

セッションのテーマ：＿＿＿＿＿＿＿＿＿＿＿＿＿＿＿　　　日付：＿＿＿＿＿＿＿

　この治療をできるだけ役に立つものにしていくために，今日のセッションについてどう思ったか，正直な意見を書いてください。以下の0～3までのスケールを用いて，全部で6つの質問に答えてください。

0	1	2	3
まったく	少し	まあまあ	とても

1.　今日のセッションは，全体的にどれくらい役に立ちましたか？

2.　今日のセッションのなかで，以下の内容がどれくらい役に立ちましたか？
    a.　セッションのテーマは？　　　＿＿＿＿＿
    b.　配布資料は？　　　　　　　＿＿＿＿＿
    c.　引用文は？　　　　　　　　＿＿＿＿＿
    d.　セラピストは？　　　　　　＿＿＿＿＿

3.　今日のセッションは，以下のあなたの問題について，どれくらい役に立ちましたか？
    a.　PTSDに関しては？　　　　＿＿＿＿＿
    b.　物質乱用に関しては？　　　＿＿＿＿＿

4.　今日のセッションで学んだことを，生活場面でどのくらい活用してみたいと思いますか？

5.　今日のセッションについて，そのほかに何かご意見や提案はありませんか？　ポジティブなものであっても，ネガティブなものであってもかまいませんので，正直に書いてください。
    ポジティブな意見　＿＿＿＿＿＿＿＿＿＿＿＿＿＿＿＿＿＿＿＿＿＿＿＿＿＿＿
    ＿＿＿＿＿＿＿＿＿＿＿＿＿＿＿＿＿＿＿＿＿＿＿＿＿＿＿＿＿＿＿＿＿＿＿＿＿
    ＿＿＿＿＿＿＿＿＿＿＿＿＿＿＿＿＿＿＿＿＿＿＿＿＿＿＿＿＿＿＿＿＿＿＿＿＿

    ネガティブな意見：＿＿＿＿＿＿＿＿＿＿＿＿＿＿＿＿＿＿＿＿＿＿＿＿＿＿＿
    ＿＿＿＿＿＿＿＿＿＿＿＿＿＿＿＿＿＿＿＿＿＿＿＿＿＿＿＿＿＿＿＿＿＿＿＿＿
    ＿＿＿＿＿＿＿＿＿＿＿＿＿＿＿＿＿＿＿＿＿＿＿＿＿＿＿＿＿＿＿＿＿＿＿＿＿

Lisa M. Najavits (2002) から引用。版権はGuilford Press社にあります。個人的な使用に限り，図書を購入してコピーすることが可能です。詳しくは，版権に関するページを確認して下さい。

6. どうすれば，この治療はあなたにとってより役に立つものになりそうですか？

_____

_____

_____

配布資料6　　　　　　　　　　　　第2章　治療の実施にあたって　　75

修了証明書

修了証明書

_____ 様

あなたは、「シーキングセーフティ」プログラムに

_____ 回中 _____ 回参加しました。

贈呈者：_____

日付：_____

76　第2章　治療の実施にあたって

配布資料7

SEEKING SAFETYについてさらにお知りになりたい方へ

　ウェブサイトを御覧下さい。最新の調査結果，ダウンロード可能な学術論文，治療者向けトレーニング情報，治療に関する調査を行う場合の資料が閲覧いただけます。

治療セッションの
テーマ

連　携

治療への導入／ケースマネジメント

概　要

　このセッションは，(1) 治療への導入と患者を知ること，および，(2) ケースマネジメントについて，という2つのパートから構成されている。集団療法においては，グループの開始に先立って，個別的なケースマネジメントが行われる。

オリエンテーション

　最初のセッションは，セーフティで支持的な雰囲気を作り，対処スキルの基本的な考え方を患者に示すうえで，非常に重要なものである。ここでは第一印象が決め手となる。物質乱用患者は，治療から離脱してしまう率が高いことでよく知られており (Crits-Christoph & Siqueland, 1996)，一方，PTSD患者は人を信頼することに困難を抱えているといわれている (Herman, 1992)。また，だれであれ，初めてセッションに来る人は，心細く，不安な気持ちを抱えているものである。そのため，ここでとりあげるテーマは，患者が自分たちの関心に即した配布資料を得られ（たとえば，治療についての情報など），来てよかったと感じ，具体的な恩恵を受け（たとえば，社会資源の紹介など），そして，セラピストに承認してもらえたと感じられるような雰囲気作りをしていくうえで必要なことである。

　治療の初期段階では，セラピストは，「どんな患者も治療にとりくめば必ずよくなる」という楽観的かつ現実的な見通しを伝えるとよいだろう。PTSDや物質使用の問題を持つ患者は，消極的で，よい結果を期待することをあきらめてしまいがちであり，他者（もしくは物質）に支配されているとの感覚を抱きやすい傾向がある。しかしながら，しっかりとした治療同盟を結ぶことによって，彼らの健康的な部分とつながりを持ち，自分たちを積極的に癒していこうとする意欲を高めていくことは可能である。

　また，ケースマネジメントについては，以下にあげたいくつかの理由から，中心的な話題として扱うこととする。第1に，私たちの研究によれば，患者の多くは治療につながる前にほとんど，あるいはまったく専門的なケアを受けていないからである (Najavits et al., 1999a, 1998e)。たとえばある女性は，10年以上にわたって，眠りにつくために毎晩お酒を飲みつづけていたが，睡眠に関してより適切な薬物治療を受けるための精神薬理学的な評価については，なんと一度も受けたことがなかった。50名の女性に対して，プログラム開始1カ月前に過去の治療歴を調

81

査した研究では，42％の人がまったく専門的な治療を受けた経験がなかったことが明らかにされている。そのため，就労相談，住居の照会，薬物療法，資格の受給（たとえば，メディケード[1]など）といった補助的なサービスを受けられるように支援しただけで，目覚ましい改善が認められることもある。第2の理由として，この治療プログラムは期間がかぎられているのに対し，ケースマネジメントの場合，最終的な目標は何度か試行錯誤をくりかえして達成される傾向がある。したがって，治療をはじめる最初の時点で，治療プログラム終了後のアフターケアについて計画を立てておく必要があるからである。治療終了後にほかのサービスが準備されていないと，治療終了直後からまもないうちに，患者の病状が逆戻りしてしまうことが少なくない。次のサポートにスムーズに移行することなく，治療が突然終わってしまえば，患者は気分的に見捨てられた感じがするであろう。第3の理由は，この治療が，患者がPTSDと物質乱用という2つの困難な障害を乗り越える可能性をできるかぎり高めるために，たくさんのほかのサービスを併用することを意図して作られているからである。セラピストの専門外の問題（たとえば，ドメスティック・バイオレンス，就労相談，精神薬理学など）が生じた際には，患者をそれらの問題にくわしい人のもとにつなげる必要がある。第4の理由として，この治療は，患者が適切な方法で2つの疾患から回復していけるように支援することを目指していくが，数カ月間で2つの問題からすっかり回復することなど，めったにないからである。実際，多くの場合，治療によって患者が新しいスキルを獲得し，治療を受けつづける意欲が保たれれば，症状そのものを軽減させることはむずかしくない（Najavits et al., 1998e）。しかし，抱えている問題が相当に深刻で，これらの障害によって生活が破綻しているような患者の場合は，そのかぎりではない。好ましい治療の成果をあげ，それを維持するには，長期間，さまざまな治療につながっていることが必要となるのである。

　ケースマネジメントを行う上での3つの問題——ドメスティック・バイオレンス，HIV，自殺および他殺の意図——は，文字通り，人の生死がかかわる緊急の問題である。したがって，セラピストが，患者の危機状況に関して注意深くアセスメントを行い，必要な追加支援（セラピスト用シートBを参照）を導入する際には，さまざまな機関に患者の情報に関する照会を行う必要がある。もしも患者がこうした介入に抵抗を示す際には，その患者が集団療法参加者であれば，追加で個別セッションを行ったり，そのほか必要な支援者と連携したりする必要がある。その場合には，第2章の「困難な状況および緊急事態」の項目も参照するとよい。

　ケースマネジメントを行うにあたって，患者と話す際には「社会資源」という言葉を用いるよう注意する必要がある。「ケースマネジメント」という言葉は，患者がたんに「マネジメント」される「ケース（事例）」であることを意味している。それに比べると，「社会資源」という言葉は，「外の世界に触れる機会」といったような，より明るいニュアンスを持っているように思われる。そのため，セッションのチェック・インおよびチェック・アウトにおいては，努めて「社会資源」という言葉を用いるようにする。しかしながら，臨床現場では，「ケースマネジメント」という用語は一般的であるため，混乱を避けるために，ここではこの言葉をそのまま使用することにしている。

　最初のセッションで，あなたは個々の患者のヒストリーを聞きはじめることになるだろう。その際，あなたはこんな風に思うかもしれない。どのようにしてここにつながったのだろうか？この人は日々どのような困難を抱えているのだろう？　病理のなかに，どのような成功体験や

---

[1] 低所得者のための国民医療保障制度

強みがあるだろうか？　患者はどのように話すだろうか？　などといったように。そして，あなた自身の反応も生じはじめてくるだろう。どのくらいむずかしい治療になるだろうか？　患者の感情表現の能力，「聞く」能力，全体的な魅力について，あなたはどのように応答するだろうか？

　今回のテーマは，かなり多くの情報を含んでいることに留意してほしい。ほかのテーマよりも，より多くの準備が必要な回であり，もしあなたがこの治療を行うのが初めてであれば，なおさらである。可能であれば，このセッションは2回に分けて実施することが望ましい（治療への導入と患者を知ることで1回，ケースマネジメントで1回）。

セラピストによくある反応

　このセッションでは多くの課題や配布資料があるため，患者に意識を集中するのがむずかしく感じられるかもしれない。しかし多くのセラピストは，1，2回実施してみると，楽に感じられるようになるだろう。ケースマネジメントに関しては，戸惑ったり，負担に感じたりするかもしれない。この分野については，セラピスト用シートAからDにくわしく記載されているため，それを参照するとよい。

謝　辞

　配布資料3「よりよい治療効果をあげるために」に記載されたホームワークに関する論考は，バーンズとアワーバック（1992）によるものである。

セッションの準備

- ◆ 可能であれば，セッションの前に配布資料を読んでおいてもらうとよい。そのためには，セッションの30分前に来てもらうか，初回の前に郵送しておくとよいだろう。
- ◆ 配布資料1「『シーキングセーフティ』の治療について」の最後に，セラピストの経歴に関して追記しておくとよいだろう。用紙の最後の欄であるため，どれだけの分量を記載するか，あるいはまったく省略してしまうかは，セラピストによって選択することができる。
- ◆ 配布資料2「治療についての実用的な情報」を仕上げるにあたっては，電話帳を用意し，近くの救急病院や地元の電話相談サービスなどを調べることができるようにしておくとよい。
- ◆ ケースマネジメントのために，社会資源に関するリストブックを準備しておく（セラピスト用シートAを参照）。

セッションの構成

　この導入セッションに関して，チェック・インは行わない。ただし，チェック・アウトについては通常通り行われる点に気をつけること。

治療への導入／ケースマネジメント　　83

1. **引用文の紹介**（手短に）

　105ページを参照のこと。引用文とセッションを関連づける。たとえば、「治療の場に来たというのはすばらしいことです。この文には、あなたが望むように人生を形作っていくことは可能であるということが書かれています」といったように。

2. **今回のテーマを患者の生活に関連づける**（セッションの大部分を使って丁寧に行う）

　　a. *配布資料に目を通すようにいう。配布資料は、別々でも、まとめてでも使えるように*なっている。それぞれの配布資料には、サブテーマがあることに留意すること。「セッションの内容」（下記参照）と第2章に目を通し、たくさんの配布資料のなかからどれを選択するか、患者のニーズと時間枠によって決めていく。時間があれば、複数回のセッションに分けて扱ってもよい。

　　　　治療への導入

　　　　　　配布資料1：『シーキングセーフティ』について

　　　　　　配布資料2：治療についての実用的な情報

　　　　　　配布資料3：よりよい治療効果をあげるために

　　　　　　配布資料4：『シーキングセーフティ』への同意

　　　　ケースマネジメント

　　　　　　セラピスト用シートＡ：実行しよう：ケースマネジメントの手順

　　　　　　セラピスト用シートＢ：患者のケースマネジメントのニーズに関するアセスメント

　　　　　　セラピスト用シートＣ：ケースマネジメントの目標シート

　　　　　　セラピスト用シートＤ：ケースマネジメントのためのセラピスト用チェックリスト

　　b. *患者が、生活上の具体的な問題と対処スキルを関連づけることができるように支援す*る。「セッションの内容」（下記参照）と第2章を参照のこと。

3. **チェック・アウト**（手短に）第2章を参照のこと。

セッションの内容

　すでに述べた通り、この回のテーマは大きく2つの部分にわかれている。(1) 治療への導入と患者を知ること、そして、(2) ケースマネジメントである。もしも可能であれば、2つのセッションに分けて実施した方が賢明である。時間配分は、治療への導入で10分、患者を知るために15分、ケースマネジメントに35分が適当であろう。

配布資料 1, 2, 3, 4：治療への導入

目　標

□　治療への導入（配布資料1）

□　治療と緊急時の手つづきに関して、実用的な情報を提供する（配布資料2）

□　治療の効果が最大のものとなるように、患者の援助方法について検討を行う（配布資料3）

□　治療のルールについて確認する（配布資料4）

□　治療プログラムの場で提供できる選択肢サービスについての情報を提供する（例、子ど

もの世話，駐車場，パンフレット，治療に関する教育ビデオの視聴，借りられる本など）

患者の生活とテーマを関連づける方法

★**配布資料の概要説明**　セッションのアジェンダについて，簡単に紹介する。たとえば，「今日の目的は，治療について話し合い，お互いのことを少し知り，この場所以外で役立ちそうな社会資源がどこにあるかを見つけてもらうことです」といったように。そして，配布資料をわたす。理想的なのは，前もって配布資料を配布しておくことであるが，それができなければ，5～10分程度の時間を与えてシートに目を通してもらい，家に持ち帰ってからじっくりと読んでもらってもよい。配布資料2「治療についての実用的な情報」に関しては，治療に関する情報と緊急時の手つづきについて記載してもらう。そして，配布資料2と配布資料4「治療への同意」のコピー2部にサインをもらう（コピーの1部は患者用，1部はスタッフ用である）。この先の治療についてのディスカッションへと患者を導き，患者から質問や意見があれば対応する。

★**自分自身を探る**　配布資料3「よりよい治療効果をあげるために」の概要を説明しながら，患者が自分自身の長所や短所に気づくことができるようにする。すでに達成できているものについては，横にチェックをつけてもらい，むずかしそうなものについては丸で囲んでもらうなどするとよい。時間があれば，むずかしそうな項目を克服する方法について取り扱ってもよいだろう（もちろん，時間がないかもしれないし，この時点ではそうしたいと思わないこともあるだろう）。たとえば，患者が治療の場に来ることがむずかしいと感じているようであれば，それを乗り越える方法として，たとえば，セッションに参加できなかった場合には，電話でのセッションを行う，あるいは，患者を治療の場に連れてきてくれる人をだれにするか決める，といったようなことを話し合ってみる。

★**ディスカッション**
- 「あなたはこの治療から何を得たいですか？」
- 「治療について，何か心配なことはありますか？」
- 「どうすれば治療効果がもっとも高まると思いますか？」
- 「あなたが治療の場をセーフティだと感じられるようになるために，何か手伝えることはありますか？」
- 「もしも治療をやめたくなったら，そのことを私に知らせてもらえますか？」
- 「物質使用に関して，あなたは正直になることができそうですか？」
- 「物質を使ってしまった後は，この場に来にくいと思う人もいるようです。あなたはどんなことがあっても，参加しつづけることができますか？」
- 「あなたは治療中に『解離』（気づくと時間が経っている，ぼーっとしてしまう）しやすいですか？　もしそうであれば，そのようなときに，私はあなたにどのように言葉かけをするとよいですか？」
- 「治療で扱ってほしいテーマは何かありますか？」

留意点

✦ **新しく治療の場にやってきた患者の勇気を称える**。患者が認めてもらえた，援助を求めたことに対して敬意を払ってもらえた，と感じることができるようにする。

治療への導入／ケースマネジメント　　85

✦ **患者のために配布資料を手短にまとめてしまわないこと**。目指すのは，配布資料を使ってセッションをすすめていくなかで，患者がその大部分をこなすことができるようにすることである。それぞれのポイントをすべてくわしく検討しなければならないと思う必要はなく，むしろ，特定の患者に関係のある，鍵となる部分はどこかを見きわめておくとよいだろう。

✦ **配布資料2「治療についての実用的な情報」の記載に際しては，治療環境に応じて変更を加える必要がある**（たとえば，緊急時の手つづきや，あなたの役割など）。しかしながら，緊急時には，セッション外で患者があなたに連絡を取れるようにしておくことを強く推奨する。患者にとって，ほかのセラピストがいない場合は特にそうである。この治療のパイロット研究における患者の報告によれば，緊急時に利用できることがとても重要であり，実際には，めったに使うことはなかったという。患者が必要以上にセッション外の電話をかけてきたときにどう扱ったらよいのか不安に思うのであれば，ガンダーソン（Gunderson, 1996）の論文を参考にするとよい。

✦ **あらかじめ，セッション外で電話があった際の方針を決めておく**。「治療についての実用的な情報」にあるように，精神医学的な緊急事態が生じたときと同様，物質を使いたい衝動や自分を傷つけたい衝動が生じたとき，「患者はまずだれに連絡をとればいいのかを」決めておくことが大切である。この治療プログラムを担当するセラピストは，こうした場合に電話対応をするかどうか，とりわけ患者がほかに電話できる相手がおらず，ホットラインには電話をかけたくないと思っているときはどうするか，といったことを前もって考えておく必要があるだろう。緊急呼び出しや，セッション外の電話相談といったかたちで，セラピストと連絡をとることができるようにしておくのが望ましいが，一方でこうした利用については慎重かつ控えめに患者に説明する必要がある。なにしろ，治療の目標は，患者がほかにも電話できるネットワークを作ることなのだから。

むずかしいケース

＊「尿検査を拒否します。トラウマ記憶のトリガーとなってしまうので」
＊「セッションの合間にたくさん電話をかける必要があるのですが？」
＊「あなたはドラッグを使ったことがありますか？」
＊「最後に私がクリーンだったとき，PTSDは悪化しました。私はそのような状況に対処することはできません」

患者を知ること

目　標

    □　患者が自分たちのことを伝える機会を提供する

患者の生活とセッションのテーマを関連づける方法

★**ディスカッション**
    ●「あなた自身のことで，私に知っておいてほしいことは何かありませんか？」

- 「いまあなたにとってもっとも大切なことは何ですか？」
- 「最近もっとも困難だと思うことは何ですか？　最近うまくいっていることは何ですか？」
- 「もしもあなたが回復したら，ほかにも生活がよりよくなりそうな人（たとえば子どもや配偶者など）はいますか？　それはだれですか？）
- 「趣味や運動など，何か好きな活動はありますか？」
- 「なしとげたい人生の目標が何かありますか（たとえば，仕事，引っ越しなど）？」
- 「もしも物質を使用しなくなったら，あなたの人生はどうなると思いますか？」
- 「写真など，何かあなたのお気に入りで希望を象徴するようなものはありますか？　好きな本や歌でしょうか？　引用文でしょうか？」
- 「私に関して何か知りたいことはありますか？」
- 「過去にあったことに関して，何か私に知っておいてほしいことはありますか？」（注：はじめに，話す準備ができているか，話すことで物質の再使用や混乱，自殺衝動といった何かよくないことが起こりそうかを尋ねるとよい。この問題に関しては，第2章の議論を参照のこと）

留意点

✦ **患者が課題にとりくむのに寄り添い，患者を承認し，患者の訴えを傾聴することを心がける。** ここでの目標は，セッションの課題をこなしながら，患者に関してできるかぎり知ろうとすることである。

✦ **もしも患者が取り乱したら，心の痛みに共感し，あたりさわりのない現在の出来事に話題を切り替える。** その際，患者が承認してもらえなかったと感じることがないように，理由づけを行うこと。（つまり，強烈な感情が悪いとか，まちがっているとか，あるいはそれらは耐えられないものであるとは結論づけないように）たとえば，「あなたの体験を聞きたいのだけれど，治療のなかでセーフティに扱うにはまだ早いのではないかと心配しています」と伝えてみる。

✦ **患者から特に聞かれないかぎり，あなた個人に関する情報は伝えないようにする。** そうすることで，患者のニーズに焦点をあてつづけることができる。

セラピスト用シートＡ, Ｂ, Ｃ, Ｄ：ケースマネジメント

目　標

□　患者とともにケースマネジメントにおけるニーズを評価し，次週までに達成する当面の目標を設定する（セラピスト用シートＡ, Ｂ, Ｃ）。
□　治療を通じて，ケースマネジメントの目標に対応していく。

患者の生活とそのテーマを関連づける方法

　★**ケースマネジメントに関する面接を実施する。**そのために，セラピスト用シートＡからＤにおいては多岐にわたる内容を扱っている。手順は下記の通りである。

治療への導入／ケースマネジメント　　87

1. 「実行しよう：ケースマネジメントの手順」（セラピスト用シートA）には，ケースマネジメント行う上での予備知識が掲載されている。
2. 「患者のケースマネジメントのニーズについてのアセスメント」（セラピスト用シートB）を用いて，重要な領域はどのあたりか，アセスメントを行う。
3. それぞれのケースマネジメントの目標がまだ達成されていないようであれば，「ケースマネジメントの目標シート」（セラピスト用シートC）を記載していく。記入例も用意されている。
4. 患者と一緒に，少なくとも一つは，次回のセッションまでに達成する具体的なケースマネジメントの目標を決めて，紹介先を紙に書いてわたし，締め切りを提示する。
5. ケースマネジメントの目標達成を妨げるような，感情面あるいは現実的な障害をとりのぞく。
6. それ以降のセッションにおいては，「ケースマネジメントのためのセラピスト用チェックリスト」（セラピスト用シートD）を参照し，ケースマネジメントの目標を最後まで達成することができない患者を支援する。

★*ディスカッション*
- 「下記に記載されているような紹介先について，興味はありますか？」
- 「このような紹介先に電話をかけることをどう思いますか？」
- 「これらを実行するということを，どうやったら覚えていられますか？」
- 「これらを達成したときは，私の留守電に留守番電話を残して教えてもらえませんか？」
- 「実行する上で障害となりそうな現実的な問題が何かありますか？」（たとえば，移動や子どもの世話など）。

留意点

✦ *細かな留意点に関しては，セラピスト用シートAからDまでを参照のこと*
✦ *患者と話す際には「社会資源」という言葉を用いること。*「ケースマネジメント」という言葉よりも，この言葉の方が患者にとって理解しやすく，また，ポジティブな印象を与える。「回復に向けての約束」（第2章の配布資料5）とすべてのセッションで用いる「チェック・イン」および「チェック・アウト」（第2章の配布資料1）では，すべて「社会資源」という言葉が使われている。

むずかしいケース

＊「やらなければいけないのはわかっているんですけど，でも，できないんです」
＊「電話がないし，ベビーシッターもいないし，お金もない。どうやってそこに行けばいいんですか？」
＊「すっかり，打ちのめされてしまいました」
＊「医者に行っても悪い体験しかなかったんです。医者はもう信用できません」
＊「もちろん，やってきます！」（しかし，患者は毎週やらずに来院する）

実行しよう：ケースマネジメントの手順

現実的な問題

　ケースマネジメントに関して一般にいわれているのは，「支援はあればあるだけよい！」である。付加的な治療が組み入れられることにより，患者の現在の回復に役立つだけではなく，ここでの治療が終わった後のアフターケアにもなりうるのである。

☙ **社会資源に関するリストブックの中身を充実させていく。**セラピスト用シートB（「ケースマネジメントのニーズに関するアセスメント」）には，それぞれのケースマネジメントの課題に応じたニーズがリストアップされているため，参考にするとよいだろう。バインダーを用意し，「住居」，「職業訓練」，「ドメスティック・バイオレンス」，「セラピスト」といった見出しをつけていくと簡単である。網はなるべく広範囲に投げておくとよい。そのためには，配布資料1の社会資源のセッションに書かれたフリーダイヤルに電話をかける，インターネットで検索する，あるいは，もしも利用可能な地域であったならば人的サービスに関する電話帳を使う，同僚に尋ねる，州および連邦機関やホットラインについて確認する，地域の社会資源にくわしい地元のソーシャルワーカーに尋ねる，送られてくるセラピスト向けの「ゴミ屑のように思える郵便物（広告やカタログなど）」を保管しておく，といったことをするとよい。加えて，あなたが紹介したセラピスト名や，加入している医療保険，解毒施設（公立と私立の両方），しらふの状態を維持しやすい住環境などのリストもすべて記録を残しておく。世のなかには非常に多くの社会資源があるものの，残念ながら，それらを見つけるための系統的な方法はないのである。いったんあなたが社会資源のリストブックを作り上げたならば，それは非常に貴重なものであり，その後の時間や労力が大幅に軽減されるであろう。

☙ **患者のニーズをくわしくアセスメントする。**セラピスト用シートB（「患者のケースマネジメントのニーズに関するアセスメント」）を用いて面接を行う。ケースマネジメントのどの目標が達成されていて，今後どの目標にとりくむ必要があるのかを明らかにするためには，数多く質問する必要がある。たとえば，住居に関しては，「住居に関して何か問題はありますか？」，「現在の住居に関して何か危険なことはありますか？」，「あなたは物質を乱用する人と一緒に住んでいますか？」といったことを尋ねる。その際，患者は目標を達成できていると思っているが，セラピストからみると違うという状況も少なくない点には留意しておく（たとえば，患者は物質乱用者と一緒に住んでいても問題ないと感じているが，セラピストとしては問題と思う場合など）。こうした場合には，セラピストの観点で用紙を記載し，患者はまた違う考えを持っていることを書き留めておく。

☙ **患者の保険でカバーできる範囲を確認しておく。**それによって，紹介先が大きく変わってくるだろう。

☙ **優先順位をつける。**患者はたくさんのニーズを抱えているため，もっとも重要で，生命に危険をおよぼす可能性のありそうなものから扱っていく。マズロー（1970）の欲求階層説によ

Lisa M. Najavits（2002）から引用。版権はGuilford Press社にあります。個人的な使用に限り，図書を購入してコピーすることが可能です。詳しくは，版権に関するページを確認して下さい。

セラピスト用シートA　　　　　　　　　　　　治療への導入／ケースマネジメント　　89

れば，社会的関係よりも，食べ物や住居といった問題が先立つという。

&❧**リストを紙に書いてわたす。**まだ未対応のニーズに関しては，リストブックを利用して，具体的な紹介先（名前と電話番号）を記載する。もっとも簡単なやり方は，その情報を「回復のための約束事」の配布資料（配布資料5と第2章参照）に記載することである。あなたがまだ準備できていない資源に関して，患者からのニーズが出てきた場合には，次回のセッションまでに準備をしてくると伝えればよいだろう。

&❧**患者がいくつかの選択肢から選べるようにする。**ただし，患者を当惑させないように。一般的には，それぞれのケースマネジメントの目標に関して2つの紹介先があるくらいがちょうどよいといわれている。

&❧**理由を伝えながらとりくむ。**ケースマネジメントの目標に関して，たとえば，「個別にかかわってくれるセラピストがいると，より多くのサポートが得られて，あなたの回復の可能性もより高まりますよ」と伝えるなど。

&❧**期限を設定する。**患者が一度に1つの目標しかこなせないとしても，それはそれでよい。しかし，それぞれの目標には患者の同意を得た達成期限が必要である。先延ばしにする，というのは人間の性質である！　可能なかぎり，期限は「次のセッションまで」にするとよい。

&❧**実行上の障害を見きわめる。**紹介先に行くために車に乗せてもらうことができない人，電話がない人，ベビーシッターがいない人などがいる。こうした問題に関して，どうにかして解決法を見つけることが大変重要である。たとえば，「ご近所の方のところから電話をかけてはどうですか？」，「ポケットベルを持ってはいかがですか？」，「移動手段を確保するためにメディケア[2]を利用してみてはどうですか？」といったように。最低限，セラピストとしての境界を超えない範囲であれば，問題を解決するためにできそうなことは何でも行うこと。

&❧**複雑な目標は，スモール・ステップで達成する。**たとえば，患者がここ何年もまったく健康診断を受けていない場合，まずは一般的な健康診断を受けることからはじめ，その後に歯科検診，視力検査などを行っていく。

&❧**セラピスト用シートDを用いる**（「ケースマネジメントのためのセラピスト用チェックリスト」）。患者が前回のセッション以降，ケースマネジメントの目標を達成することができないでいる場合は必ず使用する。

&❧**社会資源のリストブックを直接患者に提供する。**もしも要望があれば，説明に加えて，セッションの前か後にリストブックに目を通してもらう。

&❧**セッションごとにそれぞれの目標の到達状況をフォローする。**ケースマネジメントの目標が達成されるまでフォローする。毎回のセッションにおいて，ケースマネジメントはチェック・インおよびチェック・アウトの一部となっている（そこでは「社会資源」という言葉を用いる）。多くの場合，治療期間を通じて，患者が目標を達成する上での感情面での障害を乗り越えられるよう支援しつづける必要があるだろう。

&❧**必要に応じて，治療の後半で，ケースマネジメントに関するセッションを追加する。**多くのニーズがある患者やケースマネジメントの目標達成が困難な患者の場合，必要になるだろう。

---

[2] 65歳以上を対象とした医療保障制度

感情面での問題

ほとんどの患者は，紹介先のリストをわたすだけではなく，サービスを利用するにあたっての抵抗感を乗り越えるための手助けが必要である。

- ***患者がもっとも達成したい，大事にしたいと思っている目標は何かを明らかにする***。ただし，患者の保護のため，すぐに取りかからなければならないような緊急の問題がある場合は例外である。たとえば，患者に深刻な自殺のリスクがあれば，強制的な入院が必要であろう。
- ***どのようなものであれ，前に進む動きは進歩であることを伝える***。たとえ小さなステップであっても，進歩なのである。あきらめてはいけない！
- ***消費者の視点から，患者に権利を与える***。患者は，有益だと思える治療を見つけるまで「何箇所か見てまわる」ことができる。つづけなければならないという感覚を持つことなく，社会資源の利用を試してみることを勧めるとよいだろう。役に立たないと感じている治療について，継続するように勧めたところで，めったにうまくいくことはなく，強制させられているとか，わかわかってもらえないと思われるだけである。「コントロール」に固執しやすいPTSDや物質乱用の患者の場合は，特にそうである。消費者の視点に立つことに関して，さらにくわしいことは「社会資源」のセッションを参照のこと。
- ***介入を評価する際の情報として，患者の実際の行動―目標をやり遂げる能力―を観察すること***。あなた自身やほかの患者にとって簡単だと思えることが，目の前の患者にとってはそうでないかもしれない。
- ***患者が混乱する可能性を心に留めておくこと***。ケースマネジメントの目標が現実的・具体的なものではない場合，患者が挫折感を覚えることがある。成功体験を積ませることによって，患者の努力はより強化される。
- ***文化的，人種的，組織的な問題に配慮すること***。そうした問題が患者にとっては重要な意味を持つこともある。よく知らない治療システムに不安を覚える場合もあるし，以前の治療組織において不快な経験をした人がいる可能性もある。
- ***患者がケースマネジメントの目標を達成できるようにするために，促したり，懸念を示したりすること***。必要な治療を組み入れるには多くの労力を要する。患者が無事にすべての必要な治療につながるまで，毎週新しい目標や手つづきを設定する必要がある。
- ***紹介された困難な問題にとりくむ時***は，「もしも援助を求めているのが自分の身内であったら，どのような資源を準備するだろうか？」と自分自身に問いかけてみるとよい。

セラピストの問題

- ***自分自身がプライマリケアの管理者だと思うこと***。たとえ患者に別のセラピストがいるとしても，すべての患者に対してそう思うようにする。なぜならば，セラピストの多くは，時間やトレーニングの機会もなく，患者とともにケースマネジメントの目標に向かってとりくみたいという気持ちを持っていない者も少なくない。その結果，たいていの患者は適切なサービスを受けることができないでいるからである。もしも患者に公的なケースマネジャーがいれば，密な連絡をとって患者の進歩を注意深く見守り，追加の支援が必要であれば追加するはずである。

セラピスト用シートA　　　　　　　　　　　治療への導入／ケースマネジメント　　91

❧中立的な立場をとり，「患者が望むように」治療をすすめていくようにトレーニングされてきたセラピストもいる。 ケースマネジメントのアプローチは，これとはまったく異なる。患者には支援を追加する必要があり，実行していく上ではセラピストがたくさん支援することは当然と考える。困難な生活歴のある患者は，援助を求める方法を学んできておらず，つらい状況に直面すると無抵抗になりやすい。そのため，やらない方がよいという合理的な理由（たとえば，患者が妊娠中であり薬物療法をはじめられないなど）がないかぎり，正当なケースマネジメントはすべて行うよう努力することを基本方針とする。

❧自分自身が知らないことや理解していないことを，患者にするようにいわないこと。 福祉制度，病院組織，政府機関といった相談機関は，非常に多くの能力や努力を求めてくる。住居の助成を受けたり，メディケアによる医療費補助受給資格を得るには，何度も電話をかける必要があり，患者はくじけたりあきらめたりする可能性がある。もしも患者が自力でそうした組織と交渉することができるのであれば，すでに彼らは自分たちに必要な援助を見つけることができているはずである。もしもセラピストが何らかの問題の解決策を知らないのであれば，患者とととともにセッション中に電話をかけ，必要な情報を得るのと同時に，どのように実行するのかという手本を見せるとよい。そうでなければ，患者に次のセッションまでに情報を調べておくと伝える（たとえば，同僚に相談するなどして）。また，必要であれば，患者をケースマネジメントに習熟したソーシャルワーカーに紹介する。あきらめることなく，地域や国の社会資源を利用し，患者が援助を得るために利用できる手段はすべて利用することによって，あなたは工夫に富み，信頼できる手本となるだろう。もっともやってはいけないことは，患者に援助を求めるように提案しておきながら，具体的な名前や電話番号を伝えないことである──これでは，混乱させたり，役に立たないというメッセージを伝えたりするだけである（「私がするようにするのではなく，私のいうとおりにしなさい」）。

❧ケースマネジメントを成功させるには，セラピストが根気強く，独創的で，患者のニーズに調子を合わせることが求められる。 親のような役割と，「押しつけ」すぎることなく，といって「控えめ」すぎることもない，支持的な導きを，患者は必要としているのだと考えてよいだろう。多くの患者は，成長のプロセスにおいてそのような手助けをしてくれる人と出会っておらず，そのために，効果的な手本を必要としている。

患者のケースマネジメントのニーズに関するアセスメント

患者：＿＿＿＿＿＿＿＿　セラピスト：＿＿＿＿＿＿＿＿　日付：＿＿＿＿＿＿＿

患者の居住地（または管轄区域）：　＿＿＿＿＿＿＿＿　保険：＿＿＿＿＿＿＿＿

注意：この用紙の最後の欄は，「患者のケースマネジメントのニーズ」である。この部分については，患者が自分たちにとって重要なニーズはどれかを見きわめることができるように，セッション前に記入してもらうとよい。ただし，患者が気づいていないニーズもあるため，セラピストがそれぞれの目標を直接アセスメントする方がより重要である。

（1）住居	
目標	安定しており，セーフティな住環境
留意点	健康的ではない住環境としては，短期間のシェルター，物質乱用者との同居，危険な近隣住民，ドメスティック・バイオレンスなどがある。
状況	・目標がすでに達成されている場合，ここにチェックを入れる　☐ 　具体的に記載 ＿＿＿＿＿＿＿＿＿＿＿＿＿＿＿＿＿＿＿＿＿＿ ・目標がまだ達成されていない場合，ここにチェックを入れる　☐ 　また，ケースマネジメントの目標シート（セラピスト用シートC）に記載する
（2）個人心理療法	
目標	患者が有益だと思える治療
留意点	すべての患者に，個人心理療法を受けることを勧める。また，患者の好みを尋ねる（たとえば，性別，理論的な立場など）。
状況	・目標がすでに達成されている場合，ここにチェックを入れる　☐ 　具体的に記載 ＿＿＿＿＿＿＿＿＿＿＿＿＿＿＿＿＿＿＿＿＿＿ ・目標がまだ達成されていない場合，ここにチェックを入れる　☐ 　また，ケースマネジメントの目標シート（セラピスト用シートC）に記載する
（3）精神科薬物療法	
目標	患者が，精神科的な症状（抑うつ，睡眠の問題など）あるいは物質乱用（ナルトレキソン[3]，アルコールの渇望など）に対して効果的であると認める治療
留意点	患者が一度も精神薬理学的な評価を受けたことがないのであれば，強固な反対がないかぎり，受けることを強く勧める。たとえ反対していても，結論を下す前に，評価や情報提供を受けることは有益である。
状況	・目標がすでに達成されている場合，ここにチェックを入れる　☐ 　具体的に記載 ＿＿＿＿＿＿＿＿＿＿＿＿＿＿＿＿＿＿＿＿＿＿ ・目標がまだ達成されていない場合，ここにチェックを入れる　☐ 　また，ケースマネジメントの目標シート（セラピスト用シートC）に記載する

Lisa M. Najavits（2002）から引用。版権はGuilford Press社にあります。個人的な使用に限り，図書を購入してコピーすることが可能です。詳しくは，版権に関するページを確認して下さい。

セラピスト用シートB　　　　　　　　　　　治療への導入／ケースマネジメント

（4）HIVの検査／カウンセリング

目標	過去6カ月以内に検査を受けていて，それ以来リスクのある行動をとっていない場合を除き，速やかに検査を受ける。HIVの感染リスクがあるにもかかわらず，検査やカウンセリングを受けたがらない患者に対しては，セラピストが個別的なセッションを持って，診療を受けることを強く勧め，励ます。
留意点	HIV/AIDSに関する社会資源のリストについては「社会資源」の項目を参照のこと
状況	• 目標がすでに達成されている場合，ここにチェックを入れる　　　　　□ 　　具体的に記載 _____ • 目標がまだ達成されていない場合，ここにチェックを入れる　　　　□ 　　また，ケースマネジメントの目標シート（セラピスト用シートC）に記載する

（5）仕事／ボランティア活動／学校

目標	1週間に少なくとも10時間，生産的な時間がスケジュールに予定されること
留意点	上述の目標がまったく困難な患者に関しては，家の外で行う建設的な活動（図書館，ジムなど）を記載した週間スケジュールをわたす。くわしくは，「自分の時間を大切にする」の項目を参照のこと。
状況	• 目標がすでに達成されている場合，ここにチェックを入れる　　　　　□ 　　具体的に記載 _____ • 目標がまだ達成されていない場合，ここにチェックを入れる　　　　□ 　　また，ケースマネジメントの目標シート（セラピスト用シートC）に記載する

（6）自助グループ／集団療法

目標	患者が進んで参加するグループがなるべくたくさんあること
留意点	患者の好みを聞き出し，幅広い選択肢（たとえば，重複診断のグループ，女性のグループ，退役軍人のグループなど）を検討する。自助グループ（AAなど）については，患者に地域のグループのリストをわたし，参加を強く推奨し，それらが無料であること伝える。しかしながら，自助グループに行くことを強要したり，参加したくないといった場合に，ネガティブな判断を伝えたりしないこと。患者が自助グループに参加した場合は，スポンサーを見つけることを勧める。くわしくは，「物質があなたを支配するとき」の項目を参照のこと。
状況	• 目標がすでに達成されている場合，ここにチェックを入れる　　　　　□ 　　具体的に記載 _____ • 目標がまだ達成されていない場合，ここにチェックを入れる　　　　□ 　　また，ケースマネジメントの目標シート（セラピスト用シートC）に記載する

（7）日中の治療スケジュール

目標	必要に応じ，患者の障害の程度やデイ・プログラムへの参加能力にもとづいて，スケジュールを組む。
留意点	可能であれば，専門のデイ・プログラム（物質乱用やPTSDのデイ・プログラムなど）を用意する。患者が役割（仕事，学校，ボランティア活動など）をはたすことができている場合には，日中の治療を紹介する必要はなく，そのまま活動していてもらう方が一般的には望ましい。しかしながら，患者の仕事がパートタイムである場合，部分的な参加が可能なプログラムもある。
状況	• 目標がすでに達成されている場合，ここにチェックを入れる　　　　　□ 　　具体的に記載 _____ • 目標がまだ達成されていない場合，ここにチェックを入れる　　　　□ 　　また，ケースマネジメントの目標シート（セラピスト用シートC）に記載する

（8）解毒／入院治療

目標	適切な水準のケアを受ける
留意点	*解毒*：患者の乱用程度が重篤で，危機的な状態（自殺の可能性，物質乱用による重篤な健康問題，鎮痛剤や重度のアルコール乱用などによる医学的管理を要する離脱症状など）を呈している場合は，解毒が必要である。それほど深刻な危機状態ではないが，物質をやめることができない場合，解毒が有効な場合とそうではない場合がある。多くの患者は，解毒治療のあいだだけ物質から離れることができるが，通常の生活環境に帰ると，すぐに物質を乱用する状態に戻ってしまう。そのような患者は，たいていの場合，適切な外来での支援を設定する方が望ましい。患者にこれまでの経過（過去の解毒の回数とその影響など）について尋ねると，判断する上で役立つだろう。
	入院治療：自殺や他害のリスクが深刻である場合（念慮だけではなく，目下の計画，決意があり，セーフティの約束ができない）[4]，もしくは，患者の精神医学的な症状が重篤であり，役割をはたすことができなくなっている場合（たとえば，精神医学的な症状によって，母親が子どもを世話することができないなど）は，一般的に，入院治療が勧められる。状況によっては，患者を非自発的に入院させる必要がある。このテーマに関しては，スーパーヴィジョンと法律的な助言を求めること。
状況	・目標がすでに達成されている場合，ここにチェックを入れる　　　　　　　　　　☐ 　具体的に記載 _____ ・目標がまだ達成されていない場合，ここにチェックを入れる　　　　　　　　　☐ 　また，ケースマネジメントの目標シート（セラピスト用シートC）に記載する

（9）子育てのスキル／子どものための資源

目標	患者に子どもがいる場合，（a）子育てのスキル・トレーニング，（b）子どもの治療や健康保険，そのほかの必要な支援を受けるための紹介が必要かどうか尋ねる。
留意点	患者の子どもが現在虐待されていたり，ネグレクトされたりしていないかをアセスメントをするために，穏やかに質問する必要がある。もしそういった問題がある場合は，地域の保護機関に報告する法的義務がある。年長者の虐待／ネグレクトについても同様である。
状況	・目標がすでに達成されている場合，ここにチェックを入れる　　　　　　　　　　☐ 　具体的に記載 _____ ・目標がまだ達成されていない場合，ここにチェックを入れる　　　　　　　　　☐ 　また，ケースマネジメントの目標シート（セラピスト用シートC）に記載する

（10）医療

目標	1年に1回の（1）一般健康診断（2）視力（3）歯科（4）婦人科（女性）の検診に加えて（5）適切に避妊や性感染症予防の手段がとられること
留意点	患者に特定の疾患がある場合は，そのほかの医療も必要となる。
状況	・目標がすでに達成されている場合，ここにチェックを入れる　　　　　　　　　　☐ 　具体的に記載 _____ ・5つの目標のうちどれかが達成されていない場合や，そのほかの医療上の問題がある場合，ここにチェックを入れる　　　　　　　　　　　　　　　　　　　　　　　　　　　☐ 　また，個々の問題について，ケースマネジメントの目標シート（セラピスト用シートC）に記載する

（11）経済的支援（食糧配給券，メディケードなど）

目標	健康保険，日用品に事欠かないだけの資金
留意点	必要に応じ，患者が健康保険と受給権のある給付金を得ることができるようにすることが重要である（食糧配給券やメディケイドなど）。患者がそれらの申用用紙を記載するにあたっては，支援が必要であろう。非常に多くの援助が必要な場合には，ソーシャルワーカーかこの分野に熟練したほかのセラピストに紹介するとよい。患者は複雑な手つづきに困惑して，一人ではどうすることもできないかもしれない。患者が親である場合，子どもにも受給権があるかどうかを必ずチェックすること。

セラピスト用シートB　　　　　　　　　　治療への導入／ケースマネジメント　　95

状況	・目標がすでに達成されている場合，ここにチェックを入れる　□
	具体的に記載 _____
	・目標がまだ達成されていない場合，ここにチェックを入れる　□
	また，ケースマネジメントの目標シート（セラピスト用シートC）に記載する

（12）余暇の時間

目標	少なくとも1日に2時間は，セーフティな余暇活動がある
留意点	余暇には，セーフティな人々との社交関係，趣味，スポーツ，遠出，映画などがある。負担感に圧倒されて，自分たちのための時間を見つけられない患者もいる。健康的なライススタイルを維持していくためには，適切な余暇活動は必要である。くわしくは，「自分自身を育てる」の項目を参照のこと。
状況	・目標がすでに達成されている場合，ここにチェックを入れる　□
	具体的に記載 _____
	・目標がまだ達成されていない場合，ここにチェックを入れる　□
	また，ケースマネジメントの目標シート（セラピスト用シートC）に記載する

（13）ドメスティック・バイオレンス／虐待的な関係

目標	ドメスティック・バイオレンスと虐待的な関係性からの解放
留意点	ドメスティック・バイオレンスの状況から離れることは，患者にとって非常に困難であることを忘れてはならない。スーパーバイザー，もしくはドメスティック・バイオレンスの電話相談サービスに相談すること（「社会資源」の項目を参照）。
状況	・目標がすでに達成されている場合，ここにチェックを入れる　□
	具体的に記載 _____
	・目標がまだ達成されていない場合，ここにチェックを入れる　□
	また，ケースマネジメントの目標シート（セラピスト用シートC）に記載する

（14）自傷や他害の衝動（自殺，殺人など）

目標	そのような衝動がないこと，もしくは，そうした衝動がある場合に，明確で具体的なセーフティ・プランが用意されていること
留意点	自殺や他害についての考えを抱く患者は多い。ただし，患者が実際に行動化するリスクが高いかどうかを見きわめ，どのように対応するかを決めるためには，第2章（「問題となる状況と緊急事態」）を参照のこと。セーフティ・プランに関しては，「赤信号と青信号」の項目を，また，自傷や他害を防ぐためのセーフティの約束に関しては「怒りをなだめる」の項目を参照のこと。
状況	・目標がすでに達成されている場合，ここにチェックを入れる　□
	具体的に記載 _____
	・目標がまだ達成されていない場合，ここにチェックを入れる　□
	また，ケースマネジメントの目標シート（セラピスト用シートC）に記載する

（15）代替的な治療（鍼，瞑想など）

目標	有益な可能性のある代替治療について，患者が情報を得ていること
留意点	患者が，鍼や瞑想，そのほかの標準的ではない治療によって早期回復の恩恵を受けている人がいることを知っていることが望ましい。地域のそのような社会資源については，地元の照会先を確認してみること。
状況	・目標がすでに達成されている場合，ここにチェックを入れる　□
	具体的に記載 _____
	・目標がまだ達成されていない場合，ここにチェックを入れる　□
	また，ケースマネジメントの目標シート（セラピスト用シートC）に記載する

	（16）セルフヘルプ本や配布資料
目標	患者は，セルフヘルプ本（もしくは，訓練や支えとなるような，録音テープやインターネットのサイト等のそのほかの配布資料）が1，2冊紹介されている。
留意点	すべての患者に対し，セッションの外で，セルフヘルプのための配布資料をできるかぎり利用するように推奨するべきである。読むことが好きではない患者には，代わりとなる方法（録音テープなど）を提案する。PTSD，物質乱用，そのほかの生活上の問題（たとえば，学習スキル，子育てのスキル，対人関係のスキル，余暇活動，医学的問題など）を独学でとりくむことが可能である。
状況	• 目標がすでに達成されている場合，ここにチェックを入れる　　　　　□ 　具体的に記載 _____ • 目標がまだ達成されていない場合，ここにチェックを入れる　　　　□ 　また，ケースマネジメントの目標シート（セラピスト用シートC）に記載する

	（17）そのほかの目標： _____
目標	
留意点	

注：上記のアセスメントを実施する前に，患者に次のページの用紙を記載してもらうのを好むセラピストもいる。

---

[3] オピオイド（麻薬）拮抗薬。ヘロイン依存症やアルコール依存症の治療に用いられる。
[4] 殺人のリスク（もしくは他者を傷害する意図）に関しては，治療者は法規範の「警告義務」に従わなければならない。警告義務には，通常，患者が暴行を意図している特定の人物へのすみやかな警告も含まれる。スーパーヴィジョンと法的な助言を求め，このような状況にどのように対応すべきかについて，あらかじめよく把握しておく必要がある。

セラピスト用シートB　　　　　　　　　　　　　　　治療への導入／ケースマネジメント　　97

患者のケースマネジメントのニーズ

下記のいずれかについて援助が必要ですか？

（1）住居	はい ／ どちらでもない ／ いいえ
（2）個人心理療法	はい ／ どちらでもない ／ いいえ
（3）精神科的な薬物療法	はい ／ どちらでもない ／ いいえ
（4）HIVの検査／カウンセリング	はい ／ どちらでもない ／ いいえ
（5）仕事／ボランティア活動／学校	はい ／ どちらでもない ／ いいえ
（6）自助グループ／集団療法	はい ／ どちらでもない ／ いいえ
（7）日中の治療スケジュール	はい ／ どちらでもない ／ いいえ
（8）解毒／入院治療	はい ／ どちらでもない ／ いいえ
（9）子育てのスキル／子どものための資源	はい ／ どちらでもない ／ いいえ
（10）医療	はい ／ どちらでもない ／ いいえ
（11）経済的な支援（食糧配給券，メディケードなど）	はい ／ どちらでもない ／ いいえ
（12）余暇活動	はい ／ どちらでもない ／ いいえ
（13）ドメスティック・バイオレンス／虐待的な関係性	はい ／ どちらでもない ／ いいえ
（14）自傷や他害の衝動（自殺，殺人など）	はい ／ どちらでもない ／ いいえ
（15）代替的な治療（鍼，瞑想など）	はい ／ どちらでもない ／ いいえ
（16）セルフヘルプ本や配布資料	はい ／ どちらでもない ／ いいえ
（17）そのほかの目標：＿＿＿＿＿＿＿＿＿＿	はい ／ どちらでもない ／ いいえ

ケースマネジメントの目標シート

患者：	セラピスト：	日付：

ケースマネジメントの目標：

現在の状況を記載：

患者に提供した紹介先のリスト，提供した日時，それぞれの期限（もしあれば）：

目標にとりくむにあたっての患者のモチベーションを記載：

達成の妨げとなりそうな感情面での障害（そして，患者がそれらに打ち勝つのを手助けするための実施手順）：

Lisa M. Najavits（2002）から引用。版権はGuilford Press社にあります。個人的な使用に限り，図書を購入してコピーすることが可能です。詳しくは，版権に関するページを確認して下さい。

セラピスト用シートC　　　　　　　　　治療への導入／ケースマネジメント　　99

セラピストがすること：
フォローアップ（日付と最新情報）
フォローアップ（日付と最新情報）
フォローアップ（日付と最新情報）
目標がすべて達成されたらチェックをつける：　　　　　日付：

注：目標が達成されておらず，フォローアップの欄がもっと必要であれば，白紙のページを追加すること。

ケースマネジメントの目標シート

患者：ヘレン	セラピスト：デボラ	日付：1998/5/28

ケースマネジメントの目標：

住居

現在の状況を記載：

患者は，コカイン乱用者の夫と住んでいる。
そのほかに住居の問題はない（安定したアパートに居住している）。

患者に提供した紹介先のリスト，提供した日時，それぞれの期限（もしあれば）：

1. 5/23：アラノンのミーティングのリストをわたし，サポートを得るよう伝えた。彼女は6/1までに少なくとも1回はミーティングに参加するといった。
2. 患者に与えた指示
   (a) 夫に自分がいる前ではコカインを使わないように頼む。
   (b) 夫にコカインを鍵付きのボックスに隠してもらい，自分が使えないようにしてほしいと頼む。

   彼女は，6/1にある次のセッションまでにそれを行うといった。

目標にとりくむにあたっての患者のモチベーションを記載：

患者は，夫にイライラさせられることを減らしたいと思っているが，どのようにしたらよいかがわかわからない。夫も彼女を手助けしたいと思っていると話している。2人の間にドメスティック・バイオレンスはない。

達成の妨げとなりそうな感情面での障害（そして，患者がそれらに打ち勝つのを手助けするための実施手順）：

1. 彼女はグループについて少し不安がっており，アラノンが合うどうかはわかわからないが，進んで試してみようとしている。
2. 夫が彼女の要請にしたがうかは不明である。患者には，夫がしたがってくれなかったら，夫と一緒に話し合う機会を持つか，家族療法家に紹介することができると伝えた。

Lisa M. Najavits（2002）から引用。版権はGuilford Press社にあります。個人的な使用に限り，図書を購入してコピーすることが可能です。詳しくは，版権に関するページを確認して下さい。

セラピスト用シートCの記載例　　　　　　治療への導入／ケースマネジメント　　101

セラピストがすること：

患者を家族療法家に紹介する際には，治療費に低収入者割引があるところを見つける必要がある（患者は保険に入っていない場合）。

フォローアップ（日付と最新情報）

6/1：
(1) 患者はホームシックにかかり，アラノンに行かなかったが，6/10までにミーティングに行く予定だといっている。
(2) 患者は夫に（a）と(b)の両方（上述の「患者に与えた指示……」を参照）を伝えたが，夫はなぜそうしたことをしなければならないのか理解できないといったという。患者は夫の行動を変えることに希望を失っているが，一緒に話し合う機会は持ってみたいと思っており，夫が参加してもいいといってくれていることに感謝している。話し合いを6/10に設定する。

フォローアップ（日付と最新情報）

6/10：
(1) 患者はアラノンに行き，月1回通いつづけることに同意した。
(2) 患者と夫とが一緒に話し合う機会を持ち，（a）と(b)の両方にしたがうとの同意書にサインをもらった。また，患者は夫のために鍵付きの箱を買った。

フォローアップ（日付と最新情報）

6/15：夫は現在（a）と(b)を守っており，目標を達成したという。しかし，彼らは家族療法家を紹介してほしいとのことであったため，2人の名前を伝え（マサチューセッツ総合病院のウエスタン先生と，マクリーン病院のクラーマー先生），行ってみるよう伝えた。

目標がすべて達成されたらチェックをつける：✓　　　日付：6/15

ケースマネジメントのセラピスト用チェックリスト

患者が最初の期限までにケースマネジメントの目標を達成することができない場合には，以下のことを試してみること

☐ 患者に，セッションの前や最中，あるいは後に紹介先に電話をかけるように伝え，そのための電話を用意する。

☐ 電話をかけたときに何というか，ロールプレイを行う。

☐ 具体的で，すみやかな期限（たとえば，24時間以内など）を提示する。

☐ 留守番電話に毎日の生活状況を残してもらうように依頼する。その際，「こちらからかけ直すことはしないが，どんな状況になっているのかを知りたい」ということを伝える。患者の多くは，この提案によって気にかけてもらっているのだと受け止め，課題をこなすためのモチベーションとなる。

☐ 患者をフォローしている別の援助者（AAのスポンサーなど）に電話をし，連携して患者をフォローしていく方法を話し合う。*注：別の援助者と連絡をとるにあたっては，治療の開始時に，患者の許可を必ず得ておくこと。患者からの書面による許可なしに，もう1人のセラピストと連絡をとるのは問題である。*

☐ 患者に，やり遂げるにあたっての現実的な障害を見きわめるように伝える。下記にあげたそれぞれの障害について評価し，患者の問題解決を支援すること。

    ☐ どこに行ったらいいのか，もしくはだれに電話をかけたらいいのかわからない。

    ☐ 移動手段がない

    ☐ 一緒に行ってくれる人がいない

    ☐ 電話を受けるための電話を持っていない

    ☐ だれか（虐待的なパートナーなど）が治療を邪魔するのではと恐れている

    ☐ スケジュールの関係で行う時間がない

    ☐ ベビーシッターがいない

☐ 患者が目標を達成したいと思っているか確認する。もしそうではないのであれば，患者が望む新しい目標を設定する。

☐ 患者に「リハーサル」をするように指示し，具体的な目標をなしとげるために必要なことをすべて，声に出してイメージしてもらう。

☐ 患者に「試しにやってみる」ことを提案する。もし患者がやり遂げることが役立つのかどうか確信を持てないのであれば，「これはどの程度役に立ちそうだと思いますか？」（0～10で評価し，10が「非常に役に立つ」とする）と尋ねるとよい。そして，患者にそれを試してもらい，「どれくらい役に立ったか」を0～10の評価で報告してもらう。もし役に立たなかったようなら，「やり遂げたことについては，どのくらい気分よく感じますか（0～10）」と聞いてみる。

☐ 目標や連絡先の電話番号，期限などをすべて用紙に書いて患者にわたし，彼らが忘れない

Lisa M. Najavits（2002）から引用。版権はGuilford Press社にあります。個人的な使用に限り，図書を購入してコピーすることが可能です。詳しくは，版権に関するページを確認して下さい。

セラピスト用シートD   治療への導入／ケースマネジメント

ようにする。また，その用紙を失くさないように，車のダッシュボードに置いたり，冷蔵庫に貼ったりするように伝える。

☐ 患者が目標を達成したときは，自分自身にご褒美をあげるようにする（たとえば，映画に行く，チョコレートを買う，仕事や学校を半日休むなど）。

☐ 毎回のセッションで，患者が目標を達成しているかどうかを確認する。

☐ 協力的な家族に対して，患者の目標達成を支援してもらうことを検討する（たとえば，患者の許可を得た上で，家族をセッションに招くなど）。

☐ 課題をスモール・ステップに分ける。

☐ どうやって行けばよいかを把握するため，前もってその場所を車で通ってみるように伝える。

☐ 同僚とともにスーパーヴィジョンやコンサルテーションを求める。

☐ 患者の目標達成にあたって役立ちそうな付加的な情報を確認する（電話相談サービス，政府機関，専門書など）

引用文

「あなたがなっていたであろう人になるのに，

遅すぎることはない」

——ジョージ・エリオット
（19世紀の英国の作家）

「シーキングセーフティ」の治療について

「シーキングセーフティ」の治療ってどんなものですか？

　この治療は，物質乱用とトラウマを持った人を対象としています。「トラウマ」とは，身体的・性的虐待，交通事故，ハリケーンなど，非常につらい生活上の出来事による傷つきを意味します。物質乱用のある男性の多く，または，女性のほとんどは，人生においてトラウマを経験しています。トラウマの結果として，外傷後ストレス障害（PTSD）になってしまった人もいるでしょう。くわしくは，この治療のなかで学ぶことになります。

　この治療は，25の心理療法のテーマで構成されています。できうるかぎり最大の回復を目指していくために，トラウマと物質乱用の問題を同時に扱っていく「統合的」な治療です。また，この治療は，米国国立薬物乱用研究所からの助成金を得て，1993年よりハーバード大学医学部とマクリーン病院においてはじめられました。

なぜ「シーキングセーフティ」という名称なのですか？

　治療における第1の目標は，あなたが「セーフティ」になることです。「セーフティ」であるとは，以下のようなことができるようになることです。

- トラウマの症状（フラッシュバックや悪夢，ネガティブな感情など）にうまく対処する
- 物質を使用しないでうまくやっていく
- 自分自身をケアする（定期的な健康診断やきちんと食べることなど）
- あなたをサポートしてくれるセーフティな人を見つける
- ドメスティックバイオレンスや虐待的な関係から解放される
- 自己破壊的な行動（自傷行為，自殺の衝動，危険なセックスなど）を防ぐ
- 自分が心地よく感じる方法を見つけて人生を楽しむ

　まずは，あなたにとってセーフティとは何を意味するのか考えていくところからはじめていきましょう。

自尊心を見つけ出すこと

　PTSDと物質乱用のある患者，特に長い期間患っている人にとっては，自分自身を好きになることがむずかしいものです。自分自身のことをまったく知ろうとしてこなかったかもしれませんし，自分自身をどこかで失ってきてしまったように感じるかもしれません。この治療は，あなたがあなた自身を理解し，自分は人生にうまく対処することができる人間なのだという新しいアイデンティティを築き上げ，自分自身を尊重することができるようになることを目指し

Lisa M. Najavits（2002）から引用。版権はGuilford Press社にあります。個人的な使用に限り，図書を購入してコピーすることが可能です。詳しくは，版権に関するページを確認して下さい。

ています。

治療では，どのような内容を扱っているのですか？

　それぞれのテーマでは，あなたがトラウマや物質乱用の問題に対処するのに役立つ具体的な手順を扱っています。テーマには，「正直であること」「助けを求める」「関係性に境界線を引く」「自分を大切にする」「思いやり」「回復につながる考え」「意味を創り出す」「自分を育てる」「自分の時間を持つ」「回復への支援者を得る」「社会資源」といったものなどがあります。

　治療のテーマは，行動，認知，対人関係にわかれています。「行動」の部分ではあなたの行いについて，「認知」ではあなたの考え方について，「対人関係」ではあなたの人間関係について扱います。考え方と行動に焦点をあてているため，この治療は「認知行動療法」と呼ばれています。この種の心理療法は，ペンシルバニア大学のアーロン・ベック博士によって開発されました。これまでの研究により，認知行動療法は，うつや不安，あるいは物質乱用といったさまざまな心理学的問題に有効だということが示されています。

セッションの構成はどのようなものですか？

　個々の治療セッションは，時間をもっとも有効に使えるように構成されています。

1. *チェック・イン*：セッションの開始時に，あなたは5つの質問を受けます。「気分はいかがですか？」「うまくできた対処は何かありますか？」「物質乱用や危険な行動は何かありましたか？」「約束を実行しましたか？」「社会資源についての最新情報は？」といったものです（あなたにとってなじみのない言葉もあるかもしれませんが，今後わかわかってくるでしょう）。
2. *配布資料*：その回のテーマの要点を記載した用紙が配られます。
3. *ディスカッション／実践*：セッションの大部分の時間を使って，そのセッションのテーマについて話し合います。たとえば，セッションのテーマがあなたの生活にどのように関連しているか，また，現在あなたが抱えている問題について，セッションでの考え方をあてはめていくとどうだろうか，といったことを話し合います。さらに，新しいやり方を実際に試す機会を持ってもらうため，ロールプレイやセッションのなかで，実践というかたちで練習してもらうセッションもあります。あなたがそれに参加するかどうかは自由ですし，その部分だけは見学している方がよいならば，そうすることもできます。
4. *チェック・アウト*：セッションの終わりに，そのセッションについての感想を聞かれます。また，次のセッションまでに行うと誓いできることを1つ，あげるようにいわれます。こうした誓いは，できるだけ早くあなたの人生を前に進めるのに役立つものです。何を誓いするかはあなた次第ですが，セラピストはあなたが選択肢を考える際に，ちょっとした助言をするでしょう。選択肢のなかには，たとえば，だれかに助けを求める，ストレスを感じた時に電話相談サービスに電話をかける，自分の感情について書き出す，HIVの検査を受ける，1週間のあいだ毎日何か楽しいことを行う，といったようなものがあります。

配布資料1　　　　　　　　　　　　治療への導入／ケースマネジメント　　107

セッションを休んだらどうなりますか？

セッションに参加できなかった場合には，電話をかけて依頼すれば，セッションの配布資料を郵送することができます。また，次回のセッションで配布資料をもらうことも可能です（また，欠席することがわかっている場合は，あらかじめもらっておくとよいでしょう）。あなたが治療からできるだけ多くの成果を得られるように支援するのがここでの目標なのです。ともあれ，できるかぎり毎セッション，参加するように心がけてください。

物質を使ってしまったら，治療は終わりになってしまうのですか？

いいえ。目標は，あなたが薬物をやめるためのお手伝いをすることですが，そのための近道は，あなたが失敗から学び，どんなトリガー（引き金）がそうした選択につながったのかを理解できるよう支援することです。薬物を使ってしまったからといって，治療を中断させられることはありません。あなたがスタッフや患者に重大な危害（暴行，薬物の売買など）をおよぼした場合のみ，治療の場に戻ることができなくなります。

トラウマについて話す機会はありますか？

はい。ただし，トラウマが現在の生活にどのような影響をおよぼしているかを話すことが目的となります。過去のことについてたくさん話したいと思う人もいるでしょうが，その一方で，よみがえってくる記憶や感情に圧倒されて，うまく対処できなくなってしまうこともあります。それらをコントロールできるようになれば，あなたは過去について深く話すことができますし，そうすることが望ましいでしょう。こうした方針は，特にあなたが集団療法に参加している場合にあてはまります。なぜなら，過去のトラウマに関するくわしい話は，ほかの患者を混乱させることがあるからです（物質使用に関する「戦いの歴史」についても同じことがいえます）。もしもあなたが集団療法の場で過去の話をしたいのであれば，それができる場所を確保するために，同時に個人療法も受けることを強く勧めます。

尿検査／アルコール検査はありますか？

あなたは，治療の一環として，尿検査やアルコール検査を受けるかどうかを打診されるでしょう。これは，セラピストが経過を正確に把握するためのもっともよい方法なのです。残念なことに，物質乱用で問題とされることの1つとして，嘘をついてしまうということがあり，たとえ普段は信頼できる人に対してであっても，嘘をついてしまうことがあります。物質乱用の治療に関する長年の経験のなかで，尿検査によってよりよい治療効果が得られることも明らかになっています。そして，患者の多くは，検査されているとわかっていると薬物を止めやすくなるといっています。トラウマ体験を持つ人のなかには，尿検査のことをとても心配する人もいます（たとえば，虐待のつらい記憶のトリガーとなったり，屈辱的な気分になったりするなど）。しかしながら，この治療に関する研究によると，実際は，結果が秘密にされているかぎり，どの患者も一度試してみると問題なく尿検査を実施できることがわかっています。

もしも治療ついて気に入らない点があったら，どうすればよいですか？

　もっともよい方法は，セラピストにそれを伝えることです。あなたの意見を正直に伝えてください。そうすることで，要望はかないやすくなりますし，治療プログラムの向上にも役立ちます。また，毎回のセッションの終わりに，セッションに関する簡単なアンケートがあります。意見をたくさん書いてもらえると，治療はあなた自身や将来それを受ける患者にとって，より役立つものになっていくでしょう。もちろん，意見はすべて内密に扱われます。セラピストに関して不安がある場合，まずはそのことを直接セラピストに伝えるとよいのですが，セラピストにスーパーバイザーがいる場合は，スーパーバイザーと話すこともできます。

この治療を開発したのはだれですか？

　この治療は，リサ・ナジャヴィッツ博士が開発しました。彼女は，ハーバード大学医学部精神医学（心理学）講座の准教授であり，60もの著作物を刊行しています。国際トラウマティック・ストレス学会からカイム・ダニエリ奨励賞を受賞し（1997），また，心理療法学会の若手研究者奨励賞を受賞（1998）しています。米国国立衛生研究所によって助成される研究班の研究代表者を務めたほか，ニューイングランド行動分析療法学会の前会長（1998）を務め，現在は，心理療法研究学会誌，トラウマティック・ストレス学会誌，臨床心理学雑誌の編集委員でもあります。マクリーン病院（マサチューセッツ州バーモント）のアルコール・薬物依存治療センターではトラウマ研究プログラムの責任者を務め，心理療法のスーパーバイザーでもあるとともに，自らも心理療法の実務に携わっています。ヴァンダービルト大学において臨床心理学の博士号を，そして，コロンビア大学から学士号を授与されています。彼女自身，1987年に犯罪被害を受けた後にPTSDに罹患したこともあり，その事実はあなたにとって興味深いかもしれません。この治療に対する意見が何かあれば，電話か（617-855-2305）Eメール（Lnajavits@hms.harvard.edu）で連絡をとることができます。

この治療は，これまでどのような研究結果が出ていますか？

　この治療は，PTSDと物質乱用の治療として学術的検証を受けた最初の治療プログラムです。17人の患者を対象とした臨床研究では，この治療を受けた結果，物質使用，トラウマに関連した症状，自殺のリスク，自殺念慮，社会適応，家族機能，問題解決，抑うつ，物質使用に関する考え，治療に関する知識について，有意な改善が認められました。女性受刑者に対する調査，都心部の女性に対する調査，男性に対する調査といった，これまでに行われたほかの3つの調査においてもよい結果が示されています。この治療と治療に関する最初の研究は，以下の論文に要約されています。

Najavits, L. M., Weiss, R. D., & Liese, B. S. (1996). Group cognitive-behavioral therapy for women with PTSD and substance use disorder. *Journal of Substance Abuse Treatment, 13,* 13-22.
Najavits, L. M., Weiss, R. D., & Shaw, S. R. (1997). The link between substance abuse and post-traumatic stress disorder in women: A research review. *American journal of Addictions,* 6 (4), 273-283.
Najavits, L. M., Weiss, R. D., & Shaw, S. R., & Muenz, Z. (1998). "Seeking Safety": Outcome of a

new cognitive-behavioral psychotherapy for women with posttraumatic stress disorder and substance use dependence. *Journal of Traumatic Stress, 11*, 437-456.

セラピストはどのような人ですか？

[あなたの好みに応じ，この文章を修正液で消してから，セラピストとしてのあなたに関する情報を記載したり，必要であれば，もう一枚ページを追加して記載したりしてください]

治療についての実用的な情報

セラピストの名前：_____

🕐*セッションのスケジュール*：_____

🏠*セッションの場所*：_____

☎*緊急ではない理由でセラピストと連絡をとる必要がある場合*，下記の番号に電話をかけてください。セラピストは　時間以内に折り返し電話をかけます。：_____

☎*セッションに参加できない場合*，こちらにメッセージを残してください：_____

緊急時の手つづき

緊急時には，助けを求めることがとても大切です！

📢*緊急時とはどんなときですか？*　自分自身を傷つけてしまいそう，あるいは，だれか（子どもなど）を傷つけてしまいそうでとても危険だと思う状況，または，精神医学的な援助がすぐに必要な重い症状（ひどい幻覚，「精神的な衰弱」など）があるときです。

♠*精神医学的な緊急時に最初に連絡をとる相手*の名前と電話番号：

♠緊急時に，*このプログラムのセラピストと連絡をとる必要がある場合*の番号：

♠*だれとも連絡をとれなかった場合*，近所の病院救急外来に受診すること。

　行き先：

♠*そのほかの緊急時の手つづき*：

そのほかの援助を求めた方がよい重要な状況

🍸*物質を使ってしまいそうな危険を感じたとき*には，電話をしてください。
　★AA のスポンサー：_____
　★そのほかの人：_____
　★電話相談サービス：_____
　自分自身を傷つけて（切る，焼くなど）しまいそうな危険を感じたときには，電話をしてください。
　★電話相談サービス：_____

Lisa M. Najavits（2002）から引用。版権は Guilford Press 社にあります。個人的な使用に限り，図書を購入してコピーすることが可能です。詳しくは，版権に関するページを確認して下さい。

配布資料2　　　　　　　　　　　治療への導入／ケースマネジメント　　111

★ほかの人：＿＿＿＿＿＿＿＿＿＿＿＿＿＿＿＿＿＿＿＿＿＿＿＿＿＿＿

→**前もって，電話をかける相手を決めて次のことをリハーサルしておきましょう**：（1）相手に何をいうか；（2）相手の人は何というか。また，あなたにとって何がもっともよい援助になるか，あらかじめ相手の人に伝えておいてください。

私は，セーフティでいる必要があることに同意し，上に記された，
セーフティのための手つづきのすべてについて同意します。

患者のサイン ＿＿＿＿＿＿＿＿＿＿＿＿＿＿＿＿＿＿＿＿＿＿＿＿＿＿＿

セラピストのサイン ＿＿＿＿＿＿＿＿＿＿＿＿＿＿＿＿＿＿＿＿＿＿＿

日付 ＿＿＿＿＿＿＿＿＿＿＿＿＿＿＿＿＿＿＿＿＿＿＿＿＿＿＿＿＿＿

よりよい治療効果をあげるために

　PTSDや物質乱用から回復することは可能です。そして，この治療はあなたの回復に役立つように作られています。しかしながら，あなた抜きで治療を進めることはできません。

★ *自分自身の強みに気づきましょう。* 積極的に自分の長所や優れた才能，能力を認識するようにしましょう。毎回のセッションでは，前回から今回までの間に，自分がよくできたこと（うまく対処したこと）の例を，少なくとも１つあげるようにいわれます。自己卑下したところで，だれも何も得ることはできません。

★ *正直になりましょう。* PTSDや物質乱用には，しばしば嘘と秘密がつきまといますが，正直になることが回復に向かう道となります。治療のなかでは，すべてにおいて正直になってください。物質使用について，あなたの本当の感情や（ネガティブな感情であってもポジティブな感情であっても），セラピストに対する印象についても正直になりましょう。

★ *セーフティ（安全）が最優先です。* もっとも優先するのは，セーフティであることです。トラウマと物質乱用の両方の問題を持っている人には，いくつかの回復の段階があります。あなたは今，安全を確立するという最初の段階にいます。すべての物質をやめ，自分自身を傷つけることなく生き，支援してくれる人たちとの新しいネットワークを作り，日々の問題に対処することを学ぶ段階です。

★ *どんなことがあっても，顔を見せに来ましょう。* ときには，治療に来たくないこともあるでしょう。物質を使ってしまい，恥ずかしく思うときもあるかもしれません。気分が落ち込んでいて，ベッドから出たくないと思うこともあるでしょう。それでも，とにかく治療の場に来てください。利用できる援助から手を離さないでいましょう。そして，葛藤する気持ちをセッションで話してください。

★ *自分の目標に焦点をあてましょう。* ほかの人と自分とを比べてはいけません。あなたは，自分自身の戦いに立ち向かっているのです。ほかの人がうまくやっていようがいまいが，関係ありません。

★ *参加しましょう。* あなたが何かに打ち込めば打ち込むほど，そこからより多くのものを得ることができます。一生懸命，100％の力でとりくみましょう。聞いて，学んで，話して，配布資料を読んで，そして，教わった新しい方法を試してください。そうした努力が身になるのです！

★ *次のセッションまでに誓いを実行しましょう。* 回復を進めていくために，毎回のセッションのあいだに誓いをするようにいわれます。何を選ぶかはあなた次第ですが，いったん誓いをしたら，それを守ることが重要です。セッションの外で宿題をやってくる人は，宿題をやらない人と比べて，３倍もの改善が認められたことが研究で明らかになっています。

★ *物質を使用しないでいましょう。* 物質はあなたの感情を鈍らせ，回復に必要な感情的な作業を妨げます。また，一般的な成長や感情的な発達も阻害してしまいます。物質をやめることに対して複雑な思いがあるのであれば（最初はそれが自然な反応ですが），そのことについて

Lisa M. Najavits（2002）から引用。版権はGuilford Press社にあります。個人的な使用に限り，図書を購入してコピーすることが可能です。詳しくは，版権に関するページを確認して下さい。

配布資料3　　　　　　　　　　　　　　　治療への導入／ケースマネジメント　　113

治療の場で話し，すべての物質から離れることを目指してください。あなたは自分自身のことをより強く，たくましく，立派であると感じられるでしょう。たとえあなたが物質をやめられない，あるいはやめたくないとしても，あなたが何とかしたいと思っているほかの生活上の問題での援助を受けるため，とにかく治療の場に来てください。

★ **気分がよくなる前には，一時的に悪くなったような感じがすることを知っておきましょう。**
物質を使うのをやめたとき，多くの変化を感じるはずです。すばらしいものもあれば（活力が出た感じなど），つらいものもあります（より抑うつ的になる，身体的な問題など）。それでも何とか持ちこたえてください。こうした症状はやがてなくなっていきます。「外に出る唯一の方法は，そこを通り抜けることなのです」。

「シーキングセーフティ」の治療への同意

✦ この治療の目的は，何よりもセーフティでいることです！

✦ 私は，回復のために一生懸命とりくみます。セッションの配布資料を読み，セッションのあいだに約束を実行し，利用できる援助はすべて利用するようにします。

✦ もしも物質を再使用してしまったとしても，いつでも戻ってくることが歓迎されます。

✦ 治療に一生懸命とりくめばとりくむほど，私は多くのことを得ることができます。

✦ 気分のよさを実感する前に，悪くなったような気分になる可能性があることを理解しました。しかし，何があっても治療の場にとどまりつづけます。

✦ 治療の場で話されたことはすべて，秘密が守られます。ただし，セラピストが記録を公表する義務のある法的な状況があることを理解しています。それは，（1）私が自分や他人を傷つけてしまう深刻な危険がある場合，（2）子どもや高齢者に対する虐待が判明した場合，（3）セラピストの記録について裁判所から令状が出ている場合です。

✦ 私は，物質使用や私自身のセーフティについて（自傷，自殺の衝動，他者への危害など），そして，治療やセラピストに対するネガティブな印象についても，セラピストに正直であるように努めます。

✦ 私は時間通りにセッションに来て，参加できない場合はメッセージを残します。

✦ アルコールで酔っぱらった状態，あるいは，薬物によってハイな状態でセッションに来るようなことがあれば，セッションは行われません。私は，家に帰れる状態に回復するまで，あるいは，友人やタクシーに家に送ってもらえる状況になるまで，セーフティな場所（救急治療室など）で休みます。

✦ 緊急時には，事前に渡されている緊急時についての説明書に従います。

✦ ほかの患者と薬物を使ったり，売買したりすること，また，この治療オフィス近くのどこかで一人で使用することは非常に危険なことであり，治療を中断させられることになります。

✦ 尿検査や呼気検査を治療の一部として　□行います　□行いません（どちらかに✔）。実施する場合は，以下のように実施します：

集団療法の場合のみ

✦ ほかの患者が混乱することがないように，トラウマや物質使用についての細かな部分については話し合いません。

✦ お互いに尊敬し合うような雰囲気作りに努めます（他人を遮らない，グループのメンバーと身体的な接触をしないなど）。

✦ ほかの患者の境界線を守るため，事前にセラピストと話し合わずに，グループのメンバーとセッションの外で連絡をとったりはしません。

✦ みんなが「この場所はセーフティ」と感じられるように，セッションで患者が語ったことはすべて，グループの外でだれにもいわないようにすることがとても大切です。

Lisa M. Najavits（2002）から引用。版権はGuilford Press社にあります。個人的な使用に限り，図書を購入してコピーすることが可能です。詳しくは，版権に関するページを確認して下さい。

配布資料4　　　　　　　　　　　　　　　治療への導入／ケースマネジメント　　115

セラピストはその代わり，あなたの回復を促進するために，尊敬の念と配慮を持って，
できるだけ高い質の治療を行います。

患者のサイン　＿＿＿＿＿＿＿＿＿＿＿＿＿＿＿＿＿＿＿＿＿＿＿＿＿＿＿＿

セラピストのサイン　＿＿＿＿＿＿＿＿＿＿＿＿＿＿＿＿＿＿＿＿＿＿＿＿

日付　＿＿＿＿＿＿＿＿＿＿＿＿＿＿＿＿＿＿＿＿＿＿＿＿＿＿＿＿＿＿

連　携

セーフティ

概　要

PTSDと物質乱用からの回復プログラムでは，最初にセーフティ（安全）に関するセッションがとりあげられる。この問題は，この治療を通じてもっとも重要な基本原則でもある。ここでは80以上のセーフティのための対処スキルのリストが記されており，患者は自分たちにとってセーフティとは何なのかを探求していく。

オリエンテーション

「セーフティだという感覚と危険だという感覚の違いを学びたい。頭ではその違いをわかわかっていても，心ではよくわかりません。とにかく私はいつも怖いのです」

PTSDからの回復に関する記述（Herman, 1992）と物質乱用からの回復に関する記述（Kaufman, 1989; Kaufman & Reoux, 1988）には，驚くほど類似点がある。それは，両方とも治療の最初の段階を「セーフティ」を確立することだ，とみなしている点である。それより後の段階には，想起と悲嘆，そして再結合（ハーマンの言葉を用いれば）がある。PTSDに関しては，早くも1889年から，ピエール・ジャネの「ヒステリー」の治療に関する古典的な論文において，これらの段階が明らかにされている。ジャネは，それぞれの段階のことを「安定化」，「トラウマ記憶の探求」，「パーソナリティの再統合」と呼んだ（van der Hart, Brown, & van der Kolk, 1989, cited in Herman, 1992）。そして，彼につづく研究者たちは，その世紀を通じ，戦争の退役軍人（Scurfield, 1985），複雑性PTSDを抱えた患者（Brown & Fromm, 1986），複数のパーソナリティ障害のある患者（Chu, 1992; Putnam, 1989）といった，さまざまなトラウマを抱えた人々を観察していたのである。

物質乱用の治療において，ステージ・モデルは広く使われており（Najavits & Weiss, 1994a），それはPTSDの治療においても同様である。患者は，より深い人格の再統合の前に，安定し，物質を断つことを達成するべきであるという考え方は，かねてよりセラピストのあいだで共通した認識となっており（Brown, 1985; Carroll et al., 1991; Kaufman, 1989; Kaufman & Reoux, 1988），同じことは，AAの一連の12ステップのなかにも記されている（Nace, 1988）。デイリー（1993）は，物質乱用の治療において，物質使用をやめた後にやってくる，悲嘆の段階での中心

117

課題について，次のように要約している。「中心となる問題……長期的な回復とは，悲嘆としっかりと向き合うことである。アルコールや薬物を使うことをあきらめた患者は，ストレス，感情的な痛みといった問題に対処するための主要な手段も手放したことになる。彼らは，喪失や空虚を体験するであろう（pp. 29-30）」。

以下に記されているPTSDと物質乱用における治療段階については，PTSDに関しては主にハーマン（1992），物質乱用に関しては，主にカウフマンとルー（Kaufman, 1989; Reoux, 1988）からの引用である。そのなかで，セーフティであることについては，まさにそれこそがこの治療が目指す究極的な目的であることから，特に強調しておきたい。また，それぞれの段階で患者の治療課題に加えて，それに対応するセラピスト側の役割についても記している。

セーフティについての概念を患者に紹介した後（配布資料1を参照），セーフティであるための対処スキル（配布資料2）をわたし，毎日の生活のなかで，どのようにしてセーフティを獲得するのかを具体化できるようにする。非常に重要で，ほかの何よりも抜きんでた目標である「セーフティであること」を，患者が自分のなかに取り入れることができて，実際に使う前に治療セッションの場で利用することが望まれる。

患者の段階

> 1. **セーフティ**。すべての治療課題の土台である。この目標は，物質使用をやめ，自傷をせず，信頼できる関係を作り，自分を圧倒する症状をコントロールし，健康的なセルフケアを行い，危険な状況（ドメスティック・バイオレンスや危険なセックスなど）から自分自身を遠ざけることによって達成される。

2. **悲嘆**。セーフティを確立した後，患者は過去をくわしくふりかえり，激しい痛みの感覚とそれらが引き起こす悲嘆に向き合う必要がある。この段階は，探求，洞察，深いレベルでの傷つきを悲しむといったことに特徴づけられる。患者は，何が起きたのかを語り，そうすることで，その体験を「恥と屈辱」から「尊厳と美徳」へと変化させるのである（Mollica, 1988, cited in Herman, 1992）。患者は，トラウマや物質乱用によってどれだけ多くのものを失ってきたのか，そして，いかにして自分たち自身から病気の部分を切り離していくかということに直面するのである。

3. **再統合**。悲嘆のワークスルーを終えた後，患者はふたたび世の中の喜びや生産的な活動と情緒的につながることが可能になる。過去のトラウマや物質乱用が引き起こしたことは決して忘れられないが，安定した関係，職業，利他的な活動（レイプ被害者に対するボランティア活動，AAのスポンサーになるなど，トラウマや物質乱用に直接関連するものである場合も多い），意味のある人生の目標をなしとげていくための能力などを含め，より充実した今の人生を生きることができるようになるのである。

セラピストの段階

1. **セーフティ**。セラピストは患者がコントロール力をとりもどすために力を貸す。だれが，何が，どこが，セーフティなのかという手がかりを，患者が見きわめられるように援助する。そして，彼らが子どもの頃には教わることができなかった対処スキルを教え，物質乱用の程度や影響をアセスメントし，物質を断つための計画を立て，現在の物質乱用や渇望の状態をしっかりと観察し，PTSDや物質乱用の診断について心理教育を行うのである。セラピストは積極的かつ指示的でありながら，患者をコントロールするのではなく，患者自身がコントロールできるようにつねに心がける。セラピストは，患者の自己破壊的な行動を「最初の虐待の象徴的あるいは文字通りの再演」（Herman, 1992, p.166）として理解しておくこと，また，物質乱用は患者を捕らわれの身にしてしまう病気なのだと理解するように努める。

同じように，セラピストがこの段階でしてはいけないことも重要である。力動的な解釈，防衛への直面，患者とセラピストの関係性の検証に焦点をあてること，洞察や人格的な変容を求めること，虐待やトラウマを否定する家族と直面するように促すことなどはしてはいけない。

2. **悲嘆**。セラピストは「証人かつ盟友」（Herman, 1992, p.175）であり，患者がトラウマや物質乱用によって負わされた惨状に向き合うように導いていく。治療技法としては，患者の人生をくわしく聞き出すこと（感情的な再体験につながるように），洞察を促すこと，人格の変容をはかること，問題の背景を探求することといったものがある。この段階では，セーフティの段階では禁止されていた治療的介入（力動的解釈など）も有益なものとなる。患者は，わき起こってくる強い感情にセーフティに対処できるよう，治療期間中ずっと見守られる。

3. **再統合**。セラピストは，患者が新しい人生を作りだそうとする努力を支えていく。新しい役割や活動に何度も試行錯誤する過程や，目標の探求，虐待者との直面化の見込みについての評価などが含まれるだろう。

セラピストによくみられる反応

セラピストは，セーフティに関して，2つの両極端な方向に向かう可能性がある。あるセラピストは，患者に対して非常に暖かくサポーティブで，患者の傷つきやすい部分（特にトラウマに関連して）に共感するあまり，彼らがセーフティのための対処スキルを身につけることができるように，適切に彼らの「背中を押す」ことができない。彼らは，非常に優しいかもしれないが，積極的にセーフティのための対処スキルを習得させたり（たとえば「今夜，コカインを使いたいと感じたら，あなたはどうしますか？」など），患者がセーフティについてより習熟するよう促すための具体的なフィードバックをしたり，率直なアドバイス（たとえば，「ストリッパーという仕事を行うことは，あなたにとって非常に危険だと私は思います」など）をしたりすることができない。それとは逆の極端な例として，セラピストのなかには，セーフティについての患者の基本的な理解を評価したり，新しいセーフティのための対処スキルを教えたりする前に，早すぎる段階でより深い感情的なワークにとりかかってしまう者もいる（Chu,

セーフティ　119

1988; Keane, 1995)。もしも患者が，物質やトラウマがトリガーとなって生じる強い感情など，切迫した危機に対処する術を持ち合わせていなければ，治療によってかえって悪循環にはまってしまうだろう。

謝　辞

　患者の治療段階に対応する形で，セラピストの段階についても記述するという考えは，ハワード・シェーファー博士とジョニ・ヴァンダービルト先生の提案によるものである。配布資料1の「回復のサイン」は，部分的にハーベイ（1990）のものにもとづいている。セーフティのための対処スキル（配布資料2）のいくつかは，マーラットとゴードン（Marlatt & Gorden, 1985）（たとえば，「後退は失敗ではない」，「好ましいアディクションを作ろう」など）や，AAでいわれていること（「題材にとりくむ」，「ミーティングに行く」など）から引用しており，「無感情というのは最終局面だ」という言葉はリルケ（1996）のものである。また，認知行動療法や薬物再乱用防止プログラムで用いられる語彙から数多く引用している（Beck, et al., 1985）。今回のテーマの引用文は，マーラットとゴードン（1985, p.15）によるものである。

セッションの準備

♦ PTSDからの回復の3段階を理解するためには，ハーマン（1992）の第8章，9章，10章を読むと，とてもわかりやすく，見事に要点がまとめられている。物質乱用に関しては，カウフマン（1989）またはカウフマンとルー（1988）の論文が役に立つだろう。

セッションの構成

1. ***チェック・イン*** *（患者1人につき5分以内）* 第2章を参照のこと。
2. ***引用文*** *（手短に）* 124ページを参照。引用文をセッションと関連づける。たとえば，「この引用文は，苦しみに打ち勝つことは絶対に可能だということを示しています。今日は，そのための方法の1つとして，セーフティであることに焦点をあてたいと思います」といったように。
3. ***今回のテーマを患者の生活に関連づける*** *（セッションの大部分を使って丁寧に行う）*
    a. *最初の2つの配布資料に目を通すようにいう。配布資料は，別々でもまとめてでも使えるようになっている。時間があるようであれば，複数回に分けてセッションを行い，内容を扱うとよい。「セッションの内容」（下記）と第2章を参照のこと。*
    配布資料1：いまは何よりもセーフティが最優先です！
    配布資料2：セーフティのための対処スキル
    b. *患者が実生活の具体的な問題と対処スキルを関連づけることができるように援助する。「セッションの内容」（下記）と第2章を参照のこと。*
4. ***チェック・アウト*** *（手短に）* 第2章を参照のこと。

セッションの内容

配布資料１：いまは何よりもセーフティが最優先です！

目　標

- □　この治療の中心的な目標を伝える：人生においてたとえ何が起きても，セーフティのために対処する。
- □　回復の最初の段階としてのセーフティについて話し合う。
- □　自分たちにとってセーフティとは何を意味するのかを，患者が探求できるようにする。

患者の生活とテーマを関連づける方法

★*自己探求*　患者が，現在セーフティかセーフティではないかを見きわめることができるように手助けする。患者が，現在の主な課題として，セーフティを優先するように導く。現在のセーフティのための対処を強化する（たとえば，配布資料1の「あなたにとっては，セーフティとは何ですか？」のセクションなど）。

★*ディスカッション*

- ●「これらの段階はあなたにとって理解できますか？　それはなぜですか？」
- ●「あなたはなぜ，セーフティであることが最初に達成されなければならないと思いますか？」
- ●「あなたにとって，セーフティとは何を意味しますか？　たとえば，セーフティな地域に転居することですか？　有害な関係から離れることですか？　夜眠れるようになることですか？」
- ●「PTSDと物質乱用の両方において，セーフティが最初の段階であるのはなぜでしょうか？」
- ●「ほかにも何かあなたが重要だと思う『回復のサイン』はありますか？」

留意点

- ✦*患者がセーフティについての概念を理解したかどうかを確認する。*この治療は，何が起ころうともセーフティでいること，という考えを何よりも優先して伝えるように作られている。患者がこのメッセージを理解できるように援助する。
- ✦*話し合いの段階においては柔軟であること。*すべての治療段階において，それぞれの段階がつねに独立して存在するわけではない。患者は，ときどき自分たちがそれらの段階のあいだを行ったり来たりしているように感じるだろう。

配布資料２：セーフティのための対処スキル

目　標

- □　セーフティのための対処スキルのリストを試す。
- □　治療を通じ，患者がセーフティのための対処スキルのリストから利益が得られるように

セーフティ　121

支援する。

患者の生活とそのテーマを関連づける方法

★*自己探求*　セーフティのための対処スキルのリストをやり遂げるように患者に伝え，すでに
　行ったものについてはチェック（✓）をつけ，次に実施するものには星印（★）を付けるよ
　うに伝える。

★*Q & A 形式*　患者はすでにセーフティのための対処スキルをたくさん知っていることが多い
　ため，この形式は有用である。配布資料に目を通した後，患者にじっくりと考えるように伝
　え，セラピストが示したスキルについて，（1）それが何を意味するか，（2）そのスキルがど
　のように役立つか，（3）そのスキルを最近使ったときの例を説明するように伝える。たとえ
　ば，「フラッシュバックがあって，まるで飲酒しているときのような感覚がよみがえったらど
　うしますか？　セーフティに対処するために，あなたはどうすればいいでしょうか？」といっ
　たように。

★*再演する*　物質使用やそのほかのリスクの高い行動に関して，この1週間のなかでうまく対
　処できなかったときのことを考えてもらう。そして，セーフティのための対処スキルのリス
　トに示されているスキルを使って，次はよりセーフティに対処するにはどうしたらよいかを
　表現してもらい，「再演」を行う。「再演」は次のように導入してもよい。「自分が映画監督に
　なったと想像してください。そして，あなたはそのシーンをエンディングでよりよいものに
　するために「再演」することができます。そのとき，あなたはどうやってセーフティに対処
　するでしょうか？　この目的のために特別に作成された「セーフティのための対処シート（第
　2章の配布資料4)」を使ってもよいだろう。

★*ディスカッション*
　●「物質を使用したくなったとき，セーフティのための対処スキルのどれを使うことができそ
　　うですか？」
　●「今週，何か困難な場面があったとき，このスキルを使うことができますか？」
　●「このリストには載っていなくて，あなたが気にいっているセーフティのための対処スキル
　　は何かありますか？」
　●「人生においてカーブ・ボールが投げられたとしても（＝予期せぬ困難な出来事に遭遇して
　　も），いつでもセーフティに対処できるとしたら，どんな感じがするでしょうか？」
　●「セーフティに対処できない状況としては，どのようなものがありますか？」
　●「必要なときにいつでも使えるようにするためには，このリストをどこに保管すればよいで
　　しょうか？」

留意点

✦*この配布資料では，治療プログラム全体のエッセンスを伝えている。*それは「何があったと
　しても，セーフティでいること」である。物質使用やそのほかの自己破壊的行動をもたらさ
　なくてはならないことなど何もないのである。患者が，人生においてどのような出来事に直
　面したとしても，セーフティに対処する術を学ぶことはできる。もう一度，この核となるコ
　ンセプトを患者が理解しているか確認すること。

122　　治療セッションのテーマ

◆ **緊急の意味を伝えるとよいだろう**。いまこそ，患者がセーフティに対処しはじめる時期である。彼らの人生において，これは何よりも重要なことであり（なぜなら，セーフティなくして回復することはできないからである），習慣として身に着くまで，何度でもくりかえし練習する必要がある。またセラピストは，セーフティのための対処スキルは多くの人が成長の過程で学ぶものであり，患者がなぜ学んで来なかったのかには，妥当な理由があることを伝えてもよいだろう（たとえば，親からのネグレクト，圧倒されるようなトラウマなど）。

◆ **リストを持ち歩くように伝える**。困惑したとき，リストを取り出して，何か役立つことがないかを確認することができる。

◆ **多くのスキルについては，後のセッションでよりくわしく学ぶので**，このリストではごく簡単に書かれている。

むずかしいケース

＊「私はセーフティでありたいなどとは思いません。死にたいと思っています」

＊「私はセーフティです。ですから，それは私の問題ではありません」

＊「私はいますぐに自分のトラウマと向き合い，悲しむ必要があるんです。いつまでも待てません」

＊「セーフティのための対処スキルのいくつかは，それぞれ矛盾しています。一方では，『自分自身を好きであるような振りをしなさい』といっていて，もう一方では『正直であれ』といっています。どちらが嘘で，どちらが本当なのですか？」

＊「これらはすばらしいと思うのですが……トリガーによって心のスイッチが入ってしまうと，その後の展開のスピードがあまりにも速くて，自分が何をしたらよいのかを考えている時間がないのです」

セーフティ　123

引用文

「世界は苦難に満ちているが,

それを乗り越えた事例にも満ちている」

──ヘレン・ケラー
（20世紀の米国の作家）

いまは，セーフティであることが最優先です！

この治療プログラム全体を通して，核となる考え方が1つあります。それは，「あなたはセーフティである必要がある」というものです。たとえ，どんなによくない出来事があなたの身に降りかかったとしても，あなたがセーフティに対処する方法について学びはじめることができたというのは，よいことです。あなたに物質を使わせたり，そのほかのハイリスクな行動をとらせたりするものは，何もないのです。

例

生活状況 失業，母親があなたを非難する，抑うつ的な気分で目が覚める，だれかがコカインをくれる，飼い犬が死んだ，別れた，パートナーが困難な時間をもたらす，お金がない，腫瘍があることがわかった，フラッシュバックがある，眠れない，など。

あなたの対処 これがすべてです！ あなたの人生に何が起きようとも，あなたはセーフティに対処することができるのです。

セーフティではない対処	vs	セーフティな対処
物質を使用する	vs	助けを求める
自分自身を傷つける（切る，やけど）	vs	自分自身の身体をいたわる
だれかがあなたを傷つけるのを許す	vs	人間関係に境界線を引く
衝動的にふるまう	vs	その状況についてよく考える

この治療の目的は，あなたがどのように対処できているかを自覚できるように援助し，よりセーフティに対処する方法を教えることなのです！

PTSDと物質乱用からの回復のステージ

数多くの研究や臨床上の知見から，PTSDと物質乱用のどちらに関しても，セーフティであることが回復の第一段階であるといわれています。それぞれの段階を以下に示します。

---

1. **セーフティ** あなたは，いまこの段階にいます。目標は，あなたが物質を乱用せず，生き，健康的な関係を構築し，感情をコントロールし，日々の問題に対処する術を学び，破壊的な人間関係や状況から自分自身を守り，自分も他人も傷つけず，あなた自身の役割をはたすことができ，安定することです。

Lisa M. Najavits（2002）から引用。版権はGuilford Press社にあります。個人的な使用に限り，図書を購入してコピーすることが可能です。詳しくは，版権に関するページを確認して下さい。

配布資料1　　　　　　　　　　　　　　　　　　　　　　　　　　　セーフティ　　125

2. **悲嘆**　いったんセーフティを確立したら，あなたは過去——トラウマとなっていることや物質乱用が引き起こしたこと——について悲しむ必要があります。純真無垢さの喪失，信頼の喪失，時間の喪失といった，あなたが経験した喪失や痛みから回復するために，心から泣く必要があるでしょう。

3. **再統合**　悲嘆を経験した後，あなたは，喜びに満ちた方法で世界とふたたびつながりたい，あるいはつながることができる，という思いを持つことができる自分に気づくでしょう。たとえば，成長し，人生を楽しみ，働いたり，他者とうまくつながったりすることができるようになりたいといったように。いまあなたがセーフティを確立することができれば，この段階にいたることができるでしょう。

　PTSDや物質乱用から回復することは可能であり，多くの人が回復しているのだと知ることが大切です。それは，過去を忘れるということを意味しているわけではありません。そうではなくて，もはや，あなたの人生において破壊的な力をおよぼすことはないということです（「回復」という言葉を使う人もいれば，PTSDや物質乱用，もしくは，その両方について回復という言葉を用いるのを好まない人もいます。どんな表現でも，あなたの好みの言葉を選べばよいでしょう）。

回復のサイン

　あなたにとって「回復」が意味するものとは……

　　　＊トラウマについて，混乱したり麻痺したりすることなく語ることができる
　　　＊日々の生活のなかで，うまく役割をはたすことができる（たとえば，仕事を持つなど）
　　　＊セーフティであること（たとえば，自殺したい気持ちがあったり，物質を使用したりしないことなど）
　　　＊ひどく過敏になったり，孤立感を覚えたりすることなく，健康的な人間関係のなかに身を置くことができる
　　　＊生活のなかで楽しみを持つことができる
　　　＊自分自身の身体をいたわる（たとえば，食べる，寝る，運動をするなど）
　　　＊自分や他人を信頼することができる
　　　＊自分を圧倒する強烈な症状をコントロールすることができる
　　　＊自分自身のことをいたわる価値があると信じることができる
　　　＊自分自身を守ることができるという自信を持つことができる

あなたにとってセーフティとは何ですか？

　あなたにとって，セーフティとは何を意味するのか記載してください。セーフティだと感じる人はだれなのか，どんな活動をしているときにセーフティ感を自覚できるのか，セーフティだと思う場所はどこなのか，書き出しましょう。部屋やビーチ，セラピストのいるオフィス，そのほかの精神的な平和をもたらしてくれる場所など，あなたが落ち着きやつながりを感じることができるセーフティな場所について，くわしく記載してもよいでしょう。あなたにとって

のセーフティとは何か，よりよく表現するために，絵を描いたり，引用文を用いたり，好きな
ようにしてかまいません。スペースがもっと必要なようなら，ページの後ろにつづきを書いて
ください。

配布資料1   セーフティ　127

セーフティのための対処スキル

☞ **助けを求める** セーフティな人に連絡をする

☞ **自分自身を鼓舞する**
ポジティブな物（詩など）やネガティブな物（過量服薬した友だちの写真など）を持ち歩く

☞ **よくない場面から立ち去る** まずいことになったときは，出て行く

☞ **やり通す** 決して，決して，決して，決して，あきらめない

☞ **「正直であること」**
秘密と嘘はPTSDと物質乱用の核となる問題で，それを治すのは「正直であること」である

☞ **泣く** 泣きましょう。悲しみは永遠にはつづきません

☞ **自分を尊重する選択をする** 明日の自分を好きになれるような選択をする

☞ **自分自身の体をいたわる** 健康的な食事，運動，セーフティなセックス

☞ **選択肢をリストアップする** どのような状況であれ，選択肢はある

☞ **意味を見いだす** 何のために生きているか思い出す。子ども？　愛？　真実？　正義？　神？

☞ **できるかぎりベストを尽くす** 利用できる機会を最大限活用する

☞ **境界線を引く** 自分自身を守るため，「ノー（嫌だ）」という

☞ **思いやりの心** 自分自身に注意を向け，ケアする

☞ **迷ったときは一番大変なことを行う** もっとも困難な道が，正しい道である

☞ **自分自身と対話する** セルフトークは困難な場面で役立つ

☞ **想像する** 気分を切り替えるのに役立つ想像をする（セーフティな場所を思い出すなど）

☞ **選択のポイントに気づく** スローモーションで，物質を選択する瞬間に気づく

☞ **ペースを整える** 切羽詰まったらゆっくり行動し，停滞したらすばやく行動する

Lisa M. Najavits（2002）から引用。版権はGuilford Press社にあります。個人的な使用に限り，図書を購入してコピーすることが可能です。詳しくは，版権に関するページを確認して下さい。

☞ **セーフティでありつづける**

何よりもまず，セーフティでいるために必要なことを何でもする

☞ **非難するよりも理解するよう努める**　　　自分の行動に注意する。非難は成長を妨げる

☞ **1つがうまくいかなかったら，もう一方を試す**

迷宮のなかにいるようであれば，角を曲がり，新しい道を進む

☞ **新しい物語を作る**　　　あなたは自分の人生の作者である。逆境に打ち勝つヒーローになろう

☞ **避けられる苦しみは避ける**　　　　　　　前もって悪い状況を防ぐようにする

☞ **人に聞く**　　　　　　あなたの信念が確かなものであるならば，ほかの人に聞く

☞ **整理する**　　　　やることリストを作って家を片づけると，管理できている感じがする

☞ **危険なサインに注意する**　　　　大きくなる前に問題に向き合う。赤信号に気づこう

☞ **何よりもまず回復**　　　　　　　　　　　目の前の問題に集中する

☞ **どんなことでも，何か試す**　　　明日の完璧な計画よりも，今日のよい計画の方が優る

☞ **発見する**　　　頭のなかだけにとどめているよりも，その考えが正しいかどうか経験してみる

☞ **緩衝材を作る**　　　あなたと危険なものとのあいだに何か置く（たとえば，時間や距離など）

☞ **本当に思っていることをいう**

他者とさらに親密な感じが持てるだろう（ただし，セーフティな人のみにすること）

☞ **自分のニーズに耳を傾ける**　　　もう無視しない。自分の必要とするものに耳を傾ける

☞ **自分と正反対の方に動く**　　　たとえば，あなたが依存的すぎるのであれば，自立を試みる

☞ **場面を再演する**　　　悪い出来事をふりかえる。次はそうならないように何ができるか

☞ **コストに気づく**　　　あなたの人生のなかで，物質乱用の代償はどれくらいだろうか？

☞ **1日の計画を立てる**　　　生産的な計画で，正しい方向と世界とのつながりが保たれる

☞ **行動計画を立てる**　　　具体的な計画にし，期限を設定したうえで，ほかの人にも知らせる

☞ **自分自身を守る**　　　破壊的な人たちや悪い環境，物質とのあいだにバリアを作る

配布資料2　　　　　　　　　　　　　　　　　　　　　　　セーフティ　129

☞ **穏やかな話し方**　　　　　　　　自分自身に優しく話しかける（友だちや子どもに話すように）

☞ **その後のことを考える**　　　　　　　　　　　　明日，来週，来年への影響をよく考える

☞ **プロセスを信じる**　　　　　前に進みつづける。外に出る唯一の方法は進みつづけることである

☞ **課題にとりくむ**　　　　　　　　　　　　　　練習を行えば行うほど，回復は早まる

☞ **分裂した自己を統合する**　　　　　自分のすべての部分を受け入れる。どれも存在理由がある

☞ **成長にはつらさがつきものと心の準備をする**
　　　　　　　　　やっかいでむずかしいと感じるのならば，あなたは正しいことをしているのである

☞ **破壊的な活動を別のもの置き換える**　　　　　　ハイになる代わりに，キャンディを食べる

☞ **自分のことが好きだと思ってみる**　　どんなに日々の感じ方が違うかやってごらんなさい！

☞ **いまに焦点をあてる**
　　　　　　　今日をよりよくするためにできできることをする。過去や未来のことで当惑しない

☞ **自分を褒める**　　　　　　自分の正しい行いを認めることが，もっとも効果的な成長の方法である

☞ **くりかえされているパターンに気づく**　　　　自分が再演していることに気づき，理解する

☞ **自分を育てる**　　　　　　　　　　　　　何か楽しめることをする（散歩，映画鑑賞など）

☞ **実行を遅らせる**　　　　　自己破壊的な行動を完全に防ぐことができないならば，少なくとも，
　　　　　　　　　　　　　　　　　　　　　　　　　できるそれをかぎり遅らせるようにする

☞ **破壊的な人間関係は持たない**　　　　　　それで不安定になるようであれば，離れる

☞ **責任を持つ**　　　　　　　　　　　　　　受身的ではなく，積極的に取り掛かる

☞ **期限を決める**　　　　　　　　　　　　　　　　　締め切りまでに物事を行う

☞ **約束をする**　　　　　　　　回復に役立つことを実行することを自分自身に約束する

☞ **考え直す**　　　　　　　　　　よりよい気分になるための役立つ方法で考える

☞ **感情的な痛みを遠ざける（グラウンディング）** 気晴らし，散歩，チャンネルの切り換え

☞ **経験から学ぶ**　　　　　　　　　　　　　　　　次に役立つ知恵を探し出す

☞ **問題を解決する** 　物事が悪い方に進んだら，個人のこととらえず，解決法を探る

☞ **証拠を調べる** 　物事の両側面を評価する

☞ **綿密に計画する** 　前もって考える時間をとる。衝動的の反対である

☞ **信念を見きわめる** 　たとえば「〜すべきである」という考えや，証拠の欠如など

☞ **自分自身にご褒美をあげる** 　正しいことをしたときに褒める健康的な方法を見つける

☞ **新しい「テープ」を作る** 　言葉の通り！　新しい考え方を録音し，再生できるようにする

☞ **生活上のルールを見つける** 　覚えやすい言葉で覚える（「ありのままであれ」など）

☞ **後退は失敗ではない** 　後退はたんに後退であって，それ以上ではない

☞ **感情を許容する** 　「無感情は最終局面である」。セーフティにやり過ごそう

☞ **先に行動する，感情は後についてくる** 　意欲が出るのを待たず，いまはじめる

☞ **好ましい依存を作る** 　たとえば，運動，趣味，AAなど

☞ **疑わしいときは，やめておく** 　危険に気づいたら，離れる

☞ **トリガーに対抗する** 　自分を守るために積極的にとりくむ

☞ **情報源に注意する** 　批判や助言を受け入れる前に，だれがいっているのかに注意する

☞ **決断する** 　もしも行き詰まっているなら，自分にできる最善の解決をいますぐに選択する

☞ **正しいことをする** 　好きでなくても，自分に役に立つとわかわかっていることをする

☞ **ミーティングに行く** 　まず足を向ける。そこに行けば，あとのことは何とかなる

☞ **HIVから自分の身を守る** 　これはまさに生死にかかわる問題である

☞ **回復を優先させる** 　何よりもまず，回復をもっとも緊急で重要な目標とする

☞ **社会資源を利用する** 　社会資源を頼ること！　重要なサポート源となり得る

☞ **ほかの人に自分の回復を支援してもらう** 　何が必要か人々に伝える

配布資料2　　　　　　　　　　　　　　　　　　　　　　　　セーフティ　131

☞ **自分がコントロールできていることに気づく**
　　自分がコントロールしている人生の局面をリストアップする（たとえば，仕事，友人など）

謝辞：配布資料1の「回復のサイン」は，部分的にハーベイ（1990）のものにもとづいている。セーフティのための対処スキル（配布資料2）のいくつかは，マーラットとゴードン（1985）（たとえば，「後退は失敗ではない」，「好ましい依存対象を作ろう」など）や，AAでいわれていること（「題材にとりくむ」「ミーティングに行く」など）から引用しており，「無感情というのは最終局面だ」という言葉はリルケ（1996）によるものである。また，認知行動療法やリラプス・プリベンション・モデルの専門書や論文から多くを引用している。これらの原典を知りたければ，セラピストに尋ねること。

132　　治療セッションのテーマ　　　　　　　　　　　　　　　　　　　　　　　　配布資料2

誓いのためのアイデア

1つの行動を誓うことで，人生が前進するでしょう！
役に立つと思えることなら何でもいいのです。
あるいは，以下のアイデアのどれか1つを試してみるのもいいでしょう。
約束を守ることは，自分自身を尊重し，敬意を払い，ケアすることになるのです。

✦ 選択肢1：セーフティのための対処スキルのリストを実施する。すでに行ったものにはチェック（✓）をつけ，次にあなたが学ぼうとするものに星印（★）をつける。

✦ 選択肢2：「成功日記」を付けはじめる（セーフティに対処できたとき，邪魔なものにうち勝ったとき，物質使用を我慢できたとき，対処スキルを使ったときなど）。

✦ 選択肢3：「自分はげまし手帳」や「自分はげまし箱」を作り，セーフティでいられるように自分を元気づける（この手帳や箱のなかには，愛する人たちの写真，歌，詩，引用文，切り抜きなどを貼り付けたり，入れたりしておく）。

✦ 選択肢4：セーフティのための対処スキルリストを真ん中から半分に折りたたむ。左側の対処スキルの名前を見て，それぞれが何を意味するのかを思い出す。正答するたびに，1ポイント自分に与える。

✦ 選択肢5：自分にとって「セーフティ」とは何を意味するのか，書いてみる。

✦ 選択肢6：セーフティのための対処スキルリストから，この1週間新しいスキルを試し，それがどうだったかを書いておく。

✦ 選択肢7：セーフティのための対処シートを記載する（このテーマに沿って書かれた下記の例を参照）。

Lisa M. Najavits（2002）から引用。版権はGuilford Press社にあります。個人的な使用に限り，図書を購入してコピーすることが可能です。詳しくは，版権に関するページを確認して下さい。

セーフティ　133

✦ このテーマ用に作られたセーフティのための対処シート（例）

	古いやり方	新しいやり方
状況	仕事をクビになった	仕事をクビになった
★対処法★	どうすることもできない気分だ。これが，我慢の限界を超える最後の一本の薬だ。どうしたらいいのかわからない。金銭面での問題も抱えているし，今回のことでさらに凹んだ。それで，クスリをキメてハイになる。	「セーフティでありつづければ，この状況に対処することができるはず」と自分自身に語りかける。 • 兄に電話をかけ，このことについて話す。 • 新しい仕事の見つけ方についてカウンセラーと話す。 • AAのミーティングに行き，同じ問題を抱えている人のなかに身を置く。
結果	コントロールすることができず，失敗した感じ。	ハイになることなく，セーフティなままでいることができた。大丈夫だと感じる。失業したままだとしても，ストレスに屈しなかったことを誇りに思う。

あなたの<u>古いやり方</u>はどれくらいセーフティですか？　　＿＿＿＿

あなたの<u>新しいやり方</u>はどれくらいセーフティですか？　　＿＿＿＿

0（まったくセーフティではない）から10（セーフティ）までで評価してください

認　知

PTSD：あなたの力をとりもどす

概　要

　患者がPTSDについて理解できるように，以下の4つの配布資料が用意されている。(1) PTSD
とは何か，(2) PTSDと物質乱用の関係性，(3) 共感によって力をとりもどす，(4) 長期にわ
たるPTSDの影響，である。それぞれの配布資料では，病気を共感的に理解するのと同様に，
(「あなたの力をとりもどす」鍵となる) 情報を提供することも目的としている。配布資料は，
患者のニーズや使える時間によって，単独でも組み合わせてでも，用いることができる。

オリエンテーション

　*「長いあいだ，自分に何が起きているのかわかりませんでした。とてもたくさんの診断名
がつきました。どれもしっくりこない感じがしていたのですが，これはぴったりあてはま
る気がします」*

　*「びっくりしました。PTSDについて知ったことで，ついにクリーンになろうというモチ
ベーションが出てきました。ごく短い期間，薬物を止められたことはありますが，自分に
何が起きているのかがわからなかったから，その後もまた薬物に手を出してしまいました。
いまは，自分がPTSDで苦しんでいたのだとわかり，そのことで，今後使わないでいるた
めのよい理由が見つかりました。必要だったのは，ちょうどよい理由だったんです」*

　治療の場には，「PTSD」という文字が何を表すのかも知らない人から，疾患についてほかの
人よりもずっとよく知っている人まで，さまざまな知識レベルの患者がやって来る。集団療法
の役割は，新しい情報を伝えることに加えて，ほかの患者のPTSDの体験に共感し，過去のト
ラウマをわかち合う者として，サバイバー同士の絆を築くことにある。病気の症状に名前をつ
けることで，自身の体験を否定したり，矮小化したりする傾向は抑制されるという効果もある。
トラウマを否認しようとする衝動は，たんに個人的な問題ではなく，歴史的にみると社会的な
問題であり (Herman, 1992)，これまで患者が出会ってきたであろう，トラウマを無視したり，
トラウマについて話すことを禁止したりする家族，友だち，権威者などの問題でもある。
　多くの患者にとって，回復のためのもっとも重要なステップの1つは，自らのPTSDを考慮

したうえで物質乱用について理解することであろう。AAや治療につながって何年か経った後であっても,「自分たちの物質乱用の問題を前よりも優しい視点から理解できるようになったのは,その2つの疾患がお互いに深く関係していることを教えられてからだ」と述べる患者は少なくない。物質乱用は,トラウマと同様,自己卑下や社会的非難,逆転移(たとえば「下層階級」,「怠け者」,「愚か者」など：Imhof et al., 1983)などに満ち満ちているのである。

PTSDや物質乱用は,いずれも「無力さの病」と定義できるかもしれない。PTSDにおいては,患者が選んでも望んでもいない悲惨な出来事が生じる。物質乱用においては,患者は物質を摂取することに対するコントロールを失ってしまう。今回のテーマでは,患者が下記のような努力をし,自分たちの力を回復しはじめることができるように援助することを目標とする。

- PTSDの症状に名前をつけ,それらは「異常な事態への正常な反応」であることを理解する。
- 物質乱用はPTSDの観点から理解できることを知る。
- 不運から生じた強みについて探究する。
- 自分たちの症状を十分な共感をもってとらえられるように自らをはげます。
- 自分たちは1人ではないではないのだと理解する(すなわち,PTSDと物質乱用の重複診断はとてもよくあるものである)。

このテーマは,「認知」の領域に分類されていることに注目してほしい。配布資料では「認知」という言葉は正式には使われていないものの,配布資料は患者が自分たちの問題について新しい理解を得られるように作られている。PTSDや物質乱用について議論する際,重きを置かなくてはいけないのは,彼らがそのような症状を呈しているのは,「頭がおかしいからでも意志が弱いからでもないのだ」ということをわかってもらうことである。症状は,むしろ,彼らのひどい人生経験に関係したものであり,意味のあるものである。これは,決して物質を乱用することのいいわけではない(実際,この治療の主たる目標は物質使用をやめることである)。また,彼らの症状が好ましいとか望ましいなどといっているわけでもない。

このような疾患で苦しみたいと思う人などだれもいないはずである。私たちが伝えたいのは,症状というものは,圧倒される感情に対処するのに必要なものであり,生き延びるための方法であったと捉えられる,というシンプルなメッセージである。彼らの苦しみにこうした意味づけを与えることで,彼らは,より健康的な対処法を習得するために,いまは前進できるのだという望みを持つことができる。いいかえれば,それぞれの症状について,自分を責めるのではなく,共感的に解釈することが可能となるのである。たとえば,PTSDの解離については,「頭がおかしい」のではなく,ひどく打ちのめされたときの自然な心の反応である,ということを理解してもらう必要がある。こうした認識の変化を通じて,私たちは,頭のなかだけの無味乾燥な理解ではなく,深い実感として,認知モデルの力を体験することができるのである。たんに症状を列挙するだけでは,患者は落胆するばかりであるが,このような捉え直しにより,自分たちの問題にとりくもうとする動機が高まる。彼らに,共感というツールを与えることにより,彼らは力を得ることができるのである。共感的かつ楽観的なトーンを保つことが大切である。

セラピストによくある反応

　PTSDに関して，逆転移の問題は重要なテーマである。たとえばハーマン（1992）は，セラピストがいかにして，トラウマに内在する役割を無意識的に再演しているかを記載している。すなわち，傍観者の役割（集団療法の場で患者がスケープゴートにされているのをそのままにしておくといったかたちで，患者が傷つけられるのをただ傍観し，介入しようとしない），被害者の役割（患者がセラピストを威嚇するのを許してしまう），そして，加害者の役割（患者に対して怒り，罵倒する）である。あるいはまた，セラピストが患者の痛みに過度に共鳴してしまい，「優しく」になりすぎて，彼らの苦しみを賞賛することによってのみ埋め合わせようとし，回復に必要なとりくみ（第2章を参照）について説明することができなくなってしまう場合もある。非常につらい話を聞くことにより，セラピストがトラウマを受けたような気持ちになってしまうという，二次的外傷も重要な問題である（Pearlman & Saakvitne, 1995）

謝　辞

　このテーマは，その多くがハーマン（1992）からの引用である。配布資料1と配布資料2，「PTSDとは何ですか？」，「PTSDと物質乱用の関連性」については，以下の多くの情報源から引用している。米国精神医学会（1994），ブラウンら（Brown et al, 1995），ケスラーら（Kessler et al, 1995），ナジャヴィッツら（Najavits et al, 1998c），ウィメットら（Ouimette, Brown and Najavits, 1998），トリフルマン（Triffleman, 1998）である。配布資料4と「PTSDの長期にわたる問題」については，一部をハーマン（1992）や，エリオットとブリエール（Elliott and Briere, 1990）から引用している。

セッションの準備

◆ PTSDの治療が初めてというセラピストの場合，このテーマに関して，基本となる本，たとえばハーマン（1992）やジャノフ＝バルマン（Janoff-Bulman）（1992）を何冊か読み，スーパーヴィジョンを求めること。

セッションの構成

1. **チェック・イン**（*患者1人につき5分以内*）第2章を参照のこと。
2. **引用文**（*手短に*）143ページ参照。引用文をセッションと関連づける。たとえば，「この引用文では，ひどく恐ろしい経験をしたのはあなたの責任ではないということ，しかしながら，人生をよりよくしていくためにあなたにできることはたくさんあるのだ，ということが示されています」といったように。
3. **今回のテーマを患者の生活に関連づける**（*セッションの大部分を使って丁寧に行う*）
   a. *配布資料に目を通すようにいう。配布資料は，別々でも，まとめてでも使えるようになっている。それぞれの配布資料には，サブテーマが含まれている。下記の「セッショ*

PTSD：あなたの力をとりもどす　　137

ンの内容」と第2章を見て，多くの配布資料のなかから，患者のニーズや時間枠に応じて選択すること。時間があれば，複数回セッションを行い，内容を網羅するとよい。

　　　　配布資料1：PTSDとは何ですか？
　　　　配布資料2：PTSDと物質乱用の関連性
　　　　配布資料3：力をとりもどすために思いやりを持ってみましょう
　　　　配布資料4：長期にわたるPTSDの問題（この配布資料に関する臨床上の警告については「セッションの内容」を参照のこと）

　　b. *患者が，実生活の具体的な問題にこのスキルを関連づけることができるようにする。下記の「セッションの内容」と第2章を参照のこと*

4. *チェック・アウト*（手短に）第2章を参照のこと。

セッションの内容

　このテーマでは多くの配布資料が用意されているため，おそらく1回のセッションでそのすべてを扱うことはできないだろう。PTSDというニーズの多岐にわたった患者に対する，治療の重要なテーマの1つに関して，セラピストが最大限柔軟に対応できるように作られている。患者にすべての配布資料をわたし，次のセッションまでにどのサブテーマに焦点をあてるかを選択する（患者の好みやセラピストの知識に応じて）。どの配布資料を扱うかについては，「患者の生活とテーマを関連づける」のセクションと，第2章を参考にするとよい。残りの配布資料は，患者が自分で読むことができるし，その先のセッションにおいて，改めてセラピストが扱ってもよいだろう。

配布資料1：PTSDとは何ですか？

目　標

　□　PTSDの定義

患者の生活とテーマを関連づける方法

★*Q & A形式*　患者が知っていることと知らないことを明らかにするために，質問をする。このやり方は，テーマを紹介する上でもっとも適した方法の1つであり，配布資料をわたす前に行うことができる。集団療法では，グループへの導入として特に有用である。たとえば，「PTSDについて知っている人はだれかいますか？」「『PTSD』という文字が何を意味するか，だれか知っていますか？」「PTSDの主な症状には何がありますか？」といった質問をするとよい。

★*ディスカッション*
　●PTSDの症状のなかで，あなたがもっとも困っているのは何ですか？
　●PTSDが「異常事態への正常な反応」だといわれるのは，どのようなことを意味しているのでしょうか？

138　　　治療セッションのテーマ

● あなたにとってPTSDに対処するためのもっともよい方法は何ですか？

留意点

✦ *PTSDについてすでによく知っている患者に対しては，配布資料をスキップしてもよい。*

✦ *患者が，自分自身のトラウマとPTSDの症状との結びつきをきちんと理解できるようにする。*
PTSDについて「ストレスで疲労している感じ」だと理解している患者もいる。患者にとっ
てより有益でわかりやすいと思うのであれば，治療のなかで「トラウマ」や「子どもの虐待」
といった用語を使ってもよいだろう。これは，PTSDの診断をすべて満たしてはいないが，
トラウマの経験を持っている患者にとっても，同様のことがいえる。

✦ *自分たちのトラウマがどのようなものか，手短にわかち合うことを患者に提案する。*そうし
たくないという場合は，あえて求めはしないが，自分たちの経験について少し開示したいと
思う患者もいる。集団療法においては，お互いが連帯感を持つ上で，わかち合いを行うこと
は有益である。しかしその一方で，患者がお互いを刺激し合わないように，注意深く観察す
る必要もある。もしも刺激された人がいたら，その患者の関心を別の方向に向けるべく，話
題を切りかえたりすることによって，グループ内のセーフティを再構築する。あるいは，セ
ラピストの方から，「こうした話はとても大切であるけれども，グループ内の他者が混乱する
可能性があり，それゆえに，まずは個人療法のなかで話し合いを行う必要がある」と説明し
てもよいだろう。この点に関しては，トラウマについての話し合いに関して提案している，
第2章の「治療ガイドライン」のセクションを参照のこと。

✦ *PTSDを定義に加えて，ここでの目標は，患者が承認された感覚を持てるようになることで
ある。*患者の症状について，彼らの体験に照らし合わせながら敬意を持って伝えるのはもち
ろんのこと，「トラウマはあなたのせいではない」，「あなたの症状は『頭がおかしくなった』
わけではない」という考えを伝えていくことも大切である。

✦ *自分にとって何がトラウマであるのか，患者自身が判断できるようにする。*マイノリティと
しての自分たちの人種や民族意識がトラウマである，と感じている患者もいるだろう。離婚
がトラウマであったと思う人もいるかもしれない。セラピストは，「トラウマ」という専門用
語の定義（脅迫，実際に身体を傷つけられた経験やその目撃など）について言及しておきた
いと思うかもしれないが，それは，患者の体験に敬意を表することに比べれば，さほど重要
な問題ではない。反対に，「トラウマ」の定義に該当すると思われる出来事に関して，「自分
はさして混乱しなかったから」という理由からトラウマであることを否定する患者もいる。
その場合，「それは苦痛であったはずだ」と強要するようなことはすべきではない。実際のと
ころ，ほとんどのトラウマは，PTSDまでには至らないのだと覚えておくこと（Kessler et
al., 1995）。

配布資料２：PTSDと物質乱用の関連性

目　標

□　PTSDと物質乱用の関係について探究する

PTSD：あなたの力をとりもどす　139

患者の生活とテーマを関連づける方法

★重要なポイントを概説する。患者に，配布資料の主要なポイントを要約するように伝える。たとえば，「この配布資料はどのようなことを伝えようとしていると思いますか？」など。

★ディスカッション

- あなたにとって，PTSDと物質乱用はどのように関連していますか？
- あなたにとって，物質使用はPTSDに対処するための方法でしたか？
- 2つの疾患の関連性を知ってどう思いますか？
- PTSDと物質乱用を結びつけて理解することは，あなたの回復に役立ちますか？

留意点

✦PTSDと物質乱用に関する知識を学ぶことよりも，配布資料を自分たちの体験と結びけることの方が重要である。したがって，個別的な話し合いを行い，患者が自覚するパターンに焦点をあてること。

✦「物質があなたを支配するとき」のセッションを追加資料として配付したり，PTSDと物質乱用のつながりに関するセッションを参照したりする。

配布資料3：力をとりもどすために思いやりを持ってみましょう

目　標

□　PTSDと物質乱用に対して共感的な視点を持つことによって，患者が「力をとりもどす」ことができるようにする。

患者の生活とそのテーマを関連づける方法

★リハーサル　共感的な視点を持つことが役に立つと思われる，具体的な状況を患者にあげるように伝え，声に出して練習してもらう。たとえば「最近，PTSDを抱えていることに自分自身で怒りを覚えたとき，共感的な言葉で自分に語りかけるとしたら，どのようにいってみますか？」といったように。

★ディスカッション

- 自分のPTSDと物質乱用の問題に関して共感的になることは，あなたの回復にとってどのように役立ちますか？
- 自分のPTSDや物質乱用の問題について，自己非難することによって，あなたはどのくらい気分が落ち込むでしょうか？
- PTSDと物質乱用の症状は，あなたにとって何らかの対処方法であったと考えることはできますか？　いまでは，物質を使うことなく，セーフティに対処する方法を学ぶことができると思いますか？

140　治療セッションのテーマ

留意点

✦ 共感とはどのようなものかを，抽象的に考えるのではなく，できるかぎり声に出してリハーサルしてもらう。

✦ PTSDと物質乱用の症状について，いまは「ポジティブなもの」として解釈すべきではない点に留意する。1つの例として，患者に対して「解離はすばらしいことなんです。それによって，あなたがあなたらしくいれる時間ができるのだから！」といったセラピストがいる。実際のところ，そのような症状を持ちたいと思う人などだれもいない。思いやりのある見方とは，症状が担っていた役割を患者自身が見つけられるように手助けすることであり，また，PTSDと物質乱用の両方の問題を軽減するために，セーフティな対処方法を見つけようとしていくことである。症状について，共感的に解釈し直すことができるよう患者を導いていくことに困難を覚えるセラピストもおり，不用意に，症状について「まさによいもの」などと混乱させるようなメッセージを伝えてしまう場合がある。前もって，自分の発言が患者にどのような反応をもたらすのかをじっくり考えておくこと。

✦ 自らに思いやりをもって向き合うことができなかったり，どうしてもネガティブな感情をかき立てられてしまったりすることもあるのを知っておくこと。患者が自らに思いやりを持てなくとも，セラピストは，支援を提供するし，患者にそれを強要する必要はない。とりくみをつづければ，時間が経つうちに，徐々にできるようになってくることを強調しさえすればよいのである。

✦ 基本的には，患者が自分に優しくなれると，自分を大切にすることへの意欲や勢いが高まる，と考えられている。回復とは困難な作業であり，回復をなしとげるための唯一の方法は，理解を深めて，自分自身を励ましつづけることなのである。子どもに教えるときと似ている，とイメージしてもらうとわかりやすいかもしれない。「子どもたちに，自分自身を大切にしなさいと教えるとき，優しく教えますか？　それとも，怒鳴って教えますか？」

配布資料4：長期にわたるPTSDの問題

目　標

□　深刻なトラウマが長期におよぼす影響について理解してもらう。

臨床上気をつけること

　この治療を試みる際，大部分の患者にとっては，配布資料4を読むことがためになるが，その一方で，一部には，読むことによって混乱してしまう人もいる（物質使用のトリガーとなったり，多くの問題があることを知ったりしてくじけてしまうため）。患者に対しては，読むか読まないか自分で選択をしてもらい，混乱する人がいたら読むのをやめて，引き起こされた感情を承認したしたうえで，セーフティなテーマに切り換える。必要に応じて，この配布資料は省略してもよい。

PTSD：あなたの力をとりもどす　141

患者の生活とそのテーマを関連づける方法

★*自己探求*　自分たちが抱えている問題にチェックをつけてもらう。
★*ディスカッション*
- こうした問題がPTSDの一部であると知ってどのように感じますか？
- この治療で一番とりくみたいPTSDの問題はどれですか？
- これらの問題は，トラウマに対する反応としてどの程度理解できますか？

留意点

✦ *この配布資料は，慢性的な児童虐待の被害と部分的に関連している。* この配布資料に記載されている症状は，「DESNOS; disorder of extreme stress not otherwise specified」，つまり「特定不能の極度のストレス障害」の診断に関連するものである。深刻な児童虐待の被害者にとって，DSM-Ⅳにおける標準的なPTSDの診断よりも，この診断名の方がより的確であるといわれている（Herman, 1992）。

✦ *こうした問題はよくなっていくものであると強調すること。* どんなに長期にわたるものであっても，必ず変化し，改善することは可能なのである。

むずかしいケース

＊「私はPTSDから回復することなど決してないと思います」
＊「私は自分のことが大嫌いなので，思いやりをもって共感的に自分に語りかけることなんてできません」
＊「PTSDについて読んだら，根性焼き（火のついたタバコを自分の皮膚に押しつけるタイプの自傷行為）をしたくなりました」
＊「PTSDに対処するために，物質を使うことが役に立つんです」
＊「自分に思いやりを持ったからといって，それでクラック（加熱吸煙で摂取する樹脂型コカイン）の使用が止まるんですか？」

引用文

「あなたには，落ち込む責任はないが，

立ち上がる責任はある」

——ジェシー・ジャクソン
（20世紀の米国の政治的指導者）

PTSDとは何でしょうか？

PTSDとは,「外傷後ストレス障害」——非常につらく,苦痛を伴う出来事を経験した後に生じる,感情的な問題を意味します。

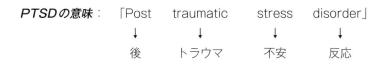

★あなたはPTSDを抱えていますか？ 下記のなかから,あてはまるものにチェック（✓）をつけてください。

_____ 1. トラウマのサバイバーである。自分ではどうすることもできない身体的な脅威を体験したり,目撃したことがある（たとえば,性的虐待,身体的虐待,戦争での戦闘,殺人の目撃,ハリケーンの生存者,自動車事故など）。

_____ 2. トラウマに対する反応として,強い無力感,恐怖,嫌悪（あるいは,当時子どもであった場合,動揺・混乱した行動）があった。

_____ 3. トラウマの後,数カ月以上,以下のような問題に苦しんだ。

　　　_____ ◆ 侵入：悪夢,フラッシュバック,イメージなど,思い出したくないときにも,トラウマの記憶がよみがえってくる。

　　　_____ ◆ 回避：麻痺,感情の解離,トラウマを思いさせるものをすべて回避する。

　　　_____ ◆ 覚醒：「興奮した」感覚（たとえば,すぐにビクッと驚いてしまう,睡眠の問題,怒りなど）。

　　　_____ ◆ 機能低下：対人関係や仕事,そのほかの主要な生活領域における問題。

メモ：上にあげた項目のすべてがあてはまる人は,PTSDの問題を抱えています。

PTSDのタイプ

PTSDには2つのタイプがあります。「単純性PTSD」は,通常は大人になってから,単一の出来事（交通事故や竜巻など）によって生じるものです。一方,「複雑性PTSD」とは,ドメスティック・バイオレンスや児童虐待などのように,くりかえされる出来事によって生じるものです。症状は広範囲におよび,自傷,自殺,解離（「時間感覚の喪失」）,対人関係,記憶,セクシュアリティ,健康,怒り,恥,罪悪感,麻痺,信頼や信用の喪失,自己毀損感などがあります。

Lisa M. Najavits（2002）から引用。版権はGuilford Press社にあります。個人的な使用に限り,図書を購入してコピーすることが可能です。詳しくは,版権に関するページを確認して下さい。

さらにPTSDについて

＊体験後にあなたに生じたPTSDの症状は正常なものです。 あなたは，気が狂ったわけでも，弱いわけでも，悪いわけでもありません！　それが，PTSDが「異常な出来事に対する正常な反応」だといわれている理由です。

＊PTSDは不安障害と考えられています。 なぜならば，トラウマの最中，あるいはその後に，不安感に圧倒されてしまうという特徴があるからです。精神医学的な疾患ですが，回復可能であることが明らかにされています。

＊PTSDの割合：61％の男性が人生のなかでトラウマを経験し，そのうちの5％がPTSDとなり，女性に関しては，51％がトラウマを経験し，そのうちの10％がPTSDになるといわれています。トラウマの後にPTSDを発症する人とそうではない人がいるのはなぜなのでしょうか？　完全には解明されていませんが，リスク要因としては，トラウマがより深刻であること，くりかえし体験したものであること，人生早期の体験であること，あるいは，貧困な家庭環境や，すでに両親がPTSDに罹患していたこと，生活上のストレスなどが関係しているようです。

＊PTSDについての知見は比較的最近のものです。 はじめは，戦争を経験した軍人の研究としてはじまりました。後に，人生におけるさまざまな悲惨な出来事（たとえば，性的・身体的虐待，自然災害など）についても理解されるようになってきたのです。PTSDが精神疾患の正式なリストのなかに追加されたのは，1980年になってからです。とても重要な問題であるため，いまでは，いろいろな所で多くの研究がされています。

＊ひどいトラウマであっても回復することは可能です。 有名な回復者として，オプラ・ウィンフリー（TVタレント）やメラニー・グリフィス（俳優），マヤ・アンジェロー（作家）などがいます。

PTSDと物質乱用の関係性

　PTSDと物質乱用とが密接に結びついている人は数多くいるのですが，そのつながりについてを自覚している人はきわめて少ないのが実情です。以下に，あなたにとって役に立つと思われる情報が掲載されています。

◆ *あなたは1人ではありません！* 　物質乱用の問題を持つ人々において，もっともよくみられる併存障害が，このPTSDです。物質乱用の治療を受けている女性のうち，30～59％の人にPTSDが認められます。物質乱用の治療を受けている男性では，11～38％にPTSDが認められます。

◆ *PTSDを抱えた人々が物質を乱用するのには，多くの理由があります。* 感情や記憶にアクセスするため，もしくはその反対に，感情や記憶から逃避するため，つらい日々をやり過ごすため，PTSDの痛みを埋め合わせるため，いわゆる「緩慢な自殺」をするため，物質乱用者がいる家庭で育ったため，自分たちの体をいたわっていないため，などなどです。

◆ *PTSDと物質乱用の問題を抱えた人は，もっとも危険な物質を乱用する傾向があります。* それは，コカインと鎮痛薬です。

◆ *性差*：PTSDと物質乱用の問題を抱えた女性は，一般的に子どもの頃に身体的あるいは性的虐待を受けた人が多く，男性の場合は，一般的に犯罪被害や戦争のトラウマを経験した人が多いといわれています。

◆ *どちらの疾患においても，秘密とコントロールという2つの主要な問題が認められます。*「秘密」とは，恥ずかしさゆえに自分の問題を人に隠そうとすることです（たとえば，自分の体験したトラウマや使用した物質の量など）。「コントロール」とは，トラウマや物質乱用に関して，自分でコントロールできないと感じることを意味しています。PTSDにおいては，自分が望んでも選んでもいないようなひどい出来事が起きたりするという点で，また，物質乱用においては，使うのを止めることができないという点で，いずれもコントロールを失っています。そのため，正直になるスキルやコントロールをとりもどすスキルを学ぶことが回復にとって重要となるのです。

◆ *一方の疾患によって，もう一方の疾患が起こりやすくなります。* あなたがPTSDを抱えている場合，物質乱用のリスクが高まります。また，物質乱用の問題がある場合は，トラウマのリスクが高まります。さらなるトラウマや物質乱用を防ぐためには，自分自身のセーフティを保つことが大切です。

◆ *PTSDと物質乱用の関係性は複雑です。* 物質乱用によって，PTSDの症状は悪化することもあれば，軽減することもあります。さらに，薬物を断つことによって，PTSDの症状が悪化することも軽減することもあります。自分の場合はどのようなパターンがあるか，注意深く見ていく必要があります。2つの疾患の関係性がわかってくると，回復のプロセスも進みやすくなるはずです。

Lisa M. Najavits（2002）から引用。版権はGuilford Press社にあります。個人的な使用に限り，図書を購入してコピーすることが可能です。詳しくは，版権に関するページを確認して下さい。

♦ なぜPTSDと物質乱用は一緒に生じるのでしょうか？

一般的に下記の４つのパターンがあるといわれています。

①*PTSDが物質乱用を導く。* PTSDのつらい症状に打ち勝つために，気分を楽にする「自己治療」として，物質を使う場合があります。たとえば，夜眠るためにアルコールを飲むなど。

②*物質乱用がPTSDを導く。* 物質を乱用すると，「ガードが弱く」なり，自尊心が低下するために，トラウマ的な状況に身を置く危険が高まります。たとえば，バーでお酒を飲んだ後，よく知らない，あなたに襲いかかるような人と一緒に帰ってしまうなど。

③*PTSDと物質乱用が一緒に生じる。* 家族が物質を乱用しており，しかも，お互いを傷つけあうような家庭に育った人もいます。

④*PTSDと物質乱用が結びつくと，「負のスパイラル」を引き起こす。* PTSDが物質乱用を引き起こし，物質を乱用することによってさらにトラウマを負うリスクが高まり，さらなるトラウマが生じると，「対処」するためにさらに物質を乱用する……といったように。

この治療の優先事項について

★物質の使用をやめる　　　★PTSDへの対処法を学ぶ　　　★セーフティであること

あなたは，PTSDと物質乱用の両方の問題から回復することができます！

配布資料2　　　　　　　　　　　　　　　　PTSD：あなたの力をとりもどす　147

力をとりもどすために思いやりを持ってみましょう！

 *PTSDと物質乱用に対して思いやりのある見方をすることによって，「力をとりもどす」こ*とができます。PTSDと物質乱用に共通する，もっともやっかいな問題の１つは，自分自身を無力に感じること，つまり，それは，自分がPTSDや物質乱用をコントロールしているのではなく，それらに自分がコントロールされてしまっていると感じてしまうことです。思いやりの反対語は，無慈悲です。自分自身を非難するのではなく，深いレベルで自分自身に耳を傾け，理解することを目指しましょう。そうすることで，PTSDと物質乱用から回復しやすくなります。

 思いやりを持つというのは，とてもむずかしく感じられるかもしれません。もしもあなたが，家庭のなかで叩きのめされたり，嫌われたりしながら成長したのであれば，自分を叩きのめし，嫌うことはたやすいことでしょう。PTSDと物質乱用の問題がある人は，自分のことを，病んでいる，傷ついている，弱い，クレイジー，悪い奴，怠け者などとみなしていることが多いようです。おそらく，これまでの人生において，あなたのことをそのような目で見てくる人もいたことでしょう。そうではなく，PTSDと物質乱用の問題というのは，あなたが生き残り，対処するための試みであったのだ，と理解すると役立ちます。「こうした症状は，それらの原因を隠しもするし，曝きもする。また，それらは，口にするのも恐ろしすぎるような秘密について，隠された言葉として語っているのだ」（Herman, 1992, p.96）ともいわれています。

 *これは，PTSDと物質乱用の問題がずっとつづいていくのだということを意味しているわけ*ではありません。それどころか，この治療の主な目標は，あなたがセーフティな対処法を学び，PTSDや物質乱用に打ち勝つことができるように支援するのです。しかしながら，PTSDと物質乱用を苦痛のサインとして理解することも大切です。病気のときに熱が出るのと同じように，助けやケアが必要であると教えてくれているのです。

PTSDに対する思いやり

 *PTSDは，心や体が強烈なトラウマから生き延びるための試みであると理解することができ*ます。PTSDの症状は，ひどいトラウマから注意をそらすのに役立っていたかもしれません。さらなる被害からあなたを守り，どうにもならない状況においてコントロール感を獲得し，よりセーフティに感じ，環境に適応し，あなたの痛みにほかの人々に気づいてもらうために役立っていたかもしれないのです。

PTSDの症状に対する思いやりのある捉え方の例
自殺念慮
 無慈悲な捉え方：「自殺を考えるなんて，本当に私はどうしようもない人間だ。私の何がいけなかったのだろう？　私は立ち直らないといけない」

 思いやりのある捉え方：「生か死かを選ぶことは，コントロール感を得ようとする，私なりのやり方なのだろう。治療中は，コントロール感を得るためにほかの方法を学ぶことはできるが，

Lisa M. Najavits（2002）から引用。版権はGuilford Press社にあります。個人的な使用に限り，図書を購入してコピーすることが可能です。詳しくは，版権に関するページを確認して下さい。

148　　治療セッションのテーマ　　　　　　　　　　　　　　　　　　　　　　配布資料3

そのようにして生き延びたからこそ，自殺について考える意味もあるのだ」

対人関係の問題

　無慈悲な捉え方：「私は愛嬌がない。このような扱いをされるにふさわしい人間なんだ。私は悪い奴なのだ」

　思いやりのある捉え方：「私は人を信頼しないということを学んできたし，生き延びる上ではそれが役に立ってきた。私は今後も人間関係についての問題に向き合いつづけることはできる。けれども，私は，私自身に対して，そして，自分がこうした問題を抱えながら生きてきたことに対して，敬意を払う必要がある」

★PTSDについての無慈悲な捉え方と思いやりのある捉え方を記載してください（もっとスペースが必要であれば，裏につづきを書いてください）。

無慈悲な捉え方：＿＿＿＿＿＿＿＿＿＿＿＿＿＿＿＿＿＿＿＿＿＿＿＿＿＿＿＿＿＿

＿＿＿＿＿＿＿＿＿＿＿＿＿＿＿＿＿＿＿＿＿＿＿＿＿＿＿＿＿＿＿＿＿＿＿＿＿＿＿

思いやりのある捉え方：＿＿＿＿＿＿＿＿＿＿＿＿＿＿＿＿＿＿＿＿＿＿＿＿＿＿

＿＿＿＿＿＿＿＿＿＿＿＿＿＿＿＿＿＿＿＿＿＿＿＿＿＿＿＿＿＿＿＿＿＿＿＿＿＿＿

物質乱用に対する思いやり

　物質乱用は，PTSDやそのほかの問題に対するまちがった対処法であると考えることができます。物質を使うことは，痛みを麻痺させるための方法だったかもしれませんし，眠るため，ネガティブな感情から逃れるため，過去を忘れるための手段だったかもしれません。そのほかにも，1日をやり過ごすため，記憶や感情にアクセスするため，ふつうでいられるため，言葉にすることはできないが自分がどんなにつらいかを周囲の人にわかってもらうため，苦しみを埋め合わせるため，人生のなかでいくらかの喜びを得るため，コントロールできている感覚を持つため，人々に受け入れられていると実感するため，解離やフラッシュバックを取り去るための方法だったかもしれません。

　物質乱用に対して思いやりのある捉え方をするということは，「使ってもいい」とか「使ったとしても，痛みを麻痺させようとしているのだから，と自分自身にいいわけをする」ことを意味しているわけではありません。この治療の主な目的は，物質使用をやめることです。物質乱用に対して真に思いやりのある見方をするのであれば，あなたは完全に物質をやめようと努力することでしょう。なぜなら，長い目で見れば，物質使用が苦しみと機能不全しかもたらさないことを，あなたはわかっているからです。短期的には「自己治療」として役立っていた面がいくらかあるにしても，長期的にはみると決してうまくはいかないのです。

物質乱用に対する思いやりのある捉え方の例
物質をやめることができない

　無慈悲な捉え方：「俺はなんてダメなやつなんだ。すっかり変わり果ててしまった。自分でコントロールすることなんてもうできない。落ちぶれたもんだ」

配布資料3　　　　　　　　　　　　　PTSD：あなたの力をとりもどす　　149

思いやりのある捉え方：「俺の物質乱用は，PTSDのどうにもならない症状を何とかするための方法だったんだ。これまで，何とか痛みを麻痺させようとしてきた。でも，もういまは，そのほかの対処法を学ばなくてはいけない。物質乱用は病気で，自分には助けが必要なんだ」

物質使用に関して嘘をつく

無慈悲な捉え方：「私は，何の価値もない，嘘つきだ。自分のパートナーや子ども，医者を欺いてしまっている。自分の人生が嫌でたまらない」

思いやりのある捉え方：「回復のためには，嘘をつくのをやめなくてはいけない。でも，物質使用について嘘をつくのには，自分なりにちゃんとした理由があるんだ。そうしないと恥ずかしいし，罪悪感を覚えるし，自分がダメだと感じてしまうから。こうした問題にとりくむためには，助けが必要なんだ」

★あなたの物質乱用について，無慈悲な捉え方と思いやりのある捉え方を記載してください（もっとスペースが必要であれば，裏につづきを書いてください）。

無慈悲な捉え方：_____

_____

思いやりのある捉え方：_____

_____

逆境から得た強み

PTSDと物質乱用に対して，共感的な視点を持つためのもう1つの方法は，「苦しみからの贈り物」として，あなたが育んできたであろう強みを自覚することです。たいていの場合，深い人間的成長というのは，困難な経験を乗り越えることによって得られるものなのです。PTSDや物質乱用は，困難な状況のなかで生き延びる能力をあなたにもたらしたかもしれません。想像力やクリエイティブな力，深み，スピリチュアリティ，他者への思いやり，人生の極端さへの気づき，痛みや後退があってもやり通す力，ペットや子ども，アウトサイダーといわれる人たちへの感謝，芸術や自然に共鳴する力などを得たかもしれません。

★あなたは，PTSDや物質乱用に苦しんだことで得られた個人的な強みに気づいていますか？（もっとスペースが必要であれば，裏につづきを書いてください）

_____

_____

_____

_____

_____

長期にわたるPTSDの問題

　この配布資料は，PTSDについての知識をすでに持っていて，長期的な影響に関してさらなる情報を得たい，と思っている人のために用意されています。これを読むことで混乱してしまう可能性もあるので，まずはセラピストに確認しましょう。自分がいまはとても傷つきやすい状態であると思う人は，治療の後半になるまでこの配布資料は読まずに待ってください。また，読みはじめて気分が落ち着かなくなったら，すぐに読むのをやめてください。

　配布資料1に記されているPTSDの標準的な定義に加えて，子どもの頃にくりかえし虐待された経験のある人は特にそうですが，PTSDに付随してさまざまな問題が生じる可能性があります（Herman, 1992）。あなたにあてはまるものもあれば，そうではないものもあるでしょう。

1. **自分自身についての認識**
   - 無力さ，主導権をとることがむずかしい
   - 恥，罪悪感，自己非難
   - 傷つけられた感覚
   - 異質であるという感覚（たとえば，ふつうではない，人間以下だ，など）
   - 年齢が変わったような感覚（非常に年老いた，あるいは幼く感じる）

2. **加害者に対するゆがんだ見方**
   - 加害者との関係性に執着する
   - 加害者がすべての力を持ちつづけているという信念
   - 「ストックホルム症候群」：加害者を理想化し，愛したり感謝したりする
   - 加害者の理想や信念を受け入れる

3. **意義に対する感覚**
   - 信頼感の喪失
   - 絶望感
   - 未来がないような感覚（職業や家族，子どもを持つことを期待できないなど）

4. **対人関係**
   - ふたたび虐待されやすい傾向（有害な関係性から自分自身を守ることがむずかしい）
   - 孤立
   - 親密な人間関係を結ぶことが困難（信用しない，衝突する，秘密）
   - 他者を救済者，被害者，あるいは加害者とみなす傾向
   - 問題のある対人関係のパターンをくりかえしやすい（「再演」と呼ばれる）

Lisa M. Najavits（2002）から引用。版権はGuilford Press社にあります。個人的な使用に限り，図書を購入してコピーすることが可能です。詳しくは，版権に関するページを確認して下さい。

5. **身体的な健康**
   - 睡眠の問題
   - 一般の人よりも健康上の問題が多い
   - 食事の問題
   - HIV/AIDSのリスク
   - 物質乱用

6. **感情や行動の処理**
   - 自殺念慮および企図
   - 抑うつや不安への耐性の問題
   - 怒りの爆発，あるいは，怒りを表出することができない，もしくはその両方
   - 感情の麻痺（感情がない）と感情コントロールの喪失（感情に圧倒される）とを交互にくりかえす
   - 感情に対処するために破壊的な方法をとる（物質乱用，自傷，所有物の破壊など）

7. **記憶や知覚**
   - 記憶の問題（トラウマの記憶がない，もしくは記憶に圧倒されてしまう）
   - 解離（「離れているような」「時間を失ったような」感覚）：現実感がないような感じがしたり，自分が自分の体の外にいるような感じがしたりする
   - 再体験（フラッシュバック，悪夢，出来事へのとらわれ）

8. **そのほかの感情障害**
   - 抑うつ
   - 摂食障害
   - パニック障害やそのほかの不安障害
   - パーソナリティ障害

謝辞：配布資料1，2，4は，ハーマン（1992）からの引用である。配布資料1は，米国精神医学会（1994）とさまざまな学術論文からの引用である。もしも出典を知りたい場合には，担当セラピストに相談してほしい。

誓いのためのアイデア

1つの行動を約束することで，人生が前進するでしょう！
役に立つと思えることなら何でもいいのです。
あるいは，以下のアイデアのどれか1つを試してみるのもいいでしょう。
約束を守ることは，自分自身を尊重し，敬意を払い，ケアすることになるのです。

✦ 選択肢1：テレビ局が人々を啓蒙するために，「PTSDと物質乱用を生き延びた人たち」というドキュメンタリー番組を作り，あなたにインタビューを申し込んできたと仮定します。インタビュアーが，「生き延びるために役立った強みについて，教えてください」といいました。あなたはなんと答えるでしょうか？

✦ 選択肢2：あなたはどうやって「力をとりもどす」ことができるでしょうか？　あなたが抱えているPTSDか物質乱用の問題を少なくとも1つあげ，どうやって克服しようと思うか，考えてみてください。

✦ 選択肢3：次のセッションまでに，あなたにとって希望を象徴するもの（あなたにとって大切な人の写真，行ってみたい場所の写真，詩など）を何か持ってきてください。

✦ 選択肢4：今日のセッションで用いた配布資料を読み直し，あなたが回復に向けてもっともとりくみたいと動機づけられたところにアンダーラインを引いてください。

✦ 選択肢5：PTSDや物質乱用の問題について，自分自身に対して共感的に話しかける際のやりとりを書いてください。

PTSD：あなたの力をとりもどす　153

行　動

感情的な痛みを遠ざける
（グラウンディング）

概　要

　「グラウンディング」と呼ばれる技法は，感情的苦痛を切り離すのにきわめて効果的である。このグラウンディングには精神的グラウンディング，身体的グラウンディング，鎮静的グラウンディングという3種類のアプローチがあり，患者に効果を実感してもらうために演習を行う必要がある。そして，グラウンディングの目標は，ネガティブな感情に集中している状態から注意をそらすことにある。

オリエンテーション

　「毎年10月になるとあのつらい記憶がよみがえってきて，思い出すたびに自分が汚れていると感じてしまいます。こんな記憶に直面するくらいだったら死んでしまいたい。私は今年の10月をどう乗り切ったらよいのかわからず悩んでいます。傷ついて崩れてしまわないよう，何か対処する方法はないでしょうか」

　グラウンディングは，「精神統一」，「外への注意」，「気逸らし」，あるいは「セーフティな切り離し」などと呼ぶことができる。とりわけ，患者が精神的な痛みのトリガーとなる場所や時間などに対処することができるうえ，必要とあれば本人のみならず，患者をサポートしている友人や恋人が使うことも可能である。なお，この技法は主にPTSD対して一般に用いられることが多いが，物質乱用に対しても適用することができるだろう。実際，グラウンディングの技法はきわめて基本的かつ単純なものなので，困難な症状を抱える患者に対しても積極的に使うように推奨されている。しかし，単純な方法だからこそ，最大限の効果が発揮できるように，長期間の練習が必要な面がある。
　また，グラウンディングとリラクゼーションは同じものではない（たとえば，ベンソンのリラクゼーション反応［1975］を参照）。なぜなら，「目を閉じて呼吸に集中してください」と教示するような従来のリラクゼーション技法を使うと，PTSD患者はかえって不安を募らせるばかりか，閉眼することで解離を促進させてしまうおそれもある。この場合，目を閉じることや，「力を抜いて」という言葉をかけられることが性的虐待の記憶を呼び起こすトリガーになるのである。その意味では，グラウンディングという技法は，トラウマ記憶から注意を逸らしながら，

現実の世界をとりもどす，という実に高度な戦略を試みているわけである。実際，それを行う際は，患者にはつねに目を開けたままで，眼前に広がるあらゆるものに注目するよう指示される。こうすることで，現在はセーフティであることを明確に理解することができるからである。

このセッションは，圧倒されるほどの情動を軽減すること——具体的には10段階で6以上のネガティブな感情を低減していく必要性を示すのに役立つだろう。強烈な不快感情から中くらい，または弱いレベルに下がることによって，患者は効率よい対処法を学ぶことができる。ある患者はセラピストに対し，親戚に「自分を可哀そうなんて思わなければトラウマなんて乗り越えられるはず」といわれたことに激しい怒りを覚えた，と訴えてきた。このとき，怒りは9〜10程度だったが，グラウンディングを使用したところ4程度まで怒りが下がり，大喧嘩せずに立ち去ることができたという。親戚の厳しい言葉を「他人の問題」として片づけ，薬物を必要とせずに感情をコントロールすることができたのである。つまり，ネガティブな感情に対処するための方法には，自分なりのペースを理解し，コントロールすることにある。感情が昂った際に，自分で処理できるレベルまで落とすことができれば，そうした経験とともにネガティブな感情の直面するスキルが増え，感情コントロールについて学ぶ機会も増えるだろう。

セラピストはセッション中，このグラウンディングを，ただ知識として与えるのではなく，より効果を体感できるように導入していく必要がある。正しく導入することができれば，患者は，有効性にある程度気づくことができるだろう。

セラピストによくある反応

ほかの技法に関しても同じことがいえるが，なによりも，セラピスト自身がグラウンディングを信じることが効果を高めることにつながる。何の確信も持てずにグラウンディング・プログラム（セラピスト・シートA）を実施したとしても，患者はセラピストの言葉に価値を見い出すことができず，ことごとく失敗に終わることだろう。セラピストはこのプログラムが奏功する確信を持てないならば，事前にほかの方法を試してみる必要がある（スーパーヴィジョンを受ける，ほかの患者にまずは実施してみる，自分自身で体験してみるなど）。

謝　辞

グラウンディングはマクリーン病院においてトラウマ治療の第一選択であり，本書のテクニックの大部分はそこから引用されている。

セッションの準備

♦ 推奨：10分間のグラウンディングをはじめるために，テープレコーダーと新しいカセットテープを用意すること。これを患者にわたし，自宅で練習できるようにしておく。

セッションの構成

1. **チェック・イン** *(患者1人につき5分以内)*。第2章を参照のこと。
2. **引用文の紹介** *(手短に)*。162ページを読み，引用文とセッションを関連づける。たとえば「今日はつらい気持ちに対処するために，単純ですが非常に有効な方法があるということを学んでいきましょう。これはグラウンディングと呼ばれています。この格言が示しているように，どれほどつらい時でも，中立な視点を持つつづけることが大切です」といったように。
3. **患者の生活とテーマを関連づける** *(セッションの大部分を使って丁寧に行う)*。
   a. 情緒的な痛みから距離をとるため，グラウンディングに関する資料を読み合わせる。
   b. 患者の特定の問題と現在の対処法を結びつける。くわしくは以下の「セッション内容」と第2章の「留意点」を参照する。
4. **チェック・アウト** *(手短に)*。第2章を参照のこと。

セッションの内容

目　標

- □ 感情的な痛みから距離を置くための，強力かつシンプルなグラウンディングについて心理教育を行う。
- □ セッション中にグラウンディングの体験演習を行う。可能ならば，患者が自宅で練習できるようにするために録音しておく。
- □ グラウンディングが患者の実生活の問題（物質に対する渇望など）に適用できるようにする。

患者の生活とテーマを関連づける方法

★**セッション中にグラウンディングの演習を行う。** これは患者がグラウンディングを直接体験し，どういった部分が何に有効であるかを検討する方法として，強く推奨したい。なお，セラピストがグラウンディングを実演するためのマニュアルは，この章のセラピスト・シートに記載されている。実施後，患者とともにグラウンディングについて検討する時間を十分にとっておくとよいだろう（35分程度）。

★**自宅でグラウンディングを練習するための録音テープを作成する。** 集団療法のセッション中か，個別の心理療法のいずれかで，患者に合わせてグラウンディングの細部を変更していくことが可能である。また，必要に応じて，グラウンディングを援助してくれるセーフティで重要な他者（たとえば，AAのスポンサー）にテープを共有することが有効であるか，患者と事前に協議しておくこと。

★**ディスカッション**
- ●「グラウンディングはどんなところが役立つと思いますか？」

- ●「かつての「セーフティでない行動」を思い返してみて，グラウンディングが助けになったかもしれないと思うことはありますか？」
- ●「自分の対処リストに加えたいグラウンディングのテクニックはありましたか？」
- ●「心のつらさと距離を置くことがなぜ重要だと思いますか？」
- ●「来週，グラウンディングを使う機会がありそうですか？　たとえば，渇望が沸き起こってきたときにグラウンディングを使えそうですか？　フラッシュバックや怒りの感情，それともパニック発作に効果がありそうですか？」

★ *自己分析*。資料にチェックをつけてもらう：「あなたにあてはまる行動にチェックをつけてみてください」，「すでにとりくんでいるものにチェックをつけてみてください」と尋ね，患者にとって必要でないグラウンディングは実施しなくてもよい。

★ *質疑応答*。より効果的なグラウンディングのため，患者がどの程度理解できたか質問するべきである。質問内容としては，「グラウンディングの3つの方法をあげられますか？」，「グラウンディングをしている最中に目を開けたままにするのはなぜだと思いますか？」，「周囲に人がいる状況でもできますか？」，「グラウンディングとリラクゼーションは同じものでしたか？」，「どうなったらグラウンディングが効果をもたらしたかわかりますか？」，「もしもグラウンディングをやったところ予想外に効果がなかったら，どうしますか？」のように多岐にわたるだろう。

留意点

✦ *患者が恐怖や動揺を感じないよう，セッション中に簡単に模擬練習をしておく*（本書の治療法は，ほぼセッション中に練習の時間を設けないため）。「グラウンディングという言葉は聞いたことがありますか？　今日は心の痛みに対し，単純ではありますが非常に有効な対処法を身につけましょう。まずは10分程度デモンストレーションを行った後，あなたに役立ちそうか話し合いましょう。ここまでで何か質問はありますか？」

✦ *グラウンディングを使ってセッション時間外の問題に向き合う*。グラウンディングが特定の状況，たとえば，憂うつな気分になって飲酒欲求が高まったときや，自分を傷つけてしまいたくなったときなどに役立つかどうか，演習とふりかえりを行っていく。

✦ *ときには，セッション中の演習に不安を訴える患者もいる*。こうした不安はトレーニングすることをからかう，あざける，茶化すなど，間接的な行動が表れるかもしれない。こうした行動に，個別セッションでは，セラピストは演習が不安を駆り立てるかどうか尋ね，ネガティブな感情に対処した後に演習をつづけることで解決できる。グループセッションにおいては，セラピストはやんわりと言動を制限するが，さもなければ他患への悪影響になることを伝えることが必要である。1つの例として以下のような提案をしてもよい。「この演習に不安に感じるかもしれないけれど，まずはほかの人と一緒につづけてみてください。どうしてもやれないと感じたら，いったん退席し，演習が終わったころに戻ってくることもできますよ」。

✦ *演習がうまくいかないことに注目しないようにする*。むしろ，グラウンディング技法がだれにでも効果があるわけではないことを伝え，まだ試していない技法のなかで，より有用なものに気づけるよう誘導するとよいだろう。セッション中に，あるいはこれまでの人生のなかで，グラウンディングがうまく機能しなかったとしても，すべての技法を試しきったとはいえない。つねに新しい試みの余地は残されているだろう。

✦ **自分が納得できるよう，グラウンディングの用語を改変することを勧める。** たとえば，戦闘機のパイロットは「グラウンディング」という言葉から不時着陸を連想するかもしれない。その場合は「精神統一」のような言葉に変えた方がよりイメージしやすいだろう。

✦ **セラピストはグラウンディングを導入する前に，患者のネガティブな思いを引き出そうとすることがある。** これは，より効果的な演習にするために非常に役立つことで，「トリガーへの対処法」の項目にくわしく書かれている。しかし，こうしたかかわりは集団療法よりも個人療法で扱われるべきで，あまりにも強力なトリガーとなりかねないことに注意をする必要がある。

✦ **グラウンディングの録音テープを作成する。** 自宅でトレーニングする患者のためにセッションをカセットテープに録音しておくことが求められる。グラウンディング・マニュアル（セラピスト・シート）を使用するか，患者に合わせてカスタマイズするのもよいだろう。テープは，セッション中のグラウンディング内容と，セラピストと患者のやりとりを記録するのに役立つだろう。治療が進むと，グラウンディングのカセットテープに患者の家族や親しい友人の声を加えることもできる。**注意**：グループセッションで録音テープを作成する場合は，プライバシー保護の理由から個人名は伏せておくべきである。そのため，テープをコピーし，翌週のセッションで1人ずつわたすようにするなど，配慮する必要があるだろう。

むずかしいケース

＊「先生がグラウンディングを教えてくれるならできますが，1人では無理です」
＊「感情に直面することが大切なのはわかりましたが，距離を置くことなんてできるはずがありません」
＊「『痛みから離れる』というのは，解離しろということですか？」
＊「確かに練習しましたが，まったく覚えていません」
＊「こんなくだらないもの，役に立つはずがありませんよ」

10分間のグラウンディング演習の手順

演習をはじめる前に，ネガティブな感情のレベルを評価してもらう。

「演習をはじめる前に，現在の感情に目を向けてください。10が最悪だとして，0から10の
あいだで，あなたの嫌な気分はいまどのくらいですか？　ちなみに，なぜ感情を評価するかと
いうと，グラウンディングが本当に嫌な気分を減少させるために役立っているかどうか確認す
るためです。そのため，練習が終わった後に感情をもう一度再評価していきましょう」。

以上のように伝え，患者それぞれに自らの状態を評価してもらい，書き留めておいてもらう。
その際，ただ感情を記述するのではなく，感情の強さを理解するよう誘導していく。

グラウンディングになじんでもらう

「PTSDを持つ多くの人が，グラウンディングの有効性を見出しています。さしあたって，グ
ラウンディングの目標は，ネガティブな感情に満ちた心の内側から，外の世界に注意を向ける
ことにあります。まずは，あなたを悩ませている感情の痛みから距離を置くことができるよう
になりましょう。そのためには，ネガティブな感情にばかり目が行っていることに気づいた際
には，ちょうど秋風に舞う木の葉のように，どこかに散らす——つまり，外の世界を強く意識
し，感情から注意を逸らしてください。あるいは，観ているテレビの『チャンネルを変える』
と考えるのもよいでしょう。ほかの番組を見るように，意識を変えることができるかもしれま
せん」。

「意識して行ってもらいたいのですが，グラウンディング中は必ず目を開いて，自由に部屋の
様子を隅々まで観察してください。あなたはつねに自分自身の主導権を握っているのだという
ことを忘れないでください。しかし同時に，自分が注目したものに対して，いかなる判断もし
ないでください」。

「これから身体的グラウンディング，精神的グラウンディング，鎮静的グラウンディングとい
う3つのタイプの技法について説明しますので，自分にとってしっくりくるものを見つけてく
ださい。終わった後に，いくつか簡単な質問をしますので，［個別セラピーの場合は］はっきり
答えてください。［集団療法の場合は］静かに自分に問いかけてみてください」。

精神的グラウンディング

「あなたがセーフティであると思い出すことからはじめます。まず，私たちはセラピーの場に
いますね。今日は ＿＿＿＿＿＿＿（例：月曜日）で，今いる場所は ＿＿＿＿＿＿＿＿＿ 病院
（あるいはクリニックなど）です。それでは，自身とネガティブな感情のあいだに箱があるとイ
メージしてみてください。ネガティブな感情を1つ残らずまとめて箱に入れてしまいましょう。
次に，その箱とあなたのあいだにあるものを想像してください。恐らくあなたとネガティブな
感情には十分な距離があり，あいだには強固な壁か，あるいは，はるか遠くに感じられるほど
の広大な大地が作られていることでしょう」。

「次にこの部屋に焦点をあてましょう。周囲を見わたし，目に入るものの色を口に出してみて

Lisa M. Najavits（2002）から引用。版権はGuilford Press社にあります。個人的な使用に限り，図書を購入して
コピーすることが可能です。詳しくは，版権に関するページを確認して下さい。

セラピスト用シート　　　　　　　　　感情的な痛みを遠ざける（グラウンディング）　　159

ください──はい，よくできました。では同じように周囲を見て，視界に入った物の名前をいってみてください。椅子はいくつありますか？　カーテンはありますか？　窓の数は？　窓越しに外の天気はわかりますか？　部屋のなかにポスターは貼ってありますか？　あるならば，内容を判断するのではなく，色や形や内容をすべて説明してみてください──よくいえましたね！さらに，カーペットや床の色はわかりますか？　ドアはいくつありますか？　照明は蛍光灯ですか？　それとも白熱電球ですか？　壁の色は？　ポスターや本の背表紙など，この部屋のなかに文字はありますか？　もしあるなら逆から読んでみてください。なぜかというと，初めて文字を見たときのように，字句そのものを感じとってもらいたいからです。──すばらしい，よくできました！」。

　「最後に，いまある現実の物事に名前をつけていきましょう。都市の名前をいえるだけいってみてください──すばらしい！　では，覚えているかぎりのスポーツチームの名前をあげてみましょう。同じようにTV番組も並べてみましょう。次は100から5を引いてみてください。さらに5を引いたらいくつになりますか？　数学は苦手でも大丈夫。ゆっくり考えてとりくみましょう」。

身体的グラウンディング

　「いまから身体的グラウンディングを行っていきますので，私の後につづいてください。最初に，床に乗っている足に意識を集中してください。文字通り床に接触しているのがわかりますね。靴のなかで足の指を動かしてみてください。それができたら，もっと地面を意識するため，床に沈みこませるようにかかとにゆっくり体重をかけていきましょう──できましたね。次は椅子を触ってみて，どんな材質でできているかくわしく教えてください。同じように机に触れてみましょう。材質はなんでしょうか。椅子と比べて暖かいですか？　それともひんやりしますか？──よいですね。では，あなたの近くにある物を探してください。おそらくご自身のペンや鍵，あるいは机の上の物でしょうか。見つけたら手に取り，何から作られていて，何色で，どれくらい重いか，温度はどうかなど，気づいたことをすべていってみましょう。次は拳を強く握ってみてください。腕から手にかけて緊張しているのに気づいていますか。はい，では力を抜きましょう。さらに脇をしめて両方の手のひらを強く合わせましょう。できるかぎり固く押し付けてください。手のひらに全神経を集中して……一気に力を解放してください──よくできましたね！　同じように椅子を少しのあいだ，力一杯掴んで，一気に脱力してください。最後に何度か首を回しましょう。お疲れさまでした」。

鎮静的グラウンディング

　「それでは鎮静的グラウンディングを行うにあたり，まずはあなたが好きなものからはじめましょう。あなたの好きな色はなんですか？　大好きな動物は？　TV番組はどうですか？──よい感じですね。では，1年を通して好きな季節はいつですか？　日々のなかで好きな時間の過ごし方は？　あなたにとって特別な人はだれですか？　有名人でもかまかまいません，くわしく教えてください──すばらしいですね。もしもそういうものがあるのなら，何かお気に入りのアップテンポな歌の曲や歌詞を思い浮かべてみてください」。

　こうしたやりとりを1分ほど行う。

　「では，セーフティな場所について考えていきましょう。目は開けたままで，とてもセーフティで，穏やかで，落ち着ける場所を想像してください。浜辺や，山脈，都会，大好きな部屋，

または公園などでしょうか？　セーフティな場所を思い浮かべられないのならば，それでも大丈夫です。面接室はセーフティですから，ここを思い浮かべましょう。そして，考えたものの色や，手触り，感覚などのあなたが好きである特徴や，その場所がセーフティで穏やかであることに着目してください——とてもうまくできました。よく頑張りましたね」。

　以上のやりとりを，最低10分間はつづけるようにする。

演習が終わったら，ネガティブな感情を再度評価する。

　「いま，ネガティブな感情を評価すると，0から10のうち，いくつになりますか？（10がもっとも悪いとして）」。

　患者の評価が最初の評価からどのように変化したか，チェックすること。

グラウンディング後の患者の反応を調べる

グラウンディング実施前後の評価

　実施前後でどの程度評価が変わったかを患者に確認する。集団療法では，セラピストは参加者の評価を要約し，全員に伝え返すと変化が理解しやすい。例：「ほとんどの方は1から2ポイント下がったみたいです。少人数ですが，4ポイントも低下した人もいましたね」など。

グラウンディングについて患者と話し合う

　たとえば，「グラウンディングを行ってみて，気に入った，あるいは嫌だった点はどういったところでしたか？　演習後，どんな気分でしたか？　演習中，集中できましたか？　グラウンディングのどんなところがあなたの課題となりそうですか？　何が一番役立ちそうですか？」のように尋ねる。そして，患者がグラウンディングでできたことを称賛することが大切である（例：「うまく焦点づけできましたね！　すばらしい！」）。患者がネガティブな意見であったならば，その意見を受け入れ，以下のように対処するようにするとよい。

グラウンディングが特定の場面で役立ちそうか話し合う

　薬物の渇望が強いときに使えそうか，自傷・他害のおそれがあるときはどうか，怒りが込み上げてきたときや，ひどく混乱してしまった場面では利用できるかなど，患者が日々直面している具体例について，適用できるようにしていく。

ネガティブな反応がみられた場合

　感情の評価は，グラウンディングが機能したかを「吟味」するために演習のなかに組み込まれているが，ときに患者から芳しくない評価が告げられることもある。このような場合は，より効果的に行うために次回以降どのようにすればよいか，患者の意見も含めて十分に検討し，資料に書き込んでおくなどの工夫をする。また，多くの場合，成功の鍵となるのは，練習を積み重ねることにある。そのため，ネガティブな患者にはグラウンディングの効果を根気強く説明するか，資料を参考にしてさらにさまざまなグラウンディング技法を試してみることで，一定の効果を上げることができるだろう。くわしくは，「グラウンディングが機能しない場合は？」で触れている。あるいは，この章の「セッションの内容」のなかの「留意点」の項を読み直すとよいだろう。

引用文

「思いに終わりはない」

――ライナー・マリア・リルケ
（20世紀ドイツの詩人）

心理的な痛みへの対処としてのグラウンディング

グラウンディングとは？

　グラウンディングは，薬物への渇望，自傷衝動，怒り，悲しみなどの精神的な痛みから距離をとるためのシンプルで有効な技法です。自分の内側を見つめるのではなく，外部の現実世界に焦点をあてることにより，気逸らしをします。グラウンディングはほかにも，「ストレス解消」，「精神統一」，「セーフティな場所」，「外部に目を向ける」，「感情の健康な切り離し」とも考えることができます。

なぜグラウンディングが必要か？

　あなたが心の痛みに圧倒されてしまっているとき，感情をコントロールし，セーフティでいられるように距離をとる必要があります。グラウンディングをつづけているかぎり，物質を使ったり，自分を傷つけたりせずに済みます！　つまり，グラウンディングがあなたを現実の世界に留める「錨」として存在してくれるのです。

　PTSDと物質乱用を持っている人は，あまりに多くのつらい感情や記憶を持ち，わずかな麻痺や解離を得ようとたえず悪戦苦闘しています。しかし，このグラウンディングを用いることによって，現実を受け入れ，両者のあいだの均衡を保てるようになるでしょう。

　痛みの正体は感情ですが，それはあなたの本質ではありません。感情に巻き込まれてしまったとき，自分にとってつらいことが当然で，痛みこそ人生そのものであると感じるかもしれません。しかし，痛みは経験の一部であって，ほかのものはたんに隠れているだけだということを，グラウンディングを通じて再発見することができるでしょう。

ガイドライン

- グラウンディングは**いつでも，どこでも**できますし，やったことをだれかに知らせる必要はありません。
- **トリガーに直面したとき，怒りや解離が起きたとき，渇望が強まったとき，あるいは0から10のうち6以上の感情の痛みが発生したとき**などにグラウンディングを使いましょう。こうしたネガティブな感情とセーフティな距離を保つことができます。
- 現実とつながるために，**目を開けたまま，室内を見わたし，電気をつける**。
- **うまく機能したか確認するために，グラウンディングの前後で感情に点数をつけてみる**。実施前のつらい感情のレベルを（0～10のうち，10が「もっともつらい」として）評価し，実施後に再評価しましょう。数値は下がりましたか？
- **ネガティブな感情について話し合ったり，日記に書いたりしはしない**。ネガティブな感情から離れるためには，なるべくそうした感情に触れないようにする必要があります。
- **中立でいること**。「よい」，「悪い」の判断を避ける。たとえば，「この壁は青いです。青い壁

Lisa M. Najavits（2002）から引用。版権はGuilford Press社にあります。個人的な使用に限り，図書を購入してコピーすることが可能です。詳しくは，版権に関するページを確認して下さい。

は私に憂鬱な気持ちを思い出させるので嫌いです」の代わりに「この壁は青いです」と単純にいって終わらせるとよいでしょう。

♦ **過去や未来ではなく，現在に焦点を合わせる。**
♦ **グラウンディングはリラクゼーション・トレーニングではない。**グラウンディングはより積極的に気晴らしに焦点をあて，極端にネガティブな感情から抜け出すことを目的としています。そのため，PTSDのリラクゼーション・トレーニングより効果的であるといわれています。

グラウンディングの実施手順

グラウンディングは主に身体，精神，鎮静の３つの方法にわけられます。「精神」というのはあなたの心を中心にしています。また「身体」は触覚や聴覚などの感覚に力点を置いていますし，「鎮静」は丁寧なやり方であなたに語りかけることを意味しています。あなたにとって，どれか１つの方法が合うかもしれませんし，あるいはすべて役立つかもしれません。

精神的グラウンディング

∾**あなたの周囲にあるものを，すべての感覚を使って細部にいたるまで述べてみてください。**
たとえば，「壁の色は白いです。それにピンクの椅子が５つあって，壁には木製の本棚も見えます」という感じで，物，音，手触り，色，におい，形，さらに温度なども口に出します。これはどんな場所でも行うことができます。「私は地下鉄に乗っていて，そろそろ川が見えてくる。窓がいくつもあって，金属の手すりは銀色。車内には座席がある。地下鉄の地図は４つの色が使われている」というように，電車のなかで行うこともできます。

∾**「カテゴリーわけ」をしてみる。**「犬の種類」，「ジャズ奏者」，「『A』からはじまるもの」，「車種」，「テレビ番組」，「スポーツ」，「曲名」，「都市名」などに分けて考えてみましょう。

∾**年齢を進める。**あなたがたとえば８歳児の段階に退行しているならば，「私はいま９歳……10歳……11歳……」というように，実年齢に戻るまでゆっくりと進めていくことができます。

∾**日常の活動を細かく書いてみる。**例：料理を作っている場面：「最初に皮をむいたポテトを４つに切る。お湯を沸かして，それからニンニクとバジルとオレガノでハーブマリネを作る。その後オリーブオイルを……」。

∾**想像する。**苦痛から離れていく，テレビのチャンネルを観たい番組に変える，苦痛を受け止めてくれる壁をイメージしてみるなど，イメージを活用する。

∾**セーフティを確認する。**「私の名前は _____ 。いまは _____ 年 _____ 月_____日で，という場所にいる。私は過去とは違い，いまを生きている。私はいまセーフティです」。

∾**何かを読み上げる，自分に対していい聞かせる。**文字の意味を考えるのではなく，言葉そのものに焦点をあてて読む。

∾**ユーモアを使う。**自分が楽しくなるような面白いことを考える。

∾**10数えるか，言葉を口にする。**とてもゆーっくりと。

身体的グラウンディング

＊**ぬるま湯か，冷たい水を手のひらに流す。**
＊**椅子の肘かけを力一杯握りしめる。**
＊**周囲にある物に触れてみる。**ペン，鍵，洋服，テーブル，壁……。ほかにも手触り，色，素

材，重さ，温度に注意を向ける。より冷たいか，あるいは軽いかなど，手に持ったものを比較してみる。

* **床に踵を押しつける**。文字通り，グラウンディング（grounding）です！　これを行う場合は，踵に集中してください。地面とつながっている自分に気づきましたか？

* **グラウンディングに使えるものをポケットに入れて持ち歩く**。小さな物——たとえば，小石，陶器，リング，布や毛糸の一部など，トリガーに出会ったら握れるようなものがよいでしょう。

* **飛び跳ねてみる**。

* **身体に注意を向ける**。椅子に沈み込んだ身体の重みや，靴下のなかで動く指，背中にある背もたれの感覚に集中してみる。現実の世界とつながっていることがわかりますか？

* **ストレッチする**。指，腕，足をできるかぎり伸ばし，首を回しましょう。

* **握りこぶしを強く握り締め，そして脱力する**。

* **歩調に気づけるくらいゆっくり歩く**。"右，左"といいながら歩きましょう。

* **ゆっくりと味や香りを噛みしめながら，何かを食べる**。

* **呼吸に集中する**。その際，息を吸うことと，吐くことを感じ取る。また，深呼吸しながら，大好きな色や，「セーフティ」で「短い」落ち着ける言葉を連想する。

鎮静的グラウンディング

✦ **優しくいい換える**。「あなたは強い子だからきっと乗り越えられる」など，幼い子どもに語りかけるように，自分自身にいってみる。

✦ **好きなことを考える**。好きな色や動物，季節，食べ物，日々の時間，テレビ番組のことを思い浮かべる。

✦ **自分の子どもなど，大切な人を思い浮かべる**。あるいは，写真を眺める。

✦ **元気になれる歌，文章，あるいは詩の言葉を覚えておく**と，楽になれるでしょう（例：AAの平穏の祈り）。

✦ **セーフティな場所を作る**。砂浜や山，好きな部屋など，癒される場所を書き出し，音や色，輪郭，物，触角など細かい部分まで再現する。

✦ **対処法を口にする**。「私なら対処できる」，「この感情はいつか過ぎ去る」

✦ **セーフティな対処計画を立てる**。キャンディ，すばらしい食事，温かいお風呂など。

✦ **週末の予定を楽しみに過ごす**。それは，友だちとの時間や映画，ハイキングに行くことかもしれません。

グラウンディングがうまくいかない場合は？

　グラウンディングは有効です！　しかし，ほかのスキルと同じく，最大限の効果が発揮できるようになるには，練習をくりかえす必要があります。効果的に機能させるため，以下に練習法をあげます。

★ **できるだけ頻繁に練習する**。グラウンディングが不要だと考えることがあっても，つねに頭の片隅には置いておく。

★ **すばやく行う**。ペースを上げることにより，より早く現実世界に目を向けることができる。

★ **長時間試してみる**（20〜30分間）。そして，何度も反復練習をする。

★ **もっとも自分に合うグラウンディングを探す。** 身体，精神，鎮静の3種類のグラウンディングか，またはほかの方法で最適なものをみつける。

★ **自分にとって効果的な方法に変えていく。** 自分なりに工夫した方法の方が，ここで紹介したものよりも有効なことがあります。

★ **悪循環にはまったら，早い段階でグラウンディングをはじめる。** 物質への渇望が沸き起こってきたとき，あるいはフラッシュバックが起こりかけたとき，怒りが込み上げてくる前にはじめること。

★ **カードを作る。** 自分にとって効果的なグラウンディング方法と，行う時間をリストにしておく。

★ **グラウンディングを支援してくれる人を作る。** 友人や家族にグラウンディングを伝え，あなたが自分をコントロールできなくなってしまったときに手助けしてくれるようにしておく。

★ **事前に準備しておく。** 自宅内の特定の場所，車の中，職場にはグラウンディングを想起させるものを置いておきましょう。

★ **グラウンディングの教示を入れたカセットテープを用意し，** セラピストや，親しい人の声を聞きたくなった時に，あらかじめ聞けるよう頼んでおく。

★ **なぜグラウンディングをしなければならないのか考えてみる。** なぜ現実世界に目を向けることで，心の平穏を認識できるようになるのでしょうか？　どうしてほかの方法よりも，グラウンディングが有効なのでしょうか？──自分に問いかけてみてください。

★ **決してあきらめない！**

誓いのためのアイデア

1つの行動を誓うことで，人生が前進するでしょう！
役に立つと思えることなら何でもいいのです。
あるいは，以下のアイデアのいずれか1つを試してみるのもいいでしょう。
約束を守ることは，自分自身を尊重し，敬意を払い，ケアすることになるのです。

✦ 選択肢1：10分以上グラウンディングを練習し，セッションのように前後で感情を評価してください。
✦ 選択肢2：資料を読み返し，自分がやってみたいと思うものをくりかえしやってみる。
✦ 選択肢3：きれいな小石や，愛する人の写真，AAでもらったキータグなど，グラウンディングにつながるものを持ち歩く。たとえば，ポケットや財布，キーチェーンなど，手の届くところに入れておいてください。
✦ 選択肢4：「セーフティな対処法」に必要なことを書き込んでください。

「セーフティな対処法」の記入例

	古いやり方	新しいやり方
状況	フラッシュバックが起きた	フラッシュバックが起きた
★対処法★	ひどい恐怖にはまってしまった。ジントニックを3杯飲んで気持ちを紛らわした。	グラウンディングを使ってフラッシュバックに自分なりの対処法を見つけた。 1. 冷水に手を浸す 2. 1970年代のレッドソックスの選手を思い出してみる 3. フラッシュバックをかき消すほどの大音量で音楽を聞く
結果	自分の感情なんてまったくコントロールできないと感じた。恐怖のあまりお酒が止まらなかった。	恐怖は完全にはなくならないけれど，お酒で紛らわすほどじゃない。

あなたの*古いやり方*はどれくらいセーフティですか？ ＿＿＿＿

あなたの*新しいやり方*はどれくらいセーフティですか？ ＿＿＿＿

0（まったくセーフティではない）から10（セーフティ）までで評価してください

Lisa M. Najavits（2002）から引用。版権はGuilford Press社にあります。個人的な使用に限り，図書を購入してコピーすることが可能です。詳しくは，版権に関するページを確認して下さい。

認 知

物質があなたを支配するとき

概　要

　この章では，物質乱用を克服するための，以下の8つのステップについて扱っていく。(1) 物質乱用とはどのようなものか，(2) 物質乱用はPTSD治療をどのようにして妨げるか，(3) 物質乱用を克服する方法を選ぶ，(4) 山登り回復法（実際に物質をやめていくためのイメージを作る），(5) 複雑な気持ち，(6) 物質乱用についての理解，(7) 自助グループについて，(8) 物質乱用とPTSD：よくある質問。

オリエンテーション

　「私の傷つきやすい部分を癒すにはお酒が必要なんです」

　「クスリを一発打つくらい，大した問題じゃないでしょう」

　「ちょっと飲んだくらいが私にとってはふつうなんですよ」

　ほかのいかなるものにもまして，もっとも患者の状況を悪化させてしまうという理由から，本書でとりあげる治療は物質乱用を中心的な治療ターゲットに据えている。なぜなら物質乱用は，本来あるべきはずの感情の適切な処理や直面化を遠ざけてしまい，結果的にはPTSD症状を増悪させてしまうからである。また，物質乱用は，仕事や人間関係を破壊し，経済的な困窮を招くばかりか，患者の社会的評価を落としてしまい，患者をいわゆる「ふつうの生活」から遠ざけてしまう。

　AAやほかの自助グループのもっとも偉大な功績は，「物質乱用をやめて人生をとりもどそう」という，1つのシンプルなメッセージをさまざまなかたちでくりかえし伝えてきたことにある。本書における治療の根幹も，基本的にはこのメッセージと似ているが，PTSDに対応できるようにさらに手を加えている点が少し異なっている。また，周知の事実として，物質乱用からの回復は困難といわれているが，PTSDからの回復は，それ以上につらく苦しいものである。くりかえしの悪夢，圧倒されてしまうほどの悲しみや怒り，そしてつらい記憶といったPTSDの主な症状をあきらめ，受け入れることができる人など，どこにもいないだろう。

PTSDと物質乱用が同時に併存しやすい理由の1つに，薬物やアルコールがPTSDのつらさ
を，ごく短時間とはいえ，和らげてくれる，ということがあげられる。カンツィアン（Khantzian,
1995）によれば，物質乱用に「親和性のある」慢性PTSD患者の方が，そうでない慢性PTSD
患者に比べると，皮肉にも社会性が保たれているという。しかし同時に，物質乱用がPTSDの
被害妄想や不眠を悪化させ，ネガティブな考えを強め，長期的には，深刻な機能不全を引き起
こし，一種の悪循環に陥ってしまうのもまた事実なのである。

　この2つの疾患が長年にわたって併存している場合，物質乱用を克服することはきわめて困
難となるが，それでも，そこからの回復を目指すことで，失われてしまった希望や夢，あるい
はわずかな自尊心を持てるようになる可能性は十分にある。「回復という山を登る」際には，物
質がもたらす短期的影響と長期的影響を区別して考えなければならない。たとえ物質が短期的
に状況を改善しても，長期的には状況は悪化し，身体的，感情的，そして精神的な健康を衰え
させてしまう（確かに，一般に精神科医療の現場では，長期的な解決よりも短期的な治療が優
先されることもある）。つまり，「自己治療」としてPTSDと物質乱用のあいだにつながりを作
ることで，患者としては，「自分は自ら望んで物質を使っているのだ」と考えていても，実際に
はそうした物質を生涯にわたって使用しつづけることはできない，という現実がある。その意
味では，患者が，「たとえどんなことがあってもたとえ，物質なしでセーフティに対処すること
ができる」という自信を得ることは，とても重要な課題である。実際，物質乱用は，離婚やう
つ病，HIVの診断，解離，睡眠障害，失職，あるいは，そのほかのつらいライフイベントによっ
て発症する傾向がある。したがって，こうしたストレスのかかる出来事と物質使用のつながり
を理解することができれば，患者もセーフティな対処スキルを習得することに意欲的になれる
だろう。そして，こうしたセーフティな対処スキルのリスト（詳細は，「セーフティ」という
セッションの配付資料2をみれば，患者も，自分がそこに目を向けていないだけで，実は，物
質乱用をせずに対処するための方法はたくさんあることに気づくはずである。

　また，このセッションでは，物質使用をやめるためのさまざまな方法を提示している。患者
とセラピストは，資料に記載されているものについて，今回だけでなく，次回以降のセッショ
ンでも見直すことができる。なお，物質使用に問題があることを認識していない患者の面接で
は，セラピストは患者が物質の問題を持っているかどうかを把握するために，配布資料1（「物
質乱用とは？」）や，DSM-Ⅳの診断基準を見直すなどして，適宜補足していく必要がある。加
えて，特定の物質を使用した出来事をふりかえるためには，配布資料6（「物質乱用の自己理解
度シート」）が役立つだろう。このシートは，いくつもの物質のなかから特定の物質を選択し，
使用してきたことについて，患者の「心の奥底に眠っている理由」を探るための方法が示され
ている。さらに，配付資料4「回復という山を登る」と配付資料5「複雑な気持ち」は，物質を
手放すことを恐れている患者（まちがいなくほぼ全員がそうであろう！）にとっては，やめる
ことで生じる現実的な困難や，「やめたいけれどやめたくない」という両価的な感情をふりかえ
るのに役立つツールである。

　物質使用に関連するもう1つの重要な問題は，ハームリダクションの概念である。これは物
質乱用治療における革新的な考え方であり（Harm Reduction Coalition, 1998），治療を拒否す
る患者というのは，結局のところ，永遠にすべての物質を放棄しなければならないという，「コー
ルド・ターキー（急激な完全断薬：監訳者注：スラングで「ヘロイン依存症者の離脱症状」の
意味がある。ヘロイン離脱時にみられる，激しい寒気を伴う全身の鳥肌を，「羽をすべてむしり
とられた七面鳥」になぞらえた比喩表現）」を受け入れることができないだけではないか，とい

物質があなたを支配するとき　　169

う認識にもとづいている。むしろ，ハームリダクションにおける「ウォーム・ターキー」モデル（Miller & Page, 1991）では，週5回使っていた物質を2回に減らす，あるいは，2種類の使用を1種類にするなど，使用物質を減らすことを称賛し，強化していく。このように長い時間をかけて少しずつ完全にクリーンになろうとすることで，患者は物質使用を克服するためのスキルを，より実感することができるようになる。

　確かに，私たちの治療プログラムが目指す「セーフティ」とは，トラウマに対処できるようになり，PTSD症状を完全に克服するには，物質を克服し，断酒・断薬を長期間持続することを意味している。しかし，物質を手放すことに同意できない患者に対しては，ハームリダクションのアプローチにもとづいて，少しずつ断酒や断薬していけばよいという方法も採用している。この治療法では，物質使用による恥や罪悪感を軽減することで治療の中断を防ぎ，むしろ治療関係を維持することで，ゆっくり回復に向かって前進していくことを重視している。とはいえ，セラピストは，決して患者の物質使用を許可しているわけではなく，物質の使用時には何らかの深刻な問題を抱えているという懸念について，一貫して伝えていかなければならない。そのため，患者がどんな理由で物質を使用しているのか聞きとり，使用限度のとり決め，そして治療を通じて物質を使用する頻度や量を減らしていかなければならない（くわしくは配布資料3）。特にセラピストが物質乱用に不慣れな場合，ハームリダクション的なかかわりは，「物質を使用しても大丈夫だ」というメッセージに受けとられやすい。そうではなく，物質依存の患者にどれだけ強制しても禁欲をつづけることはできないこと，かといって，物質を使用した状態では使用量をコントロールするなどといった理性的な判断ができない——こういった矛盾を理解したうえで物質乱用を克服していく，というきわめて困難な綱渡りを支援していく必要がある。物質には依存性があり，これをやめようと努力している人にとっては，非常に危険なものである。ちょうど，マッチで遊びたがる自分の子どもをイメージしてみてほしい。だれもが親として子どもに愛情を持って危険を伝え，使用を止めるだろう。こうした厳しさと寛大さという両極端のうち，ちょうど真ん中に身を置くことがこの綱渡りにおけるバランスの目標といえる。

　私たちの治療では，AAやNAといった自助グループの原則も取り入れており，すべての患者に自助グループへの参加を推奨している。しかし同時に，自助グループに参加しない患者の意思も尊重しなければならない。実際，デュ・ワース（DuWors, 1992）は，「AAがはたす治療的機能はすばらしい。しかし，必ずしもそれが万人の持つすべての問題に対して効果的だとはいえない」と述べている。その意味で，だれもが自助グループの真価を認めているとはいえないものの，PTSD患者のなかには，自助グループから元気をもらったと述べる者もいる。患者によっては，（AAの方針が精神状態の安定を支援することであるにもかかわらず）AAメンバーが精神科治療や薬物療法に反対するかもしれないとか，過去のトラウマは物質乱用の原因ではないというメッセージを押しつけられるのではないか，と訴えることもある。また，女性のPTSD患者のなかには，自助グループに男性が参加していることで不快な感情が呼び起こされると懸念する者がいるだろうし，「AAで，『あなたは子どものころに暴力被害にあったから飲むのではなく，あなたがアルコール依存症だから飲むのだ』といわれて傷ついた」と不満を訴える患者もいるだろう。さらには，患者のなかには，情緒面での発達が遅れ，さまざまな社会的集団での経験を重ねることができなかったために，社交スキルや他者に対する基本的な信頼感が不足している者もいる。セラピストとしては，そのような患者のことを不真面目だと非難したり，自助グループに参加するか否かの意思決定を無理強いしたりしないことが大切である。

　自助グループに参加することで大きく回復する人もいれば，グループがなくとも大きな回復

170　治療セッションのテーマ

をみせる患者もいる（Mark & Luborsky, 1992）。その意味では，日々の治療やほかの自助グループ，集団療法，さまざまな心理療法など，ほかの治療法はいくつもあることを念頭に置いておく必要があるだろう。

セラピストによくある反応

物質乱用は，患者との支配権闘争，退屈，非難，皮肉，無関心，ひきこもり，燃え尽き，強烈かつ不安定な感情など，セラピストに非常に大きな逆転移を引き起こすことが知られている（Imhof, 1990; Imfof et al, 1983; Najavits et al, 1995）。また，物質依存患者に対するセラピストの感情的な反応を研究した結果，セラピストは，物質乱用についての幅広いトレーニングを受けたにもかかわらず，時間経過とともに患者に対してネガティブな感情を抱くことも報告されている（Najavits et al, 1995）。その意味では，物質乱用はもっとも治療がむずかしい疾患の1つであるともいえる。なにしろ，治療からのドロップアウト率が高く，セラピストの英雄的ともいえる努力が必要である。それだけに，ほかのどんな疾患の治療よりもはるかに魅力的な面もあり，その点については，とても与えられた紙幅には収めきれない話題ではある。くわしくは上述したものに加えて，物質乱用の治療におけるセラピストの役割についてまとめた論文があるので，そちらを参照してもらいたい（Najavits et al., 2000; Najavits & Weiss,1994b）。

謝　辞

配布資料1「物質乱用とは？」における，物質使用障害はDSM-Ⅳ（APA, 1994）とリナルディ，スティンダラー，ビルホード，およびグッドウィン（Rinaldi, Steindler, Wilford, & Goodwin, 1988）によって定義されている。配布資料3「物質を克服する方法」の物質を乗り越えていく方法はミラーとペイジ（Miller & Page, 1991）から，そして飲酒のコントロールについてはマカラディとランゲンブッヒャー（MacCrady & Langenbucher, 1996）の研究を基礎にしている。配布資料4「回復という山を登る」のタイトルとイラストは，ソベルとソベル（Sobell & Sobell, 1993）から引用している（Copyright 1993, The Guilford Press "reprinted with permission" より）。配布資料7の一部は，自助グループとロジャー・D・ワイス（Roger D. Weiss）によって作られた。配布資料8「物質乱用とPTSD：よくある質問」の物質乱用とPTSDが併存している女性患者の研究は，ブラディ，ダンスキー，フォア，キャロル（Brady, Dansky, Back, Foa, Carroll, 2000）によってくわしく説明されている。

セッションの準備

◆ *必須事項：*
1. 配布資料3「物質乱用を克服する方法」の選択肢に懐疑的であった場合には，ミラーとペイジ（Miller & Page, 1991）の研究が役立つだろう。
2. 配布資料7「自助グループについて」を行う前に，患者に提供できる地域のAAやそのほかの自助グループの一覧表を入手しておくこと。AAのセントラルサービスやAAナショナルのフリーコールに電話で問い合せるとよいだろう。

物質があなたを支配するとき　　171

3. 物質乱用の治療が初めてならば，いくつかの関連書籍（Beck et al.,1993, Marlatt & Gordon, 1985, Miller & Rollnick, 1991 など）を読み，スーパーバイザーをつけること。

♦ 推奨：

1. 配布資料3「物質乱用を克服する方法」のために，主要な物質が体に与える害についての詳細な情報提供シートを入手しておく。（例：アルコール，コカイン，ヘロイン，マリファナ）。米国国立薬物乱用研究所（NIDA）にFAXして注文することができる（888-NIH-NIDA，または888-644-6432）。

2. 配布資料7「自助グループ」を行う際には，もしも一度も経験がないならば，12のステップを扱うミーティングに参加するとよい。自助グループの価値や，ミーティングの内容，雰囲気を患者に伝えるのに必要な知識を直接得ることができるだろう。

セッションの構成

1. **チェック・イン**（*患者1人につき5分以内*）第2章を参照のこと。
2. **引用文の紹介**（*手短に*）：183ページの引用文とセッションを関連づける。たとえば，「今日は物質乱用についてお話したいと思います。このページが示すように，治療の目標はあなたが物質を使用したことで自分自身を非難することではありません。しかし，物質乱用から回復できるように，まずは物質乱用について理解していきましょう」といったように。
3. **テーマを患者の生活に関連づける**（*セッションの大部分を使って丁寧に行う*）。
   a. *資料に目を通すようにいう。配布資料は，別々にでも，まとめででも使えるようになっている。なお，配布資料はそれぞれサブセッションであることに注意する。以下の「セッション内容」を参照し，第2章については患者のニーズとセッションの時間枠に応じて，資料から選択していく。*

   配付資料1：物質乱用とは

   配付資料2：物質乱用がどのようにしてPTSDからの回復を妨げるのか。

   配付資料3：物質乱用を克服するために

   配付資料4：回復という山を登る

   配付資料5：複雑な気持ち

   配付資料6：自身の物質使用を理解する

   配付資料7：自助グループについて

   配付資料8：物質乱用とPTSD：よくある質問

   b. *以下の「セッション内容」と第2章は，患者が生活上の問題と現在の対処法をつなげるために役立つだろう。*
4. **チェック・アウト**（*手短に*）第2章を参照のこと。

セッションの内容

このセッションは非常に重要な内容となるため，1セッションですべてを網羅することはむずかしいだろう。また，セラピストが物質乱用の治療の本質について，柔軟性を持って対応できるように作られているため，患者のニーズとは異なることもあり得る。各患者の知識量にもとづいて資料を選択することができ，必要ならば後々戻ることもできる。どの資料を使うか判断に迷った際は，第2章を参照してみるとよいだろう。

配付資料1：物質乱用とは？

目　標

□　患者が，自分には物質乱用の問題があると正直に評価できるよう援助する。

患者の生活とテーマを関連づける方法

★**自己探求**。患者が過去に使用した物質をチェックする。

★**ディスカッション**

以下に，この資料を使用するかどうか判断するための質問の例をあげる。

●「あなたは自分が物質乱用（または依存）の問題を持っていることを知っていますか？」

●「あなたか，あるいは身近な人で，あなたの物質乱用の問題について疑問を持っている人はいますか？」

●「物質乱用の定義を理解することは，あなたに役立ちますか？　それとも必要ありませんか？」

このパンフレットを使用する場合の質問は，以下の通りである。

●「日々の生活が物質に犯されていると気づいたきっかけは何ですか？」

●「物質乱用はあなたの人生にどんな影響を与えましたか？　恋愛関係ではどうでしたか？　仕事は？　健康は？　余暇の時間は？　あなたの発達には影響はありましたか？」

●「あなたが物質乱用を克服したら，人生はどのようになると思いますか？」

留意点

✦**患者によっては，物質使用障害の診断を見直すことが必要である。**これには以下のような患者が含まれる。①物質使用障害について否定する人，②ごくわずかな問題しかないために診断が曖昧になっている人，③セラピストからさまざまな意見を受けてきた人（たとえば，あるセラピストからは問題があるといわれ，別のセラピストにはそうではないといわれていた場合など），④物質乱用から依存に進行する危険があり，セラピストとして，自身の「今後」について学んでほしいと考えている人，⑤物質依存をより理解したいと望んでいる場合。たとえ理解が不十分でも，決意の一環として学ぶことは可能である。

✦**集団療法では「使用時の話」を避けること。**物質使用時の話や，PTSDの具体的な内容を聞

物質があなたを支配するとき　173

きすぎることは，患者にとって再使用のトリガーになる。患者がこのような使用時の細かな話をする場合は，話題を変えるとよいだろう。

✦ **DSM-Ⅳの診断基準に関する検討は重視していない**。これはPTSDとは対照的である。診断基準は，自分の本来の力をとりもどそうとするすべての患者のために作られている（「オリエンテーション」で説明した理由）。物質使用障害の基準はすべての患者で検討したが，この治療法を作り上げていくなかで，患者が自分に物質の問題があると認識しているかどうかは，しばしば診断基準に反映されないことが明らかにされた。

✦ **物質使用障害の診断は正確に行うこと**。患者が物質を使っていても，それだけで診断基準を満たしているとはいえない。

配付資料2：物質乱用がどのようにしてPTSDからの回復を妨げるのか

目　標

☐　物質依存がPTSDの治療を妨害するということに関して，患者の意識を高める。

患者の生活とテーマを関連づける方法

★**キーポイントの見直し**。患者に資料の要点をまとめるよう尋ねてみる。これはスキルを高めるための出発点として使用する。たとえば，「この資料が伝えようとしているのはどんなことでしょうか？」と質問してみるとよいだろう。

★**ディスカッション**

● 「あなたの物質依存がPTSDの治療を妨害しているのはなぜでしょうか？」

● 「物質を使わずにPTSDをコントロールすることを学べたとしたら，あなたはどう感じますか？」

● 「最近，物質を使わずにPTSDをコントロールできた例はありませんか？」

留意点

✦ **患者にとってPTSD以外にも物質を使用する理由があることに留意する**。これには，過去に学んだ習慣や外的トリガー（麻薬の売人に偶然会ってしまうなど），そして，物質乱用のある家庭での成育といった生物学的脆弱性がある。PTSDに起こる出来事は，すべて物質依存と関係があるわけではなく，また関連づける必要もないだろう。2つの疾患のつながりを本当の意味で理解し，総合的に悟ることが目標となる。

✦ **物質はPTSD症状によい影響を与えることを理解する**。すべての物質乱用がPTSD症状の悪化につながるといえるほど単純なものではない。実際には，この章の「オリエンテーション」で説明したように，PTSD患者の物質乱用の理由の1つには，PTSDの症状をいくらか軽減させる働き，つまり，強烈な不快感情を麻痺させ，夜間の睡眠を保障し，向社会的な感情や，感情へのアクセスを助け，そして不安を減少させる，といったことがよくみられている。しかし，被害妄想を増大させる，あるいは不眠を招くなど，PTSD症状に悪影響をおよぼす場合もある。物質がPTSD症状によい影響を与えると主張する患者に対して，こうしたことが

174　治療セッションのテーマ

あてはまるかどうか検証することが役立つだろう。しかし，重要なことはこれが長い目でみた場合にどうかということである。よい影響があるのは，ある一定の短期間，つまり数分から数時間程度にすぎず，長期間（1日から1週間単位で）は，患者のPTSD症状を改善できず，物質使用それ自体が自尊心や機能を低下させてしまいかねないのである。長期的影響を考えることは，物質をやめることに疑問を持つ患者に対し，断酒・断薬の必要性を認識させるうえで役立つであろう。

配付資料3：物質乱用を克服するために

目　標

□　患者にとって現実的かつ許容できる範囲で，物質を棄て去るための直接的なプランをつきとめる。そのためには「一度にすべてをやめる」，「試しにやめてみる」，「徐々に減らしていく」の3つの選択肢がある。

患者の生活とテーマを関連づける方法

★**計画を書き出してみましょう。**これは資料の最終セクションで取り扱う。

★*ディスカッション*

- 「あなたはどの計画に興味がありますか？　どの計画が一番あなたによいと思いますか？」
- 「以前試してみた計画はありますか？　以前はどんなことを試した，あるいは試しませんでしたか？」
- 「あなたは選択した計画にしたがうことができますか？」

留意点

✦ ***断酒・断薬に同意する準備ができていない患者に対し，評価や非難をしてはならない。***セラピストは，「今日のベターな計画は，明日のベストな計画よりも優れている」ということを覚えておくべきだろう。PTSD患者には，物質をやめることができない数多くの理由がある。なぜなら，物質は，PTSDがもたらす，圧倒的な現実味を帯びた恐怖，自殺衝動に駆られるほどの絶望感，自分が「悪い」という考えや，「自分など大切にするに値しない」という思い込み，極端に低い自尊心に対して即効性があるからである。物質乱用治療のトレーニングを受けてきたセラピスト，とりわけ12ステップモデルに依拠した治療になじんできたセラピストにとって，ハームリダクション・アプローチなどの，完全な断酒・断薬を必ずしも目標としない治療は，物質の使用を「許可」してしまっているように感じられることがある。なお，物質乱用とPTSDの重複障害を持つ場合と，物質乱用のみ，あるいは慢性PTSDとはまったく異なる障害であることを理解しておくべきだろう（例：重篤な抑うつを呈する場合には一般的に物質摂取をしなくなってしまいやすい）。また，断酒・断薬を強調するセラピストのもとには，それに協力的なPTSD患者がこぞって集まり，セラピストの意向に同意するだろうが，しかし現実には，患者の多くは断酒・断薬を実行しない可能性が高い。これは，幼少期に被虐待歴のあるPTSD患者にとって，高圧的な態度や何かを強制される状況が虐待の再体

物質があなたを支配するとき　175

験となってしまうことに由来している。治療には，患者がいまできることについて正直な評価を引き出すよう努め，断酒・断薬に向かってポジティブなステップを強化していくことが重要となる。

◆ **物質使用を減少させるための明確な計画を立てること**：患者は，これまでと同じように物質を使いつづける，という合理的な「選択」はできない。もっぱら一般精神科医療のなかでだけトレーニングを受けてきたセラピストのなかには，物質使用を減らす計画を立てる必要性を過小評価する者が少なくない。患者が，物質を減らす治療をせずに物質使用をつづけるのを，あくまで「自分自身で選択したこと」と伝えて片付けてしまうのは，危険なことである。セラピストから患者に断酒・断薬を強制することはできないが，あらゆる機会を捉えて，患者の物質使用を減らすための動機づけや支持的な介入を行っていく必要がある。その際，以下のことを伝えるのを怠ってはならない。それは，(1) 物質使用は自己破壊的な行動であり，ことにPTSDを抱えている人にとってはその傾向が顕著であること，(2) あなたの物質使用を心配している人間がいること，(3) セラピストとしては，物質使用の弊害を理解しているにもかかわらず，あなたが同じ水準で物質使用をつづけることを支持するわけにはいかないこと，(4) 重度の物質乱用は，文字通り死を招く危険性があることである。こうした「よい親」としてのアプローチは，物質使用を減らしていく方法を切り開いてくれる。といっても，それは決して，物質乱用治療からしばしば想像される，患者に直面化を行うようなステレオタイプな方法（例：セラピストの意見を押しつけて，患者が拒否する猶予を与えない）をせよ，といっているわけではない。ただ，忘れてはならないことがある。それは，物質乱用には患者を破壊する力——その破壊力は，自分自身を傷つける危険な衝動や児童虐待，自殺，あるいは放火と同じである——があり，セラピストは，効果的でありながらも，しかし共感的に，患者にはたらきかけつづけなければならない，ということである。なお，この時点では，治療計画の案のなかに，「適度に飲酒すること」や「ほどほどに薬物を使うこと」を許容する選択肢は提示されていない。その点を注意すること（配付資料を参照）。

◆ **患者が物質使用をやめる必要性を理解できないこともある。**これはかなり頻繁に起こりうる。患者は，自分の問題をあたかも他人事のように，「そんな深刻ではない」といったり，「ちゃんとコントロールできている」といったりするかもしれない。このような態度には，物質使用に対する両価的な感情を反映したものか，あるいは，物質をやめたらなにか起こるのではないか（たとえば，PTSDが悪化するのではないかなど）と恐れていることが関係している。ここでは，いくつかの介入が助けになる。具体的には，回復までの道のりに関する心理教育を提供する（なかでも，時間の経過とともに渇望は減じ，しらふで生きることが楽になること），あるいは，患者が物質使用と生活上のさまざまな問題との関係に気づけるように援助する，さらには，時間をかけて完全な断酒・断薬へと至れるように少しずつ物質使用を減らす，という動機づけを行う，といった介入である。同時に，この段階で決してやってはならないことを以下に列挙しておく。まず，物質使用を理由にして，患者が治療に参加する権利を奪うこと，次に，AAなどの自助グループへの参加を強要し，その場で「自分は問題を否認している」といわせること（これは，侮辱的な体験として患者に記憶されるだけである），そして最後に，挫折体験につながることがわかっていながら，あまりに早い段階で強引に断薬を誓わせたりすることである。

◆ **3つの方法のいずれかを選択したら計画を書き出し，患者に対して，これで間違っていないか，本当にその方向で挑戦できるのかを確認する。**さらに，それを実行するうえで障害とな

りそうなものを書き出しておく。

✦ **治療のさまざまな時点でその計画を再確認する。** 物質を減らす計画に同意が得られたら，セラピストは，患者が同意した計画の内容を忘れないようにし，治療経過中，折に触れて，患者がその計画通りに実行できるのかどうかを評価しなければならない。もしも実行することがむずかしいと評価した場合には，患者に合わせて計画をより現実的なものへと再調整するか（たとえば，患者は自分が許容できる以上の約束をしてしまっているかもしれない），あるいは，もともとの計画を実現する方法について考えてみる必要がある。また，患者が「試しにやめてみる」もしくは「徐々に減らしてみる」という計画に同意した場合には，セラピストは，次に展開について患者と話し合い，引きつづき支援を行っていく必要が出てくる（例：この実験をつづけるか，物質をさらに減らすのに挑戦するか）。このように，セラピストはいつでも患者と計画を変更し，配付資料3をよりよいものへとバージョンアップしていくことができる。要するに，治療経過を通じて，個々の患者の状況に応じた，物質使用をやめる，もしくは，減らしつづけるということに関する契約書があるべきだ，ということである。もしも患者が物質使用を少しも減らすつもりがない場合には，この「留意点」の項で述べたやり方で，患者の動機づけを行っていく必要がある。

✦ **乱用物質の情報シートを患者にわたし，** 物質が身体におよぼす悪影響について心理教育する。このシートが役立ったと報告している患者もいる（これらの無料教材の注文方法については，「セッション準備」の項を参照）。

配付資料4：回復という山を登る

目　標

□　物質をやめることに対して，患者に心の準備をさせるために，「回復という山を登る」というイメージ・エクササイズを行う。

患者の生活とテーマを関連づける方法

★ **リハーサルを行う。** ある状況を提案し，対処する方法について尋ねる。たとえば，「もしもだれかから薬物をあげるといわれたら，あなたはどうやって対処しますか？」，「薬物に対する渇望が出てきた場合，あなたはどう対処しますか？」，「もしもスリップ（うっかり1回だけ物質を再使用）してしまったら，どうしますか？」

★ **ディスカッション**

● 「あなたは，物質をやめると自分がどうなると思いますか？　何がもっともむずかしいですか？」
● 「物質をやめる際の困難を乗り越えるために，どんな準備ができますか？」
● 「あなたは，ヘロインをやりたいと思ったら，どう対処ができますか？」
● 「もしもスリップ[1]してしまったら，本格的に再発（アルコール・薬物を連続使用する状

---

[1] 「スリップ」という用語には問題がある。というのも，物質を使うという主体的な選択が，あたかも偶発的な事故であったかのようなニュアンスがあるからである。しかし，広く使われている用語なので，ここではそれにならった。

物質があなたを支配するとき　177

態に戻ること）しないようにするために何ができますか？」
- ●「『物質の使用につながる3つの考え』のうち，あなたにあてはまるものはありますか？」

留意点

- ✦ 患者が山登りの例を好まない場合は早々にあきらめ，物質をやめるため，実際にどんな準備すべきなのかについて一緒に検討し，計画の実行にとりくんでいく。
- ✦ 山登り図のA地点について話し合う際には，断酒・断薬違反効果について患者に説明する。断酒・断薬違反効果（abstinence violation effect；Marlatt & Gordon, 1985）とは，物質乱用からの回復段階では広くみられる現象であり，患者がうっかり1回だけ再使用してしまった際に，「もうなにもかも終わりだ！　1回使ってしまったのだから何度使っても同じだ！」と考えてしまう思考パターンを指している。このパターンに陥ると，その後，本格的に物質使用の状況は悪化し，物質は「乱用」の状態を呈して，再発となってしまう。一度スリップした後でも，ふたたび山登りをつづけていけるようにリハーサルを行い，準備していくことが必要である！
- ✦ 物質をやめることで患者は気分の不調を自覚することがある。物質使用をやめている物質乱用患者のなかには，「何だかわからないけど，とにかく嫌な気分」と訴える者がいる。患者は物質をやめることがとても不幸なことだと感じ，なにかがおかしいと考えがちである。そうした場合，それは治療中によくみられる気分の揺れであって，決して異常な現象ではないと伝え，可能なかぎり対処を試みさせる必要がある（例：「セーフティな対処スキル」を活用する）。登山中に「悪天候」や「悪いタイミング」に遭遇してしまったことに喩え，その状態が好きという人などいないが，一時避難所や落ち着ける寝床やシェルターをみつけるなど，対処法があることを伝える必要がある。

配付資料5：複雑な気持ち

目　標

- ☐　患者の*行動*がセーフティであるかぎり，物質使用をやめることに対して**複雑な気持ち**になることは正常な反応だと認識できるようになる。

患者の生活とテーマを関連づける方法

- ★ *自己分析*。物質使用を手放すことに関して，患者にネガティブ／ポジティブという両方の感情を明らかにするように尋ねてみる。これは，「賛否両論」リストとして知られている（Marlatt & Gordon, 1985）。
- ★ *ディスカッション*
  - ●「物質をやめること（またはPTSD症状）について，あなたは複雑な気持ちを抱いてますか？」
  - ●「物質を使用しつづけたいと思っていたとき，あなたは『悪い』（または『何もやる気がしない』，『怠け者になったみたい』，『なんか変』など）気持ちになりましたか？」

●「複雑な気持ちを抱えながら，いかにしてあなたのセーフティな行動を維持しますか？」

留意点

✦ 配布資料4の「留意点」を参照し，「回復という山を登る」のセッションと併用する。また，「分割された自己の統合」のセッションを参照することで，自身の異なる側面に関する情報をさらにくわしく患者に提供することができる。

配付資料6：自身の物質使用を理解する

目　標

□　患者が物質使用に関して，自分を責めるのではなく，自身に共感的に理解できるようになること。

患者の生活とテーマを関連づける方法

★*場面を再生する*。患者に対して，自分が最後に物質を使用した出来事が資料にあてはまるかどうか尋ねる。患者がそのときに自分がしていたこと，感じていたこと，考えていたことの詳細に気づけるように，「ゆっくりと」回想することを促すように質問し，自己批判よりも自己理解に向かって洞察できるよう指導していく。

★*ディスカッション*
  ●「物質を使用した後，自分がなぜそうしたのか理解を深めようとしましたか？　それとも自分を責めましたか？」
  ●「自分を責めるよりも，自己理解を深めた方が，物質使用を長い期間にわたって減らしてくれたのは，なぜでしょうか？」
  ●「物質乱用があなたにもたらす，財政的／感情的な犠牲はどのようなものですか？」
  ●「あなたが自分の物質乱用をより深く理解するには，リストにあるどの方法が役立ちそうですか？」

留意点

✦ *物質乱用を理解することは，使用しつづけることの許容を意味しないことを肝に銘じておく。* もしもセラピスト（または患者）が物質使用を許すという枠組みを受け入れてしまうと，物質乱用が正当化されることはないというメッセージ——人生に起こるさまざまな出来事には，物質に頼らずとも必ずセーフティな方法で対処できる——を訂正しなければならなくなる。しかし，もしも物質使用が起きてしまったら，一般には認められないことであり，誤った対処法であることを率直に伝え，ふたたび同じことが起こらないように方策を検討する必要がある。

✦ *思いやりのセッションを参照し，*自分を責めるのではなく，むしろ思いやりを持つ必要があることを理解させる。

物質があなたを支配するとき　179

配付資料7：自助グループ

目　標

□　自助グループの役割について検討し，患者が参加できるように励ます。

患者の生活とテーマを関連づける方法

★**少なくとも1つのグループミーティングに出席する計画を作る。**各地の自助グループのリストから，患者の居住地域内のミーティングを確認し，導入していく。

★**ディスカッション**

- ●「あなたは自助グループに行ったことがありますか？　それはなぜですか？」
- ●「自助グループについてなにか心配なことがありますか？」
- ●「どうしたらミーティングに参加し，学びを深めていけますか？」
- ●「あなたがミーティングを好まないとしたら，ほかのものを試せますか？」

留意点

✦*この資料は自助グループへの参加を試みたことがない患者か，参加したことがあるが現在は行っていない患者に対して推奨される。*患者が意欲的に参加しているならば，この配付資料の内容は必須ではない。ただし，患者がスポンサーを持ったり，参加日数を増やしたりすることを検討することは必要である。

✦*12ステップ・グループに参加するよう患者を励まし，患者の地元で行われているミーティングのリストを提供する。*こういったリストの入手法については，「セッションの準備」に書かれている。自助グループに参加したがらない患者に対して，その理由を明らかにするとともに，そのネガティブな考えの修正を行う。自助グループに参加するのには嫌な面もあるかもしれないが，安定した生活をつづけるのに役立つ面もあることを伝え，参加を励ます。

✦*一部のセラピストにとっては，12ステップ・グループへの参加に関して，患者自身の権利を尊重することが，重要な課題となる。*患者を励ますのはすばらしいことだが，出席を強要したり，出席しない患者を批判したりしてはならない。PTSDを抱える人のなかには，社交不安障害やパラノイアにも罹患している人は少なくない。そして，12ステップ・グループに対する抵抗感や（たとえば，サテル［Satel et al., 1993］）によれば，「自分の話が衆目に晒されること」や「ハイヤーパワーに屈する」など），異性への恐怖感——これは，飲酒酩酊時や薬物で高揚していた際に，男性からのレイプ被害を受けた女性患者に多くみられる——といった，自助グループに参加できない正当な問題を持っている人が存在する，ということを理解する必要がある。したがって，患者が自助グループへの不参加を決めたとしても，参加を強要したり，恥の感覚や罪悪感を抱かせたりすることがあってはならない。先入観を持つことなく，患者の選択を理解することが必要である。

✦*12ステップ・グループへ強い拒否を示す患者には，発見の戦略を実施していくとよいだろう*（「発見」のセッションを参照）。

✦*すべてのセラピストは，自らが12ステップ・ミーティングに参加すべきである。*実際に体験

180　　治療セッションのテーマ

することで直接知識を得ることができるだけでなく，このセッションを患者にとって有益な
ものとするうえで役立つはずである。ミーティングには誰でも参加することができ，その場
にいる理由を説明する義務もないが，可能ならばスピーカー・ミーティングに参加するのが
よいだろう。また，自助グループに参加している患者に対しては，以下のような質問をする
と，患者の参加意欲を高めることがある。たとえば，「12ステップ・グループとはどんなも
ので，なぜそのように呼ばれているのですか？」，「治療で学んだことは，AAの教えと矛盾
していますか？」，「オープン，クローズ，そしてスピーカー・ミーティングとは，どのよう
なものですか？」，「AA，ナルコティクス・アノニマス（NA），コカイン・アノニマス（CA），
アラノン，アラティーンの違いはなんなのでしょうか？」，「どのくらいの頻度でAAに行く
べきでしょうか？」，「AAのスピリチュアルな要素とはどのようなものですか？」，「AAは何
に役立ちますか？」，「SMARTとはどんなもので，AAとはどんな違いがありますか？」，「AA
のスポンサーにはどんなルールがあるのでしょうか？」といったものである。

配付資料８：物質乱用とPTSD：よくある質問

目　標

□　患者が物質乱用とPTSDから回復するためのメッセージの意味を理解できるように手助
けする。

患者の生活とテーマを関連づける方法

★「*質疑応答*」。患者の知っていることと知らないことを確認するために質問してみる。たとえ
ば，「PTSDの治療をはじめる前に，物質に関して『クリーン』になっておくのは絶対に必要
なことだと思いますか？」，「『自己治療』という考え方をご存じですか？」，「物質乱用をはじ
めたころ，トラウマ記憶に対してどんな対処をしていましたか？」など。
★*ディスカッション*
- 「PTSDと物質乱用の治療に関して，あなたから質問はありますか？」
- 「こういった質疑応答はあなたにとって役立つと思いますか？」
- 「あなたにとって役立つことが資料に書いてありましたか？　あるいは害になりそうなこと
はありましたか？」

留意点

✦ *極端な，または，厳しいメッセージは患者を混乱させる可能性がある。*不幸なことに，セラ
ピストや医療関係者のなかには，患者を救いたいという気持ちが強すぎるあまり，物質使用
をなかなかやめようとしない患者に対し，厳しい態度をとってしまう者がいる（例：「あなた
はPTSD治療にとりくむ以前に，まずは『クリーン』にならなければいけませんね」）。この
厳しいメッセージは，深刻な障害のある患者の場合には，自分が理解されず，関心を持って
もらえないまま，拒絶されたと感じられる可能性があり，何らのメリットももたらさない。
むしろセラピストは，自分にはいまだ知らないことが数多くあることを認め，極端な立場を

物質があなたを支配するとき　　181

避けて柔軟な態度で患者に向き合う必要がある。回復のプロセスは人によってさまざまであり，PTSDと物質使用障害の両者が併存する患者でもそれは同じであることを心に留めておく必要がある。

✦ **セラピストは，PTSDと物質乱用からの回復に関して，配付資料とまったく同じ見解というわけではない。**配付資料に示されている内容が，患者の考えと異なっているために，患者が腹を立ててしまうことがあるかもしれない。しかしその際，セラピストがとるべきスタンスは，この配付資料に書かれていることは，一応，現時点における重複障害治療に関する共通見解でしかなく，この問題については，いまだにわかっていないことがたくさんある，というものである。

✦ **解離性同一性障害の患者は，交代人格によって物質使用も変わる可能性があり得る。**解離性同一性障害（または多重人格性障害）はPTSDと非常に関連の強い重篤な精神疾患である（米国精神医学会, 1994）。この障害は，本来，1つであるはずの人格が，異なる名前，年齢，性別を持ち，さらに，明らかに異なる性格特性を持つ別の人格（「交代人格」）に分離してしまっているものである。このため，患者自身や交代人格が知らないうちに，あるいはコントロールできないあいだに，内部の別の人格が物質を使用してしまうことがある。このようなきわめて特異な性質を持つ障害に罹患する患者の治療には，交代人格の統合に関して専門知識を持つ，熟練したセラピストの助けが必要となる。治療においては，どのような形であれ，物質を使用している交代人格が治療の場に来ていることを称賛したうえで（たとえば，「あなたの別の人格は物質を使っていることを話してくれますか？」），物質の使用は危険であり，別の人格がしていることであっても，細心の注意が必要であることを認識してもらう必要がある。

むずかしいケース

＊「PTSDはコカインでよくなります。だから，やめるなんてもってのほかです」
＊「私は物質をやめたくありません。PTSDから回復することなんてないのですから，なぜわざわざやめないといけないのですか？」
＊「酒飲みの交代人格は，いまこの場にいませんよ」
＊「私はアルコールをコントロールできるときっぱりといい切れますよ」
＊「私はもう十分に我慢していますし，『物質使用の頻度や量を減らしていく』なんて達成できない目標を設定したりはしません」
＊「いつまで物質をやめなければならないのですか？」
＊「あなたは依存症になったことがあるのですか？　ないなら，どうして私を助けるなんていえるのですか？」
＊「PTSDの治療をする前にクリーンにならなければいけないのですか？」
＊「私はAAなんて行きたくありません」

引用文

「笑わない，嘆かない，非難しない。

しかし理解する」

──バールーフ・スピノザ
（17世紀のオランダ人哲学者）

物質乱用とは？

　「物質乱用」のもっともシンプルな定義は，物質によってあなたの人生がコントロールされてしまっている事態といえます。米国の医師会によれば，「物質の強迫的使用の結果として，身体的，心理的，あるいは社会的損害をこうむっており，その害にもかかわらず継続して使用している状態（Rinaldi et al., 1988）」と定義されています。物質はあなたの対人関係，仕事，あるいはそのほかのすべてのものよりも重要なものになってしまうかもしれません。

　物質乱用は精神疾患の一種とみなされており，「非行」でも，「怠惰」でも，ましてや，「快楽を追求している」わけではありません。

　一部の人たちが依存になってしまい，ほかの人はならない理由はだれも完全に理解できていません。生物学的要因か，過酷な人生経験によるものか，あるいはいくつかの要因が組み合わさっているのかもしれません。原因が何であれ，病気を克服するための方法を学ぶことが不可欠ですし，それはきっとできます！

　なかには，「自分には本当に物質使用の問題があるのか」と疑問を感じたり，ほかの人から，「あなたにはそんな問題はないよ」といわれたりする場合もあるでしょう。あなたには，以下にあげる項目があてはまるでしょうか？　まずは，そうした自問をしてみることが役立つでしょう。

あなたには物質乱用の問題がありますか？

　物質使用の問題を持っているとしたら，*物質乱用*（軽度な障害）か，*物質依存*（重度な障害）かどちらでしょうか？　一般に，「物質乱用」という表現は，物質使用とそれに関連するさまざまな問題のすべてを指す表現です。

物質乱用

★あなたにあてはまるものに*正直な気持ち*でチェックをつけてください。

＿＿＿　物質使用の結果，義務を果たせなかったことがある（例：仕事，育児）

＿＿＿　物理的に危険な状況でも物質の使用をくりかえしていた（例：運転している時）

＿＿＿　物質使用の結果，法的な問題をくりかえしていた（例：騒ぎを起こす，他害などの治安を乱す行為）

＿＿＿　上記のことがくりかえされるにもかかわらず，継続的に物質を使用している（例：他者と口論になる）

　上記のうち，1つでもあてはまったならば，物質乱用と診断されます。

Lisa M. Najavits (2002) から引用。版権は Guilford Press 社にあります。個人的な使用に限り，図書を購入してコピーすることが可能です。詳しくは，版権に関するページを確認して下さい。

184　　治療セッションのテーマ　　　　　　　　　　　　　　　　　　　　配布資料1

物質依存

★あなたにあてはまるものに*正直な気持ち*でチェックをつけてください。

_____ **Q**　物質使用の**量**［Quantity］が増加している。

_____ **U**　物質使用の**コントロールができなくなっている**［Unable control］。

_____ **I**　物質使用のせいで責任をはたすのが**妨げられている**［Interferes］（例：自宅，仕事，育児）。

_____ **T**　**多くの時間**［Time］を物質の使用に割いている。

_____ **N**　同じ効果を得るために，より多くの薬物を**必要**［Need］とする（"薬物耐性"）

_____ **O**　あなたの人生の**ほかの側面**［Other aspects］が物質使用によって傷つけられたにもかかわらず，使用しつづけている（例：健康，社会生活）。

_____ **W**　物質使用を中断すると身体的な**離脱症状**［Withdrawal］が生じる。また，離脱症状を管理するために物質を使用することもある。

　上記のうち，*3つ*があてはまったならば，あなたは物質依存と診断されます。頭文字をとって，*「QUIT NOW」*と覚えておいてください。

配布資料1　　　　　　　　　　　　　　　　　　　物質があなたを支配するとき　　185

物質乱用がどのようにしてPTSDからの回復を妨げるのか

　あなたがPTSDから回復したいと思うのは、まぎれもない事実でしょう。だれもがその苦しみとともに暮らすことを望んでいません。しかし、物質乱用があなたのPTSDからの回復を妨げていることに気づいていますか？　以下のリストはその助けになることでしょう。

　★正直な気持ちでチェックをつけてみてください。

物質を乱用することについて

☐ *PTSDの症状を悪化させます。*物質は抑うつ気分と自殺念慮を強め、あなたを不安定にさせます。たとえ、物質乱用がPTSD症状を一時的に「解決してくれる」（睡眠の改善や一時的な「麻痺状態」をもたらすなど）ようにみえても、決して長期的な解決にはつながりません。

☐ *物質は自分自身を知ることを妨げ、*あなた自身を見失わせます。PTSDの治療において、あなたは物質のない生活をよりいっそう意識する必要があります。

☐ *あなたのニーズが満たされることはありません。*あなたは物質を使用していると、愛しさを感じたり、自分自身を受け入れられるように感じたり、痛みが和らいだり、あるいは、自分を大切に育んでいるように感じるかもしれません。しかし実際には、物質はこういったものを与えてはくれません。あなたは、あなたにとって重要なニーズを満たすためのセーフティな対処法を学んでいく必要があります。

☐ *あなたの感情の発達を止めてしまいます。*あなたは年齢的には成人かもしれませんが、PTSDや物質乱用、あるいはその両方のために感情的には発達段階のどこかで「停止」しているかもしれません。物質をやめられたら、あなたの感情的な成長は進んでいくことでしょう。

☐ *あなたを孤立させてしまいます。*あなたはハイになっているとよい対人関係が築けません。PTSDの主症状には、秘密を持ちつづけ、起こったことに嘘をつき、孤独を感じるといった、人とのつながりからの孤立があります。物質乱用をつづけるかぎり、あなたには一生孤独がついて回ります。

☐ *自分の感情に対処するために使用をつづけてしまいます。*あなたは、PTSDから派生するさまざまな感情に直面することに耐えられず、「自己治療」として物質を使いたくなるかもしれません。しかし、本当の回復は、あなたのセーフティな対処を通して、感情のコントロールを学ぶことにあります。もしもこの方法をとることができ、物質使用を克服できたならば、あなたは必ず回復できるでしょう。

☐ *自分をコントロールできなくなります。*PTSDがもたらすもっとも困難な問題として、制御困難なトラウマ記憶の存在があります。物質が持つ性質はあなたの人生を追い込み、あなたのコントロールする力を奪っていきます。力をとりもどして、物質を克服しましょう！

Lisa M. Najavits（2002）から引用。版権はGuilford Press社にあります。個人的な使用に限り、図書を購入してコピーすることが可能です。詳しくは、版権に関するページを確認して下さい。

☐ **自己嫌悪に陥ります。** 物質によってコントロールされるようになると，あなたは自分のことが好きになれなくなります。PTSDによってすでに自己嫌悪に陥っているところに，物質乱用が追い打ちをかけるわけです。

☐ **自分を無視する方法です。** 物質を使用することで健康や思考，対人関係，自尊心，そして精神的安定を損ないます。あなたが幼少時に虐待やネグレクトを受けたことがあるのなら，物質乱用は，あなたに同じような被害をくりかえし受けさせるかもしれません。

　PTSDから回復するには細心の注意が必要ですが，そのなかで，物質乱用はあなたの回復を停滞させてしまうでしょう。

物質乱用を克服するために

→**一度にすべてをやめる。** これはＡＡで開発されたモデルで，かつては「コールド・ターキー」と呼ばれ，確かに一部の人には適した方法でした。最初は非常につらく感じますが，一般には，最終的に一番効果のある方法といえるでしょう。

→**試しにやめてみる。**「コールド・ターキー」ではなく，まずは１週間物質をやめてみる「ウォーム・ターキー」を試し，その後の面接の際に再評価しましょう。

→**徐々に減らしていく。** これはハームリダクションと呼ばれています。ゆっくりでも物質乱用の克服へと進んでいくことは，その場に停滞しているよりもはるかによいことです。あなたが毎日物質を使っているのならば，一日置きにしてみる。あるいはマリファナとコカインを使っているのであれば，コカインのみやめ，マリファナはそのまま使いつづける。こうした小さな成功体験を積み重ね，ついに物質を完全にやめることができるでしょう。

キークエスチョン：「私は物質使用を完全にやめなければいけませんか？」

　PTSDと物質乱用を併発しているならば，PTSDの治療を成功させるためには，少なくともしばらくは物質使用を完全に絶つことがどうしても必要だといえます。PTSDから回復した後で，この先，物質をセーフティに使用できるのかどうかを考えればよいと思います。PTSDから回復した人の多くは，物質を使うにしても，かつてのようにたくさん使う必要はないことに気づくものです。物質乱用の分野では，物質乱用の既往歴のある人がセーフティに使用できるかどうかについて，さまざまな議論があります。なかには，「節度ある使用」や「節酒」といった，一定の範囲内で使用も可能であると主張する人もいますが，このことが，かつて重篤な物質乱用問題を抱えていた人にもあてはまるとはいいきれません。いずれにしても，少なくともPTSDからの回復には，いまは物質を絶つ必要があるということは理解してほしいと思います。

Lisa M. Najavits（2002）から引用。版権はGuilford Press社にあります。個人的な使用に限り，図書を購入してコピーすることが可能です。詳しくは，版権に関するページを確認して下さい。

★どの計画ならば，あなたは今日から開始することを約束できそうですか？
以下のいずれかを選択し，記入してください。

- □ **(1) 一度にすべてをやめる**（AAモデル，または「コールド・ターキー」モデル）。
- □ **(2) 試しにやめてみる**（「ウォーム・ターキー」モデル）。
  どのくらいの期間やめてみるか記入してください：＿＿＿＿＿＿ 週間。
- □ **(3) 徐々に減らしていく**（「ハームリダクション」モデル）。
  このページの裏面に正確にあなたが減らしたい，あるいはやめたい物質，頻度，一度に使う最大量を書いてください（それ以下であれば使用してもよいですが，それ以上使ってはいけません！）。

メモ：
(a) 私は ＿＿＿＿＿＿＿＿＿＿（物質の名前）と関連する道具を捨てることに同意します。
(b) 私は ＿＿＿＿＿＿＿＿＿＿（大切な人）に物質を持ちかけないこと，周囲の人が使用しないようにお願いします。
☎もし自分の計画を破ってしまったら，私は ＿＿＿＿＿＿＿＿＿＿（電話番号，伝言）を使用して，
＿＿＿＿＿＿＿＿＿＿（セラピスト，スポンサー，恋人，友人）に ＿＿＿＿＿ 時間以内に連絡します。

留意点

❧**計画をサポートするために周囲にある物質をとりのぞいておきましょう。** 隠し持っている物質を捨て，物質を持ちかけないよう周囲に伝えておきましょう。

❧**必要に応じて「試しにやめてみる」と「徐々に減らしていく」を組み合わせることができます。** 物質使用を減らすことが非常に恐ろしく感じられるならば，短時間やめる試みをしてみてもかまいません。

❧**多くの人は物質をやめることについて，強気な考えを持っていることに留意しておいてください。** しかし現時点では，本当のところ，どのようなタイプの人はどのようにすればもっとも効果的なのかなど，だれも知らないのです。前述の3つの方法のいずれかをつづけているかぎり，セーフティは保たれます。あなたがどれか1つに試してみてもそれがうまくいかない場合は，セラピストとともに再評価し，ほかの計画に切り替えることもできます。

どんなことが起きても，あなたは物質に頼らず，セーフティに対処することができます！

配布資料3　　　　　　　　　　　　　　　　物質があなたを支配するとき　189

回復という山を登る

あなたの今いる場所

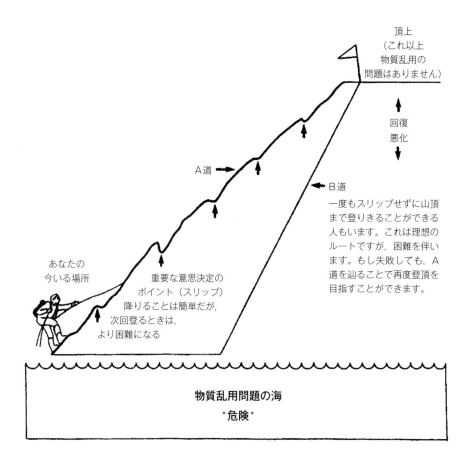

★ あなたはA道とB道，それぞれどんなことに気づきますか？
A道は試行錯誤し，途中でミスをくりかえしながら最終的には頂上にいたります。
B道は完璧で何の問題もなく，直接頂上を目指す方法で，ごく少数の人が成功させます！

メッセージ：どちらの道でも登頂することができます。

　あなたがこうした登山を想像したくないならば，別のものをイメージしてもよいでしょう。それは故郷へ帰国することでしょうか。あるいは，マラソンや車の教習ですか？　それともなにもありませんか？

Lisa M. Najavits (2002) から引用。版権はGuilford Press社にあります。個人的な使用に限り，図書を購入してコピーすることが可能です。詳しくは，版権に関するページを確認して下さい。

旅行の準備

あらゆる旅行と同じように，あなたは準備をしなければなりません。山登りには登山靴，食糧，テント，そして懐中電灯が必要でしょう。旅をするためには以下の手順を実行していきましょう。

→**親しい人には目標を教え，**その手伝いをしてもらってください（例：あなたの周囲の人が物質を使っていなければ，貰うことはあり得ません）。

→**「悪天候」に備えましょう。**物質の使用をやめると，一時的にPTSDが悪化する場合があります。それはちょうど嵐のようですが，決して永遠につづくことはありません。これは物質乱用によって隠れていた感情に直面する必要があることを意味しています。こうした感情を受け入れ，尊重することで，あなたが物質を再使用しなくてもすむように，努力や対処することができるようになります。

→**セーフティな対処スキルのリストを作りましょう。**これはこの山を登り切るための食糧と同じくらい重要です！　物質を使用しない理由や，使っていない日々で得たものをまとめるためにもよい方法です。すぐに確認できるように，このリストは財布のなかに入れておきましょう。

→**休憩時間を作る。**冒険中は楽しいばかりではありません。物質乱用をやめていると，惨めさや人生の楽しみを奪われたと感じるかもしれません。しかし，山登りをつづけていけば行きつく先にはすばらしいものが待っていますし，山頂からの眺めは最高に思えることでしょう。

→**「地図」を持っていく。**自助グループ，教育ビデオや書籍，さらにすでに回復した人々の体験談など，地図や旅行ガイドになりそうなものを用意し，旅についてできるかぎりのことを学びましょう。

→**困ったときに手を差し伸べてくれそうな人や場所の電話番号を持ち歩きましょう。**

→**開始日を設定しましょう。**今日からいかがですか？

→**罪悪感や自己嫌悪，憎しみを持っていかないようにしましょう。**ただの重荷になってしまうだけです。

→**物質を使用してよい理由など1つもないことを覚えておいてください。**たとえあなたがホームレスになり，喧嘩に明け暮れ，一日ですべてのお金を失ったとしても，「使ってもよい」という理由にはなりません。物質を使っても家を手に入れることも，喧嘩がなくなるわけでも，ましてやお金をとりもどすことができるはずはありません。一方で，あなたを問題に対処することができなくしてしまいます。

→**セーフティはあなたの周囲にあります。**セーフティな人々，セーフティな環境，セーフティなものなど。

→**物質を断れるかどうか自分自身を試す目的で，「テスト」しないでください。**夜間にわざわざ暗い路地裏を歩いてみてセーフティかどうか試す人はいないのと同じように，物質乱用していた状況に身を置いて回復を試す必要はありません。

→**渇望は当然起こることだと知っておいてください。**実際に使用しないかぎり，問題ありません。

→**「断酒・断薬違反効果」と戦いましょう。**これは回復においてよくみられる現象です。もし1度使用してしまったとしたら，あなたはもうすべて失敗したと絶望して，さらに使用をつづけてしまうかもしれません。そんなことはないので使用しないようにしましょう！　いったん立ち止まり，持ち直しましょう。10杯飲むよりも1杯ですませた方がはるかによいことなのです。

→**最終目標を覚えておいてください**。PTSDから回復することは，物質をやめるよう努力することです！

→**"物質の再使用につながる3つの考え（以下の枠内）"を覚えておいてください**。これは草むらのなかに潜む蛇のように飛び出してきて，あなたが見ていないときに傷つけるでしょう。

物質の再使用につながる3つの考え

🍸「これが最後の1回」🍸

👤「ひとりでもうまくやれる」👤

☒「自分だけは大丈夫」☒

★あなたの旅に必要なものは何ですか？

_____

_____

_____

複雑な気持ち

★ あなたはいまどんなことを考えていますか？「はい」か「いいえ」に丸をつけ，このページの下にある答えと答え合わせをしてみてください。

1. 物質をやめる気持ちになるまで待つのが最善の方法だ。　　　　　　　はい　　　いいえ

2. 多くの人が物質をやめることにさまざまな思いを抱えている。　　　　　はい　　　いいえ

3. 物質を使用したいと思うのは，なにか問題があるということだ。　　　　はい　　　いいえ

4. 回復を確信している人は物質をやめたいと考えている。　　　　　　　　はい　　　いいえ

☙ **物質をやめることに複雑な思いがあることでしょう。** あなたには物質乱用をやめたい気持ちと望まない考えがどちらもあるでしょう。複雑な気持ちはしばしば「アンビバレンス（両価性）」と呼ばれ，回復の初期段階で非常にしばしばみられる現象です。物質乱用をやめていくことは，苦しみが伴うとよくいわれています。物質をやめることは親しい友人を失ったように感じ，多くの人は複雑な気持ちを抱くものです。長期の断薬に成功した人も，治療の初期段階ではさまざまな気持ちがあったでしょう。

☙ **PTSDが回復することについても複雑な気持ちを抱くことがあります。** PTSDが身近に感じられることが，その人のアイデンティティになることもあります。つまり，「この心の痛みを持っていれば，トラウマがどれほどの悪影響があるかわかります。でも，もしもよくなってしまったら，私は虐待をした人に負けたことになってしまいます」，「仲間が戦場で死んでしまっているのに，私はトラウマから解放される権利なんてありません」というように，治療が進むことや症状がなくなってしまうことを恐ろしい，とさえ感じることがあります。苦しみから解放されることは，あなたの身に降りかかった出来事がなかったことにされてしまうのではないか，と感じられるのでしょう。

☙ **複雑な気持ちにどのように対処しますか？** あなたがたくさんの複雑な思いを抱えているのは自然なことです。しかし，たとえどのように感じたとしても，セーフティな行動を視野に入れておかなければならないことをいつも忘れないでいてください。これは物質を使用することや，真面目に治療にとりくむこと，複雑な気持ちについてオープンに話すべきだということをいっているわけではありません。PTSD症状や物質乱用を克服する気持ちを決してあきらめていないことがなによりの救いではないでしょうか？

　　[解答：いいえ，はい，いいえ，いいえ]

Lisa M. Najavits（2002）から引用。版権はGuilford Press社にあります。個人的な使用に限り，図書を購入してコピーすることが可能です。詳しくは，版権に関するページを確認して下さい。

配布資料5　　　　　　　　　　　　　　　　　物質があなたを支配するとき　　193

自身の物質使用を理解する

　物質を使用している場合，その理由を理解することが鍵になります。恥の感覚や自己嫌悪，罪悪感，自責感は，いずれも自身に対する理解を妨げてしまいます。

　ただし，理解するということは，物質の使用が許されるという意味ではありません。また，物質使用はPTSDと物質乱用から回復するためのセーフティな対処法には決してなりえません。つまり，「いいわけをするのではなく説明すること」が求められるのです。

　ここでは，物質使用について理解するための方法を探っていきましょう。

気づきのためのポイント

　*使用するたびにあなたは決定を下しているのです。*自身を正当化する言葉に気づき，「自分自身」で選択してみてください。もしも心の声に耳を塞ぎながら毎回使用しているのであれば，それを無視せずに，満足感や他者とのつながり，安心感，愛情，祝福，症状緩和などに注意を向ける必要があります。例をあげるならば，「友だちとマリファナを吸っているとき，何かの一部になってしまいたいと思いました」，または，「私は酒屋を見て，『ストレスがたまっているから，１杯だけ飲みたい』と思いました」など。どんなものにも注目に値する合理的な理由があるはずなのに，物質にはそれがありません。また，「スリップ」や「逆戻り」といった物質使用について話し合うことが助けになるとはかぎりません。まるでアクシデントであったようにも聞こえますが，物質を使用することは事故ではなく，いつでもあなたが選択の結果なのです。選択肢を持つということは，あなた自身とあなたのニーズを理解し，助けになることもできるということです。

　*無意識を探究してください。*そこにはあなたが使用した時間が確かにあるはずなのに，なにが起きたかがわからない，という場合があります。特に解離症状（PTSDではよくあります）を抱えている人は，バーに座ってアルコールを飲んでいたはずなのに，それを知ることはできないことがあるでしょう。それを知るためのもっともよい方法は，物質使用につながったあなたの無意識の一部をよく調べることです。これはときに「ジキル博士とハイド氏のパーソナリティ」，または，「自己分離」と呼ばれているもので，あなた自身にトラブルを起こす人格が存在し，これが陰で驚くべき行動をしています。もちろん，あなたは，物質使用に駆り立てられた人格がいたとしても否定するでしょうし（「物質を使おうなんて考えていません」），怒りの人格など理解に苦しむかもしれません（「私は怒る権利を持っていません」）。まずは物質を使用しているあなた自身のことを知ろうと努力することで，意識できるようになるでしょう。ここでも，無意識に注意を向け，耳を傾ける必要があります。

Lisa M. Najavits（2002）から引用。版権はGuilford Press社にあります。個人的な使用に限り，図書を購入してコピーすることが可能です。詳しくは，版権に関するページを確認して下さい。

ゆっくりと場面を再生すること

　映画をスローモーションで見ているかのように，物質使用にいたるまでのすべてを書き込んでください。自分に本当に正直になって物質を使用する動機を理解しましょう。

　　　だれといましたか？
　　　どこにいましたか？
　　　なにを感じ，考えていましたか？
　　　何時頃でしたか？
　　　なにか対処しようとしましたか？
　　　あなた自身か，あるいはほかのだれかとどんな話し合いをしましたか？

　次回対処するための解決法を探しましょう。よいエンディングを迎えるように，ゆっくりと場面を再生し，ふたたび恥や自己嫌悪を感じずに済むように，よりよい対処ができるようにしていきましょう。「セーフティな対処リスト」を読みながら，最良の答えを出してみてください。

　　　たとえば，あなたは物質を使ってしまった，なぜなら……
　　　混乱してしまったから……そんなときには，だれかに打ち明けましょう。
　　　夜眠れなくなったから……そんなときには，睡眠障害専門医に相談しましょう。
　　　あなたの妹が亡くなってしまったら……そんなときには，思うぞんぶん泣いて悲しみを吐き出しましょう。

物質使用の意味を調べましょう

　PTSDを持っている人の物質使用にはさまざまな意味があります。眠るための方法，痛みを抑えるための麻薬，他者に受け入れてもらうための道具，緩やかな自殺企図，依存者に戻りたくなった，助けを求める叫び，心の痛みを他者に理解してほしい，記憶を消し去る，または過去の記憶に触れるため……あるいは，これとは異なるほかの意味もあるでしょう。物質を使おうとするたびに，自分にとってどんな意味があるのか理解していきましょう。

代価に気づくために

　「ただより高いものはない」ように，なんの代償もなく物質を乱用することはできません。物質使用には感情的・経済的な対価があります。使用することで数分または数時間の快感は得られますが，後々あなたは大きな代価を支払うことになります。人間関係面の対価（だれかを傷つけていませんか？），経済面な対価（もっとよいことにお金をかけられませんでしたか？），そして，感情面の対価（自分自身についてどのように感じていますか？）についてそれぞれ考えてみてください。

配布資料6　　　　　　　　　　　　　　　　　　　物質があなたを支配するとき　　195

使用した後，自分自身にどんなことをいっているのかふりかえりましょう。

　PTSD患者の多くは，物質を使用した後に「自分を責めて」しまいます。 使ってしまったことで自責し，自らを拒み，恥じ，そして，自分を怒鳴りつけます。こうした心の叫びに対して，開かれた心と考えで動機づけやニーズに耳を傾けることができなくなってしまうと，そこであなたの成長は止まってしまいます。別の破壊行動のパターンは，完璧主義を貫くあまり，一度スリップしてしまったら致命的な失敗と思い込み，1杯のアルコールですむところを，10杯飲み干してしまいます。もしも使用してしまったときには，自分の心の声に気づいてください。それは親切で思いやりに満ちた声ですか？　それとも，無慈悲に罰する声ですか？（そして，その声は，あなたの成長過程で聞いたことのある，厳しい養育をしてくれただれかの声を思い出させるものですか？）

自助グループ

　自助グループが合う人もいれば，合わない人もいます。こういったグループにはアルコホーリック・アノニマス（AA），ナルコティクス・アノニマス（NA），コカイン・アノニマス（CA），SMARTリカバリー，デュアル・ディアグノシス，レイショナル・リカバリー，セキュラー・オーガニゼーション・ソブラエティ（Secular Organization for Sobriety：SOS），ギャンブラーズ・アノニマス（GA），セクサホリクス・アノニマス（SA），エモーションズ・アノニマス，アラノン，アラティーン，ピアレント・アノニマス，そしてコ・ディペンデント・アノニマスなどがあります。

＊*自助グループに参加したことがないならば，一度参加してみてください。*
＊*グループは助けになってくれます。*あなたの回復を最大限援助してくれます。自助グループという，あなたと同じように物質をやめようとしている人の共同体では，物質乱用についての学び，未来に希望を持ち，そして，すでに回復した人からの知恵が得られます。
＊*グループに参加しても合わないと感じたらば，ほかの自助グループに行ってみて，*あなたに合うグループを探してください。各グループによって文化が異なりますし，特徴もさまざまで，たとえば，女性，同性愛者，従軍経験者，初心者，非喫煙者など，独自のミーティングがあります。同様に，ミーティングにもスピーカー・ミーティング，12ステップ・ミーティング，ディスカッションミーティングなどの種類があります。あなたにとってのホームグループを探してみてください。
＊*12ステップ・グループの精神が肌に合わないならば，*代わりにSMARTリカバリーやレイショナル・リカバリー，あるいはSOSなどもあります。精神性よりも理論的なアプローチが合う人，物質乱用を障害にわたる問題として捉えることに対する疑問から，AAを好まない人もいます。
＊*自分のために現実的な1週間の目標を設定し，乗り越えていきましょう。*毎日ミーティングに参加しようとして重荷になってしまうよりも，1週間のうち2回ミーティングに出席することを遵守した方がよいでしょう。
＊*自助グループはPTSDではなく，依存症からの回復を目指していることを覚えておいてください。*自助グループのメンバーは彼らなりの理由があって通っているのであって，あなたは求められないかぎりPTSDのことを話すべきではありません。PTSDを理解している人は少ないことに驚かないようにしてください。
＊*ときには薬物療法に反対する立場の人の考え*（「抗うつ薬はコカインと同じくらい危険ですよ」）*や，心理療法に懐疑的な立場*（「あなたに必要なのはAAだけです」）*の人もいるでしょう。*これは自助グループの公式見解ではありませんし，こういったアドバイスを無視してもかまかまいません。
＊*PTSDを持つ人は自助グループがむずかしいと考えがちです。*なぜならば，不健康な人間関係に巻き込まれたり，そのほかの経験をしたりしたせいで，あるいは，社会恐怖やパラノイア

Lisa M. Najavits（2002）から引用。版権はGuilford Press社にあります。個人的な使用に限り，図書を購入してコピーすることが可能です。詳しくは，版権に関するページを確認して下さい。

配布資料7　　　　　　　　　　　　　　　物質があなたを支配するとき

に罹患しているせいで，他者との関係を築くことが困難だからです。もしもあなたが自助グ
ループの必要性を本当に感じていながらも，なかなか踏み出せずにいるならば，それでもか
まかまいません。参加しないことであなたがまちがっていると非難されることはありません。
あくまで個人の選択が尊重されますし，治療の方法はほかにもまだたくさん残されています。

物質乱用とPTSD：よくある質問

　物質乱用とPTSDの関連性はごく最近になって研究されはじめたため，これら2つの診断について知っていることもあるかもしれません。このページでは，情報を整理してみましょう。

質問：*PTSDの治療をする前に，物質からクリーン（アルコール・薬物が完全にとまっている状態）になる必要があるというのは本当ですか？*

回答：これは非常に多い質問です。しかし，一般にセラピストの多くは，2つの疾患が同時に治すべきもので，かつ，治せるものだと信じています。これは統合的治療とも呼ばれ，一時期クリーンでいた患者が，PTSDの症状に圧倒され物質の再使用を何度もくりかえす，いわゆる「回転ドア」問題を防止することができます。

　この治療法の場合，あなたは2つの疾患を同時並行して治療を受けることができますし，治療に専念しているかぎりセーフティであるといえます。だれでも「現在に焦点をあてた治療」の恩恵を得ることができますし，PTSDと物質乱用の双方の対処法を学ぶことができます。たとえば，それぞれの障害について学ぶことで，その関連性を焦点化しながら，症状コントロールのための新たなスキルを訓練していくことなどが，それにあたるでしょう。加えて，「現在に焦点をあてた治療」は過去を詳細に語る際に役立つかもしれません（これは「暴露療法」または「喪の仕事」とも呼ばれています）。ただし，こういった治療は非常に侵襲性の高いもので，あなたが治療を実践してもセーフティかどうかを評価するには，セラピストの協力がなければなりませんし，ある程度回復するまで実施できない可能性もあります（この問題については次の質問で詳細に述べます）。

　強調しておきたいのは，PTSDからの完全な回復のためには長期間のクリーンが必要である，ということがセラピストのあいだの共通理解です（なお，完全な回復に必要なものについては，「あなたの力をとりもどす」のPTSDの項目を参照してください）。つまり，物質を使用することでPTSDからの回復が妨げられていることを知っておいてください。

　あなたは，「半年から1年はクリーンをつづけなければ，PTSDの治療などできるはずがない」とか，「あなたが本当に考えなければならない問題はただ1つ，物質乱用だけだ」などと，善意にもとづくきわめて極端な意見を押しつけられた経験があるかもしれません。また，PTSDではなく物質乱用のみを扱う必要性から，まったく逆の意見をいわれる可能性もあります。くりかえしますが，2つの疾患を同時に治療することが現在のところ最良の治療と考えられています。PTSDと物質乱用ともに，セーフティに対処できるように学習していくことを強く勧めます。

Lisa M. Najavits（2002）から引用。版権はGuilford Press社にあります。個人的な使用に限り，図書を購入してコピーすることが可能です。詳しくは，版権に関するページを確認して下さい。

配布資料8　　　　　　　　　　　　　　　　　　　　　　　　　物質があなたを支配するとき　　199

質問：*トラウマのつらい記憶を早めに話しておくことで治療は進みますか？*

回答：確かに一部でそれが有効な人もいますが，そうでない人もいます。これはむずかしい問題で，適応となる患者さんは非常に少ないといわれています。PTSDと物質乱用を並行して治療する「統合的治療」においては，クリーンであるあいだに過去のつらい記憶を呼び起こすわけではありません。この記憶はあまりに強烈であるために，十分な臨床経験をもったセラピストが治療にあたらなければ，物質の再使用につながってしまう心配があります。このプログラムの方針では，あなたがトラウマに十分に対処できる能力が備わり，機が熟してから，痛みを伴う記憶を掘り下げていくことを推奨しています。

質問：*AAなどの自助グループには通うべきですか？*

回答：PTSDと物質乱用を持つ場合，自助グループを嫌がるか，気に入るか，どちらでもないか，人によって判断が分かれます。もしもあなたが自助グループのことを気に入ったならば，それはすばらしいことですが，試してみてもどうにも好きになれない場合は，それはそれで問題はありません。ソーバー（しらふ）やクリーンな生活を送るための方法はほかにもありますが，どちらにせよ，回復のための方法を探す必要はあります（例：心理療法，薬物療法，薬物カウンセリング）。ときには自助グループに行くことにプレッシャーを感じたり，あなたを緊張させるグループのメンバーを不快に感じたりすることもあるでしょう。このような理由からあなたが自助グループに対してよくない印象を抱いたとしても，そのこと自体はもっともなことです。ただ，まだ一度も試したことがないのであれば，ぜひ一度は体験してみることが大切です。

　なお，深刻な社会不安を持っている場合は，はじめて自助グループに行く前に，心理療法などの個別治療でとりあげる必要があります。要するに，あなたにあった方法で治療をするために，あなた自身の判断を尊重し，適切な治療法を見つけることがもっとも大切なことなのです。そのためには何カ所かの自助グループをまわってみることをお勧めします。

質問：*私はPTSDと物質乱用以外の問題も抱えていますが，そちらに重点をおいてもよいですか？*

回答：大丈夫ですし，むしろ推奨されます。あなたは人であって，物ではありません。PTSDと物質障害とが同時に依存している人は，しばしばギャンブルや摂食障害など，ほかの依存症関連問題を持っていることや，無職やホームレス問題，医学的問題，ドメスティック・バイオレンスなどの日常生活を送る上での困難を持っていることがあります。現在のあなたの人生を立て直すことがもっとも重要な課題です。本書はあなたの問題に役立つことを知っておいてください。

質問：*一時的にでも物質をやめればよいんですよね？*

回答：短期的にはよいかもしれませんが，長い目で見るとあまりよいとはいえません。十分な学術的裏づけはありませんが，臨床経験上，調子がよいと感じる前にはたいてい体調が悪化しています。あなたがクリーンになってしばらくすると，時間経過とともに体調が悪化しはじめることを忘れないようにしましょう。そしてそれ以上，悪化しないようサポートを得て，対処をくりかえしていくことが重要です。ときに重複障害は軽視され，

早い段階で物質をやめるよういわれるかもしれませんが，現実はそれほど簡単な話ではありません。たしかに，うつ病と物質乱用を持っている人がクリーンになると，すみやかにうつ症状が消失することがあります。しかし，PTSDの場合には，そのような現象はほとんどみられず，物質をやめると，たいてい一時的に症状が悪化します。

質問：物質乱用がPTSDの「自己治療」であるというのは本当ですか？

回答： これについてはたくさんの研究報告があります。外傷体験した後，トラウマの精神的な痛みに対処するためのまちがった方法として，物質乱用になってしまうこともあります。一方，もともと物質乱用を持っており，物質でハイになった状態で危険な人物や危険な場所に近づき，結果的に外傷体験を受けた人もいます。ほかにも，物質乱用の親から虐待されて育ったケースもあります。元来まったく質の異なる2つの疾患ですが，両者が併存した場合，それぞれの問題が複雑に絡み合います。これはつまり，両方の障害に対して同時に支援が必要だということを意味しています。

　ここでの回答の学術的な裏づけについては，さらなる研究が必要なものもあることにご注意ください。あくまでも，これまでの研究知見や臨床経験からわかるかぎりの範囲で回答したものです。しかし，あなたが努力し学びつづける必要があるように，精神疾患と物質乱用の分野も研究を重ねていき，新しい発見をつづけることでしょう！

謝辞：配付資料1：「物質乱用とは？」──米国精神医学会（1994）より。配付資料3：「物質乱用を克服するために」──ミラーとページ（1991）より。配付資料4：タイトルとイラストは「ギルフォードプレス（ソベルとソベル，1993）」から許可を得て転載。「物質の再使用につながる3つの考え」はデュ・ワース（1992）より。こうした資料についてくわしく知りたい場合は，担当セラピストに聞いてほしい。

配布資料8　　　　　　　　　　　　　　　　　　物質があなたを支配するとき　　201

誓いのためのアイデア

1つの行動を契約することで，人生が前進するでしょう！
役に立つと思えることなら何でもいいのです。
あるいは，以下のアイデアのどれか1つを試してみるのもいいでしょう。
誓いを守ることは，自分自身を尊重し，敬意を払い，ケアすることになるのです。

◆ 選択肢1：12ステップ・グループのミーティングやAAなどに参加し，継続を検討してみてください。

◆ 選択肢2：次の引用文を読んでみてください。

「強く願ったことは必ず叶う」
——T. ピーベリー

PTSDと物質乱用を克服できたとして，あなたの人生を書き出してみましょう。
毎日の生活をどう過ごしていますか？
どんな風に人とかかわっていますか？
欲求不満や失望感にどうやって対処していますか？
必要ならば，想像をより鮮明なものとするために，この人生を送る「人」に名前をつけてみてください。

◆ 選択肢3：物質を使用せずに日々を過ごせたら，実際に役立つと思われる報酬をリストにしてみてください。

◆ 選択肢4：一枚の紙の真中に線を引き，左側には物質を使用する「メリット」を，右側には物質を使用する「デメリット」をそれぞれ書き込んでください。どちらがあなたにとって重要でしたか？

◆ 選択肢5：以下の状況を想像してみてください。

あなたは「試しにやめてみる」ことを実践するため，1週間物質を使わない約束をしました。水曜日の時点であなたは打ちひしがれ，夜も眠れず，この絶望感を少しでも軽くしたいと強く願います。必死に自分と戦いますが，ついにマリファナ煙草を吸ってしまいました。

この出来事について，理解できるところや自身と共通している点を探してみてください。可能ならば，実際に友人と一緒に再現し，セラピストやスポンサーからフィードバックを受けてみてください。

Lisa M. Najavits (2002) から引用。版権はGuilford Press社にあります。個人的な使用に限り，図書を購入してコピーすることが可能です。詳しくは，版権に関するページを確認して下さい。

対人関係

助けを求める

概　要

PTSDと物質乱用のどちらの疾患についても，助けを求める力が障害される。今回の話題は，助けを求めることの大切さを患者に自覚してもらうように励まし，効果的な助けの求め方について取り上げたい。

オリエンテーション

「電話をかけようとしても，受話器が1000ポンドもの重さに感じられます」

「助けを求めるか，どうするか迷っています。もしも助けてもらったとしたら，私は罪悪感を覚えてしまうでしょう。でも，助けを求めなかったら，自信を失って孤独を感じてしまうでしょう」

「助けを求めることは，なんとむずかしいことなのでしょう。コカインをやめることのほうが，助けを求めることよりもずっと簡単なことだと思えます」

「人生で出会ったすべての人はいろいろな方法で私を傷つけてきました。信じようとは思いますが，それは簡単なことではありません。もうこれ以上，傷つきたくはありませんから」

PTSDおよび物質乱用からの回復においては，周囲の人に助けを求めるのは不可欠なことである。「薬物の力と助けを求めることは同じことだといわれている。経済における需要と供給のように，気体の動態でいう体積と圧のように，切っても切れない密接な関係がある。頭に銃を向ける，すなわち，助かるか，死ぬか」（DuWors, 1992, p97-99）。同様に重症のPTSDというのは，人間関係のなかでのみ回復ができるといわれている（Herman, 1992）。

患者が助けを求めるのがむずかしいのには，もっともな理由がある。育ってきた環境のなかでだれも信頼できなかったかもしれないし，だれかの「強い」イメージを維持しなければならないと考えているのかもしれない。あるいは，助けを求めることが罰を受けることだと学習した可能性もある。多くの場合，PTSD患者は，トラウマを負ったときに十分な助けを得られな

かったために，助けを求められる状況になったいまでも，助けを求められないと感じているのかもしれない。そうしたなかで，物質の乱用は，患者が得られる唯一の助けのような感じだった可能性がある。それは堕落した方法での援助希求だったかもしれないが，PTSDおよび物質乱用に関心を向けない治療システム，または，本来，患者に治療を提供すべきところを，司法機関において刑罰を科されるはめになった可能性もある。助けを求めることについては，1人の患者が語る葛藤体験として，今回とりあげる話題の最後にある，「ある患者の話：なぜ助けを求めることがむずかしいのか」を参照してほしい。

　ここでの話題は，周囲の人に対して，いままでよりも効果的にかつ頻繁に，手を伸ばして助けを求めるための方法がはっきりと提示されている。いざというときに，ここで学んだスキルを使えば，文字通り人命を救助できる。なぜなら，実際，本来必要な助けを患者に与えることができない，または助けようとしない人たちが，患者の周囲には数多くいるからである。重要なのは，結局，セラピストだけしかいないとしても，患者が自分を助けられる人のところへ行くのを学ぶことである。なお，周囲の人たちからの支援に対して，「はい，助けが必要です」と患者がいえるようになるためには，「関係性の境界線を引く」を参照してほしい。

セラピストによくある反応

　周囲の人たちに支えられた環境で育ったセラピストの場合は特に，助けを求めることに対するむずかしさをセラピストが軽視することがある。セラピストのなかには，患者は現実を実際以上に捉えるという点で認知のあり方に問題がある，と考える者が少なくなく，患者が助けを求めることの危険性にさらされていることに，セラピスト自身が気づいていないこともある。この問題について，さらに理解するためには，以下に示す「留意点」の項を参照してほしい。

セッションの構成

1. ***チェック・イン***（患者1人につき5分以内）。第2章を参照のこと。
2. ***引用文***（手短に）。210ページを参照のこと。引用文とセッションを関連づける。たとえば，「今日は助けを求めることに焦点をあてようと思います。助けを求めることが大きな危険性のように感じる人もいるかもしれませんが，その危険性を請け負って，手を伸ばして助けを求めることを学ぶのは，とても大切なことなのです」といったように。
3. ***患者の生活と今回のテーマを関連づける***（セッションの大部分を使って丁寧に行う）
    a. *配布資料に目を通すようにいう。*
        配布資料1：助けを求める
        配布資料2：アプローチシート
    b. *患者の実生活での具体的な問題とこのスキルを結びつける。*「セッションの内容」（下記参照）と第2章をヒントとして，参照してもよい。
4. ***チェック・アウト***（手短に）。第2章を参照のこと。

204　　治療セッションのテーマ

セッションの内容

目　標

- □　効果的に助けを求める方法について話し合う。
- □　助けを求める方法をリハーサルする。
- □　助けを求めることに関する患者の経験を探っていく。

患者の生活とテーマを関連づける方法

★**ロールプレイ**。患者が抱えている，現実生活の状況をロールプレイするとしたら，このセッションがもっとも適している。患者は，最近助けを求める機会があった出来事のなかから，題材を選択する。前回のセッションまでに，患者が不安定な行動（物質乱用，暴力的な喧嘩，自傷行為，無防備なセックス，自殺企図）を行ってきたのなら，まずは助けを求めるスキルをリハーサルすることを強く勧める。たとえばセラピストは，「最後に物質を使ったときのロールプレイをしてください。だれかを呼ぶことはできましたか？　何を伝えられましたか？」と伝える。そのほかのロールプレイとして次のようなものもある。「セーフティを感じていないことをセラピストへ伝えてください」，「孤独を感じたら友人を呼んでください」，「だれかを誘って自助グループへ行ってください」，「この治療に向けて，話題を一緒に復習してもらえるよう配偶者に頼んでください」，「自分や周囲の人を傷つけたい衝動に駆られたらだれかを呼んでください」。

★**アプローチシートにとりくませる** *（配布資料2）*。セラピストは，現在の状況で助けを求めることの利点と，どのようにとりくむかといったプロセスを確認するよう促す。「頭の中」にある思い込みから抜け出して，「何が現実」なのかを患者が明確にすることが目標である。そのため，アプローチシートの空欄（助けを必要とするときに何が役立ちますか，だれに話せますか，何が起きると思いますか）と，配布資料2を見て3番の課題までを記入するよう伝える。そうすれば，次のセッションまでに個々の状況で実際に助けを求めようとして，予想が正しかったかどうかを患者が評価することができるだろう（アプローチシートの4番目の課題を記入できる）。

　　患者の成功を支援するには，患者が，課題にとりくんでいるふりをする，という表面的な作業にならないよう注意して見守る必要がある。その際，患者にとってもっとも成功しやすい状況を選ばせるべきである（例：だれかにセーフティについて尋ねてみる）。また，助けをうまく求めうまくられなかったときの対処法について，具体的に話し合っておく必要がある。そこでは，患者の課題遂行を妨げる，実際的かつ感情的な障害を明らかにし，次のセッションで，患者の身に起こったことに対処する必要がある。たとえうまくいかなかったとしても，患者がその経験から何かを積極的に学べるよう支援する，という考え方である（例：「私はリスクを負えます」，「いまではもう，周囲の人のなかで助けを求められる人を探さなければならない，ということを知っています」）。また，患者がどのように助けを求めるかを見つけ出し，効果的な対処法の指示や誠実な反応をする。

助けを求める　205

★ディスカッション。

- 「あなたが一番助けてもらいたいことは何ですか？」
- 「助けを求めることが重要な対処スキルなのはなぜでしょうか？」
- 「最近，だれかに助けを求めることが必要な場面はありましたか？」
- 「だれかに助けを求めることをむずかしくさせているのは，PTSDと物質乱用のうちどちらでしょうか？　あるいは両方が同じくらいですか？」
- 「PTSDや物質乱用では，なぜ助けを求めることがむずかしいのでしょうか？」
- 「助けを求めないと，どうなりますか？」
- 「助けを求めたことで成功した経験はありますか？　それはどうしたらできましたか？」
- 「あなたは，もっと助けを求めることについて学べると思いますか？」
- 「周囲の人たちが助けることを拒んだら，あなたはどう対処することができますか？」
- 「破壊的な行動への衝動を感じたら，だれに連絡をとって，何をいったらよいのか，あなたは理解していますか？」
- 「助けを求めることが長期的にあなたを自立させるのはなぜでしょう？」
- 「周囲の人たちに何をいってもらいたいか，あなたはあらかじめ周囲の人たちを伝えておくことができますか？」

留意点

✦ **テーマをシンプルかつ印象的に紹介する。**「いまから私は，いままでに聞いた回復の秘訣のなかでもっともすばらしいものを1つ，お話します。これは物理の法則のようなもので，私たちが歩く地面のようにしっかりしたものです。つまり，回復のためには，周囲の人たちからの支援が必要です」。このテーマについて患者に質問や意見を求め，周囲の人たちに助けを求めるという前向きな実例が出てきたら，それをすべて称賛する。

✦ **一般的には，声に出すリハーサルがもっとも効果的である。**たんに話し合うだけよりも，患者が助けを求める方法をリハーサルする方が，はるかに効果的である。その目的には，ロールプレイやアプローチシートが非常に役に立つことが多い。

✦ **助けを求めても，周囲にセーフティな人がだれもいない患者がいることに留意する。**患者によっては，助けを求めても周囲にセーフティな人がだれもいない，という過酷な現実で生活している者もいる。このような場合，患者が援助者（例：電話相談，AAのメンバーやスポンサー，医療者）へ助けを求める練習をすることを目標に切りかえる。具体的な友人や家族が患者の助けになれるのかどうかを，患者と「議論」することはほとんど役に立たない。患者の直感は正しい可能性はあるが，患者が助けを得ることのできる場所を探すことがこのセッションの目標である。セラピストは，患者が助けを求める対象としてはよい支援資源であり，そこから医療以外の支援資源へとつながり，地域における支援ネットワークの構築へと進む可能性もある。さまざまな活動に積極的にかかわるよう患者を励ますことも，患者の支援ネットワークを築くのに役立つであろう（例：自助グループ，余暇活動，宗教活動）。しかし，患者のなかには，こうした活動へ十分にとりくむことができない人もおり，そのような場合，セラピストがふたたび引き受けるしかない場合がある。地域の支援資源については，配布資料1の題材から社会資源として，支援につながる情報を得るためのフリーダイヤルを伝えることもできる。ここでも，手を伸ばして助けを求める練習をすることが目標である。

✦ **いま助けを求めることが本当に危険である，というはっきりした理由がある患者もいることに十分に留意してください。**助けを求めると，逆に患者を傷つけて虐待してしまうパートナーがいるということもあります。また，あるときには感情的な問題が危うくなることもあるかもしれない（例：「私が助けを求めても，助けてもらえないならかえって自滅的な気分になります」）。あるいは，セラピスト／医療体制がうまく機能していない場合もある。通常，もっとも効果的な戦略は，患者の恐怖に共感し，患者がセーフティに選択できるよう方向づけをしていくことである。たとえば，患者がどうなったのか順を追って調べられるように，治療セッションのあいだや治療前に（セラピストの職場に電話をかけるような）助けを求められるような体制を準備しておくとよい。肝に銘じておくべきなのは，「もうちょっとパートナーと一緒に頑張ってください」，「あなたならできる！」というような安易な「励まし」は役に立たない，ということである。

✦ **患者が，生活上必要なささいな手助けを，周囲の人に求められるように励ます。**たとえば，患者が危惧していることの1つとして，物質を使いたい欲求に襲われたときに周囲に助けを求めたら，たんに説教や叱責をされるだけに終わってしまう，という事態である。こうした事態への対策として，あらかじめ周囲の人たちにいってもらいたいことを伝えておき，患者がリハーサルできるようにしておく必要がある。たとえば，「私はやめさせてあげることはできないけど，あなたのことを心配しています」，「あなたのいいたいことを何でも聞くつもりです」。さらにくわしい内容については，「回復に向けて支援者を得る」のセッションを参照のこと。

✦ **感情的な支援よりも，具体的な身体的な支援からはじめるのがセーフティである。**たとえば，複雑な感情的問題の答えを求めるよりも，「自助グループへ行くため車に乗せてほしい」と友だちに頼む方が簡単であろう。目標は小さくても，少しずつ段階を踏んでいき，最終的に，必要なときに患者が助けを求めて手を伸ばせるように持っていく。依頼する作業の難易度（むずかしすぎない，簡単すぎない）を調整することも大切である。また，依頼する際には，患者を虐待する家族や，過去に支援を拒みつづけた友人といった，「援助の望みの薄い人たち」ではなく，本当に支援してくれる可能性のある人を選ぶべきである。

✦ **まったくないよりも，少しの時間でいいので助けを求める。**患者のなかには，物質を使う（または，自傷行為におよぶ）前にだけ助けを求めるのだと考える者がいる。あるいは，すでに自傷行為をはじめてしまったので，助けを求めてももう手遅れだと考える患者もいる。いかなる段階でも助けを求めることを提案することはできる。参考までに，以下のような例をあげておく。

> *物質使用の前*　　：「薬が欲しくてたまらなくなったら，薬を使う前にだれかに連絡してください」
> *物質使用の最中*：「もしもいまバーにいるなら，公衆電話のところへ行ってスポンサーに連絡してください」
> *物質使用の後*　：「何が起きたか話し合うように，明日，友だちに連絡してください」

✦ **拒絶される前に，周囲から拒絶されたときの対処法を，事前に確認しておく。**助けを求めて拒まれた場合，一体どのように対処するのか，あらかじめ患者とリハーサルしておく必要がある。患者が助けを求めた自分を責めるなど，否定的に解釈することがないよう，認知面で

の戦略をたてておくことも役立つ。たとえば，「私が助けを求めた人は思ったより心が広くなかっただけ」，「こうして学べたことで，またほかのだれかとやり直すことができる」，「望み通りにいかなかったとしても，頑張ったことを自分で認めてあげる必要がある」などである。

✦ **粘り強さは大切。**患者に簡単にあきらめさせてはならない。次のような提案をする必要がある。「あなたの話を聞いてくれるよう，少なくとも1人の相手につき2回はお願いしてみてください」，「その人はあなたを支援してくれないと思ったら，すぐに別の人をあたってみましょう」。

✦ **助けを求めたら，その人に依存しすぎてしまうことを，患者は恐れているのかもしれない。**意外に思うかもしれないが，長い目で見れば，助けを求める人の方が最終的には自立している，というのはよくあることである。助けを求めている自分を認め，優先順位をつけることを学ぶこと，あるいは，助けを求めていることを言葉にする方法を学ぶこと，また，人にお願いをするという自身の弱さに耐えること，こうしたスキルを手に入れることによって，患者は強くなり自信を持つことができる。助けを求めるということは，周囲の人を恐れず，周囲の人と一緒に安心して過ごせるということを意味している。

✦ **ロールプレイをする際は，特に助けを求める方法に注目する。**患者のロールプレイに対し，率直なフィードバックを行い，もっと効果的に助けを求める方法を患者に示す必要がある。たとえば，「パートナーがまったく役に立たないと話した後，いますぐ助けてくれるのはあたりまえのことなのに」と語った患者がいたが，この患者に対しては，柔軟なアプローチを指導する必要があった。

✦ **引用文を理解できない患者もいる。**ときには人生の危険を受け入れることも重要である，ということを強調してもよい。「自己防衛」のつもりでも，いっさいのリスクを引き受けなければ，1人の状態がつづき，結果的には孤立してしまう可能性がある。リスクを引き受けることは，助けを求めるうえでとても重要である。

むずかしいケース

＊「私はいつも周囲を助けているのに，私のことはだれも助けてくれない」

＊「ロールプレイでは助けを求められるけど，実際の生活ではできない」

＊「助けを求められるような人は，私のまわりにはだれ1人いない」

＊「助けを求めると，いつも断られてしまう」

＊「物質を使うなんてこと，周囲の人間にいいたくない。使いたい気分になっているときに，助けなんか求めることはできない」

＊「いま公衆電話から電話をかけています。いますぐ助けが必要です。いまから死にます」

＊「家族が，ほかの人に助けを求めることを望んでいません」

＊「幼少期，私は家族に助けを求めると，いつも殴られていました」

＊「ラテン・アメリカ系住民の社会では，ラテン・アメリカ系の人にしか助けを求めることができません」

ある患者の話：なぜ助けを求めることがむずかしいのか

「私のトラウマは5歳の頃からはじまりました。いつも夜になって電気が消えると，そこからは恐怖の時間でした。暗いところでは嫌なことが起こりました。私はいつも，何も気にしないようにと，眠ったふりをしていました。目を閉じてすべてが消え失せてくれたらいいのに，と思っていました。でも，そうはいきませんでした。自分を安心させようとして，よく人形にしがみついていました。そのしがみつき方はあまりに強すぎて，人形の首がちぎれ飛んでしまいかねないほどでした」

「なぜ私が助けを求められなかったのか？　私が助けを求めるだけで，すべて終えられただろうに。でも，できませんでした。何もすることができませんでした。すべてを流れに任せたのです。私は馬鹿だったのでしょうか？　それとも，そうなることを望んでいたのでしょうか？　だれか私に答えを教えてください。私にはわかりません。私は自分が汚れているように感じます。いつだってそう感じています。大人になったいまでさえ，そのことを考えると，いつもまちがえていました。やめることができませんでした。11歳のときにレイプされた後でさえ，まだだれにもいうことができませんでした。大人になってからも，それも，結婚してからでさえ，いえませんでした。もう大人だったというのに！　大人になったときこそ，この秘密を終わりにすべきでした。でも，そうはしませんでした。それに対して何かするよりも，私は，助けを求めてただ泣くばかりの女の子でありつづけたのです」

「ごく幼い頃，私のトラウマは発生したのです。それは，ほんの小さな女の子というだけなのです。この男には強い権力がありました。私は怖くて，この人を止めることはできませんでした。いいえ，私は馬鹿だったわけでもなく，楽しんでいたわけでもないのです。そのことを考えると吐き気がします。私は助けを求めることができませんでした。助けを求めたら，妹が傷つけられてしまったことでしょう。私は無力でした。彼は私の父親であり，人生のなかで強い権力のある人でした。その当時は，私はだれからも助けてもらえませんでしたが，いまは助けられています。助けを求めるのに決して遅すぎることはありません。私は順々に自分の人生を手に入れて，最終的には自立するつもりです。そのとき，そのことを話していたら悪いことが起きたでしょう。ええ，でも，もうこれ以上のことは起こらない。いまは，これ以上，人生に打ちのめされることはないつもりです」

引用文

「問題は，

何もリスクを冒さなければ，

さらにリスクを負う羽目になるということだ」

———エリカ・ジョング
（20世紀の米国の作家）

助けを求める

主なポイント

★ PTSDや物質乱用がある人ならば，助けを求めるのが苦手というのは，実際によくあることです。

★ あなたは回復するために助けてもらわなければなりません。1人ではだれも回復することなどできないのです。

★ 助けを求めることを学ぶなら，「小さいこと」からはじめてください。つまり，セーフティな人に対して，ごく簡単なお願いをしてみるところから練習してみてください。

★ 克服できないくらい大きな問題になってしまう前に，助けを求めるようにしてください。いつでも連絡してもかまいません。それが大変になる前や，その最中またはその後でも。

★ 助けを求めたのに拒まれた場合にはどう対処するのか，考えておいてください。

★ 助けを求めるとき，すべての秘密を「もらす」必要はありません。

★ 長い目で見れば，助けを求めることは，あなたを以前よりも強く自立させます。

★ 助けを求めることを学びはじめると，最初のうちは少しぎこちない感じがするかもしれません。

★ 助けを求める人がだれもいないのなら，支援のネットワークを築くことにとりくみましょう。

★ 助けを求めるときは，優しく求めてください。要求や脅迫，もしくは侮辱などはしないでください。

★ あなたの恐れが本当に正しいかどうか知ってください。つまり，予想と現実とを比較してください。

★ 連絡がとれる電話番号のリストを財布に入れ，いつも携行してください。

Lisa M. Najavits（2002）から引用。版権はGuilford Press社にあります。個人的な使用に限り，図書を購入してコピーすることが可能です。詳しくは，版権に関するページを確認して下さい。

配布資料1 　　　　　　　　　　　　　　　　　　　　　　　　　　　　助けを求める　　211

アプローチシート

★初めに（3）までを書き込んでください。その人にとりくんでみた後，最後の(4)を書き込んでください。

(1) だれに話しかけるつもりですか？

(2) 何を話すつもりですか？

(3) 何が起きると予想していますか？

(4) 実際にはどうなりましたか？

★以下のようなことを自問自答してみてもよいでしょう。

♦ これを試したことであなたは何を得ましたか？

♦ ほしいものを手に入れた，または少なくともほしかったものの一部は手に入りましたか？

♦ ひょっとしたら次は違った方法でとりくめるかもしれないことはありますか？

♦ あなたの経験について，どのように感じますか？

♦ 助けを求めるのは，どのくらいむずかしかったですか？

Lisa M. Najavits（2002）から引用。版権はGuilford Press社にあります。個人的な使用に限り，図書を購入してコピーすることが可能です。詳しくは，版権に関するページを確認して下さい。

212 　治療セッションのテーマ

配布資料2

誓いのためのアイデア

1つの行動を約束することで，人生が前進するでしょう！
役に立つと思えることなら何でもいいのです。
あるいは，以下のアイデアのどれか1つを試してみるのもいいでしょう。
約束を守ることは，自分自身を尊重し，敬意を払い，ケアすることになるのです。

✦ 選択肢1：問題（例：話したいこと，怖いと感じること，薬がほしいこと，車で送ってほしいこと）を抱えているときに，連絡のとれる人たちのリストを書いてください。友人，家族，自助会のスポンサー，セラピスト，ホットライン，コミュニティセンター，あなたが思いつく人はだれでもそのリストに含めておいてください（下記参照）。

助けを求めて呼ぶことができる人リスト（例）

1. 友だちのマーサ：466-4215もしくは252-7655
2. 担当医（クライン医師）：855-1111もしくは855-1000
3. アルコールアノニマスのスポンサー（バーバラ）：731-1502

✦ 選択肢2：思い切ってやってみてください。アプローチシートへ書き出してみてください。

アプローチシート（例）

★初めに（3）までを書き込んでください。その人にとりくんでみた後，最後の（4）を書き込んでください。
（1）だれに話しかけるつもりですか？
友だちのエリザベス
（2）何を話すつもりですか？
「今夜のパーティーで飲まないよう手伝って。 パーティーのときに私が大丈夫だといったとしても，だれかがアルコールを勧めてきたりしないように，たまに見守っててくれる？」
（3）何が起きると予想していますか？
彼女は私を助けたくはないと思います。 彼女は私を哀れに思うでしょう。

Lisa M. Najavits（2002）から引用。版権はGuilford Press社にあります。個人的な使用に限り，図書を購入してコピーすることが可能です。詳しくは，版権に関するページを確認して下さい。

助けを求める　　213

（4）現実にはどうなりましたか？
私はエリザベスを呼びました。 彼女は私の世話をとても喜んで引き受けてくれて，街で評判だったアルコールアノニマスの 電話番号もくれました。 私への批判，ネガティブな意見を彼女がすることはありませんでした。

行　動

自分を大切にする

概　要

　ここでは，患者が，どうしたら上手に自分を大切にできるのかを見いだせるように，導いていく。その際，具体的な行動をリストアップしてある質問紙を使う（例：「毎年，健診は受けていますか？」，「セーフティなセックスができていますか？」）。患者は，セルフケアの問題を改善するために，最低1つは，何かいますぐできる行動を実行するように求められる。

オリエンテーション

「自分の問題は，ほかの人の問題と同じくらい重要だと覚えておく必要があります」

　人生をセーフティに維持する方法として，「セルフケア」の概念を紹介する。PTSDと物質乱用は，多くの場合，「自分を大切にすること」の障害を伴い，適切に食事をとれなかったり，必要な医学的ケアを受けようとしなかったりといった行動を引き起こす。セルフケアは，自分に敬意を持つ方法の一種であり，身体の状態を把握する方法の1つであり，また，他者からのニーズに応える方法の1つである，ということを患者に理解させる必要がある。いくつかのポイントを覚えておくこと。

　PTSDの症状の一部としてセルフネグレクトがある。トラウマを抱えた結果，患者は，自分が望むことなど重要ではないのだと思い込むようになっている。「だれも私を大切にしないなら，どうして私が自分を大切にしなければいけないわけ？」というのがよくある考え方である。子どもの頃に虐待被害を受けた人の場合には，ひどい扱いに慣れているので，自分を無視していることにすら気づいていないかもしれない。彼らは，自分を無視してきたサイクルから抜け出すために，まずは自分自身の望みに耳を澄ます必要がある。大人になってから発症したPTSDでさえ，自分を無視することがしばしばみられ，そのことが自殺念慮，自責感，または罪悪感とも関連している（例：「ほかの人たちが死んだというのに，私だけ火災から助かってしまった。私は生き延びるほど価値のある人間ではないのに。いま自分が生きていることを申しわけなく感じる」）。

　物質乱用の負のスパイラル。重度の物質乱用では，負のスパイラルへと陥ってしまい，現実社会とのつながりを失っていってしまう。健康，仕事，家族，家，友人やお金。そのため，さ

215

まざまな方向から積極的な介入をし，そうした悪化をくい止める必要がある。

セルフケアの乏しい役割モデル。患者の多くはセルフケアの乏しい家族のなかで生育しており，なかでも両親が物質乱用，外傷体験，精神疾患を抱えている場合には，家族のそうした特徴はいっそうはっきりしたものとなる。そのような家族のなかで育った人は，生きていくうえで「何が適切か」について，ごく基本的な知識さえ持っていないことが少なくない。たとえば，痛みを我慢すべきではないことに気づけず，何カ月ものあいだ，ひどい歯の痛みを抱えてすごしていた患者もいたほどである。

再犠牲化に対する脆弱性。PTSDの人は，PTSDではない人に比べて，ふたたびトラウマ体験の犠牲者になることへの脆弱性が高い（Fullilove et al., 1993; Herman, 1992; Najavits et al., 1997）。したがって，過去の外傷体験から回復することにとりくみながら，その一方で，新たなトラウマからも保護する必要がある。これはとても深刻な現実である。患者の多くは，自ら危険な状況に陥ってしまうような，非常に低い自尊心を持っている。解離状態でスピードを出して車を運転する患者，酒場で喧嘩をはじめる患者，ともすれば虐待的な関係性を結んでしまう患者，近所の危険な場所を深夜に1人で出歩く患者。こうした行動のすべてが，患者のトラウマ被害に遭遇するリスクを高める。これらは直接的な自殺行動とはいえないが，どこかで死を望む「消極的自殺念慮」を反映するものなのかもしれない。

このセッションでは，セルフケアの問題と向き合うことがテーマとなる。目標とするのは，まず患者に簡単な質問をしたうえで，少なくとも1つ，自分を癒すための具体策を立てることである。

セラピストによくある反応

セラピストは，セルフケアに関する質問紙を，患者が抱える葛藤としっかりと結びつけるようにする必要がある。それには，セルフケアのスキルを学ぶ必要のある人というものを，具体的にイメージすることが役立つかもしれない。たとえば，自分が7歳の子どもだったときのイメージを頭のなかで思い浮かべる，といった作業をするわけである。こうしたイメージができると，こうした問題を抱える人への思いやりの気持ちが強くなるかもしれない。

参考資料

カンツィアン（Khantzian, 1985）は，物質乱用におけるセルフケアの障害について論じている。また，ハーマン（1992）は，PTSDとセルフケアの障害との関連について論じている。さらに，トロッター（1992）は，PTSDと物質乱用の重複診断とセルフケアとの関連に関する研究を行っている。

セッションの構成

1. **チェック・イン**（*患者1人につき5分以内*）。第2章を参照のこと。
2. **引用文**（*手短に*）。219ページを参照。引用文をセッションと関連づける。たとえば，「今回は，セルフケアについての話をしようと思います。引用文は，人生で精一杯生きること

216　治療セッションのテーマ

が大切であることを強調しています」といったように。

3. **患者の生活と今回のテーマを関連づける**（*セッションの大部分を使って丁寧に行う*）

   a. *セルフケアの質問票，配布資料に目を通すようにいう。*

   b. *実生活のなかの具体的な問題と，このスキルを患者が結びつけることを支援する。*「セッションの内容」（下記参照）と第2章を参照のこと。

4. **チェック・アウト**（*手短に*）。第2章を参照のこと。

セッションの内容

目　標

   ☐　PTSDと物質乱用の関係とセルフケアの概念について話し合う。

   ☐　セルフケアの問題に患者が気づけるように支援する。

   ☐　セルフケアの問題に関して，何か1つでも，いますぐ患者がとりくめるように動機づける。

患者の生活とテーマを関連づける方法

★セルフケアに関する質問紙に記入するように伝える。スコアをつけることが嫌でなければ，スコアのすべてを報告してもらうように指示する。

★セルフケアに関して改善できる課題を確認する。質問紙で明らかになった生活上のセルフケアに関する課題から，1つだけ選択してもらうというのが，一番簡単な方法である。次のセッションまでに達成できそうな課題を明確化したり，現実的な目標を立てたりするように患者を励ます。患者が望むならば，こうした目標はチェック・アウトの際の誓いとするのが役立つかもしれない。また，患者が自分で設定した目標にとりくむなかで生じる感情の問題，あるいは，目の前に立ちはだかる現実的な困難を明らかにするうえでも役立つ。次のセッションで，その後の進捗について報告してもらってもよいであろう（例：何をしてどう感じたか，頑張りつづけることができているかどうか）。

★ディスカッション

   ●「セルフケアの質問紙にとりくむことで何を学びましたか？」

   ●「セルフケアの質問紙に記入していて，わきあがってきた感情はなにかありましたか？」

   ●「セルフケアが意味するものは何でしょうか？」

   ●「セルフネグレクトとは何でしょうか？」

   ●「セルフケアの質問紙には載っていないもので，あなたにあるセルフケアの問題は何かありますか？」

   ●「PTSDと物質乱用がセルフケアの問題と関係があるのは，なぜだと思いますか？」

   ●「彼／彼女が自分自身を大切にしている人をだれか知っていますか（例：友人，同僚，AAのスポンサー，セラピスト）？　セルフケアについて，その人から学べることは何ですか？」

自分を大切にする　217

留意点

✦ **「抵抗する」患者に対して，セルフケアの問題を探る。**多くの場合，患者はセルフネグレクトの問題に侵されている。患者が行動を変えるべきかどうかについて議論するより，通常は，もう一度，セルフネグレクトの意味と起源に戻るよう指示することの方が効果的であろう。たとえば，セラピストは次のように伝えてもよい。「自分に対してそういう行動をとってしまう理由を探してみましょう」，「家族のだれに対しても同じ扱いをしますか？」，「周囲の人たちへの伝え方はいつもそうですか？」，「行動が意味することを，どうやったら言葉にできるのでしょうか？」，「自分を守るために必要なことにとりくんでいない場合，そのことは，自分自身に対してどのようなメッセージを送っていることになるのでしょうか？」

✦ **引用文について意見が異なる患者もいることに注意する。**過量服薬で亡くなったジャニス・ジョップリンがヘロイン中毒だったことを知っている患者もいるであろう。患者が彼女の死について触れて，「ええ，知っています。自分自身を大切にすることがとても大切なことです。あんな人生の最期を迎えたくないですから」，「ええ，自分の助言もろくに聞けないなんて，悲しくありませんか？」などと語ることもあろう。彼女の死という事実は引用文を否定するものではない，という説明が必要かもしれない。

むずかしいケース

＊「自分を大切にするほどの価値など，私にはありません」

＊「精神科の治療薬は助けになることがわかっているけど，薬を飲むたびに，『私にはもう絶対にふつうの生活なんて送れないんだ』って思い知らされる感じがするから，薬を飲みたくないんです」

＊「毎年，健康診断を受けるお金なんてありません。私は大丈夫です」

＊「危険なセックスだとわかっているけど，イライラしているとそんなのもうどうでもよくなってしまうんです」

＊「胸にしこりがあります。でも，検査なんて受けるつもりはありません。医師の診察を受ければ，そのたびに虐待のことを思い出します。いずれにしても，もうこれ以上，自分にとっての悪い知らせなんか聞きたくありません」

引用文

「**妥協しないでください。**

あなたがなしとげたことが,

あなたのすべてなのです。」

──ジャニス・ジョップリン
（20世紀に活躍した米国の歌手）

セルフケアに関する質問紙

★ 以下の質問にそれぞれ「はい」か「いいえ」でお答えください。質問があてはまらない場合，
　空白にしておいてください。

あなたは……

♥ 傷つけられたり，虐待されたりすることのない，セーフティな人とだけ交際していますか？
　　　　　　　　　　　　　　　　　　　　　　　　　はい＿＿＿＿＿　　　いいえ＿＿＿＿＿

♥ 医師による定期健診を受けていますか？
　　・内科　　　　　　　　はい＿＿＿＿＿　　　いいえ＿＿＿＿＿
　　・歯科　　　　　　　　はい＿＿＿＿＿　　　いいえ＿＿＿＿＿
　　・眼科　　　　　　　　はい＿＿＿＿＿　　　いいえ＿＿＿＿＿
　　・産婦人科（女性のみ）　はい＿＿＿＿＿　　　いいえ＿＿＿＿＿

♥ 健康的な食事をしていますか（健康的な食事をとっていて，拒食でも過食でもない）？
　　　　　　　　　　　　　　　　　　　　　　　　　はい＿＿＿＿＿　　　いいえ＿＿＿＿＿

♥ セーフティなセックスをしていますか？　　　　　はい＿＿＿＿＿　　　いいえ＿＿＿＿＿

♥ 危険な状況（例：砂漠地帯で1人きり）を避けて，セーフティな地域へ旅していますか？
　　　　　　　　　　　　　　　　　　　　　　　　　はい＿＿＿＿＿　　　いいえ＿＿＿＿＿

♥ 睡眠を十分にとれていますか？　　　　　　　　　はい＿＿＿＿＿　　　いいえ＿＿＿＿＿

♥ ふだんから衛生に気をつけていますか（衣類を清潔にする，シャワーを浴びる，歯を磨く
　など）？　　　　　　　　　　　　　　　　　　　はい＿＿＿＿＿　　　いいえ＿＿＿＿＿

♥ 十分な運動ができてしますか（多すぎない，もしくは少なすぎない）？
　　　　　　　　　　　　　　　　　　　　　　　　　はい＿＿＿＿＿　　　いいえ＿＿＿＿＿

♥ 処方された薬をすべてきちんと飲んでいますか？　はい＿＿＿＿＿　　　いいえ＿＿＿＿＿

♥ 壊れる危険のないセーフティな場所に車を置いていますか？
　　　　　　　　　　　　　　　　　　　　　　　　　はい＿＿＿＿＿　　　いいえ＿＿＿＿＿

♥ 夜に1人で歩いたり，ジョギングしたりするのは避けていますか？
　　　　　　　　　　　　　　　　　　　　　　　　　はい＿＿＿＿＿　　　いいえ＿＿＿＿＿

♥ 給料に見合ったお金の使い方ができていますか？　はい＿＿＿＿＿　　　いいえ＿＿＿＿＿

♥ 決められた通りに各種料金の支払いをしていますか？　はい＿＿＿＿＿　　　いいえ＿＿＿＿＿

♥ 家庭内で暴力を振われる危険を感じた際には，だれを呼べばよいかわかりますか？
　　　　　　　　　　　　　　　　　　　　　　　　　はい＿＿＿＿＿　　　いいえ＿＿＿＿＿

♥ セーフティな家はありますか？　　　　　　　　　はい＿＿＿＿＿　　　いいえ＿＿＿＿＿

♥ 依存性物質を使わず過ごせていますか？　　　　　はい＿＿＿＿＿　　　いいえ＿＿＿＿＿

♥ セーフティに車の運転をしていますか？　　　　　はい＿＿＿＿＿　　　いいえ＿＿＿＿＿

♥ 家や自分の居場所に他人を招き入れるのを避けていますか？
　　　　　　　　　　　　　　　　　　　　　　　　　はい＿＿＿＿＿　　　いいえ＿＿＿＿＿

Lisa M. Najavits（2002）から引用。版権は Guilford Press 社にあります。個人的な使用に限り，図書を購入して
コピーすることが可能です。詳しくは，版権に関するページを確認して下さい。

♥ 危険に備えて，現金，身分証明書，もしくは健康保険を持ち歩いていますか？

はい ＿＿＿＿＿　　　いいえ ＿＿＿＿＿

♥ 現在，薬を使っていない友だちが少なくとも2人はいますか？

はい ＿＿＿＿＿　　　いいえ ＿＿＿＿＿

♥ 健康保険に加入していますか？　　　　　　　　　はい ＿＿＿＿＿　　　いいえ ＿＿＿＿＿

♥ 治療が必要な問題について医師に相談したり，歯科を受診したりしていますか？

はい ＿＿＿＿＿　　　いいえ ＿＿＿＿＿

♥ 砂漠地帯で1人きりでバイクに乗ったり，歩いたりすることを避けていますか？

はい ＿＿＿＿＿　　　いいえ ＿＿＿＿＿

♥ 薬物やアルコールを適度に使っている，もしくはまったく使いませんか？

はい ＿＿＿＿＿　　　いいえ ＿＿＿＿＿

♥ 煙草を吸いませんか？　　　　　　　　　　　　　はい ＿＿＿＿＿　　　いいえ ＿＿＿＿＿

♥ コーヒーを4杯／日未満，コーラ7杯／日未満にカフェインを制限していますか？

はい ＿＿＿＿＿　　　いいえ ＿＿＿＿＿

♥ 少なくとも1日1時間は，自分の自由な時間がありますか？

はい ＿＿＿＿＿　　　いいえ ＿＿＿＿＿

♥ 毎日何か楽しいことは何かありますか（例：散歩など）？

はい ＿＿＿＿＿　　　いいえ ＿＿＿＿＿

♥ 少なくとも3つ以上，何か楽しめるレクリエーション（例：運動や，依存性物質を使わない
　趣味）がありますか？　　　　　　　　　　　　　はい ＿＿＿＿＿　　　いいえ ＿＿＿＿＿

♥ 毎日，ビタミンを摂取していますか？　　　　　　はい ＿＿＿＿＿　　　いいえ ＿＿＿＿＿

♥ 生活のなかで少なくとも1人は正直に話せる人（セラピスト，友人，スポンサー，配偶者）
　がいますか？　　　　　　　　　　　　　　　　　はい ＿＿＿＿＿　　　いいえ ＿＿＿＿＿

♥ 必要に応じて避妊していますか？　　　　　　　　はい ＿＿＿＿＿　　　いいえ ＿＿＿＿＿

♥ 毎週，少なくともだれか1人とは連絡をとることがありますか？

はい ＿＿＿＿＿　　　いいえ ＿＿＿＿＿

♥ 定期的に通院していますか（例：治療，集団療法，自助グループ）？

はい ＿＿＿＿＿　　　いいえ ＿＿＿＿＿

♥ 少なくとも週に10時間は，決められた時間枠のスケジュールがありますか？

はい ＿＿＿＿＿　　　いいえ ＿＿＿＿＿

♥ 生活を構造化するのに役立つ「すること」リストや日々のスケジュールはありますか？

はい ＿＿＿＿＿　　　いいえ ＿＿＿＿＿

♥ 宗教的な活動に参加していますか（何か信仰を持っているならば）？

はい ＿＿＿＿＿　　　いいえ ＿＿＿＿＿　　　該当なし ＿＿＿＿＿

♥ その他 ＿＿＿＿＿＿＿＿＿＿＿＿＿＿＿＿＿＿＿　　はい ＿＿＿＿＿　　　いいえ ＿＿＿＿＿

あなたの点数（いいえの数の合計）：＿＿＿＿＿ 点

セルフケアで注意すること

セルフケアとPTSD。多くの場合，PTSDの人たちは自分を大切にすることを学ぶ必要があります。たとえば，あなたが自殺を真剣に考えているとしたら，自分を大切にする価値を感じない，または大切にするための特別な努力をする必要がないと感じているのかもしれません。子どもの頃に虐待を受けてきたのなら，あなたは，自分が必要とすることは重要ではないんだ，というメッセージを受け取ってきたのでしょう。「私を世話してくれる人がだれもいないなら，どうして私が世話をしなければならないの？」というように考えるかもしれません。いまこそあなたは，自分への敬意と気高さをもって自分を扱いはじめる時期なのです。

セルフケアと物質乱用。あなたの身体を直接的に傷つけるという意味で，過剰な物質使用は，セルフネグレクトの極端なかたちの1つといえます。あなたが物質を使えば使うほど，ほかの側面では自分自身を大切にしなくなります（例：乏しい食事，睡眠不足）。

毎日，少しだけセルフケアをするように心掛けてみてください。どんなときも，質問紙のすべてにとりくめる完璧な人などいません。けれども，まず緊急の最優先課題からとりくむことを目標にして，日々の努力によって，セルフケアを改善することにとりくみます。曰く，「完璧でなくてよい，前に進むことが大事」です。

誓いのためのアイデア

1つの行動を約束することで，人生が前進するでしょう！
役に立つと思えることなら何でもいいのです。
あるいは，以下のアイデアのどれか1つを試してみるのもいいでしょう。
約束を守ることは，自分自身を尊重し，敬意を払い，ケアすることになるのです。

✦ **選択肢1**：セルフケアに関する質問紙（「いいえ」と回答したうちの1つ）から，とりくんでみたいセルフケアの課題をどれか1つ確認してください。次の面接までに，セルフケアの課題を解決し，「いいえ」を「はい」に変えてください。あなたが希望するなら，それがどうなったかを書き出してください。それを試してみて，どのように感じましたか？　成功しましたか？　次に試したい対策はありますか？

✦ **選択肢2**：下の単語から4つ選び，それにとりくんで生活がどのように改善するかについて，記録してください（創造的になってください。正答・誤答はありません）。

セルフケア　気高さ　体　注意　愛　努力
知識　尊敬　セーフティ　身体検査

✦ **選択肢3**：彼／彼女が自分自身をとても上手にケアしている人を，あなたの生活で見つけてください。この人に会って，その人はどのように自分を大切にし，どのように感じて，どのように学んだかについて，聞くべきことはすべて聞いてみてください。

✦ **選択肢4**：セーフティ対処シートを埋めてください（このテーマについての例は，下記参照）。

このテーマで利用するセーフティ対処シートの例

	古いやり方	新しいやり方
状況	歯が痛い。	歯が痛い。
★対処法★	何もしない。 ただ忘れるようにする。	歯科医に行く。 「育ってきた環境で，よい養育をうけなかったが，いまは自分を大切にすることが必要だ」といい聞かせる。
結果	悪くなりつづける。私は惨めさを感じる。	いままでは物事が最悪の事態になるまで待っていたが，今回は変な感じがした。でも，これが最善の対処法であることはわかっている。

Lisa M. Najavits（2002）から引用。版権はGuilford Press社にあります。個人的な使用に限り，図書を購入してコピーすることが可能です。詳しくは，版権に関するページを確認して下さい。

自分を大切にする　223

あなたの古いやり方はどれくらいセーフティですか？ ＿＿＿＿＿

あなたの新しいやり方はどれくらいセーフティですか？ ＿＿＿＿＿

0（まったくセーフティではない）から10（セーフティ）までで評価してください

認　知

思いやり

概　要

　一般的に，PTSDや物質乱用の患者は，自分のことを極端に嫌っている。患者は「自分を傷つけ」，自分を責める。今回のセッションでは，破壊的なセルフトークをしている状態から，思いやりのあるセルフトークをできる状態へと患者を導いていく。さらに，自分を愛する姿勢だけが永続的な変化を生みだす，ということを伝える。

オリエンテーション

　患者の多くは，自分に厳しいセルフトークをしていることに気づいている。よくある典型的な例をあげれば，「それが本当だからそうした」という主張がある（例：「私が自分の人生を台なしにしているのは，紛れもない事実なんです」）。あるいは，そうした自分に対する厳しい態度こそが責任をとる方法だと信じているのかもしれない（例：「昨日またクスリを使ってしまった。なんて馬鹿なことをしてしまったのだろう。自分が悪いんだ。本当に私は懲りない奴だ」）。

　このセッションでは，「自分に対して厳しいセルフトークは，『真実』でもなければ，あなたの『責任』でもない」ということを患者に学んでもらう。それどころか，そうした姿勢は，子どもの頃に学んだ多くのことのために，自分を再虐待しているというパターンなのである。両親が自分を管理する方法として過酷な方法を使っていたのなら，そのような環境で養育された体験が患者の一部となり，自分に厳しい声が内在化してしまっている。自分を傷つけるセルフトークが，実は自分の成長の妨げになっているのだということを知ると，患者は驚くかもしれない。自分を傷つけるセルフトークは，ときによい変化を生じさせることもあるが，永続的な変化を生じさせることはない。本当は，誠実な方法で具体的に問題を知っていくことを妨げる，一種の防衛なのである。たとえば，くりかえしお酒をやめることを口約束しても，飲んでしまう患者は存在する。「私は本当に負け犬だ。正しいことは何ひとつできない。次こそ何があっても飲まないと誓う」。この種の内的な対話はふたたび次なる飲酒につながりやすい。なぜ飲酒が起きたのかという探究がないからである。思いやりのある内的な対話ならば，そうはならない。「飲酒は危険だと知っているが，やはり飲んでしまった。これにはもっともな理由があるに違いない。たぶん，私はまだ弟の死に悲嘆しているのだろう。スポンサーを呼んで，どのような悲しみを感じているのかについて話し合った方がよいかもしれない」。

225

厳しさと思いやりとの対比を学習するなかで，患者は，この思いやりというのが，自分にはとてもむずかしく，不自然で，悪いものだと感じてしまうことがあることに注意する必要がある。また，思いやりは感情を増幅させる可能性もある。たとえば，ある患者は，愛情が足りずに育ってきたという悲しみを，いままで以上に気づいてしまったと語っていた。

このセッションでは，患者に対して，自分を思いやるアプローチの理解と練習に挑戦するよう伝える。さらに追加演習として，セッション外でも利用できるように，自分に対する思いやりのあるセルフトークのテープを作成する。これは，文字通り「古いテープ」を新しい健康なテープへ書き換えることの試みである。

セラピストによくある反応

思いやりに対するよくされている誤解は，「応援する」，もしくは自分にとって都合のよいことだけをいうというものである。思いやりの意味は，自分をより深いレベルで理解するということであって，多くの場合，負の感情と正の感情とが混ざったものを生み出す。皮肉なことに，「ひとりよがりな心地よさ」をもって思いやりを教えようとするセラピストほど，患者の経験に対して思いやれていない傾向ががある。

セッションの準備

♦ 追加演習のために，テープレコーダーとカセットテープを準備してください。

セッションの構成

1. **チェック・イン**（*患者1人につき5分以内*）。第2章を参照のこと。
2. **引用文**（*手短に*）。229ページ参照のこと。引用文とセッションを関連づける。たとえば，「今日は思いやりについて焦点をあてていこうと思います。引用文は，自分がなぜ失敗したのかを理解することは，人から説教されたり，非難されたりするよりも役に立つ，ということを意味しています」といったように。
3. **患者の生活と今回のテーマを関連づける**（*セッションの大部分を使って丁寧に行う*）。
   a. *患者に配布資料に目を通すようにいう*。配布資料は，別々でも，まとめてでも使えるようになっている。時間があるなら，個別のセッションでフォローしていくことを検討する。「セッションの内容」（下記参照）と第2章を参照のこと。
      配布資料1：厳しさ 対 思いやり
      配布資料2：思いやりを持つ方法
   b. *実生活のなかの具体的な問題と，このスキルとを患者が結びつけることを支援してください*。「セッションの構成」（下記参照）と第2章を参照のこと。
4. **チェック・アウト**（*手短に*）。第2章を参照のこと。

セッションの内容

目　標

□　自分に厳しいセルフトークと思いやりのあるセルフトークとを比較する（配布資料1）。
□　思いやりのあるセルフトークを練習する（配布資料2）。

患者の生活とテーマを関連づける方法

★*ロールプレイ。*セラピストが厳しい声を演じてもかまわない。セラピストの厳しい声に対して，患者は思いやりをもって対応する。患者の実生活のなかで，できるかぎりいま起きている例を選ばせるようにする。

★*現在の状況を確認する。*危険な行動をとっている患者の現状を確認しておく。思いやりをもって自分へ話しかけることで，危険な行動をどう防いでいくべきだったか，声に出して患者にリハーサルをしてもらう。たとえば，過食衝動や食べ物を吐きたい渇望に襲われたとき，どのような思いやりあるセルフトークをすれば，患者は過食・嘔吐しないですむのか，といった感じである。

★*思いやりのあるセルフトークを録音したカセットテープを作成する。*患者が自宅で練習できるように，自分に対して思いやりのある発言をカセットテープに録音してわたし，患者に文字通り「古いテープを書き換え」てもらうとよい。面接の際にテープを作ってもかまわない。患者またはセラピストが言葉を録音することによって，患者は思いやる力を鍛えることができる（そのためにも，患者が，現在，実生活で直面している問題を用いる）。また，セーフティな家族や友人に頼んで，テープに言葉を吹き込んでもらってのもよい。

★*ディスカッション*
●「自分に厳しいセルフトークは，どのように聞こえますか？　自分に思いやりをもったセルフトークは，どのように聞こえますか？」
●「どのように思いやれば，危険な行動を防げるでしょうか？」
●「思いやりをもって話そうとすると，どのような感情が浮かびますか？」
●「PTSDと物質乱用は，自分に厳しいセルフトークとどのような関係がありますか？」

留意点

✦*「私は失敗している」というような，漠然とした，総論的な理由から患者が治療を希望している場合，患者がそのように思った最近の具体的なイベントを確認する。*総論的な見解を変えようとしても，通常，治療は成功しない。最近の具体的な出来事を扱った方が治療はうまくいく可能性が高い。

✦*思いやりについて，患者は「物質を使うためのいいわけ」と誤解するかもしれない。*物質使用を防ぐためには思いやりを活用するととても役立つ，というメッセージを患者が理解することが重要である（例：「急に物質を使いたくなったら，そのような自分に対して，思いやりをもってどのように話しかけることができれば，緊急事態を回避することができるでしょ

思いやり　227

か？」)。物質に対する渇望に襲われたとき，そこに潜んでいる悩み（例：満たされない気持ち，心配，孤独感）を明らかにすることにも，思いやりという観点から役立つことがある。ただし，思いやりを「物質を使っても大丈夫」というメッセージと誤解されないように注意する。

✦ **集団療法でカセットテープを使うなら，1つのテープに，すべての患者に吹き込んでもらってもよい**（しかし，患者がそうしたくないなら，患者の好みを尊重する）。プライバシーの問題があるので，名前を録音すべきではない。次のセッションまでにテープをコピーして各患者へ配付する。

むずかしいケース

＊「これは，意気地なしのすることです」
＊「でも，私は落伍者です」
＊「自分を苦しめることをやめたからといって，それがどんな経験になるというのでしょう？」
＊「頑張ってみましたが，思いやりはまったくもてません。役に立ちません」

引用文

「あなた自身も，

あなたからの愛情を受けるのに

ふさわしい存在なのです」

——ブッダ
（紀元前5世紀　インドの哲学者）

厳しさ　対　思いやり

辛辣さや思いやりをもって，どのように自分へ話しかけることが多いですか？

厳しいセルフトーク	思いやりのあるセルフトーク
責める，「叩きのめす」	愛，理解
変わらない	変われるよう頑張る
許せない自分を無視する	許せない自分に対して耳を傾ける
これは簡単	これはむずかしい

例：

厳しいセルフトーク	思いやりのあるセルフトーク
「昨日は飲んでしまった。この負け犬め！　おまえには，正しいことなんて何ひとつできない」	「飲むのは危険だとわかわかっているけど，とにかく飲んだ。理由があるに違いない。たぶん弟の死に動揺していたからだろう。次に飲みたい気持ちがわいたら，スポンサーに連絡して，どう感じているのかを話して防ぐようにしたい」

検討すべきアイデア：

自分に対する厳しさはPTSDや物質乱用と関係があるのかもしれません。

PTSD。急激にわき起る心の痛みを強く感じとき，あなたは自分に八つ当たりをしてしまうでしょう。八つ当たりは，あなた自身を非難するようなかたち（「自分はバカだ！」），あるいは，自傷行為のように，自分の身体に対する虐待というかたちをとるかもしれません。子どもの頃に過度に厳しく批判されたなら，あなたには「内在化する」声があるかもしれず，その声はいまでもあなたを批判しているでしょう。

物質乱用。多くの場合，物質を使った後は自己嫌悪に陥ります。同じことが起こることを防ごうとして，人は恥じ入って自分を「怒鳴り」ます。しかし，なぜ物質を使うのかを考えたり，思いやりをもって探ったりすることが再発予防の一番の方法です（例：満たされない気持ち？　孤独感？　恐れ？）。また，物質を使いたい誘惑に駆られたら，緊急事態に屈しないためにも，思いやりをもって自分に話しかけるようにしてください（例：何とか別の方法でニーズに応えよう）。

自分に対する思いやりは成長を促しますが，自分に対する厳しさは成長を妨げます。 あなたは自分に対する厳しさこそが，「真実」もしくは「責任をとる」方法だと考えているかもしれません。つまり，自分を叱責すれば行動が変わるはずと考えているかもしれないということです。しかし，自己嫌悪はまやかしです。これは成長を妨げる心理的防衛機制の1つにすぎないのです。破壊的な習慣は実にたやすいものであり，長期的にみると罰は行動を変化させない，ということが研究によって明らかにされています。すなわち，称賛と理解だけが長期的に行動の変

Lisa M. Najavits（2002）から引用。版権はGuilford Press社にあります。個人的な使用に限り，図書を購入してコピーすることが可能です。詳しくは，版権に関するページを確認して下さい。

化を引き起こすのです。どんなことをしたとしても，自分を責めることなく責任をとらなければなりません。思いやりは，広い視野で真実を探すこと，起きたことを批判しない精神を意味します。思いやりによって，本来の変化が促されます。これはあなたが育ってきた環境で学ばなかったことなので，思いやりはよくわからないと感じたり，むずかしく感じたりするかもしれません。思いやりを自然なものとしてあなたが感じるようになるには，練習をたくさんする必要があるかもしれません。

★ *あなた自身の暮らしについて考えてください。*
- 厳しいセルフトークはどのように聞こえますか？　思いやりのあるセルフトークはどのように聞こえるでしょうか？
- 自分に厳しすぎるとき，昔の行動に留まって動けなくなっていませんか？
- 自分へ思いやりを持つより，厳しい扱いをする方がずっと簡単ですか？

配布資料1　　　　　　　　　　　　　　　　　　　　　　　　　　思いやり　231

思いやりを持つ方法

厳しすぎるセルフトークに気づいたら……

🙰自分自身に尋ねてください。**「自分のことを愛しているなら，いま自分に何を伝えますか？」**

🙰自分自身に尋ねてください。**「心の奥底にあるあなたの本当のニーズに耳を傾けるとしたら，自分に何を伝えますか？」**

🙰**あなたの行動を理解するために，その理由を探ってみましょう。**たとえば，あなたがお酒を飲んだのなら，おそらくそれはとても苦しんでいたからでしょう。あなたが仕事の面接を棒にふったのだとしたら，おそらく本当はもっと援助や練習が必要だったからでしょう。

🙰**自分に思いやりのある言葉を使う。**すなわち，以前より優しく自分へ話しかける方法を探してください。たとえば，「私は落伍者だ」というセルフトークは厳しすぎます。一方，「たくさん傷ついてきたのだから，私は周囲の人よりも前進するのが遅いのかもしれない」というセルフトークは思いやりが感じられます。

🙰**まちがいを犯してしまった小さな子どもへ話しかける場面を想像してみてください。**まちがいを犯した子どもへ，思いやりをもって，どのように話しかけるでしょうか？　たとえば，もしかしたら次のようないい方があるでしょう。「大丈夫。とにかくいまセーフティ。私はよい子だし，たとえまちがいを犯したとしても，いくらでもやり直すことはできるから」。

🙰**思いやりの実験。**たった数分でもいいので思いやりの実験をしてください。とてもむずかしいと感じるようなら，まず第一歩として「思考ストップ法」を試してみてください。自分に厳しいセルフトークの悪循環を止めるため，「そう考えるのをやめなさい」と自分に大声でいうことです。それでは，自分に対する思いやりを試してみてください。

🙰**練習を試してみてください！**　以下の状況で，危険な行動を防ぐために，どのように自分を思いやって語りかけることができるでしょうか？

- あなたは孤独を感じ，いま物質を使いたい気持ちになっています。
- あなたは仕事をクビになったばかりで，むしょうに壁を殴りたい気分です。
- 配偶者があなたを捨てたので，あなたはいま自殺したい気持ちです。
- テストがひどい成績だったので，あなたは過食したくなっています。

Lisa M. Najavits（2002）から引用。版権はGuilford Press社にあります。個人的な使用に限り，図書を購入してコピーすることが可能です。詳しくは，版権に関するページを確認して下さい。

誓いのためのアイデア

1つの行動を約束することで，人生が前進するでしょう！
役に立つと思えることなら何でもいいのです。
あるいは，以下のアイデアのどれか1つを試してみるのもいいでしょう。
約束を守ることは，自分自身を尊重し，敬意を払い，ケアすることになるのです。

✦ 選択肢1：「私は悪い人間だ」と自分を責める声を受け止めてください。もっと思いやりを持ったいい方だと，どのようにいえるでしょうか？

✦ 選択肢2：思いやりの意義について書いてみてください。自分に対してもっと思いやりが持てるとしたら，生活がどのように変わるでしょうか？

✦ 選択肢3：頭のなかにある「古いカセットテープ」から新しいカセットテープへ書き換えてください！　思いやりをもって，癒すような声で，カセットテープへ録音してください。もしもあなたが望むなら，あなたの生活で大切な人たち（例：家族，セラピスト，AAのスポンサー）にも，それに録音してもらえないかきいてみてください。自分に厳しいセルフトークをしてしまうときには，いつでもそのカセットテープを再生してください。

✦ 選択肢4：セーフティ対処シートへ書き込んでください（この話題にふさわしい例については下記参照）。

	古いやり方	新しいやり方
状況	私が物質を使っているのを見て，娘はすごく傷ついている様子だった。	私が物質を使っているのを見て，娘はすごく傷ついている様子だった。
★対処法★	「おまえは悪い。おまえは親として相応しくない。おまえはいつも大きな失敗をする」と自分を責める。	「娘の前で使ったことで，とても動揺して，自信を失ったのだろう。もう二度としないために，私はどのように自分を大切にする必要があるのだろう？」と自分に問いかける。
結果	ひどい気分になって，ますます元気を失った。	まずは問題を解決することに焦点をあて，アドバイスをもらうためにスポンサーへ連絡した。

あなたの古いやり方はどれくらいセーフティですか？ ＿＿＿＿＿

あなたの新しいやり方はどれくらいセーフティですか？ ＿＿＿＿＿

0（まったくセーフティではない）から10（セーフティ）までで評価してください

Lisa M. Najavits（2002）から引用。版権はGuilford Press社にあります。個人的な使用に限り，図書を購入してコピーすることが可能です。詳しくは，版権に関するページを確認して下さい。

配布資料2　　　　　　　　　　　　　　　　　　　　　　　　　　　　　　　思いやり　233

行　動

赤信号と青信号

概　要

　(1) PTSD と物質乱用における危険なサインとセーフティなサイン（赤信号と青信号）を確認して，(2) セーフティな計画を立てるように，患者を導く。

オリエンテーション

　　「危険地帯へ近づくと，私にブレーキをかけようとしてくれるすばらしい女性がいます。『飲みたい気分で困っている』と大声でいえばいうほど，事態はよくなりました。ミーティングに参加すればするほど，セラピストに正直な気持ちを打ち明けられるようになり，恐怖を感じることが少なくなりました。ストレスが多い状況はつづいていますが，虐げられてばかりの結婚生活に終止符を打って子どもたちを守りたいという気持ちになったことが，次々に降りかかってくるさまざまな不安や恐怖に立ち向かうきっかけとなりました。ミーティングの仲間や医師に助けてもらったことに深く感謝しています。おかげで，いろんなことがすごくうまくいくようになり，危なくなってもすぐに再発を防止できるようになりました。いま私は，生まれ故郷のAAのミーティングへ通っていて，いつでも連絡できる地元のスポンサーもいます。私はもう孤独ではないのです」

　この患者のように，再発の道に転落することは非常に恐ろしいことではあるが，努力によって克服できるものもある。PTSD と物質乱用からの回復経過は，再発と寛解をくりかえすという慢性の経過をたどるのが典型的である。その意味では，PTSD の症状（例：自殺念慮）や物質乱用の症状（例：依存性物質を使うこと）が悪化する危険性は，セラピストと患者の双方にとっては，治療中ずっとつづく懸念事項である。

　それから，この障害では解離や過小評価，あるいは否認といった心理的防衛機制が高い頻度で出現する。しかし，患者の多くは，一番重要なときにこうした深刻な症状を自覚できない。このセッションにおける目標は，このような回復への努力といった正のスパイラル（青信号）や負のスパイラル（赤信号）を通じて，患者が自身のパターンを意識できるようになることにある。まずは正のスパイラルについての話し合いが重要である。なぜなら，患者の多くは，「よいものによい評価を」ということや「悪いものに悪い評価を」ということを知らないからであ

る。毎日打ちのめされた気分で生活している患者は，負のスパイラルには慣れ親しんでいる一方で，正のスパイラルについて容易に見すごしてしまう傾向がある。早く回復できれば少しずつ物事が楽になっていくことを明確に伝え，希望を与える必要がある。

このセッションのエクササイズでは，患者に，中等度から非常に危険な水準の精神状態に達した際に自分にできることを1つ1つあげてもらい，セーフティを維持するための計画を立ててもらう。それぞれのレベルに応じた計画を体系的に書き出すことで，本当の自分に耳を傾けてもらうとよい。PTSDや物質乱用の影響により，自分の行動が示す自分へのメッセージを「聞くこと」ができないほど，自分のことに疎くなってしまうことがある。周囲の人と喧嘩をして孤独になり，自分の身体をいたわることができなくなり，しかも，これらの苦痛が自分自身に対する何らかのメッセージであることに気づくことができないのである。したがって，悪い出来事に遭遇した場合には，自分の状況がひどいことになる前に，できるだけ早い段階で「いつ何をするか」という具体的な計画を立てておく必要がある。できれば，積極的な対処法のメリットを再確認させておくとよい。つまり，こういいかえることができる。「人生が悲劇である必要はない。あなたなら，周囲の人たちの支援を受けて新しい人生のシナリオを書くことができる」。

セラピストによくある反応

患者の理解を超えた洞察を与えることには注意する必要がある。危険とセーフティなパターンに対する患者の理解を確認することは重要だが，セラピストが患者の持っている以上の洞察を加えてしまうのは，セラピスト側の逆転移が影響している可能性がある。セラピストの側が，患者の行動が意味するメッセージを見分ける力を持っていれば，深いレベルでの傾聴が可能となる治療構造を作ることができる。

謝　辞

再発の警告サインという概念は，すでにマーラットとゴードン（1985）が記載している。また，「赤信号（赤い旗）」という言葉はトロッター（1992）によるものである。セーフティの計画（配布資料2）の著者は不明だが，そもそもは，マクリーン病院で女性向けのデイケアで行われていたプログラムに由来する内容である。

セッションの準備

♦ このセッションでとりあげる，セーフティな実施計画を支援してもらう目的から，患者に，セーフティな家族または友人をセッションへ招待するよう打診する。以下の「留意点」を参照のこと。

セッションの構成

1. **チェック・イン**（*患者1人につき5分以内*）。第2章を参照のこと。

2. **引用文**（*手短に*）。238ページを参照のこと。引用文とセッションを関連づける。たとえば，「今日は，セーフティと危険のサインについて話す予定です。今回の話に出てくる人のように，あなたはサインを見抜くことを学べば，同じ穴にくりかえし落ちなくて済みます」といったように。

3. **患者の生活と今回のテーマを関連づける**（セッションの大部分を使って丁寧に行う）。

   a. *配布資料へ目を通すようにいう*。配布資料は，別々でも，まとめてでも使えるようになっている。時間があるなら，こまめな面接でフォローしていくことも検討する。「セッションの内容」（下記参照）と第2章を参照のこと。

   　配布資料1：危険とセーフティのサイン

   　配布資料2：セーフティな計画を立てる

   　配布資料3：赤信号と青信号についての重要なポイント

   b. *実生活のなかの具体的な問題と，このスキルを患者が結びつけられるよう促す*。「セッションの構成」（下記参照）と第2章を参照のこと。

4. **チェック・アウト**（*手短に*）。第2章を参照のこと。

セッションの内容

目　標

□　危険（赤信号）とセーフティ（青信号）のサインを確認する（配布資料1）。

□　セーフティな計画を立てる（配布資料2）。

□　再発の典型的なパターンについて話し合う（配布資料3）。

患者の生活とテーマを関連づける方法

★**最近の出来事について，患者が考えていることを尋ねる**。物質乱用，自傷行為や最近の行動化は，患者が赤信号に初めて気づくのに役立つ出来事かもしれない。同様に，最近とったよい対処法は，患者が青信号を確認するのに役立つ可能性がある。

★**セーフティな計画を患者ごとに修正する**。各々の必要に応じたセーフティな計画を立てる（配布資料2）。そのための基本として，配布資料1で同定した赤信号と青信号を使う。必要があればフィードバックをする。また，希望があれば，計画に署名し，ほかのセラピストへコピーを配るよう患者に伝えてもよい。

★**ディスカッション**

　セーフティと危険のサイン（配布資料1）

● 「あなたの場合，目立つのは，赤信号／青信号のどちらですか？」

● 「最後に物質を使ったのはいつでしたか？　最後に，ほかの危険な行動をしたのはいつでしたか？　赤信号の結果，どうなりましたか？」

● 「あなたが本当に危険だと教えてくれるサインの組み合わせはありますか？」

● 「赤信号が点滅するとき，苦悩のメッセージとして，あなたはそれに『耳を傾ける』ことができると思いますか？」

- ●「負のスパイラルがはじまったら，だれに話すことができますか？」
- ●「危険なときに，あなたに警告してくれる知り合いはだれかいますか？」

セーフティな計画をたてる（配布資料2）
- ●「なぜあらかじめセーフティな計画を立てることが役に立つのでしょうか？」
- ●「必要なときに思い出せるよう，セーフティな計画をどう持ち歩けばいいでしょうか？」
- ●「セーフティな計画のコピーをわたせる人（スポンサー？　友人？）は，だれかいますか？」
- ●「書き出してみて，自分について何か新しく学んだことはありますか？」

赤信号と青信号についての重要なポイント（配布資料3）
- ●「かなり遅くなってから，ようやく重要な赤信号に気づいたことがいままでありましたか？」
- ●「物質をやめて90日以内に，物質乱用の再発が起こる理由として，何を一番に考えますか？」
- ●「負のスパイラルへ向かいはじめたら，周囲の人たちからの支援が欠かせないのはなぜでしょうか？」
- ●「あなたは，赤信号を苦悩のサインとして見なせますか？」

留意点

✦ *2つのセッションにまたがって配布資料を参照できるようにプログラムの進行方法を検討する*。配布資料1と配布資料3を1つのセッションで議論して，配布資料2を次のセッションで議論する予定を立てる方法もある。

✦ *周囲にいるセーフティで大切な人たちをセッションに誘うよう，患者を励ます*。セーフティで重要な周囲の人は，患者の赤信号を見守っていくことや，患者がセーフティな計画を実施することを支援してくれる可能性がある。この種の合同セッションを実施するにあたっては，ガイドラインの「あなたの回復を支援してくれる周囲の人たちを見つける」という項目を参照すること（患者抜きの家族療法面接にならないように。また，支援してくれる大切な人たちを指導しないように）。周囲の人たちがセッションに参加できない場合には，患者に，その人たちにセーフティな計画をコピーしてわたすよう伝える。

むずかしいケース

＊「腕を切ってしばらく経つまで，自分がどうなっているのか気づきませんでした」

＊「ちょうどいま，私にとっての赤信号がたくさんあります。とても落ち込みます。なので，いまはあきらめるべきだと思います」

＊「配布資料に書き込むのが好きではありません」

＊「セーフティな計画を書き出すことはできますが，私には実行できないと思います。私に必要なのは，自殺したいときに自殺できるような気持ちになることだからです」

＊「この赤信号／青信号のリストは，全か無かという思考ではないのですか？　妥協点をみつけるように，かつてあなたにいわれていた記憶があります」

引用文

人生の短い５つの章からなる自叙伝

第１章
通りを歩いていると，深い穴に落ちてしまった。
這い上がることができなくて，わけがわからなかった。
私の失敗ではなかった。
逃げ出すまでには時間がかかった。

第２章
通りを歩いていると，また同じ穴に落ちてしまった。
なぜなのか理解できなかった。
私の失敗ではなかった。逃げ出すまでに，
もがいて時間がかかった。

第３章
道を歩いていると，また同じ穴に落ちてしまった。
今回は理由がわかっていて，自分の失敗だった。
今回は，抜け出すのがいままでより早かった。

第４章
歩いていると，同じ大きな穴を見つけた。
私は穴をよけて歩いた。
私はその穴へ落ちなかった。

第５章
私は別の通りを選んだ。

　　　　　　　　　　──ポーシャ・ネルソン
　　　　　　　　　　（20世紀　米国の作家）

危険とセーフティのサイン

あなたの行動があなたに送っているメッセージに耳を傾けてください。

★ あなたの赤信号と青信号は何ですか？　下表に印を付けてください。

♠ 赤信号 ♠	∞ 青信号 ⊗
危険	セーフティ
孤独	協力的な人とすごす
自分の身体をケアしない（食事，睡眠）	身体を大事にする
だれかと喧嘩する	仲よくする
暇がありすぎる	構造化されたスケジュールがある
破壊的な行動	自己管理して行動する
行き詰っている感じがする	前へ進んでいる感じがする
嘘	正直
ネガティブな感情を行動化する	ネガティブな感情を言葉で表現する
治療のセッションをキャンセルする	休まずに定期的に治療に参加する
処方されたとおりに薬を内服しない（多すぎたり，少なすぎたり）	処方されたとおりに内服する
受け身（「どうして悩むのだろう？」）	自信を持って対処する
ひねくれる／消極的	現実的／積極的
PTSDの症状と戦わない（例：解離，リストカット）	PTSDの症状と闘う（例：グラウンディング法，もう一度考えるなど）
新しいやり方のスキルを学ばない	新しいやり方のスキルを学ぶ
身体の病気になる	身体の健康を維持する
治療は不要だと考える	治療は必要だと考える
違法薬物を使っている人と一緒に過ごす	「クリーン」な人と一緒に過ごす
相手の反応へ耳を傾けることができない	相手の反応へ耳を傾ける
過度な責任感が持つ	適度な責任感をもつ
周囲の人たちは，私を悪く見て，悪く思っている	周囲の人たちをセーフティと感じる
ケアしようとしない，頑張ろうとしない	ケアする，頑張る
うぬぼれの強い幸福感	現実的な心配
仕事や学校を休む	学校や仕事に行く

Lisa M. Najavits（2002）から引用。版権はGuilford Press社にあります。個人的な使用に限り，図書を購入してコピーすることが可能です。詳しくは，版権に関するページを確認して下さい。

配布資料1　　　　　　　　　　　　　　　　　　　　　　　　　　赤信号と青信号　　239

★ その他，赤信号には
　どんなものがありますか？

_____

_____

_____

_____

_____

★ その他，青信号には
　どんなものがありますか？

_____

_____

_____

_____

_____

セーフティな計画を立てる

★*例として以下の文章を使ってセーフティな計画を書き出してください。*

軽度の危険（障害が出はじめる）	セーフティでいるために引き受けること
• 食事を十分にとれない • 外来の予約をときどき忘れる • ひねくれて暗くなる	• AAに参加するのを1週間に3回へ増やす • 自分が感じていることをセラピストに話す • 友だちのパットを呼んで，話す

赤信号	セーフティな計画
<u>軽度</u>の危険 （障害が出はじめています）	セーフティでいるために引き受けること
<u>中等度</u>の危険 （悪化しています。注意してください！）	セーフティでいるために引き受けること
<u>重度</u>の危険 （緊急事態！）	セーフティでいるために引き受けること

Lisa M. Najavits（2002）から引用。版権はGuilford Press社にあります。個人的な使用に限り，図書を購入してコピーすることが可能です。詳しくは，版権に関するページを確認して下さい。

赤信号と青信号についての重要なポイント

∾赤信号は苦悩のメッセージです。 赤信号は，あなたが精神的苦痛を抱えているサインで，ちょうど発熱のように，身体を休めなければならないサインです。PTSDや物質乱用では，こうしたサインを心の外側へ押しやってしまう傾向があり，自覚ができず，現れているサインに気づけません。しかし，赤信号に気づき，そのサインには理由があると認識することは重要です。すなわち，赤信号は弱さや失敗のサインではなく，自分に関心を向けるためのメッセージなのです。

∾「種から芽が育つ（Budding）」と覚えてください。 「種から芽が育つ（BUD）」——「悩みの種から問題飲酒の芽が育つ（Building Up to Drinking）」という頭文字が，とても有効に役立つ人もいます。「悩みの種から危険な芽が育つ（Bulding Up to Danger）」にも使うことができるでしょう。配布資料1と2にある赤信号のリストは，あなたが破壊的な行動を起こす準備を整えたサインです。警告のサインを見つけて，積極的に扱おうとすることができれば，下り坂へ滑り落ちずにいられるチャンスが到来することになります。そのため，PTSDと物質乱用の両方でみられるさまざまな危険なことは，全か無かのイベントというよりは，体を消耗しないような日々の成長過程なのです。

∾徐々に危険が増えるとき，周囲の人たちからの支援は欠かせません。 赤信号が増えると，セーフティな人たちからの支援に手を伸ばすことも増えてきます。PTSDと物質乱用のもっともむずかしい側面は，孤立です。症状が増えるにつれて，助けを求めて手をのばすことがなくなってしまいます。そのため，危険なときに連絡をとる計画をあらかじめ立てておくこと，あなたを助ける方法についてだれかと共有しておくことは，とても重要です。お互いに伝えるつもりの内容を，リハーサルしてください。

∾「叫び」になる前の「ささやき」に耳を傾けてください。 セーフティな計画とは，警告のサインを確認して，警告のサインに対処する方法です。配布資料2のセーフティな計画には，緊急事態（レベル3）になる前に，軽度の危険を示すサイン（レベル1）に注意を払えるよう，3つのレベルが設けられています。行動する段階が早ければ早いほどよいのです。

∾危険が増えると，話すことよりも行動化しがちです。 危険なサインの多くは行動だということに留意してください。苦痛が増えているときは，あなたの気持ちについて話しつづけることが不可欠なのです。感情を出せなければ，おそらく行動しているさなかに，自分が「行動化」していることに気づくでしょう。傷ついて壁を叩きはじめる小さな子どもについて考えてみてください。子どもは感情をそのまま表現することができないと，そうやって行動化するのです。

∾物質をやめてから90日以内に，物質乱用は再発することが多いです。 さまざまな物質乱用（ヘロイン，喫煙，飲酒）をまたいで，初めの90日が再発しやすい時だという研究があります。そのため，あなたの危険なサインを知ることは，早期回復においてとても重要なのです。

∾スパイラルに気づいてください。 回復には，正の方向と負の方向との双方向で生じる「スパイラル」や「雪だるま式」のプロセスがあります。負のスパイラルは，症状がはじまり，勢

Lisa M. Najavits（2002）から引用。版権はGuilford Press社にあります。個人的な使用に限り，図書を購入してコピーすることが可能です。詳しくは，版権に関するページを確認して下さい。

242　治療セッションのテーマ　　　　　　　　　　　　　　　　　　　　　　　　　　配布資料3

いを増して悪化するときに生じ，急速に悪化することもよくあります。正のスパイラルは，回復へ向けた努力によって，よいことが起こりはじめることがつづくと生じます。たとえば，仕事に就いて，その結果，以前よりセーフティな地域でアパートを借りられるようになって，そこで以前より健康な人たちと友人になれる，といったことです。

謝辞：再発の警告サインという考え方については，マーラットとゴードン（1985）の著書にくわしく述べられている。「赤信号」という用語は，トロッター（1992）の著作から引用した。「セーフティな計画」（配布資料2）は，マクリーン病院の女性のためのデイトリートメントプログラムで用いられているものを援用している。この資料の作者は不明である。これらの出典をくわしく知りたい人は，担当セラピストに相談してほしい。

誓いのためのアイデア

1つの行動を約束することで，人生が前進するでしょう！
役に立つと思えることなら何でもいいのです。
あるいは，以下のアイデアのどれか1つを試してみるのもいいでしょう。
約束を守ることは，自分自身を尊重し，敬意を払い，ケアすることになるのです。

✦ 選択肢1：あなたの信頼できる人たち（例，セーフティな家族，友人，セラピスト，スポンサー）へセーフティな計画のコピーをわたして，コメントを求めてください。

✦ 選択肢2：あなたの勇気ある話を書きだしてください。つまり，「どのように赤信号・青信号と向き合って，打ち勝ったか」ということです。

✦ 選択肢3：生活のなかで，あなたが周囲の人たちにガイドをわたすことができるように，「私を助ける方法」のガイドを書いてみてください。危険なサインと，危ない状況に陥りそうなのを見かけたときに，周囲の人たちができる支援を書きだしてください。

✦ 選択肢4：（a）軽度の危険や（b）重度の危険に陥ったとき，自分に対して何を伝えられるか書き出してください。

✦ 選択肢5：セーフティ対処シートを埋めてください（この話題にふさわしい一例については，下記参照）。

	古いやり方	新しいやり方
状況	渋滞でだれかに割り込まれた。	渋滞でだれかに割り込まれた。
★対処法★	腹が立って，約5kmにわたって，後ろにつけてあおった。そのストレスに耐え切れないと感じた。物質を使うことを考えつづけている。	以前より早く危険なサインに気づく必要があった。こんなに苦しむと，次はすぐに依存性物質を使ってしまう。世のなかで受ける衝撃を和らげることが必要だ。「ミーティング」へ行く予定にして，ちょっと仕事を休んで「精神静養」の日にした。
結果	何もよくならなかった。私は滑り落ちている。	大丈夫だった。前より自己管理できていると感じた。

あなたの古いやり方はどれくらいセーフティですか？ ＿＿＿＿＿

あなたの新しいやり方はどれくらいセーフティですか？ ＿＿＿＿＿

0（まったくセーフティではない）から10（セーフティ）までで評価してください

Lisa M. Najavits（2002）から引用。版権はGuilford Press社にあります。個人的な使用に限り，図書を購入してコピーすることが可能です。詳しくは，版権に関するページを確認して下さい。

対人関係

正直であること

概　要

　このセッションでは，患者に，「正直であること」が持つ回復における役割について考えてもらい，具体的な状況を演じてもらう。今回のテーマには，「セーフティ」と関係のある重要な点が含まれている。すなわち，以下のような点である。「不正直であること」の代償は何か？　正直であればどのようなときにセーフティなのか？　周囲の人たちが「正直であること」を受け入れてくれない場合，どうしたらいいのか？

オリエンテーション

　「医者にはアルコール依存症だと話したことはありません。医者にベンゾジアゼピン系の薬剤を中止されたくないからです」

　「私のトラウマは，これまで訴えてきたほど深刻なものではないと思います。きっと私は作り話をしていたにちがいありません」

　「障害福祉課が病状についての手紙を書いてもらうように求めていますよね。1カ月前の再発を省略して書いてもらえませんか？」

　「虐待について家族へ話せば，一家の厄介者になってしまいます」

　「あの男とデートをしたくありません。でも，『嫌だ』とはいえないのです」

　自分自身と周囲の人たちへの「正直であること」は，PTSDと物質乱用，両者にとって回復の本質である。この2つの疾患の特徴は，秘密主義，嘘，否認，回避という点にある。PTSDでは，（特に，慢性的な虐待の初期においては）堂々と意見をいえば罰せられた，あるいは，無視されてきたために，真実を隠蔽することを学んでしまった結果なのかもしれない。たとえばある患者は，父親のことを批判するとひどく殴られていた時期があった。治療を開始した当初，その患者は，他人からの批判にすら気づかなかった。また，急性の外傷体験を経験した患者も，

245

自身の衝撃に向き合うことがむずかしく，実際は大丈夫ではないにもかかわらず，あえて「本当に大丈夫」というような振りをしていた。物質乱用患者では，自分の心のなかと人間関係に対して，否認する傾向が目立つことがよく知られている。家族やセラピストがどれほど優しく接しても，物質使用に対する恥の感覚から，物質使用について嘘をつきつづける。

　このセッションでは，患者に「不正直であること」の心理的代償を認めるよう促す。「不正直である」ゆえに，患者は周囲の人たちを遠ざけ，何かを受け入れられず，また，たえず何かが隠されているに違いないと疑いつづける。一方，「正直であること」は開放的である。私たちの治療プログラムに関する予備的研究では，患者に，どの概念が自分にとってもっとも大切なのかを尋ねている。その結果，研究に参加した患者は，治療終了後と３カ月後との両時点において，０～３スケールにおける平均2.9という高得点をもって，「正直であること」をもっとも高く評価していた（Najavits et al., 1996）。

　「正直であること」は「アサーティブネス」（率直さ：認知行動療法の大黒柱の１つである）と同じものだとみなされやすいが，「正直であること」という用語は，たんに意見の表明だけにかかわる概念ではない。この「正直であること」というのは，嘘をつかないこと，自分自身の経験として「認めること」への気づきでもあり，ほとんど神の赦しにも近い感覚を含んでいる。また，「正直であること」においては，患者と患者自身との関係性が強調されるが，「アサーティブネス」は一般に個人と個人との関係性から構成される概念である。

　しかし，この「正直であること」は，患者にとって現実場面では危ういものとしてはたらくことがあり，ことはやや複雑である。その点で，「正直であること」には選択性が大切となってくる。たとえば，虐待する人と誠実に向きあうことは，患者にとってはセーフティとはいえない。また，デートの相手に対して，最初から過去のトラウマや物質乱用について告白するのは，患者にとって賢い選択とはいえないだろう。つまり，「正直であること」は万能な手段ではなく，具体的な状況や危険性に留意し，つねに熟考して用いる必要があるのである。

　また，これまで物質乱用について周囲の人に嘘をついてきた者の場合，周囲の人の信頼をとりもどすことが必要であると理解するのは，治療上，重要なことである。患者の「正直であること」を信じるに先立って，患者はまず，家族や友人，あるいは医師に対して，長期にわたる正直さを示す必要がある。その意味では，治療の一部として，患者に尿検査を求めることももっともな要求といえるだろう。

　現実的に起こりうる困難な状況としては，患者が，医師に情報を隠すよう，セラピストに懇願してくる場合がある。物質乱用に関していえば，このセクションの冒頭に紹介した引用文のような例もある。そのような状況では，セラピストは医師に対して隠し事をするべきではない。通常，患者が医師に対して誠実に話すように，期限（数日間程度）を定めて提案することが，患者の助けとなるだろう。そして，期日がすぎた後，セラピストはその医者へ情報が伝わったかどうかを直接確認するわけである。患者が，医師の治療からドロップアウトしてしまう危険性はあるが，患者に代わって物質乱用の秘密を守ってしまうことの危険の方がはるかに深刻である。患者の秘密を守ることは，物質乱用に関する嘘をさらに悪化させるだけでなく，セラピストの立場を「イネイブラー」にしてしまい，ときには周囲の人たちを危険にさらす可能性もある。対照的に，PTSDに関していうと，１人の医者と情報を共有しても，周囲の人たちへ伝わらないように配慮した方が望ましく，患者の治療という点でも理にかなっている。治療関係の距離感の違いやセラピストの役割，患者が抱えるめまぐるしい感情の変化は，外傷体験を秘密にする正当な理由になる。唯一例外となるのは，自分や他人の生命に切迫した危険がおよぶ状

246　　治療セッションのテーマ

況，ないしは，そうした兆しが推測される場合である。

　患者が誠実であることを促すには，周囲の人からのネガティブな反応への対処法を援助することが，重要な問題になる。周囲の人の反応がどのようなものであれ，正直さはそれ自体が前向きな目標だと捉えられるよう支援するわけである。どのような結果になったとしても，それは患者の成長につながる。すなわち，周囲がネガティブな反応をしたとしても，患者はその人についてもっと学ぶことで，相手の意見に沿った前進が可能となる。不幸にして，周囲の人からの批判の事実がないにもかかわらず，患者が自分自身を批判することによってネガティブな反応を起こすことがある。その意味では，ネガティブな反応に対してあらかじめ準備しておくことは重要である。

　このセッションの配布資料は，「正直であること」を見つけることができる機会を，患者に与えられるような，いわばお土産となっている。

- 「正直であること」の概念について話し合う（PTSDと物質乱用は，いかに不正直になりやすいのか。「不正直であること」による感情的な代償，自分や他人の両方に対する誠実な考え）。
- 「正直であること」を表現するための，特別な戦略を学ぶ。
- 正直でいるという役割を演じ，他者のネガティブな反応をどう扱うかを学ぶ。
- どのようなときに「正直であること」が曖昧になりやすいのか，ということについて確認する。たとえば，ドメスティック・バイオレンスのある状況や，誠実でいると身体的な外傷を負うかもしれない状況がそれにあたる。

　誓いとして，「実験してみる」戦略が示されている。つまり，具体的な状況において，誠実でいることによって，何が起こるかを患者が予想し，予想が実際にどうなったかを観察するということである。そうした実験から体系的に役にたつことがあると学べば，その結果は患者にとっても驚くものになるだろう。希望するなら，アプローチシートや支援を求めるというテーマの配布資料2を，この練習を構造化するのに活用してもよいだろう。

セラピストによくある反応

　目標に抵抗する患者を説得するのは，患者が誠実でいることをかえってむずかしくさせる可能性がある。それよりも，患者が否認しながらでも治療をつづけられる状況を尊重する方が有益である。そのようにして，患者が具体的な状況（例：恋人と別れられないなど）で誠実でいられないようなら，より達成しやすい簡単な目標を設定し直すのがよいだろう。

正直であること　　247

セッションの準備

♦ **選択肢**：M. スコット・ペックが1997年に書いた著書『平気でうそをつく人たち』という文庫本を読んだうえで，「正直であること」や精神疾患，あるいは心理療法といったものについて，セラピスト同士で話し合っておくのもよいだろう。

セッションの構成

1. **チェック・イン**（*患者1人につき5分以内*）。第2章を参照のこと。
2. **引用文**（*手短に*）。251ページを参照のこと。引用文とセッションを関連づける。たとえば，「今日は「正直であること」に焦点をあてようと思います。引用文が示すような，沈黙を破る言葉をあなたが見つけるとよいですね」といったように。
3. **患者の生活と今回のテーマを関連づける**（*セッションの大部分を使って丁寧に行う*）
   a. 「正直であること」，*配布資料に目を通すようにいう*。
   b. *実生活のなかの具体的な問題と*，このスキルを患者が結びつけるよう促す。「セッションの内容」（下記参照）と第2章を参照のこと。
4. **チェック・アウト**（*手短に*）。第2章を参照のこと。

セッションの内容

目　標

☐　回復における「正直であること」の役割を探求する。
☐　「正直であること」を積極的に練習させる。

患者の生活とテーマを関連づける方法

★**ロールプレイ**。現在の具体的な状況を探すような質問をすることで，患者はより誠実でいられるようになり，とても役立つはずである。その回答にもとづいて，正直でいることのロールプレイをきちんと行うこと。患者に次のような質問をすることが助けになるだろう。「あなたが正直になった場合，どんなことが起こるのが不安ですか？」，「あなたの『正直であること』に対して，周囲の人がどう反応すると思いますか？」，「周囲の人たちの反応がよくなかったら，どのように対処しますか？」，「現実生活の状況で（リハーサルしたように）正直でいることはできそうですか？　なぜできると思いますか？　あるいは，なぜできないと思いますか？」。

★**リハーサルをさせる**。仮説にもとづいた状況を想定して，患者がどのようにふるまうことができるのかを確認する。たとえば，「次に自殺したい気持ちになったら，だれか話せそうですか？」，「薬物を使いたい気持ちになったら，次はだれに話せそうですか？」，「セーフティな

セックスをするパートナーがほしい場合，そのことをどう相手に伝えたらいいでしょうか？」
などと尋ねる。

★*ディスカッション*

- ●「自分が不正直だったと思う，最近の例について考えてください。そのとき，あなたは，何とかして自分を守ろうとしていたのですか？」
- ●「最後に物質を使ったとき（またはほかの危険な行動をとったとき），事前に使いたい気持ちについてだれかに伝えられる『正直であること』はありましたか？」
- ●「もしも相手が自分に素直になれるセーフティな人だったならば，どのように伝えることができますか？」
- ●「だれに対して，物質乱用について嘘をつかなければならないと感じているのですか？　消極的な感情についてはどうでしょうか？」
- ●「PTSDと物質乱用は，正直であることとはどのように関連しているでしょうか？」
- ●「素直でいたことで助けられた状況を，いつのことでもよいので教えてください」

留意点

- ✦*「いつだって私は正直だ」と患者が主張する場合には，探りを入れてみる*。なぜなら，一般的に，その台詞は患者が自分の「不正直であること」に気づいていないということを意味するからである。その台詞に含まれる意味を明らかにするには，以下の質問をするのがよい。「最後に物質を使ったとき，その前にだれかにそのことを伝えましたか？」，「『私はもう二度とお酒は飲まない』と自分にいい聞かせたことがありますか？」。
- ✦*「不正直であること」を「自己防衛」という観点から理解する*。患者が自分の不正直さを責めるのではなく，自分で責任がとれるように援助するべきである。自分や周囲の人に対して嘘をつくにはもっともな理由があり，多くの場合，何とか自分を守ろうとして嘘をついていることが多い。たとえば，物質乱用に関する嘘は，周囲の人たちに話す差恥心を少しでも軽減したいという気持ちが，そうさせている可能性がある。同様に，PTSDについても，嘘をつくことで，さらなる虐待から自分自身を守ろうとしているのかもしれない。
- ✦*回復のためには「正直であること」は欠かせないものだ，と強調する*。不正直であることにどれほど妥当な理由があったとしても（前述の項目を参照），正直さは回復には欠かせない要素である。患者に，これまでよりも誠実になる実験を試みさせ，その結果を評価してもらうことを目標とする。
- ✦*「正直であること」は，全か無かの出来事ではないことに注意する*。「正直であること」とは，「多いか少ないか」という連続性を持つ概念である。ただし，部分的には，誠実が最善の場合もあるかもしれない（例：職場の集まりでお酒を断る）。
- ✦*「正直であること」のリハーサルをする際には，周囲の人がよくない反応をした場合に，患者がどう対処できるのかを検討しておく*。患者はしばしば，周囲の人がポジティブな反応をしたときだけ「正直であること」が成功したと思い込み，周囲の人がネガティブな反応をすると落胆し，失敗したと誤解する。「正直であること」をリハーサルする際には，あらかじめ患者に対して，うまくいかなかった場合の対処法について熟慮するように伝えおく必要がある。なお，対処法としてはも内的なもの（自分にどう話しかけるか）でも，あるいは，外的なもの（周囲の人に何をいうか）でもよい。また，「正直であること」はそれ自体に価値があると

正直であること　　249

いうことを，配布資料の「キーポイント」を通じて強化しておく必要もある。

むずかしいケース

＊「私が誠実になったら，きっと周囲の人を傷つけてしまうでしょう」
＊「私が嘘つきだといっているのですか？」
＊「直接嘘をつくことは決してしません。情報を省略するだけです」
＊「素直さ？　私が上司へ急に○×△と伝えたら，どうなるでしょう！」
＊「子どもには，私の物質乱用のことなんていえません」
＊「私はとても素直ですが，物質をやめることはできないでいます。このテーマが，一体どう私
　を助けてくれるというのですか？」
＊「よいことが何もいえないなら何もいうな，とずっと教え込まれてきました」
＊「ロールプレイでは誠実でいることができても，実生活では絶対にできません」

引用文

「まだ伝えていないことは何ですか？

何を伝える必要がありますか？

きっとたくさんの沈黙が破られることでしょう」

――オードレ・ロード
（20世紀に活躍した米国の詩人）

「正直であること」

あなたはどうしますか？

★各々の質問に対して，1つだけ〇をつけてください。

1. 飲酒すると，10歳の娘が起きました。「今日お酒を飲んだ？」と娘が尋ねます（あなたは飲みました）。

   あなたは，(a) 真実を話すでしょうか？ (b) うそをつくでしょうか？

2. セラピストがあなたの気に障るようなことをいいます。

   あなたは，(a) 真実を話すでしょうか？ (b) うそをつくでしょうか？

3. 依存性物質を使うことは，あなたを社会復帰への訓練所から立ち退かせるでしょう。ある晩，あなたはコカインを使います。翌日は外来受診日です。

   あなたは，(a) 真実を話すでしょうか？ (b) うそをつくでしょうか？

いくつ（a）がありましたか？ ＿＿＿＿＿　　　　いくつ（b）がありましたか？ ＿＿＿＿＿

「正直であること」について

なぜ「正直であること」は重要なのですか？

- 回復を促進します。
- 自分自身を尊敬するのに役立ちます。
- あなたの人間関係を改善します。
- ほかの理由：＿＿＿＿＿＿＿＿＿＿＿＿＿＿＿＿＿＿＿＿＿＿＿＿＿＿＿＿＿

「不正直であること」の代償は何ですか？

- 隠すことで人を孤独にします——あなたに本当は何が起きているのか，周囲の人たちが気づくことはありません。
- 恥ずかしい思いをします——嘘をついているときには，自尊心を保つことはむずかしいです。
- 周囲の人たちを傷つける可能性があります——「不正直であること」を見破られたとき，周囲の人たちは裏切られた感じがするかもしれません。
- ほかの代償：＿＿＿＿＿＿＿＿＿＿＿＿＿＿＿＿＿＿＿＿＿＿＿＿＿＿＿＿＿

PTSDと物質乱用のどちらの障害も，正直になることがとてもむずかしいかもしれません。
多くの場合，「不正直であること」は自分を守ろうとして生じるものです。

物質乱用の人は，自分を実際よりよく感じたくて，嘘をつくのかもしれません。

周囲の人に対する不正直：薬物を使っていることを最小に見積もってしまいます。すなわち，尿検査を欺こうとするのです。

Lisa M. Najavits (2002) から引用。版権はGuilford Press社にあります。個人的な使用に限り，図書を購入してコピーすることが可能です。詳しくは，版権に関するページを確認して下さい。

自分に対する不正直：物質の問題を持っていることを否定します。すなわち，「私は1杯だけにすることもできる」と自分自身へいいきかせます。

PTSDの人は，痛みを避けるために嘘をつくかもしれません。

他人に対する不正直：本当はそうでないとき，大丈夫だと感じているふりをすること。すなわち，虐待という家族の秘密を守ろうとします。

自分に対する不正直：痛みを強く感じるから，起こっている現実へ向き合うことができません。そこから立ち去れるように見えますが，むしろ，虐待の関係に留まってしまうのです。

すべての「*正直であること*」のための土台は，自分に素直になることです。他人に対して誠実になるには，まず初めに，自分自身に対して誠実になることが必要です。つまり，あなたが求めるものを「所有」し，感情を認めるということです。

不正直さには2つの方法があります。

♦ *積極的な嘘*：本当ではない何かを伝えます。たとえば，依存性物質を使った時に，使っていないといい張ります。

♦ *消極的な嘘*：本当のことを何もいいません。たとえば，友人に怒っていても，その人には何もいいません。

正直ではない方がよい場合もあります。

＊「正直であること」がセーフティではないとき（例：配偶者に殴られる）。

＊以前に試して，あなたの「虐待の存在を理解する」ことができない人だとわかったとき（例：あなたのトラウマ体験について，母親へ話す）。

＊完全に誠実な態度で向き合う必要がないとき（例：つきあい出したばかりのとき，過去のトラウマや物質乱用については告白しない方がいいでしょう）。

「*正直であること*」と人間関係。人間関係における「正直であること」は，植物にとっての水と光のようなもの──生存に欠かせないものなのです。本当は何を考えて感じているのかを表現しないと，最終的には，人間関係は破綻するでしょう。また，誠実になることを避ければ，遂には怒りで爆発してしまう，あるいは，感情を行動として行動化するかもしれません（例：友人に怒っているので，待ち合わせにわざと遅れる）。

もっと正直になる方法

∽**自分と他人への「正直であること」は，回復には欠かせないことだということを認める**。

∽**穏やかに親切に意見を伝えてください**。けなさない，皮肉をいわない，叫ばない。

∽**「アイ（I）メッセージ」を使ってください**：「私は感じる」，「私は思う」，「私はしたい」と自分を主語にして話す。

∽**具体的にしてください**：「人種差別的なコメントはやめてほしい」，「ドラッグをもうもらいたくない」

∽**その人があなたの状況を知ることができるように，現実を強調してください**。たとえば，あなたは誠実でいることが人間関係に役立つと信じている，ということを相手に伝えてもよい

配布資料　　　　　　　　　　　　　　　　　　　　　　　　　　正直であること　　253

かもしれません。

🙰**悪い反応をされたら，自分を守るためにできることは何でもしてください。**自分の身を自分で守る，その状況から抜けだす，あるいは，その相手はあなたの状況を理解できない人かもしれないと，いますぐ判断してください。しかし，自分のことを責める必要はありません。大切な何かに挑戦することで，あなたは信頼するに値することをしたのです。

🙰**キーポイント：周囲の人の反応がよくないとしても，「正直であること」は価値のあることです。**「正直であること」は，周囲の人たちがどう反応するかにかぎらず，感情を解放してくれる経験です。あなたが自分へ正直になるという「正直であること」だけで，周囲の人たちが「正直であること」を受け入れるなら素敵なことですが，周囲の人たちにあなたを知ってもらうことに正真正銘役立ち，人間関係で「よくあること」の一部でもあるのです。こうしたことには，見返りを得ること以上に価値があります。AAの12のステップ，全世界の宗教と倫理学は，自分自身のために誠実でいることを尊重しています。すなわち，「正直であること」に関してはたくさんの学問があるのです。

★*この資料の裏に，いまよりも正直でありたいと思う，現在の状況について書きだしてみましょう。たとえば，セラピストに対してあなたが本当はどう感じているか伝える，ドラッグを使うことがセーフティではないことを自分へ伝える，あるいは，ムカついている気持ちをだれかに話すことなど。*

誓いのためのアイデア

1つの行動を約束することで，人生が前進するでしょう！
役に立つと思えることなら何でもいいのです。
あるいは，以下のアイデアのどれか1つを試してみるのもいいでしょう。
約束を守ることは，自分自身を尊重し，敬意を払い，ケアすることになるのです。

✦ 選択肢1：試してみましょう！　もっと正直になりたい状況を探しましょう。あなたが予想すること（前）と，実際に起きたこと（後）とを比較してみましょう。

✦ 選択肢2：話したくないことでも，これまで決してだれにも話せずにきたことのリストを作ってください（警告：これはむずかしいかもしれません。不安が強くなるようなら作らないでください）。

✦ 選択肢3：「自分に対する「正直であること」，他人に対する「正直であること」」（もしくは，「正直であること」に関するほかの問題）を探すエッセイを書いてください。

✦ 選択肢4：セーフティ対処シートに書き込んでください（この話題にふさわしい例は下記参照）。

	古いやり方	新しいやり方
状況	昨日，お酒を飲んだかどうか，10歳の娘に尋ねられた。	昨日，お酒を飲だかどうか，10歳の娘に尋ねられた。
★対処法★	飲んでいたことが娘にわかわかると，娘はとても動揺する。娘に真実を伝えることはできない。また，娘ががっかりする姿に耐えられない。失敗したように感じる。お酒を飲んでいないと娘に話した。	私たちどちらにとっても苦しいことだが，娘に真実を話す必要がある。次にアルコールを遠ざけるために，きっと娘からの反応が役立つだろう。何をしたとしても，娘への嘘はこれまで私たちを堕落させるだけのものだった。アルコールは私にとって深刻な問題で，できることはすべてとりくむ，と娘に説明する必要がある。
結果	*クズのような気持ちになり気分が沈んだ。娘に嘘をつかなければならないことを私は望んでいるわけではない。*	*娘が動揺したことへ申しわけなく思った。でも，私が飲んでいたことを知らせたのは正しい。自分を誠実な人間のように感じる。*

あなたの<u>古いやり方</u>はどれくらいセーフティですか？　＿＿＿＿＿

あなたの<u>新しいやり方</u>はどれくらいセーフティですか？　＿＿＿＿＿

0（まったくセーフティではない）から10（セーフティ）までで評価してください

Lisa M. Najavits（2002）から引用。版権はGuilford Press社にあります。個人的な使用に限り，図書を購入してコピーすることが可能です。詳しくは，版権に関するページを確認して下さい。

正直であること　255

認 知

回復につながる考え

概　要

　PTSDと物質乱用によくみられる思考パターンは，より健康的な「回復につながる考え」と対をなすものである。患者は「選択肢をリストアップしてみましょう」，「新しい物語を創ってみましょう」，「決断しましょう」，「イメージしてみましょう」といった考え直しのツールを使って，思考の変容を目指していく。この考え直しの力は，声に出して考えたり，考え直しのトレーニングをくりかえしたりするなかで高められていくものである。

オリエンテーション

　患者がハイになろうとしたり，危険な行動をしたりする理由には，これまでの長年にわたる体験に関連する，たくさんの複雑な意味があるかもしれない。そうした意味を探っていくことで，セラピストは，患者の根深い問題に十分に介入することができる。物質使用は，PTSDを持つ人々にとっては，以下のような特別な意味を持つ可能性がある。

- *助けを求める心の叫び*。周囲の人に，自分の感じているコントロールのできなさ加減を示す。
- *内面（感情，思考，記憶）へアクセスする方法*。「きちんと考えないといけない問題が，自分のなかにたくさんあるのはわかるけど，それを麻痺させないわけにはいかない」
- *内面を遮断する方法*。「薬に依存するのは，みたくないものをすべて遮断しようとする，私なりの対処法だ」
- *虐待者に向かっていく方法*。薬物を使うという行動を通じて，患者はこういっているかもしれない。「あなたは私を傷つけることなんてできない」，あるいは，「いまは自分の身体をコントロールできている」。
- *混沌とした家族の人生の重要な部分*。患者はしばしば，家族にみられたトラウマや物質乱用を報告する。「私が経験したトラウマは，アルコール依存症の母による影響もある。母が度を越して飲酒し，そして，父はそんな母に対して無理矢理セックスをしていた。子どもの私には，その光景はトラウマだった」。
- *緩慢な自殺*。「とにかく，ただ死にたいから使うんだ」
- *自分を再虐待する方法*。「自分なんてどうなってもいいし，自分で自分が嫌いだったから薬

を使ってたんだ」

&❧*自己防衛の試み*（すなわち，ひどい自己虐待を予防する方法）。「感情がわっと押し寄せてきたとき，私は自分を傷つけるか，さもなければ飲酒するか，そのどちらしかないと思った」

&❧*加害者への同一化のための薬物乱用*。「私の叔父は，私が11歳のときから虐待していた。叔父は，少量のマリファナでもいいから，ハイになれるクスリは何でも手に入れようとする神経の持ち主だった」

認知療法は，彼らの意味体系を変え，患者に役立つ戦略を提供することができる。このセッションでは，認知療法を次の2つの観点から活用している。その1つは，（1）患者が見いだす意味を見つける（特にPTSDや物質乱用に関連したもの）というものであり，もう1つは，（2）害をおよぼすような思考よりも，癒しにつながるような思考とシフトさせるというものである。この「回復につながる考え」のセッションにおいては，いくつかの留意点がある。

&❧*PTSDや物質乱用者は，「ネガティブ」な思考について議論していると，容易に「自分は罰せられている」と感じてしまう傾向がある*。「私の考えは悪い」，「よく感じられないのは私のせいだ」，「私は愚かだ」，「私の問題は私の脳みそのすべてだ」というかもしれない。セラピストは，どのような意味体系が患者の人生に影響を与えているかを現実的に探っていき，協働的かつ共感的なスタンスで，こうした問題に対応していかなければならない。だれしもある程度は不適応な考えを持っているものであり，修正することは可能と患者に伝えていることは，治療上有益である。

&❧*自分の思考を変えたり，それに気づいたりする能力を獲得するのは，とてもむずかしいことである*。多くの人は，何かの出来事に遭遇すると，それによって生じた思考や感情と向き合うことになる。思考を意識することなく，行動や感情にラベルをつけることはではない。しかし，思考を変えるには多くの努力が必要である。

&❧*簡単な言葉を使う*。認知療法は，「考え直し」，「意味を作ること」，「セルフトーク」として考えられている。これらの言葉は，「認知」という概念ほど観念的なものではない。

&❧*認知療法は大いに誤解されている*（Clark, 1995; Gluhoski, 1994）。そうした誤解としては，たとえば「認知療法は，表向きは患者が満足しそうな形式を整えているが，本質的にはたくさん心がこもっていない，あくまでも技術的な治療法だ」，「認知療法はネガティブな考えをポジティブな考えに変えるだけのものだ」，「認知療法は表面的な治療でしかない。いくら考え方のパターンをとりあげても限界がある。本当に重要なのは感情なのだ」，「認知療法は簡単だ。なぜなら，ただ考え方を変えればいいのだから」，「認知療法で『ピント外れの考え』を押しつけられた患者は，気分を害してしまう」，「認知療法は患者に『こんな風に考えなければダメだ』ということを押しつけるだけだ」といった誤解である。事実はそうではない。熟練したセラピストが実施した場合，認知療法は，患者の思考に永続的な変化を引き起こし，思考に大きな影響を与える，心の深い部分にある感情を扱うこともできるのである。それだけに，うまくいかないときには，患者は失望し，何か操作された感じ，あるいは，誤解されたといった感覚を抱くであろう。

&❧*患者の多くは，感情よりも，考え方のパターンに焦点をあてられた方がはるかに楽に感じるものである*。この方法は，患者の内的世界にアクセスし，経験を理解するのに役立つ。

セラピストによくある反応

- **非常に「教育的」，もしくは技術的になりすぎてしまう**（例：考え直しの力について全般的な経験をさせることよりも，思考と感情を区別するトレーニングに注力してしまう）。このことは，セラピストが，考え直しに苦手意識を持っている場合に起こりやすい。もしもセラピストが考え直しの技法がうまくできないと感じているのであれば，たとえば『物質乱用のための認知療法（Cognitive Therapy of Substance Abuse）』（Beck et al., 1993）や，『うつの認知療法（Cognitive Therapy of Depression）』（Beck et al., 1993）といった，認知療法の治療マニュアルを再読することが不可欠である。

- **患者に十分なガイダンスを提供しない。**セラピストのなかには，患者に対してソクラテス式問答法による導入をしないまま，いきなり信念を考え直すように指示する者もいる。たとえば，次のようにいうセラピストがいる。「これについてどのようにしたら違う考え方ができますか？」，「新しい方法でそのことについて考えてみましょう」などなど。しかし，患者にとって，新しい認知を生み出すのは容易なことではない。新しい認知は，注意深くなされた，この治療法独得の一連の質問によって生み出される必要がある。これは，認知に関するセッションを扱うセラピストにとって，もっともむずかしい作業である。ひとことでいうと，セラピストのなかには，患者が思考をシフトするのに役立つ方法を知らない者が少なくないのである。認知療法を教えることは，この本の範疇を越えているが，とにかく，患者にやってもらおうと求める前に，まずは自分自身が認知テクニックを学ぶことが重要である。これは，患者に信念（「悪い人間だというのをやめなさい——あなたはよい人間だ」）を告げる際にも直面する問題である。この技法に通じていなければ，患者から考え直しがうまくいかないといわれた際に，セラピストは何をどうしてよいかわからないであろう。

- **感情的な深いエクササイズではなく，表面的なエクササイズで考え直しさせてしまう。**感情をとりあげるには，（1）状況が「ホット」でなくてはならない（すなわち，患者はそれについて強いネガティブな感情を持っていること），（2）考え直しは，患者が抱いている中核的な仮説にまで達する必要がある，（3）考え直しは現実的な新しい思考を提供する必要がある（すなわち，単純でもなく，非現実的でもない思考）。たとえば患者が，「自分には友人などいないし，これまで決して友人を作ろうと思ったこともない」と述べたとすると，セラピストはすかさず，「AAのミーティングに出かけなさい，そして，そこにいる人たちに会いなさい」と提案する，といった類いの対応である。友情を育む以前に，そもそも，本格的な治療が必要なほど，深刻な社会機能の欠損がある可能性を無視して，である。

謝　辞

　認知再構成の話題については，多くの人の著作に依拠しているが，原則的にはアーロン・T・ベック，ならびにアルバート・エリスら（Ellis, McInerney, DiGiuseppe, & Yeager, 1988）の業績にもとづいている。配布資料1の物質乱用セクションの「自分自身に何を語りかけるかに気づきなさい」は，ベックら（1993）およびデュ・ワース（1992）の仕事に負っている。また，配布資料2「考え直しツール」にある，「考え直し方法をリストする考え」は，バーンズ（1990）の『あなたの思考のねじれを直す10の方法（10 Ways to Untwist Tour Thinking）』に依拠し

ており，配布資料には，その文献から2つの方法（「結果を考える（Think of the Consequences）」，「証拠を調べる（Examine of the Evidence）」）を引用している。なお，このセッションにおけるオリエンテーションの部分は，ブルース・リース（Bruce Liese）博士によって書かれたものである。

セッションの構成

1. **チェック・イン**（*患者1人につき5分以内*）。第2章を参照のこと。
2. **引用文**（*手短に*）。263ページを参照。引用文をセッションと関連づける。「頑張ってやり遂げた人」の話を簡単に伝えて，メンバーのだれかにに質問してみる。それは，急な坂を登ろうとする，登れない可能性を恐れない列車の話だ。その小さなエンジンは「自分にはできる，できるはずだ」といいつづけ，最終的に列車は坂を登りきる。引用文では，「エンジンは支持的思考を試みる」といったように説明してもよい。
3. **患者の生活と今回のテーマを関連づける**（*セッションの大部分を使って丁寧に行う*）
   a. *配布資料に目を通すようにいう。*配布資料は，別々でも，まとめてでも使えるようになっている。時間があれば，複数回のセッションに分けて扱ってもよい。「セクション内容」（下記）や2章を参照のこと。
      配布資料1：自分に語りかける言葉に気をつけましょう！
      配布資料2：考え直しツール
      配布資料3：考え直しについて
   b. *患者の問題や現在の問題に対処するスキルを関連づける。*「セクション内容」（下記）や第2章を参照のこと。
4. **チェック・アウト**（*手短に*）。第2章を参照のこと。

セッションの内容

配布資料1：自分に語りかける言葉に気をつけましょう！

目　標

□　PTSDや物質乱用，回復につながる考えに気づけるように患者を誘導すること。

患者の生活とテーマを関連づける方法

★*自己探求*。配布資料を見て，もっともあてはまると思う考えに○をつけなさい。

★*考えを声に出して練習する*。物質乱用やほかの危険な行動に特有の，最近の出来事を思い出してもらう。「それ以前，またはその最中，それ以後に何を考えていたかがわかるように，あたかも映画のワンシーンのように詳細に思い出しなさい」と患者に質問する。

回復につながる考え　259

★ディスカッション

- 「ページの左側に書かれていることと右側に書かれていることには，どんな違いがありますか？」
- 「自身のどんな考えに気がつきますか？」
- 「あなたがもっとも変えたい考えはどんなものですか？」
- 「各々のコラムに対して，あなたが加えたいほかの考えはありますか？」
- 「ページの右側のように考えることができたら，あなたの人生はどう変わっていたでしょう？　どんな風にふるまえていたと思いますか？　どうやってほかの人との関係を，以前とは違う方法で築いていけますか？　それによってどう感じられますか？」

留意点

✦ **さまざまな種類の思考があることに注意すること**。患者の多くは，不適応的な思考（配布資料の左ページ）と健康な思考（右ページ）の両方を持っている。精神病理に焦点をあてながら，いつものように，患者の健康的な側面を強化するのが治療に役立つ。

配布資料２：考え直しツール

目　標

- □　考え直しツールを使って思考を切りかえる訓練をすると，考え直しをする力を体得するのに役立つ。

患者の生活とテーマを関連づける方法

★ **考え直しを実行してみよう**。「いうよりも実行してみる」の精神で，患者に考え直しモデルを体験させるのは，もっともよい方法の1つである。患者に，物質乱用やPTSDにまつわる最近の危険な状況を思い出すよう尋ねる。そして，セーフティ対処法シートを使って，その例を通して働きかける。そのプロセスを患者が十分に理解できるように，セラピストは自分が使っている考え直しツールのことを大きな声で伝える。

★ **自己探求**。患者にもっとも役立ちそうな考え直しツールに○をつけさせる。

★ **各自の考え直しの方法を描こう**。患者の人生のなかで特有なツールを，どうやって活かしたか述べてもらい，各々の方法についての質問に答えてもらい，それぞれの考え直しツールを使いこなしてもらう。

★ **ディスカッション**

- 「どの考え直しツールがあなたに役立ったと思いますか？」
- 「リストに載っていないもので，あなたがすでに使ったツールはありますか？」
- 「自分自身とのネガティブな会話を中断し，これらのツールを活かす『立ち止まる，見る，聞く』ことをどうやったら思い出すことができますか？」
- 「ツールはあなたに役立ちそうだと思いますか？　もしそうでないなら，それはなぜでしょう？」
- 「あなたはこれまで自分の考えがまちがっている，あるいは悪いと思ったことはあります

か？　もしそうなら，あなたはどうやって考え直しましたか？」

留意点

✦ **さらにほかの文献を参考にする。**より多くの考え直しツールである，「言葉を定義する」，「損得分析」，「白か黒かの中間を考える」，「ダブルスタンダード」といった方法が収載されている，バーンズ著『フィーリングGoodハンドブック』（邦訳版：野村総一郎監訳，星和書店，2005）のリストを使ってもよい。

✦ **リハーサルが効果的だったかどうか，患者からの反応を確認すること。**考え直しトレーニングを指導する際には，本当にそのトレーニングが役に立っているのかどうか，必ず患者からのフィードバックによって確認しなければならない。もしもうまくいってないようであれば，再度やり方を見直し，再度挑戦するように励ます必要がある。

配布資料3：考え直しについて

目　標

　　□　患者の考え直しへの理解を深めよう。

患者の生活とテーマを関連づける方法

★ **キーポイントを思い出そう。**患者に，配布資料の主なポイントを要約してもらう。そして，患者の潜在能力を引き出すきっかけとして，この配付資料を活用する。たとえば，「ここに書かれている考えとは，主にどういったものでしょうか？　その考えのなかで，何かあなたに関係がありそうなものはありますか？」といったような具合に。

★ **ディスカッション**
　●「なぜ『ホットな考え』が考え直しをうまく活かすために重要だと思いますか？」
　●「ポジティブな考えと現実的な考えの違いは，何だと思いますか？」
　●「考え直しをしてみてもうまくいかない場合には，どうやって違う考え方ができるでしょうか？」

留意点

✦ **認知的な治療を学ぼうとする患者を励まそう。**たとえば配布資料の最後には，さまざまな社会資源や対処法のリストが紹介されている。

✦ **考え直しがうまくいかずにどうしたよいのかわからない患者を援助する。**患者が抱える問題として多くみられるのは，患者が深刻な悲嘆に暮れており，考え直しがうまくいかない，といった状況である。その場合には，それを乗り越える方法（配布資料に載っているような）を見つけ，本人に合う例を使って患者を助けることが重要である。

回復につながる考え　　261

むずかしいケース

＊「以前ポジティブ思考をやったことがあるけど，私には合わなかった」
＊「私は自分のトラウマが絶望的だと思っているのに，あなたは私のそうした気持ちを否定するんですか？」
＊「セーフティの対処法シートで考え直ししてみた。でも，それをやっても，気分はよくならなかった」
＊「これを使って，自分自身のことを考え直せってことですか？」
＊「セッションでは再試行がうまくいっているように思ったけど，後で自分でやってみることはできませんでした」
＊「考え直しツールの長いリストを覚えろっていうの？」

引用文

「私はできる，

　私はできる，

　私はできる。」

　　──ワティ・パイパー
　　　　（児童文学書『小さな機関車テリー』を
　　　　　　　　　書いた20世紀の作家）

自分に語りかける言葉に気をつけましょう！

回復につながる考えとは，尊敬と思いやりをもって自分に語りかけることを意味します。

物質乱用的思考

★ *物質使用につながる考え（左側）と回復につながる考え（右側）を比較してみましょう。*

物質乱用につながる考え	VS	回復につながる考え
「自分にはそれが必要だ」 （すぐに満足を得たい）	VS	「待つことができる」 （セルフコントロール）
「未来なんて関係ない」 （計画を立てられない）	VS	「後でどう感じるだろう」 （計画を立てられる）
「物事はつねにスムーズに運ぶ」 （欲求不満に耐えられない）	VS	「ときに物事はうまくいかない」 （欲求不満に耐えられる）
「したいことができる」 （自分にだけ焦点があたる）	VS	「もしも使ったら子どもを傷つけてしまう」 （自身と他人に焦点があたる）
「痛みを癒すのにクスリが必要だ」 （悪い気分に耐えられない）	VS	「落ち込みに耐えられる」 （悪い気分に耐えられる）
「断酒・断薬は退屈だろう」 （退屈を恐れる）	VS	「ほかに何か新しいことができる」 （わくわくする活動を探し出す）
「決してこれを乗り越えられない」 （過剰反応する）	VS	「少し段階を置いてやってみよう」 （バランスがとれている）
「使っちゃえ！　私の人生めちゃくちゃだ」 （ケアしない）	VS	「自分は大切だ」 （ケアする）
「私にはこの1杯しかない」 （非現実的）	VS	「使えないことを知ってる」 （現実的）
「自分をコントロールしない」 （行き詰まっている）	VS	「セルコントロールを身につけることができる」（成長を求める）

Lisa M. Najavits（2002）から引用。版権はGuilford Press社にあります。個人的な使用に限り，図書を購入してコピーすることが可能です。詳しくは，版権に関するページを確認して下さい。

PTSD的思考

★*PTSDにつながる考え（左側）と回復につながる考え（右側）を比較してみましょう。*

PTSDにつながる考え	VS	回復につながる考え
「自分は価値がない」 （自分を叩きのめす）	VS	「私はうまくやれた」 （自分を褒めてあげる）
「リストカットしたい」 （自己破壊的）	VS	「問題を解決したい」 （建設的）
「どうってことない」 （自分のことを無視する）	VS	「ニーズを満たしたい」 （自分のことをケアする）
「価値がない」 （死ぬことを選ぶ）	VS	「人生は自分で作れる」 （生きることを選ぶ）
「いつもひとりだ」 （孤立している）	VS	「つながれる」 （人に助けを求める）
「私は自分を痛めつける存在だ」 （狭いアイデンティティ）	VS	「私は人間だ」 （広いアイデンティティ）
「何も変わらない」 （硬い）	VS	「成長できる」 （柔軟）
「酒を飲まなきゃいられない」 （逃避を求める）	VS	「うまく向き合える」 （問題に向き合う）
「私は何者でもない」 （自己無価値化）	VS	「私はちゃんとした人間だ」 （自己肯定）
「私は悪い」 （自分を憎む）	VS	「私はよい」 （自分を愛する）
「知り合う人はどうせ悪い人ばかり」 （危険な人との関係をつづけようとする）	VS	「よい人との出会いがあるはず」 （セーフティな人を求める）
「私には対処できない」 （解決をあきらめる）	VS	「私はやれる」 （解決を探る）
「あるのは苦しみだけ」 （痛みしか見えない）	VS	「人生にはいろいろなことがある」 （喜びと痛みの双方が見えている）

配布資料1　　　　　　　　　　　　　　　　回復につながる考え　　265

考え直しツール

あなたの思考を切りかえるために次のツールを試してみましょう。

＊選択肢をリストアップしてみましょう＊

いかなる状況でも，あなたには選択肢があります。そして，選択肢にはどんなものがあるのかを知ることが役立ちます。たとえば，デビッドは親との同居を余儀なくされており，そのことが彼に「いかにも敗者といった感じで悲しい」と感じさせていました。自分で自分を落ち込ませる代わりに，彼は椅子に座り，自分ができていることのリストを作ってみました。①自分はいまカウンセリングに通っており，仕事を手に入れて，何とかして金を稼ごうとしている，②友人と一緒に生活できるかどうか検討している，③抱えている障害を踏まえて，自分にできることをやろうとしている，④親と一緒に生活し，多くの時間を彼らと一緒に過ごすことに割いている。彼は，状況を悪いと感じるのではなく，自分には選択肢があるのだということ，そして，そこから選び決定するのは自分次第であることが理解できました。

＊情報源について熟考してみましょう＊

あなたにあれこれいってくる人はだれでしょうか？　本当にその人は信じられる人なのでしょうか？　そういった人たちにはどんな問題点があるでしょうか？　批判や中傷を受けたときにその情報源について熟慮することは，とても大切です。なかでも，あなたが望んでいないにもかかわらず，あれこれとアドバイスをされたり，批判されたりした際には，このことはいっそう重要となります。ジュディの叔母は，おまえは肥満だといいつづけていた。「あなたは尊敬に値しない」といわれてきたため，ジュディは気分が落ち込み，ますますやけ食いに没頭するハメになってしまいました。しかし，ジュディはその叔母のことを，周囲の人々に痛みを植えつけずにはいられない，とても不幸せな人だと見方を変えて考えるようになった。

＊イメージしてみましょう＊

気分をよくしてくれる場面を心のなかに思い描いてみましょう。たとえば，アランは，パニック発作に襲われたときにはいつも，「心臓が爆破する」場面を想像していました。しかし，これは彼を余計に不安にさせるだけでした。そこで，コンピュータのようなイメージを心に描くように変えてみました。複雑な回路が張りめぐらされた，硬質なコンピュータのようなイメージです。もちろん，コンピュータは吹き飛んだり，爆発したりはしないですが。あなたは，自分が望むものを何でもイメージすることができるのです。ですから，そうしたイメージを必死になって想像してみましょう。自分を励ますコーチや指導者，旅立つ冒険家，さまざまな可能性を秘めた芸術家など。「求める世界のイメージ」——あなたが未来に夢見て，向かおうとしている世界——を創り出すために，あなたは自分の想像力を駆使することができるのです（それは，トレーニングの際に，アスリートが実際に身体を動かす前に想像するのと同じものなのです）。

Lisa M. Najavits（2002）から引用。版権はGuilford Press社にあります。個人的な使用に限り，図書を購入してコピーすることが可能です。詳しくは，版権に関するページを確認して下さい。

＊自分を褒めましょう＊

自分が善戦していることに気づきましょう。過去数十年の研究が明らかにしているのは，成長するのにもっとも役立つのは正の強化です。これは，「自分をいたぶる」とか「自分を卑下する」といったこととはまったく対極のものです。こうしたことは，あなたを少しもよい方向には導きません。ですから，どんなささいなことでも，称賛の機会を見つけ，もっと自分に寛容になってみましょう。いくら自分を褒めても，それは決してやりすぎなんかではないので。

＊経験から学びましょう＊

次に自分にとって意味のある教訓を見つけましょう。たとえば，ダグは，ルームメイトに部屋のなかにはマリファナの葉を持ち込まないようにお願いしたが，断られてしまった。この経験から彼が学んだ教訓は，次のようなものであった。「ルームメイトは自分のためにいるのではない。自分がここから出るか，あるいは，利己的でない新しい同室者を見つけるかしなければならない。いまのままでは，私は回復を手にすることができない」。

＊新しい物語を創ってみましょう＊

自分を尊敬できる方法で「自分に降りかかった出来事」を話してみましょう。たとえば，ジェニファーは，自分をまるで「壊れた品物」のようだと考えていました。彼女は，徐々に物語を書き直し，いまでは「自分のことを，文字通り『歩く奇跡』だと思えるようになりました。自分がどれほどすばらしく，品位ある人間なのかわかり，敬意さえ感じています」と考えるようになりました。

＊結果について考えましょう＊

長期的な目で見てどうするのかを判断しましょう。たとえば，あなたはコカインを吸引したとします。15分くらいはよい気分でいられるかもしれませんね。でも，長い目で見たらどうでしょうか？　きっとお金をずいぶんとつぎ込むことになるでしょう。それから，身体がボロボロになっていく感じもするでしょう。自分で自分が嫌になるかもしれません。さらに，家族もがっかりするでしょうね。

＊証拠を調べてみましょう＊

科学者か探偵にでもなった気分で，事実を客観的にみるように努めてみましょう。物事を支持する面と支持しない面の両面から眺めるようにしましょう。たとえば，ジャックは，「俺は薬物をやめることができない」といいました。その根拠をあげるように求めたところ，彼はそのことを支持する理由と支持しない理由の2つを書き出してみました——支持する理由は，「自分は3カ月間毎日マリファナを使っていたから」であり，支持しない理由は，「4年前に，自分は6カ月間マリファナをやめていた時期があった」というものでした。この両側の理由を記したリストを見れば，ジャックには回復を成功させる可能性があることがわかり，彼自身のなかにも，「もう一回やってみよう」という治療動機が多少とも存在することがうかがえるはずです。

ブレインストーミングしてみましょう

あなたの思い込みを否定する解釈をできるだけたくさん考えてみてください。たとえば，車を運転しているとき，だれかがあなたを追い抜いたとき，「なんてむちゃなことをするんだ！周囲のことを気遣う奴はいないのか!?」と思うかもしれません。しかし，そんな風に考える代わりに，あなたは別の解釈をしてみることもできます。「たぶんあの人は，奥さんが産気づいたのを知ったのかもしれない」，「あの人はきっとお医者さんで，緊急手術をするために病院に急いで向かっているんだろう」などといった具合です。こうした戦略は真実を知らず，また，真実を確認することができない状況では，とても重要なものです。この状況では，ほかの人の車を止めることなどできませんし，道路で自分を追い抜いた理由を確認することなどできません。要するに，確信を持って結論を下すことができない状況では，自分にとって気分のよい解釈をした方がよいように思うのです。

本質的な影響って何でしょうか？

ときには，「自分の人生において本質的な影響って何だろう？」と自問してみてください。たとえば新たな仕事の口に応募したものの採用されなかったとき，あなたは意気消沈して，自分にこうつぶやくかもしれません。「私は役立たずのダメ人間だ。またヘマをしてしまった」と。でも，もしも「人生における本質的な影響って何？」と自問するならば，「あれはただの面接だわ。仕事ならほかにもいくらでもある。仕事はまた応募すればいいし，これから職業訓練やたくさん職業カウンセリング，模擬面接を受けてから再チャレンジすればよい。仕事のやり方について書かれた本だって読めるチャンスもある。別に世界が終わったわけじゃない」と考え直すことができるでしょう。事実，たいていの状況は生死にかかわりのないものです。

決断しましょう

もしもあなたが行き詰ったら，（セーフティなかぎり）不完全な道を試してみましょう。ともすれば人は，たくさんの可能性を見出そうとしたり，身動きがとれなくって行き詰まり，混乱するなかで，完璧な解決策を見つけようととらわれてしまったりすることがあります。いま進んでいる道に行き詰まったら，ひとまずそのまま真っ直ぐ進み，たとえ完璧なものでないとしても，いまの段階での決断をした方がよいでしょう。後になってからそれまでやってきたことをふりかえり，その決断を再評価することはできます。ただ，いまは，「セーフティであるかぎり，何かやってみましょう」。少なくともそれは立ちすくんだまま何もしないよりはましといえます。

いまよりもよかったときのことを思い出しましょう

すばらしいときに気づいて視野を広げましょう。ときどき嫌な気分にとらわれてしまうと，あなたは「いつも私はこんな風だった」とか，「これから先もずっとこんな風なんだ」と思えてきてしまうことがないでしょうか？　でも，そんなときにはいまよりもましだったときのことを思い出してみましょう。たとえば，「先月は，1週間食べ物を吐かずにいられた」とか，「3年前，私は仕事を得ることができていた」といった具合です。PTSDにしろ，物質乱用にしろ，時期によってよかったり，悪かったりという波があります。ステイシーは次のようにいっていました。「私は，これまでの人生ずっと，頑張り屋で賢いステイシーだった。でも，いまは，私

は自分のことがわからない。私はここから抜け出せるだろうか？　私はよい人間なのに。私は昔のよい自分を取り戻したいと願っている。こうして病気になった私は，また昔の自分のように生活できるだろうか？　そうだ，いまはこれまでの私じゃないんだってことを忘れちゃいけない。いまのこの状態は病気によるものなんだ」。

＊生きるのに役立つルールを見つけましょう＊

　回復のために役立つルールを見つけ出しましょう。たとえば，「自分を大切に」とか，「迷ったら，もっとも面倒くさい道を選びなさい」というように。

考え直しについて

❧**人はだれでも，自分でも意識しないうちに，いつも何かを考えているものです。**覚醒しているあいだはいつも，人は自分と「対話」しているものです（これは「セルフトーク」とも呼ばれています）。「なにを昼食に食べようか」というさいないことから，「人生，いかに生きるべきか」という深遠なものまで，その内容は多岐にわたっています。こうした思考の多くは自動的に，そして偶発的な起こります。考え直しとは，このような内的な対話を意識的に行い，自分の気分がよくなるような考えを選ぶという手つづきから成り立っています。たとえば，自分に対して「私はダメだ」と話しかければ，憂うつな気分になるでしょうし，「しんどい人生だけど，私は失敗していない」と話しかければ，多少は気分がよくなるでしょう。

❧**あなたがどう考えるかで人生がちがったものになることに気づきましょう。**思考というものは，あなたの感覚や行動に影響を与えます。たとえば，夜，家に1人でいて，眠りに落ちる瞬間のことを想像してみてください。突然，窓のあたりで物音がしたとします。もしもあなたが，「窓の外で，木の枝が風邪になびいてさらさらと音を立てているんだ」と思ったのなら，気分よくなり眠りに落ちることができるでしょう。しかし，「泥棒が家に侵入しようとしているんだ」と思ったとしたら，途端に不安になり警察を呼ぶかもしれません。窓で音を聞くという同じ状況であるにもかかわらず，どう考えるかによってあなたの行動もいろいろと変わってくるというわけです。

❧**考え直しは，決して「ポジティブ思考」ではない──あくまでも現実的な思考なのです。**たとえば，「自分は悪い奴だ」と思っていて，それを「自分はよい奴だ」とひっくり返しても，決してうまくはいかないでしょう。目標は，ネガティブ思考をポジティブなものにすることではありません。現実的な思考にすることなのです。あなたの思考を評価するさまざまな方法が，配布資料2に記載されています。考え直しは「ポジティブ思考」を意味せず，むしろ，世の中に対する新しい見方を開発する力であるとか，自ら発見する新しい意味，新しい経験のリアリティさであると理解いるべきなのです。

❧**考え直しは，思慮深い感情的な経験です。**なかには，「考え直し」のことを，感情を排した，知的で，退屈な，教育的なものであると考えている人もいます。しかし，それをうまく身につけることができたならば，あなたは本当に気分をよくする経験となることでしょう。それは，あなたが実際には信じていないことを無理矢理自分にいい聞かせることでもなければ，いうべきだと思うことを無理に口にすることでもありません。自分が何者であるかに気づき，自分の人生にこれからどのようにアプローチしたいのかを選ぶことなのです。このパワフルな段階をうまくいかすには，以下のようないくつかの鍵があります。

- 「ホット」な考えを見つけましょう。それは，いままさにあなたが問題と感じている感情に関連した考えのことです。
- 具体的に特定しよう。「私の人生は望みがない」といった一般論的な考えが浮かんだ場合には，最近経験した実際の生活場面のなかでも具体的にどのような経験を通じてそのような考えが生じたのかを，丁寧にふりかえってみましょう。この作業は，あなたがどの

Lisa M. Najavits（2002）から引用。版権はGuilford Press社にあります。個人的な使用に限り，図書を購入してコピーすることが可能です。詳しくは，版権に関するページを確認して下さい。

270　治療セッションのテーマ　　　　　　　　　　　　　　　　　　　　配布資料3

ようなときに（例：夜，1人で家にいる），そして，どのような状況に関連して（例：あなたは飲んだくれていた），そのような考えを抱くのかが明らかになるかもしれません。そうすれば，あなたはそのパターンを簡単に変えることができます（例：「飲んでしまうと，希望がないように感じてしまう」とか，「夜，だれかと一緒にいれば，落ち込まないですむかもしれない」）。練習は必要ですが，このやり方はとても役に立ちます。

●3 **あなたの考えは，悪いわけでも，まちがっているわけでもありません。** 人によっては，「私が考え直す必要があるってことは，私がまちがっていることなんだ」と考えるかもしれません。こうした考え方は，自分自身に悪い感情を抱きやすいPTSDや物質乱用に罹患する人にしばしばみられるものです。しかし，人はみな，考え方は人それぞれであり，そのなかには，当然，ネガティブな内容のものもあります。どんな考えも，その考えを抱くにいたった人生経験や理由といったものがあることを忘れてはなりません。たとえば，あなたが戦闘のなかを生き延びたとしたならば，「人は悪意に満ちていて，だれもがみな自分のことしか考えていない」と思い込んでいるかもしれません。あるいは，あなたが子ども時代にある言葉（例：「あなたなんか価値のない人間なのだ」）をくりかえしいわれて育ったならば，長ずるにしたがってその言葉を信じるようになっているかもしれません。あなたは，これまでの人生において，人があなたに語りかけたのと同じやり方で，あなたは自分自身に語りかけるようになっているはずです。

●3 **考え直しには実践的な練習が必要です。** 考え直しを自分のものにするには，新たに学ぶ必要があります。あなたが靴ひもを結んだり，自転車の乗り方を学んだりした頃のことを思い出してみてください。練習しなければなかなかできるようにならなかったでしょうし，なかなかうまくできない時期もあったはずです。しかし，考え直しはだれでもできるものですし，これを学ぶことは必ずあなたの役に立ちます。もちろん，考え直しが正しくできるようになるには，時間が必要でしょうが，あなたが積極的に練習すればするほど上手になっていきますし，効果も得られやすくなります。もしも破滅的な考えが思い浮かんできたら，そんなときにはまずは自分にストップをかけて，自問してみましょう。「気分よく感じられるようになるには，どうやって考え直せばいいのだろうか？」と。健康な思考法が自動的になるまでは，しばらくのあいだ，この種の積極的な努力をする必要があります。それはちょうど家を建てるのに似ています。レンガの壁は相互に支え合っていて頑丈ですが，レンガを積みはじめた最初から強いわけではありません。したがって，まずはやってみることです！

●3 **考え直しについてもっと学ぼう。** インターネットや図書館・書店で探してみよう。「認知療法」というキーワードで調べてみると，さまざまな情報源を入手できることがわかるでしょう。たとえば，認知療法の創始者アーロン・T・ベックの本があります。それから，デビット・D・バーンズの『いやな気分よ，さようなら──自分で学ぶ「抑うつ」克服法』（邦語版：野村総一郎，ほか訳，星和書店，2004）は値段も手頃なペーパーバック版なので，多くの人に広く読まれています。さらにくわしく知りたければ，あなたの地域にいる認知療法専門のセラピストか，米国認知療法学会に電話してみてほしい。

配布資料3 　　　　　　　　　　　　　　　　　　　　回復につながる考え　　271

SMARTリカバリーやレイショナル・リカバリーに挑戦してみましょう。 SMARTリカバリーやレイショナル・リカバリーとは，AAと同様，物質乱用に関する自助グループです。ただ，AAと異なる点は，これらのプログラムでは，スピリチュアルな要素がなく，依存症を生涯続く，治らない病気という見方を採用していないことです。これらは，考え直しに焦点をあてたプログラムを実践しています。

謝辞：認知療法は，アーロン・T・ベック博士とアルバート・エリス博士によって開発されたものである。配布資料1の物質乱用のセクションは，ベックら（1993）とデュワース（1992）の仕事を一部参考にして作られている。配布資料2の「考え直しの方法リスト」というアイデアは，バーンズ（1990）の著書にもとづいており，その資料のなかにある2つの方法は，バーンズの著書からそのまま転載したものである。くわしい出典を知りたい方は，担当セラピストに相談してほしい。

誓いのためのアイデア

1つの行動を契約することで，人生が前に進むでしょう！
役に立つと思えることなら何でもいいのです。
あるいは，以下のアイデアのうち，どれか1つを試してみるのもよいでしょう。
約束を守ることは，自分自身を尊重し，敬意を払い，ケアすることになるのです。

✦ 選択肢1：22世紀に生きている自分を想像してみてください。新しい台本を書くことで，あなたは自分の考えを変えることができます。新しい台本のなかであなたが伝えたい一節を書いてみましょう。

✦ 選択肢2：次の物語を読んで，下の質問に答えなさい。

クリスは，PTSDと物質乱用に罹患しています。最近ボランティアをはじめ，すでに3回参加しました。しかし3回目の翌日，クリスは目覚めるなり，「もう行きたくない，なんか退屈だし……」と思いました。それで彼は，ボランティアに行かずに家でテレビを眺めていました。そして，自らの人生をふりかえり，どうして自分はいつも孤独なのかと考えました。子ども時代に叔父から虐待されていたことを思い出しました。その記憶はどうしても心の底にこびりついて，払拭することができないでいました。そこで，彼はヘロインを手に入れようと考えて外出しました。「どうして薬物がないと退屈なんだろう？」と，彼はひとりつぶやきました。「使ってないときにはすごくみじめな気分になる」

もしもあなたが，クリスにはこの状況をうまく切り抜けてほしいと思っていたとした場合，あなたは彼をどんな風に助けてあげればよいでしょうか？　彼に何と言葉をかけてあげますか？　どのようにしたら，彼が物事を別の角度から眺めることができるようになるでしょうか？　そして，どのようにして彼が抱えている薬物使用やPTSDについて話題にとりあげますか？

✦ 選択肢3：セーフティ対処シートを埋めてください。（下に，このセッションに合わせた例を示します）

Lisa M. Najavits（2002）から引用。版権はGuilford Press社にあります。個人的な使用に限り，図書を購入してコピーすることが可能です。詳しくは，版権に関するページを確認して下さい。

回復につながる考え　　273

このテーマで利用するセーフティ対処シートの例

	古いやり方	新しいやり方
状況	パートナーが私を傷つけた。	パートナーが私を傷つけた。
★対処法★	自分の何が悪かったんだろう？頭にきたし，傷ついた。もうだれともかかわり合いたくない。人とかかわっても孤独になるだけだ。みんな自分から離れていってしまう。まるで囚われたような感じがする。歳をとればとるほど生きるのがつらくなる。	この傷ついた気持ちをよくしてくれるものなんてない。だけど，心の闇に自分を連れて行かないようにした。つらいけど，何とかバランスをとらなきゃ。いますぐに未来について考えなくてもいい。まずは自分をケアし，自分にできることをしよう。気持ちの整理は後ですればいい。
結果	気分が落ち込み，怒り，自分自身を嫌いになった。手に入れられる薬ならば何でもいいから，この心の痛みを消しまるために使いたい。ヘロインを使ってこの状況を終わらせたい。	飛び込みでクリニックに受診した。とにかく，だれかに相談しなきゃ。まだ痛みを感じ，少なくとも自分1人ではどうにもならない。だれかに聞いてもらうほかはなかった。

あなたの<u>古いやり方</u>はどれくらいセーフティですか？ ＿＿＿＿＿

あなたの<u>新しいやり方</u>はどれくらいセーフティですか？ ＿＿＿＿＿

0（まったくセーフティではない）から10（セーフティ）までで評価してください

認　知

分裂した自己を統合する

概　要

　セラピストは，患者が，PTSDと物質乱用に特有な内的な分裂（splitting）を認識できるように支援しなければならない。そのうえで，患者が自らの回復のためにその分裂を統合する方法を見い出せるように導いていく必要がある。

オリエンテーション

「自分のなかで内戦をやっているみたいなんです」

「薬物を使うのは，怒っているやっかいな方の自分なんです」

「3歳児のようにふるまう自分を，どのように感じ，考え，見たらいいのかわかりません。自分がいまいるところからみると，あなたはとても大きく見えるし，何かいわれたらその命令にしたがわなければならないと感じたり，ほかにも何かしなければいけないことがあるという気がしたりしてしまいます。それから，あなたに傷つけられないように隠れなきゃって気持ちになることもあります。私は，セーフティな机の下から，あなたが話すのを聞いている感じなんです」

　PTSDと物質乱用は，「分裂」という機制によって特徴づけられる，数少ない精神疾患の1つである。このことは，人の内面には，状況に応じて異なる意識状態が生じうることを示唆している。物質乱用患者の場合，ちょうど『ジキルとハイド』という有名な本にもあるように，薬物やアルコールを使わず，クリーンでしらふの状態でいたいという部分（これは治療で現れる面である）が存在するかと思えば，高邁な目標を忘れ，一方で，誇り高い目標をないがしろにする人格部分があり，何の考えもなく衝動的に物質使用に走ったりする（DuWors, 1992）。しかし患者は，こうした，自分のなかに起きていることになかなか気づけない。そして，何も知らないまま，「きっと自分は飲み屋にいたんだろう」とか，あるいは，「使いたいとき，気持ちのなかには使いたいという気持ちしかない。葛藤もないし，ほかの考えなんてまったく思い浮かばない」といったりする。

275

PTSDでも分裂は生じる。それは，解離性同一性障害（多重パーソナリティ障害，すなわち，自身の名前や人格などが交代し，分離する）という極端な形式から，ある状況で，一時的にふだんの自分とは異なる面が出現するといった，よりささやかな形式まで，さまざまな程度の分裂として立ち現れる。患者は，死にたい部分と生きたい部分，よりよく生きたい部分とそうありたくはないもう1つの部分を持っている可能性がある。

PTSD患者のなかには，そうした部分が，トラウマに関連した，さまざま感情や年齢が反映されたかたちで作られている者もいる（たとえば，脅えている「小さな自分」，攻撃的な「大きな自分」）。さらに，PTSD患者にみられる分裂には，物質乱用を持続させるのに一役買っている可能性もある。たとえば，ある患者は，「自分が飲酒するのは，ほかの人に自分の『悪』の部分を知ってほしいからなんです。その部分は，私がアルコールや薬物を使ったときだけ現れるんです」と語った。

こうした分裂に気づくのは，患者がいつもと異なる精神状態になってしまう自分を「忌々しい」と語ることが指標となりうる。数分前にはあったはずの自分の意識が消失し，まるでライトのスイッチが不意に点灯するように，新しい精神状態が現れるわけである。当然，この分裂を自分の意志でコントロールすることはむずかしく，患者自身のセーフティを脅かす可能性もある。こうしたことは，PTSDや物質使用障害が「危険な」障害であることの根拠でもある。分裂が生じない（たとえば，全般性不安障害や身体表現性障害）ほかの疾患は，患者に苦痛や不快感をもたらすが，それでも，PTSDや物質使用障害ほど危険ではない。

分裂という現象にはいくつか治療に直接関係してくる，重要なメッセージが隠されている可能性がある。第1に，分裂は，患者が抱いている回復に対する両価性によって生じている可能性がある。もしもこの問題が治療のなかでとりあげられないのであれば，「よくなりたくない」という気持ちを表現するのに躊躇してしまうかもしれない。第2に，ふだんの自分とは異なる意識状態を認識することは，その部分が出現したときに適切に対処するのに役立つ可能性がある。特に，健康な部分（例：「大人人格」）の存在に注目する必要がある。これは，一方で，とうてい受け容れがたい破壊的な部分の存在に気づくのと同様，治療上きわめて重要である。第3に，まれではあるものの，解離性同一性障害患者の別人格は，非常に過激な，物質乱用を呈する人格が，ほかの人格に知られないまま存在することがあり，独立した別の人格として治療に参加させる必要がある場合もある。

患者の多くは，こうした好ましくない人格部分の存在を否定しようとするが，あらゆる人格部分にはそれぞれ存在しなければならなかった理由がある。したがって，そうした人格を歓迎し，受け入れる必要がある。というのも，すべての人格がセーフティな方法で表に出てくるようになれば，もはや分裂する必要はもはやなくなり，さらに人格の統合が起これば，患者は自己のすべての部分を「所有する」ことができるからである。しかし，もしもある患者が自己の部分を受け入れず，あるいは，その存在を否認しつづけるならば，分裂はいつもまでも持続するだろう。その結果，その患者の深刻な物質乱用をくりかえすこととなり，物質を用いた翌週に受診する際に，セラピストの前で罪悪感や恥の感情に襲われることとなる。このような罪悪感や恥の感情が，ますます患者が物質乱用を促すこととなる。

患者のなかには，「自らを叱咤激励」したり，「気合いを入れ」たりしてがんばったりすれば，将来，二度と物質を使わないですむと思い込んでいる者も少なくない。しかし，そのやり方では，かえって薬物再使用のリスクは高まるばかりである。同じく，決してキレることなく，いつも「よい子」あろうとしてきた優等生のPTSD患者は，自らの内に吹き荒れる怒りに驚き，

276　治療セッションのテーマ

必死になってそれを否認しようとするだろう。しかし，そうすることで人格の分裂と物質乱用は促進されてしまうのである。

　解離性同一性障害患者の場合，人格統合の作業は容易ではなく，長期にわたる努力が求められ，これを短期間の治療でなしとげることは困難である。しかし，自己のあらゆる部分を同定し，受け入れるように支援することによって，患者にこの作業を進めて行く必要性を自覚させることは可能である。

セラピストによくある反応

　「回復された記憶」をめぐるさまざまな論争や懸念を考えれば，セラピストは患者に対して何か特定の考え方を押しつけないように注意すべきである。また，それが治療上有用かどうかわからない場合には，患者の別の意識状態を人格部分として決めつけないようにすることが重要である。

セッションの構成

1. **チェック・イン** *（患者1人につき5分以内）*。第2章を参照すること。
2. **引用文** *（手短に）*。280ページを参照すること。引用をセッションに関連づける。たとえば，「本日，私たちは自身の異なった部分について話し合います。回復に役立ちそうな自身のあらゆる面に，受容的なスタンスをとってください」といったように。
3. **セッションを患者の生活に関連づける** *（セッションの大部分を使って，丁寧に行う）*。
   a. 患者に配布資料に目を通すように指示する。
   b. スキルを現在の生活において問題となっていることと関連づけてあげる。「セッションの内容」（下記）と第2章を参照すること。
4. **チェック・アウト** *（手短に）*。第2章を参照すること。

セッションの内容

目　標

□　PTSDと物質乱用における分裂した自己の概念，そして，それらを統合するという目標についても話し合う。
□　患者に対して，どのようなときに自己のどのような面が現れるのか，そして，回復過程でこうした事態にどのようにして対処するのかについて話し合うように促す。

患者の生活とテーマを関連づける方法

★大声でくりかえして*練習させる*。患者に，自己の異なった面を知るのが役立つ状況があることを理解させるようにする。たとえば，薬物を最後に使ったとき（あるいは，危険行動にお

分裂した自己を統合する　277

よんだとき），自己のどの部分が出現していたのか？　自己のなかにはこれまで知らなかった部分はどのようなものか？　成熟した健康な部分が未熟で不健康な部分に「話しかける」ように，「対話」することを促す。

★ディスカッション

- ●「あなたが気づくのは自分のどのような面ですか？」
- ●「なぜあなたは自分のある面を認めようとしないのでしょうか？」
- ●「あなた自身のなかでもっとも好きなところ，それから，もっとも嫌いなところはどこですか？」
- ●「あなたのもっとも健康的な部分はどこでしょうか？　あなたはどうやってセーフティを保っていますか？」
- ●「どうやったらあなたは自分のすべてを受け入れることができるでしょうか？」
- ●「あなたは，自分の隠れた部分が出てきたせいで，危険に瀕したことはありますか？」
- ●「なぜあなたは，自分を危険な行動におもむかせる自己の別の部分を認めようとしないのでしょうか？」
- ●「あなたが抱えているPTSDと物質乱用は，自己の分裂とどのように関係していますか？」

留意点

✦ **多くの人はさまざまな程度の自己の分裂を抱えていることを伝え，このセッションが特別なものではないことを伝える。**たとえば，「複雑な感情を抱くとき，人はだれでも自己が分裂しているものです」。

✦ **患者のなかには，自己の分裂と統合失調症とを混同する人もいるので，注意する**自己の分裂は，精神病性のものでも，「頭がおかしくなっている」わけでもないことをはっきりと伝える。

✦ **自己のあらゆる面を受け容れてみるように励ます。**患者は，「自分のなかのある部分が本当に憎たらしい」（たとえば，「自分のある部分を殺したい」）と力説するかもしれない。こうした感情に気づいた場合には，患者に自尊心を回復させるよう励ます必要がある。たとえば，「わかりました。あなたは，自分のある部分が嫌いなのですね。でも，それには何か理由があるんだろうと，自分を尊重してみませんか？　そんな風に考えると，その部分は危険なものではなくなりますよ」といったような具合に。もしも患者が行動化する危険性があるのなら，その部分が抱えている感情に気づかせるようにし，衝動を行動化しないことの重要性をくりかえし伝えるとよい。たとえば，「あなたには，自分を殺したいと考えている未熟な部分があるのですね。しかし，私としては，あなたにそのような行動を起こさせないようにする必要があるのです」といった感じである。

✦ **もしも患者がいかなる側面も認めようとしないならば，課題を無理強いすべきではない。**あなたは問題（例：複雑な感情）をリフレームしたり，あるいは，患者の持つほかの側面（物質に対する渇望に何度となく駆られる）について話題を切りかえたりした方がよいだろう。

✦ **自身の部分に名前（例：マリア）やラベルをつけて認識してもよい**（例：「小さな人」，「大きな人」，「暗い人」，「明るい人」）。もしも患者が自分から進んでそうしたならば，それはすばらしいことである。いずれにしても，セラピストは患者が一方的に押しつけられたと感じるようなレッテル貼りや，名前の強要をしてはならない。

✦ **もしも患者には交代人格が存在し，面接中に登場してしまったならば，それがだれであって**

278　　治療セッションのテーマ

もきちんとかかわったうえで，もっとも成熟した人格に戻すようにする。解離性同一性障害の典型的症例では，患者はふだんと異なる人格，もしくは「交代人格」を持っている可能性が高い。この現象は広くみられるものではないが，現実に存在するものである。もしもこのような現象が生じたら，最善の対応は，いかなる人格（患者はすでに異なる人格に何か名前をつけているかもしれない）が出てきてもきちんと会話することであり，そのうえで，あなたが治療している患者のいつもの人格に戻ってきてもらうようにすることである（例：「あなたは『小さい人』でなのですね。それでは，『大きい人』に戻ってきてもらえますか」）。同じように，もしも患者が人格交代を起こして，「自分は薬物なんか使っていない」と主張しはじめたら，薬物を使用する人格に戻ってきてもらうように試みる必要がある。もちろん，解離性同一性障害は重篤な精神疾患であり，訓練されたセラピストによるきちんとした治療が必要であることを忘れてはならない。もしもそのような患者が集団療法に参加していて，セッション中に交代人格が出てきてしまったら，ほかの参加者に対してそれが決して異常な現象ではないことを伝えるようにするべきである。たとえば，あなたはこういうとよい。「サラは彼女のなかの別の部分です。私たちは彼女のどの部分が出てきても歓迎する必要があります。彼女は元気だし，心配する必要はありません。というのも，彼女はこの現象に関してちゃんと援助を受けていくわけですから」。

✦ **自己の分裂に関してとりあげることが，物質渇望のトリガーになる患者がいることに注意すること。**もしもこうしたことが起こったら，患者の気分を切りかえるために，共感や再方向付け，あるいはグラウンディングなど，あらゆる方法を試みる必要がある。

むずかしいケース

＊「自分の子どもを傷つけたくなってしまう自分がいるんです。それを受け容れるのが怖いんです。だって，子どもを傷つけてしまいそうだから」
＊「そもそも私には，拒まなければならないような自分など，ありません」
＊「このことを話すと，物質に対する欲求が刺激されてしまい，セッションから逃げたくなります」
＊「自分が異常で，治る見込みのない病気のような気がしてしまう」
＊「私は，自分のなかにある，その腹立たしい部分を受け入れられない。だって，私はそれを取り除きたいんですから」

引用文

「あなたのなかに沸き起こることに注目しなさい

そして，ほかのあらゆるものの上に

それを置きなさい

いまあなたの内深くで起こりつつあるものは

あなたが持てる愛をすべて注ぐに値します

あなたはそれとつきあう方法を

なんとかして見つけなければなりません」

――ライナー・マリア・リルケ
（20世紀ドイツの詩人）

分裂した自己

★あなたは……

1. 自分がしたことは確かなのに，どんな風にそれをしたのか覚えていない，ということはありますか？
   （例：自分がバーにいることに気づいたものの，どうやってそこにたどり着いたのかわからない）
   はい／いいえ／わからない

2. 感情がついさっきまでとは異なる状態に「くるりと変わって」しまいますか？
   （例：気分が非常にすばやく，がらりと変化してしまう）
   はい／いいえ／わからない

3. 自分には，あたかもまったく別の人間（「小さい人」，「大きい人」，「弱気な人」など）といったような，さまざまな面があると感じていますか？
   はい／いいえ／わからない

4. 人との関係が極端から極端へと変化するのを感じますか？
   （例：あるときには何もかもがよいと感じた人のことを，別のときにはすべてが悪いと感じる）
   はい／いいえ／わからない

5. 自分の人生における重要な決定に関して，自分でも自分の真意がわからなくなりますか
   （例：治療をつづけるべきか，仕事を始めるべきか）？
   はい／いいえ／わからない

「分裂した自己」とは何でしょうか？

　「分裂した自己」とは，PTSDと物質乱用によって生じた，ふだんの自分とは異なった面のことを示す言葉です。こうした自分の異なった側面を意識することは，あなたの回復に役立ちます。

　物質乱用の例　あなたのなかのある部分は薬物を使いたいと思いますが，別の部分はそう思ってはいません。これは，「ジキルとハイド」と呼ばれる現象です。

　PTSDの例　あなたのなかのある部分は，保護が必要な「小さな子ども」であったり，威張りちらす「戦士」であったり，明日のことを心配せずにいまを楽しむ「ティーンエイジャー」であったり，あるいは，回復に向けて精進する「健康な自分」のように感じるかもしれません。

分裂にはすべてわけがあります

　分裂とは，状況に応じてあなたの内的世界に異なった意識状態が生じるという心理的防衛の一種です。国家が防衛力を必要とするように，人生経験を狂わせるような衝撃的な出来事に遭遇した際には，心もまた防衛を必要とするものなのです。思い出してください。これらはPTSDと物質乱用では非常によくみられる現象であり，あなたが生き延びるのに必要なものなのです。

Lisa M. Najavits（2002）から引用。版権はGuilford Press社にあります。個人的な使用に限り，図書を購入してコピーすることが可能です。詳しくは，版権に関するページを確認して下さい。

配布資料　　　　　　　　　　　　　　　　分裂した自己を統合する　281

こうした現象があるからといって，あなたが異常というわけではありません。「ふつうの」人たちのなかにも，程度の差こそあれ，分裂を持っている人は少なくありません。問題は，その程度がどのくらいなのか，そして，どのくらい危険な行動に結びつきやすいか，という点なのです。

　もしもあなたがこの分裂の問題を抱えているならば，できるだけ早い時期に専門的な心理療法を受ける必要があるでしょう。というのも，分裂の存在は，あなたが自分のなかのある部分を自分の一部として認めておらず，拒絶していることを意味します。たとえば，あなたが飲酒運転して大きな交通事故を起こしてしまい，しかし，強い罪悪感を覚えながらも，なかなかその感情と向き合うことができなかったとします。こうした状況では，罪悪感は，その後の人生におけるさまざまな場面，さまざまなかたちで「湧き起こり」，（悪夢やフラッシュバックのように）あなたを責め苛むことでしょう。もしも家族がかつてあなたの重要な部分を拒絶したことがあるならば，分裂は子ども時代に関しても生じている可能性があります。たとえば，もしもあなたが怒りを表現することが危険だと感じていた時期があるならば，その怒りの感情は意識のなかで切り離され，分裂されている可能性があります。しかし，分裂されたあなたの一部分はどこかに行って消えてしまうわけではありません。意識のなかのどこかに隠れつづけ，あるとき突然現れて，あなたを驚かせるのです。もしかするとあなたは，自分の一部が分裂していることを恥ずかしく感じている自分自身に気がついているかもしれません。

　PTSDや物質乱用を呈するのに伴って，あなたが拒絶した部分は次のように感じるようになります。つまり，アルコールや薬物がほしいと感じたり（あなた自身は，渇望を自覚して「気分が落ち込む」かもしれません），怒りに駆られたり（あなた自身は，いつも「よい子」でいなくてはいけないと思うことでしょう），無力感にとらわれたり（あなた自身は，「強くならなきゃ」と感じるかもしれません）するわけです。

　でも，こうしたことは決してあなたのせいではありません。なぜなら，すべて無意識のうちに，まったく自覚のないままに起こることだからです（もしもあなたがこうしたことを意識できたとしたら，それは分裂とはいえません！）。

分裂が危険な行動を引き起こします

　あなたは，自分が拒絶した部分をコントロールすることができません。なぜなら，それは隠れているからです。そして，あなたの分裂した部分が予期しないときに現れ，健康な部分を覆いつくして，あなたをコントロールしてしまうのです。これは非常に危険な事態です。

あなたのなかの異なる部分を探ってみましょう。

★ よかったら，以下の質問に答えてください。スペースが足りないようであれば，このページの裏を使ってください。

1. あなたは自分自身のどんな部分に気づいていますか？
   物質乱用：＿＿＿＿＿＿＿＿＿＿＿＿＿＿＿＿＿＿＿＿＿＿＿＿＿＿＿＿＿＿＿＿＿＿
   PTSD：＿＿＿＿＿＿＿＿＿＿＿＿＿＿＿＿＿＿＿＿＿＿＿＿＿＿＿＿＿＿＿＿＿＿＿＿
   その他：＿＿＿＿＿＿＿＿＿＿＿＿＿＿＿＿＿＿＿＿＿＿＿＿＿＿＿＿＿＿＿＿＿＿＿

2. あなたは自分のどの部分が好きですか？＿＿＿＿＿＿＿＿＿＿＿＿＿＿＿＿＿＿＿
   そして，どの部分が嫌いですか？＿＿＿＿＿＿＿＿＿＿＿＿＿＿＿＿＿＿＿＿＿＿＿

3. あなたは分裂した自分の部分の危険な行動に気づいていますか？
   ＿＿＿＿＿＿＿＿＿＿＿＿＿＿＿＿＿＿＿＿＿＿＿＿＿＿＿＿＿＿＿＿＿＿＿＿＿＿＿

統合の目標

統合とは分裂した自分に打ち勝つ方法です

　分裂しなくなる方法は，これまで自分が拒絶してきた部分を受け入れ，統合していくことです。それには次のようなことを心がけてみてください。すなわち，何かに怒りを感じたならば，「どんな怒りにも正当な理由がある」とその怒りの感情を敬ってみるのです。そして，怒りを無理やり押さえつけようとせずに，むしろセーフティな方法でその感情を表現し，その怒りに「耳を傾けよう」と努めてみてください。目標は，どんなときでもあなたがすべての分裂した部分にアクセスできるようになることです。しかし，次のような場合にはアクセスがむずかしいかもしれません。それは，分裂した部分を拒絶して生きてきた期間が長い場合，あるいは，その部分にアクセスしようとすると，あなたが憎んでいる人（例：虐待の加害者）のことを思い出してしまう場合です。

分裂した部分とうまくやっていくための方法

☙**たとえ好きになれないとしても，分裂した部分を認め，尊敬し，「うまく飼い慣らす」こと。**その部分に，あなたがその部分を邪魔だと感じていると思われていないでしょうか？　だとすれば，うまくいかないのはあたりまえです。自分のなかにあるすべての部分に対して深い慈しみの態度で向き合いましょう。それは，あなたの回復に役立ちます。

☙**もしもある部分があなたを押しのけて主導権を握っているのなら，それとはまた異なる別の部分のことを思い出そうとしてみてください。**もしも酒を飲みたがっている部分が現れたならば，酒を飲みたくないと思っている別の部分のことを思い出すのです。あるいは，もしも治療を受けたくないと考えている部分があるならば，治療を受けたいと思っている部分のことを思い出してみましょう。

☙**もしもあなたが何かまちがったことをしてしまっても，自分を罰したりはしないでください。**非難や罪悪感，恥の感情，それから「自分を傷つける」といったことは，分裂した部分を増やしてしまう可能性があります。その理由ですか？　それは，そうした感情や行動はいずれも受容の欠如を意味するものだからです。ですから，気乗りしないことをする場合には，穏やかかつ尊敬の念を込めて，それを理解しようと試みてください。

☙**別の部分とのあいだで健康的な対話を作り上げていきましょう。**対話の内容がどの部分にも聞こえるように，すべての部分に対して「会議を招集」する人もおり，その方法で成功している人もいます。ある部分に別の部分を慰めるようにお願いし，その部分の気分をなだめる，という方法もあります。分裂した部分同士で対話をさせる，などといったいい方は，一見，奇妙に聞こえるかもしれませんが，実際にはよい癒しになる場合があります。自分のなかの別の部分との対話が健康的なものになるように，声に出したり，紙に書いたりして練習してみましょう。

配布資料　　　　　　　　　　　　　　　　　　　分裂した自己を統合する　　283

誓いのためのアイデア

1つの行動を誓うことで，人生が前進するでしょう！
回復に役立ちそうに思えることなら何でもいいのです。
あるいは，以下にあげるアイデアのうち，どれか1つを試してみてもよいです。
約束を守ることは，自分自身を尊重し，敬意を払い，ケアすることになります。

✦ 選択肢1：拒絶してきた自分のなかの部分を受け容れる手紙を書いてみましょう。そして，その部分を尊敬し，耳を傾けると約束してみましょう。

✦ 選択肢2：薬物を使った（あるいは，危険な行動におよんだ）最後のときを思い出してみましょう。危険な行動におよんだのはあなたのどの部分でしょうか？　そして，その行動にかかわっていないのは，あなたのどの部分でしょうか？

✦ 選択肢3：あなたの分裂した部分について，好き嫌いといったことも含めて，簡単に描写してみましょう。

✦ 選択肢4：心のなかで，あるいは，紙に書き出して，各部分との健康的な対話をしてみましょう。たとえば，一方の部分がもう片方の部分をなだめることは可能ですか？

✦ 選択肢5：セーフティ対処シートを埋めなさい。（このセッションに関連した，以下の例を見てください）

このテーマで利用するセーフティ対処シートの例

	古いやり方	新しいやり方
状況	自分のなかにいる何者かに，「いなくなれ」と頼んだら，拒絶された。	自分のなかにいる何者かに，「いなくなれ」と頼んだら，拒絶された。
★<u>対処法</u>★	どうして助けを求めつづけなきゃいけないの？　だれも私のことなんか必要としていないじゃない。だから，私はマリファナを吸ったの。そうすれば，私は逃げることができるから。	自分にこう話しかける。「その部分が気分を害してもいいじゃない。かまわないわ。しょせんは私の一部なのだし。別の部分は，私がやろうとしていることを応援してくれていて，うまくいかなくても，根性があることはわかってくれている。
結果	私はますますひとりぼっちになり，ますます自分が嫌いになった。	大したことじゃないけど，もう怖くはない。何とかなりそう。

あなたの<u>古いやり方</u>はどれくらいセーフティですか？　＿＿＿＿＿

あなたの<u>新しいやり方</u>はどれくらいセーフティですか？　＿＿＿＿＿

0（まったくセーフティではない）から10（セーフティ）までで評価してください

Lisa M. Najavits（2002）から引用。版権はGuilford Press社にあります。個人的な使用に限り，図書を購入してコピーすることが可能です。詳しくは，版権に関するページを確認して下さい。

行　動

誓　い

概　要

　患者は，人生において何かを誓うことの意味を考えつづけなければならない。それを通じて，患者は，誓いをはたすための創造的な戦略を学び，自分の行く手を阻む感情を同定することができるようになる。

オリエンテーション

　誓いを守るということは，行動療法における重要な一側面である。というのも，人がある時点でどのような思いを抱いたにしても，大きな変化は計画なしにはなしえないからである。その計画の成果は，1つ1つの達成を通じて自尊心が確立されることである。ひとたび不安やうつのような気持ちに襲われても，そのような感情は「たんなる感情」でしかなく，自分の能力を予測するものではない。通常は，時間の経過とともにそうした感情は萎えていってしまうものである。

　また，いまいったこととは別のレベルでの話になるが，誓いを守るという行為は，他人はもとより自分自身との関係において最高の理想を求めて努力する方法でもある。それは約束を守ること，たやすいことより正しいことをすること，本当の結果を求めて努力することであり，はっきりしたやり方で成功を求めることを意味する。これらを追い求めることは，自分自身や他者との関係性を尊重し，慈しみの気持ちを行動に移すことを意味する。それには一種の自己鍛錬としての意義があり，将来における健康的な生活の礎となるであろう。

　物質乱用やPTSDの場合には，これとは反対のことが起こる。物質乱用には必ず，一瞬の誘惑に意志が完全に圧倒されて何度となく約束を破る，という行為がついてまわる。そうした行動が自らの身体や健康，人との関係性，そして社会的機能を破壊してしまうと知りながらも，何度もくりかえしてしまう。その結果，「敗者」とか「失敗」というレッテルが貼られ，そのたびに正しい行動からますます離れていってしまうわけである。PTSDについていえば，人によって自己鍛錬が不足していたり，そうではなかったりといったことはあるだろうが，いずれにしても，感情をもっとも重要な現実として捉えてしまう傾向がある点で共通している。PTSD独得の激しいネガティブな感情の嵐──フラッシュバックや自傷行為の衝動，洪水のようなあふれ出す痛々しい感情など──に，その人の意識は乗っ取られ，感情に行動が振り回されて，そ

285

の人本来の機能が発揮できない状態にさせられてしまう。PTSDと物質乱用とがもたらす，悲劇的な負のスパイラルは，次第に「よりよく生きる」ための能力を破壊していき，その積み重ねが，ホームレスや貧困，社会的孤立，不当な労働，HIV感染リスクの高いライフスタイル，ドメスティック・バイオレンスといった現実の問題となって表面化していく。しかし，こうした問題が直面する頃には，患者はすでに精根尽き果てており，いまさらそうした困難な問題に建設的にとりくもうという意欲を失っていることも少なくない。こうした患者のなかには，自己鍛錬を教えられることも，周囲からの励ましを受けることもない家庭環境で育った者が少なくない。そうでない場合にも，罹患する疾患の影響で問題を解決する能力が低下していたりする。

このセッションにおけるテーマ，誓いとは，患者とのあいだで現実的な約束を結び，それを守るよう力を与えるような働きをするものである。そして本セッションでは，そのような努力をすることが，過去について自己批判するよりもはるかに前向きな力を引き出す可能性があることを強調しておく必要がある。セラピストは，患者が誓いとは「解決されるべき問題」であることを理解し，さまざまな解決策を得るためにブレインストーミングできるように励ますことで，問題解決のプロセスが創造的になることを目指すべきである。そして，一定の方法にしたがって患者が失敗を予測し，少しでも成功できる可能性を高めるように指導する必要がある。

セラピストによくある反応

セラピストのなかには，治療プロセスにおける関係性や精神内界の変化に強い関心を持つ一方で，治療目標をどの程度実現できたのかにはあまり関心を持たない者もいる。しかし，PTSDや物質乱用を抱える患者の場合，治療において行動面における目標実現，すなわち，目に見えるかたちでの具体的な前進が伴っていなければならない。というのも，患者の多くは，日々の課題（マズローがいう基本的欲求のピラミッドにおいて，最高位の自己実現欲求とは対極にある，低層に属する問題）に苦しんでいる。仕事がなかったり，セーフティな住居が確保できなかったり，生活保護の受給ができなかったりといった問題を抱えた患者には，まずはそうした問題の解決を図る必要がある。こうした患者の治療を担当する場合，良好な治療関係を築く能力や共感能力はセラピストの資質として必要条件ではあるが，十分条件とはいえない。なるほど，関係性は患者の治療意欲を高めるのには役立つが，それとは別に，患者をとりまく環境を具体的に改善する必要がある。

セッションの構成

1. **チェック・イン** (*患者1人につき5分まで*)。第2章を参照のこと。
2. **引用文** (*手短に*)。289ページを参照すること。引用文をセッションに関連づける。たとえば，「本日，私たちは誓いについてとりあげます。引用文にもあるように，成功の鍵となるのは，とにかく持続性です」といったように。
3. **セッションを患者の生活に関連づける** (*セッションの大部分を使って，丁寧に行う*)。
   a. *患者に配布資料に目を通すようにいう。*

286　治療セッションのテーマ

配布資料1：責任と約束

配布資料2：創造的解決

配布資料3：気持ちの壁を乗り越える

配布資料4：行動計画

b. スキルを，*現在の生活で直面している問題に関連づけるように支援する*。「セッションの内容」（下記）と第2章の留意点を参照のこと。

4. *チェック・アウト*（*手短に*）。第2章を参照のこと。

セッションの内容

目 標

□ 誓いについて患者の経験を話し合わせる。

□ 誓いをはたすための創造的な戦略についてブレインストーミングさせる。

□ 誓うことを阻む感情を明らかにし，それを克服する方法を見つけさせる（配布資料3）。

□ 患者に何か1つ誓いを決めさせ，それをはたすための行動計画を作成させる（配布資料4）。

患者の生活とテーマを関連づける方法

★*行動計画を作る*。行動計画（配布資料4）を作り，患者との協働的な作業によって達成したい誓いを決めさせる。そして，その誓いを達成するにはどのような方法がよいかを考えさせる（配布資料2を用いる）。さらに，その達成を阻んでいる感情や実際的な要因について話し合ってもらう（配布資料3を用いる）。

★*ディスカッション*

● 「誓いを守ることが，PTSDや物質乱用からの回復にどう役立つのでしょうか？」

● 「誓いを守るのを妨げている要因は何でしょうか？」

● 「誓いをはたす方法として，どんなやり方をしてみたいですか？」

● 「誓いを最後まできっちりとはたしたら，どんな気分になると思いますか？」

● 「あなたには子どもがいますか？　もしもいるとすれば，自分の行動について何か約束をすることを，子どもにどう教えますか？」

留意点

✦ *過去の失敗を責めるのではなく，将来，よくなる可能性に注目しなさい*。そうでなければ，このセッションのテーマは，患者に「自分は何か不道徳なことをしたのか」という気持ちを抱かせてしまう。人はだれでも誓いを守ることを学ぶものであり，患者にも「あなたもきっとそうなる」と伝える。患者に説明する際には，「自尊心を高める」ような言葉遣いを心がける。

✦ *「気持ちを感じとることをなんとかしてやりとげましょう」*。物質乱用とPTSDの両方を抱える患者にもっとも広くみられる障害は，「何をするかは気持ち次第」という患者の信念である。誓いをすることで，これは「まずはやってみよう」，「どう感じたか後でわかるだろう」

誓い　287

となる。大切なのは,「気持ちと誓いは違う」という考えにもとづいて教育することである。ただし,患者がこれを「気持ちは重要でない」という意味に誤解しないようにしなければならない(このことは,彼らはこれまでの人生のなかで嫌というほど伝えられてきている!)。むしろ気持ちは明らかにされ,表現されるべきであるが,最終的に行動を決定するものではない。役立つかもしれない言葉としては,「気持ちは感じるものだが,しかし,選ぶのは行動」(Potter-Efron & Potter-Efron, 1995)とか,「気持ちは誓いの後についてくるものであって,誓いの前にあるものではない」とか,「気持ちが治まるのを待っていたら……あなたは老人になってしまうかもしれない」といったものがある。もしも正当な理由により誓いをはたすことができない場合には,患者に電話して留守電にメッセージを残すという選択肢もある。これについては,「治療への導入／ケースマネジメントのセッション」を参照すること。

むずかしいケース

＊「最善をつくそうとは思いますが,約束はできないです」
＊「プレッシャーを感じてしまうと,私は混乱して何もできなくなってしまいます」
＊「私にはそんなの必要ないですよ」
＊「どんなことでも約束を破ってしまうと,ものすごく自己嫌悪を感じてしまいます」
＊「自分の気持ちくらい自分でわかりますよ」
＊「これからは,自分に自信を持つようにがんばります」

引用文

「決して，決して，決して，決して，決して，

決して，決して，決して，決して，決して，

決して，あきらめてはいけない」

――ウィンストン・チャーチル
（20世紀における英国の首相）

責任と約束

★ それぞれの質問の答えを丸で囲みなさい。

1. ほかの人との約束を破っていますか？	まれに	ときどき	たいてい
2. 自分への約束を破りますか？	まれに	ときどき	たいてい
3. 物事をやりとげるうえで問題がありますか？	まれに	ときどき	たいてい
4. いま受けている治療において，何らかの誓いをしていますか？	まれに	ときどき	たいてい

誓いや約束，あるいは責任といった言葉に，何か感情を喚起されますか？ こういった言葉を考えるだけでも，緊張や気分の落ち込みといった，ネガティブな感情に襲われる人もいます。もちろん，その反対に，力強さや幸福感といったポジティブな感情を抱く人もいます。

あなたは，成長する過程で，周囲の人から誓いについて何を学びましたか？ PTSDと物質乱用を抱える人たちのなかには，以下のようなことを家庭で学んできた人がいます。

- 約束を守らない。
- 逃避と回避。
- 物事を終わらせるには，大声で叫ぶしかない。
- 人をがっかりさせたってかまわない。
- 子どもは，親に頼らず自分で何とかしなきゃいけない。
- これまでなに1つやりとげたことなんてない。
- 私は人とは違う，何か特別な存在だ。平凡で，しがらみにがんじがらめの人生なんて嫌だ。

★ あなたは，成長する過程で誓いについて何か学んだことはありますか？

誓いは自分のものであり，同時に人と人とのあいだにあるものでもある。 誓いが破られたら，あなたはみじめな気分になり，欲求不満になり，弱気になって，絶望して，自分には何の価値もないような気がして，不安な気持ちになるでしょう。それはあなたの周囲の人たち，とりわけ家族にも影響します。あなたが物事をやりとげなかったとしたら，家族はどう感じるでしょうか？責任について彼らは何か学んでいますか？ 彼らはあなたのことをどう考えていますか？

Lisa M. Najavits（2002）から引用。版権はGuilford Press社にあります。個人的な使用に限り，図書を購入してコピーすることが可能です。詳しくは，版権に関するページを確認して下さい。

★ 誓いを守ることは，あなたにどのような影響をおよぼしますか？

あなたに対して _____

人生でかかわる人たちに対して _____

★ 将来，誓いをどんな風に扱っていきたいですか？　あなたが思い描くゴールは以下のどれでしょうか？

☐　約束したら必ず守る人間だってことを，みんなにわかってもらいたい。

☐　ドラッグをやめたいし，何とかしてクリーンな状態をつづけたい。

☐　決めたことは守るし，それ以上でもそれ以下でもない。

☐　その他： _____

　誓いのことでうまくいかないことがあったら，思い出すこと。あなたは失敗したわけではありません。あなたは学んだことを実行しようとしているだけなのです。あなたは責任ある人間になることができます——あなたはほかの人たちと変わるところのない1人の人間であり，心のなかではあなたはすでに責任ある人間になっています。

配布資料1

誓　い　291

創造的解決

PTSDと物質乱用は，あなたを凝り固まった思考──つまり，あなたをこれまでと同じ，「古めかしい」解決策から抜け出させなくする思考──へと陥れます。

*PTSD。*不安は新しいことへの挑戦に対する怖れを生み出します。トラウマに曝されると，人はだれでも無力感を覚え，もはや自分の力では自分の人生をコントロールできないと思い込むようになってしまいます。

*物質乱用。*やっかいな問題に直面するたびに薬物で対処していると，人はいつしか，長い目で見た計画的な解決策より，その場しのぎの衝動的な解決策にばかり頼るようになってしまいます。

創造的な解決は，健康的で，直接的，適応的，現実的で，あなた独自のものです。

★*以下の戦略のなかで，あなたが誓いをはたすのに役立ちそうなものはありますか？　該当するものにチェックしてみましょう。*

- □　誓ったことを紙に書き出して，見えるところに貼ってみましょう（冷蔵庫のドア，車のダッシュボード，浴室の鏡，財布のペーパークリップ，パソコンのディスプレイのところ）。さらに，あなたがそのことを思い出せるように，自分宛てに手紙や留守番電話を送ってみましょう。
- □　「まずは何かしてみよう」ルールを使いましょう。どこでもはじめられます。最初から，あるいは最難関のところからはじめなければ……などと考えてはいけません。
- □　前に進むイメージを思い描きましょう。鉄のように強い……たとえば戦士……ゴールに向かって疾走している……。
- □　ほかの人に，どうやって物事をやりとげたのか聞いてみましょう。
- □　助けてくれる人を見つけましょう（約束すれば，一緒に行ってくれる人でもよいです）。
- □　次のセッションまでのあいだに何かトラブルがあれば，電話対応してくれそうなセラピストに相談してみましょう。
- □　誓い通りにできるようになるまでは，朝，コーヒーを飲まないようにしてみましょう。
- □　それをしないことで傷つけてしまうすべての人のリストを作ってみましょう（家族？　自分自身？）。
- □　やりとげる日までのスケジュールを作ってみましょう。
- □　仕事の前後で自分の気分を評価してみましょう。仕事の後，気分はよいですか？
- □　自分に与えるご褒美の計画を立てましょう。
- □　自分がやりとげるとしていることを，みんなに伝えておきましょう。
- □　自分がやるべきことを紙切れに書いておきましょう。そして，その紙切れを帽子のなかに入れておき，ランダムに引っ張り出したときに出てきたことを，ひとまず実行してみましょう（ほかのゲームを作ってもよいでしょう）。
- □　よい場所を見つけよう。家で仕事がむずかしいなら，図書館か喫茶店を試してみるのも

Lisa M. Najavits（2002）から引用。版権はGuilford Press社にあります。個人的な使用に限り，図書を購入してコピーすることが可能です。詳しくは，版権に関するページを確認して下さい。

よいでしょう。

☐ 誓いが達成できない場合には，友人に50ドルの小切手をわたすというルールを決めてみましょう。そして，達成できた場合には，自分のために50ドル使ってよいことにしましょう。

☐ 楽しくなるようにしてみましょう。仕事しているあいだに音楽を流してみたりしてみましょう。

☐ 意義を見出してみましょう。あなたをもっともやる気にさせる理由を見つけ，それを頭のなかでくりかえしてみましょう（それをやりとげるとどうなりますか？　よい仕事をしていますか？　子どものためになりますか？　自分自身のためによりよい人生を作り出すのに役立ちますか？）。

☐ リストをチェックする際に，特別な色のペンを使ってみましょう（こんなささいなことが，けっこう役に立つのです）。

☐ ファイルを買って，仕事ごとに1つのファイルに整理してみましょう（すっきりと組織化すると，意欲がたかまるものです）。

☐ 仕事の進捗について，セラピストの留守番電話に短い伝言を残してみましょう。

☐ 完ぺき主義が問題なら，本番のための「準備」と考えるようにして，スモール・ステップで1つずつ進めるように心がけましょう。

☐ 誓いを守れるような励ましとなる言葉，留守録に吹き込んでおきましょう。

☐ あなたをやる気にさせるような絵や詩，引用文，ほかのアイデアを盛り込んだ「サバイバルブック」を作りましょう。

☐ あなたに役立ちそうなほかの戦略：＿＿＿＿＿＿＿＿＿＿＿＿＿＿＿＿＿＿＿＿
＿＿＿＿＿＿＿＿＿＿＿＿＿＿＿＿＿＿＿＿＿＿＿＿＿＿＿＿＿＿＿＿＿＿＿＿
＿＿＿＿＿＿＿＿＿＿＿＿＿＿＿＿＿＿＿＿＿＿＿＿＿＿＿＿＿＿＿＿＿＿＿＿

気持ちの壁を乗り越える

★ 約束をはたすまでの気持ちはにはどんなものがありますか？

_____ **圧倒される**：「できないかも……やるべきことが多すぎて……時間がない」

_____ **絶望する**：「もう無理……だって何ひとつとしてやりとげたことがないのに……もうあきらめたも同然」

_____ **完璧主義**：「何も準備ができていない……もっと準備が必要……こんなんじゃまだまだダメ」

_____ **そのほかの気持ち**：_____

★ 気持ちの壁を越えるのに役立ちそうな考えに○をつけなさい。

☙ 一番大切なこと：誓いとは，どんな気分でいるかに関係なく，自分でいったことはきちんと実行することです。赤信号のことを考えてみましょう。あなたは，何かを感じたから，そこで停止するわけではありません。あなたは，そこで止まる必要があると知っているから，そうしたまでのことです。誓いも同じです。何かをする必要があるとわかっているなら，それが嫌なことでもやってみる……それが理想です。もちろん，あなたは自らの感情に気づき，その感情がなんであるのかを探ってもよいのです。しかし，誓ったことは当初の計画通りにはたす必要があるのです。

☙ だれのものでもない，あなた自身の目標に身を委ねましょう。

☙ 人が「最善をつくします」というとき，たいていは，「私はまだ全力を注げていません」ということ意味しています。実際にやりとげた小さな目標は，たんに「やってみる」というだけの大目標よりも価値があります。

☙ 昨日できなかったことは忘れましょう。100回失敗しても，重要なのはいまこのときです。寝過ごしたならば，起きたところからはじめればよいですし，出遅れたならば，とにかくいまからはじめればよいのです。

☙ あなたを邪魔する感情に負けないようにしましょう。前に進みつづければ，最後にはそんな感情はどこかに消えてしまうでしょう。

☙ 具体的でシンプルな目標を作りましょう。

☙ 自分の能力に正直になりましょう。ときに人は，能力を超えて頑張りすぎてしまい，しかし思い通りにできないと不安になったりします。現実的になりましょう。

☙ 物事をやりとげた人のふるまいをまねましょう。

☙ すべては解決することができる課題です。うまくいかないからといって，それはあなたのアイデンティティや価値のせいではありませんし，あなたが異常，もしくは馬鹿であることの徴候でもありません。自分の課題をそのような大げさな言葉で捉えるのは，何の助けにもなりません。

☙ 何かに失敗したからといって，自分を責め苛まないでください。そんなことをしたら，かえって次の機会に成功する可能性が低くなってしまいます。

☙ 「今日のよい計画は，明日の完璧な計画よりもよい」ということわざがあります。

Lisa M. Najavits (2002) から引用。版権はGuilford Press社にあります。個人的な使用に限り，図書を購入してコピーすることが可能です。詳しくは，版権に関するページを確認して下さい。

294　治療セッションのテーマ　　　　　　　　　　　　　　　　配布資料3

◌つらくなったときには，誓いをもう一度口に出していってみましょう。

◌たとえ３歩進んで２歩下がったとしても，それでもなお１歩分は前に進んでいます。

◌目標に届かなかったとしても，以前よりも前進しているならば，あなたは自分をほめてよい
でしょう。

◌あなたは自分の問題を見つけ出し，それを探ってもよいでしょう。その問題とは，過去から
引きずっている感情かもしれませんし，表出できない怒りかもしれません。問題を探り，理
解することは，行動の代わりにはなりません。

◌あなたにとって効果のあるほかの戦略：＿＿＿＿＿＿＿＿＿＿＿＿＿＿＿＿＿＿
＿＿＿＿＿＿＿＿＿＿＿＿＿＿＿＿＿＿＿＿＿＿＿＿＿＿＿＿＿＿＿＿＿＿＿＿
＿＿＿＿＿＿＿＿＿＿＿＿＿＿＿＿＿＿＿＿＿＿＿＿＿＿＿＿＿＿＿＿＿＿＿＿

配布資料3

行動計画

名前：＿＿＿＿＿＿＿＿＿＿＿＿＿＿＿＿＿＿＿＿＿＿＿＿＿　日付：＿＿＿＿＿＿＿＿＿＿

★ *この行動計画は，目標をやりとげ，自分を言葉でほめてあげるためのものです。まずは「やる前」の部分を埋め，その後で「やった後」の部分を埋めてください。*

やる前	私が約束するのは……
	いつまでに？
	誓いをはたすために私が考えている方法
	気持ちに邪魔されないように私がするのは……
	この誓いをはたすのは私にとって重要なことです。なぜなら……
	これをやり遂げたら，自分に以下のような褒美をあげます
	署名：
やった後	結果：どのようにそれを実行したのかを書いてみましょう
	次回，別の方法でやってみるとしたら？

　もしも次のセッションまでに，何らかの理由で実行計画ができないとき，セラピストに知らせるメッセージを残してください。このことは，物事を「やりかけ」のままにしておくのに役立ちます。あなたはセラピストにメッセージを残せますか？：

Lisa M. Najavits（2002）から引用。版権はGuilford Press社にあります。個人的な使用に限り，図書を購入してコピーすることが可能です。詳しくは，版権に関するページを確認して下さい。

296　　治療セッションのテーマ　　　　　　　　　　　　　　　　　　　　　配布資料4

誓いのためのアイデア

1つの行動を誓うことで，あなたの人生が前に進みます！
役に立つと思えることなら何でもいいのです。
あるいは，以下のアイデアのどれか1つを試してみてもよいでしょう。

✦ 誓いを守ることは，自分を尊重し，敬意を払い，ケアすることになるのです。

行動計画の例

やる前	**私が約束するのは……** 私はマリファナと巻き紙を捨てることを約束します。 自分自身とセラピストとスポンサーに約束します。
	いつまでに？　今夜8時までに。
	誓いをはたすために私が考えている方法 私は自助グループのスポンサーに電話をかけます。それから，なぜ自分がこれをする必要があるのか書いた「手紙」を，自分宛てに出します。
	気持ちに邪魔されないように私がするのは…… セラピストと，これをやりとげることのメリットについて話し合います。
	この誓いをはたすのは私にとって重要なことです。なぜなら…… 私の将来はそれにかかっているからです。誓いをはたせば，私の健康状態はよくなるでしょうし，自分の言葉に誇りを持つこともできます。
	これをやり遂げたら，自分に以下のような褒美をあげます セーフティな「治療」（新しいビデオ，本，CD，ディナーに出かけること）」を自分にプレゼントします。
	署名：
やった後	**結果：どのようにそれを実行したのかを書いてみましょう** すごく気乗りしなかったですが，とにかくやりました。マリファナがないのはさびしいですが，自分が前より強くなった気もしています。この後，私は自分にすばらしいディナーをプレゼントしてあげました。
	次回，別の方法でやってみるとしたら？ 次回はないです。今回のやり方でうまくいきました。

Lisa M. Najavits (2002) から引用。版権はGuilford Press社にあります。個人的な使用に限り，図書を購入してコピーすることが可能です。詳しくは，版権に関するページを確認して下さい。

認　知

意味を創り出す

概　要

　このセッションでは，患者が創りだした意味を明らかにしていく。なかでもPTSDと物質乱用を抱える人に特徴的な思い込み，たとえば，「理性を失う」，「言葉よりも行動の方が雄弁」，「時間が飛ぶ」を中心にとりあげてみたい。治療においては，患者にこれらの思い込みの意味を吟味させ，何が治療を妨げ，何が癒しにつながるのかを考えるにように促す必要がある。

オリエンテーション

　このセッションでは，患者は自分が創りだした意味に気づくように導いていく必要がある。ここでいう「意味」とは，「背景にある思い込み」，「スキーマ」，「信念」ともいい換えられる。それらは，多くの行動に動機を与える中心的なテーマといってよい。事実，あらゆる物質使用やほかの問題行動は，患者の持つある思い込みにその根源がある。

　認知療法のマニュアルでは，「認知の歪み」（例：Burns, 1980）という言葉を使っているが，実はこの治療に関する研究では，ネガティブな言葉をなるべく使わないようにした方が，患者の治療意欲を阻喪させないことがわかっている。PTSDや物質乱用患者は，批判にきわめて敏感であり，そのため，「歪み」という言葉に対して防衛的な構えをとってしまいやすい。そこで，この「意味を創り出す」という言葉を用いることにしている。さらにいえば，この「歪み」という言葉は現象の病理的側面に注目した表現であるが，「意味を創り出す」という表現であれば，健康的な面と不健康な面，両方の思考に適用することができ，しかも，日常的な言葉であるというメリットもある。なお，PTSDの場合，経験から建設的な意味を受けとることのできる患者は，そうでない患者よりも改善しやすい，という興味深い研究がある（Janoff-Bulman, 1997）。

　このセッションでは，PTSDと物質乱用に特徴的な意味を広くとりあげ，有害な意味はもとより，癒しとなる意味も記載している。たとえば，「私は狂っている」（「おまえは自分が感じたことを信じちゃいけない」）という害のある意味は，「あなたが感じたことを高く評価する」（「あなたが感じていること，あなたの体験に照らしてみれば，実に理にかなっている」）という癒しとなる意味と対比される。「理由を見失う」（「これだけ苦しんでいるのだから，あなたには薬物を使う権利がある」）は，「よく生きる」（「幸せで活動的な人生は，自分を傷つけるよりもはる

かにあなたの苦しみの埋め合わせになるでしょう」）ことと対比される。ちなみに，一般的な認知療法においては，「歪み」は「白黒思考」，「べき思考」（Burns, 1980）といった言葉で表現されている。こうした用語のおかげでは，患者は，歪みが出てきた際にそうした思い込みに気づけるようになっており，さらに厳しい課題にとりくめば，そのような信念をより適応的な信念へと変えるのに役立っている。

　このセッションでとりあげるテーマは，あなたと患者に，今後の治療における共通言語を与えてくれるだろう。治療がもう少し進んだところで，患者はこれらの共通言語のことを思い出し，改めてその意味を発見するであろう。それはまた一種のタグの役割を果たし，考え直しの際に思考のプロセスをショートカットするのに役立つ。（例：「クリス，あなた，まるで白黒思考に陥っているみたいに聞こえますよ。中間地点を見つけてみませんか？」）

　このセッションには配布資料があまりにもたくさんあるせいで，1つのセッションのなかには収まりきれないのではないか，と心配になるかもしれない。たくさんの素材を使おうと欲張りすぎて，セッションの質が犠牲になってしまうことがないように注意しなければいけない。セッションを一定のペースで進め，できるだけ患者が現在関心を持っている問題と関連づけることが大事である。そして，セッションでとりあげられなかった配付資料は，セッションが終わった後で目を通しておくように患者に伝えるようにする。

　この治療を開発する過程では，PTSDと物質乱用の重複診断を持つ女性（30例）とPTSD単独の女性（物質乱用歴がない28例）を比較した研究（Najavits, Blackburn, Shaw, & Weiss, 1996a）を行い，配付資料に列挙されている意味を裏付ける作業をしてきた。その結果は，単独診断の女性よりも，重複診断の女性の方がより有害な意味を支持する傾向があるというものであった。また，重複診断グループは，バーンズ（1980）らが用いる一般的な意味ではなく，PTSD／物質乱用に特有な意味を支持することも明らかにされた。以上のことから，重複診断の患者には特徴的な意味体系があることが示唆され，同時に，この特徴自体が治療のターゲットとなる可能性があることも示された。

セラピストによくある反応

　セラピストがこのセッションで感じる困難さは，第2章「回復につながる考え」でとりあげた，認知再構成に関する説明において論じている。

謝　辞

　配布資料では，有害な意味（「感情が現実だ」，「心を読む」，「べき思考」，「ダメなところに焦点をあてる」，「白黒思考」）のいくつかはバーンズ（1980）からの，「生きるか死ぬか思考」，「一時的な満足」はベックら（1993）からの，そして，「古き良き日」はアーリー（Early, 1991）からの引用である。

セッションの構成

1. **チェック・イン**（*患者1人につき5分以内*）。第2章を参照すること。
2. **引用文**（*手短に*）。302ページを参照すること。引用をセッションに関連づける。たとえば，「あなたの考え方を変えることは，あなたの人生を変えることでもあります。今日，私たちはあなたが創りだした意味を見つけてきます」といったように。
3. **セッションを患者の生活に関連づける**（*セッションの大部分を使って，丁寧に行う*）。
   a. *患者に配布資料に目を通すようにいう。*
   b. *配布資料1：意味を創り出す。*
      スキルを生活上の現時点での特別な問題につなげるようにすることを手伝う。「セッションの内容」（下記）と第2章を参照すること。
4. **チェック・アウト**（*手短に*）。第2章を参照すること。

セッションの内容

目　標

□　患者が，PTSDと物質乱用に関連した，有害な意味と癒しとなる意味とを見つけられるようにすること。

□　有害な意味から癒しの意味へと，患者の考え方が変化するように導くこと。

患者の生活とテーマを関連づける方法

★**自己探求**。配布資料に目を通すよう患者に伝える。そのなかで自分に関係あると思うものに○をつけてもらう。配布資料はとても膨大で，1セッションでやりきれない量である。注意：集団療法においては，1人目の患者に意味に関する最初の列を横断して読んでもらい，その後，2人目の患者に2段目の列を読んでもらうなどといった方法で進めていく。

★**場面を再現する**。もしも患者がある有害な意味が自分にあてはまるといったら，それに関して最近あった実際の例について質問する。そして，その場で「場面を再現」してもらい，癒しの意味を大声でくりかえしいってもらう。その際，セーフティ対処シートを用いて声に出してもよい。

★**キーポイントを見つけよう**。たとえば……

 人生経験から意味を創りだすのは，人の性である。もしもあなたがつらい人生を送ってきたとしたら，そこから引き出される意味はきわめて痛々しいものとなったにちがいない（例：「私には未来がない」，「私の人生は失敗だ」など）。回復していくにつれて，あなたは自分の思い込みがが変わったことに気づくはずである。たとえば，回復の初期には，あなたは「だれも信じられない」というかもしれない。これは配布資料で「白黒思考」と呼ばれているものの考え方である。しかし，回復が進んで行くにつれて，人を信じられるようになっていることに気づくかもしれない。こうした思い込みの変化は，あなたにとって新

しくて重要な通路を開くはずである。例：新しい友情，物質使用頻度の減少，セーフティ感の増加。

🖐配布資料には，「意味を創り出しましょう」と書いてある。その理由は，私たちはいつでも世界を積極的に解釈しているからである。つまり，私たちは思い込みを創りだし，評価し，決定しているわけである。自分にとってよりセーフティな感覚を抱けるような意味を創りだせば，それは自分の回復過程に役立つだろう。

🖐意味は非常に奥深いレベルに存在し，これまで長いあいだ意識してこなかったものかもしれない。

🖐目標は新しい可能性に向けて開かれている。あなたの意味は自らの過去に誠実かもしれないが，私たちの目標は，将来においてよりよい意味に手に入れることにある。

🖐意味はまちがってはいないか，もしくは正しいものであるが，それは有用であるかもしれないし，あるいは有害かもしれない。

🖐PTSDと物質乱用を抱える人たちにかぎらず，人はだれしも有害な意味と戦っている。

★ディスカッション

●「あなたにとっては，どちらの意味が重要でしょうか？」

●「どちらの意味があなたの物質乱用と関係していますか？　PTSDの場合にはどうでしょうか？」

●「癒しの意味が真実であると思えるとしたら，あなたはどんな気分になると考えますか？」

●「あなたが最近遭遇した出来事のなかで，ここに出てきたような意味を意識するようなことはありましたか？」

●「配布資料に『意味を創りだす』と書いてあるのは，なぜだと思いますか？　あなたは，資料には載っていないもののなかで，鍵となる意味をほかに何か思いつきますか？」

●「有害な意味にお手上げ状態となったとき，どうやって癒しの意味を思い出すことができるでしょうか？」

むずかしいケース

＊「私の考えは，自分自身と同様，よくないんです」
＊「私はどうやって成功を積み重ねていけばよいというのですか？」
＊「どうすれば有害な意味を癒しの意味に変えることができるのですか？」
＊「でも，有害な意味だとしても，私にとっては本当に真実なんです！」
＊「ポジティブ思考なんて絶対に私には無理」
＊「言葉のうえではすばらしいものみたいに聞こえるけど，私には役に立たない」

引用文

「あなたの考えを見つめなさい。

それはあなたの言葉になる。

あなたの言葉を見つめなさい。

それはあなたの行動になる。

あなたの行動を見つめなさい。

それはあなたの習慣になる。

あなたの習慣を見つめなさい。

それはあなたの性格になる。

あなたの性格を見つめなさい。

それはあなたの運命になる」

——フランク・アウトロー
（20世紀米国の作家）

意味を創り出す

下表は、トラウマと物質乱用を抱えている人に典型的な意味づけのパターンを示したものです。各々の意味づけを読んでみてください。よかったら、それぞれの意味づけについて、あなたが信じている程度を0%から100％までの数値で書きこんでみてください。さらに、あなた自身の人生において、意味づけの例があげられるようであれば、表の欄外に書いておいてください。

有害な意味づけ	定義	割合	例	癒しとなる意味
理性を失う	自分はいっぱい苦しんだのだから、ドラッグを使うこと（もしくはほかの自傷的な行動）が必要である。		「つらい思いをした時期があるのだから、ハイになったっていい」「同じ経験をしたら、だれだってそうするはずだ」	**前向きに生きましょう。** これまでの苦しみを埋め合わせてくれるのは、自分を傷つけたりすることなんかではなく、幸せで適応的な生活を送ることだ。あなたの人生を少しでもよい方向に進めてくれる、前向きなステップについて考えてみましょう。
私は狂っている	自分が感じたことをそのまま信じてはいけない。		「気が動転して、頭がおかしくなっているにちがいない」「私はこんな風に渇望を感じてはいけないのに」	**自分の感覚を尊重しましょう。** あなたは狂ってない。あなたが抱く感情は、あなた自身の経験を考えれば十分に理解できるものだ。まずは自分の感情への対処法を学んでみましょう。その感情はきっと乗り越えられるはずです。
時間が飛ぶ	時間感覚は狂っている。		「この渇望は止まらない」「もしも泣いたら、私はもう泣きを止むことができない」	**現実の時間を観察しましょう。** 時計を見て時間を測りなさい。ネガティブな感情はしばらくするといてい鎮まる。あなたが行動を起こして気を逸らせば、そうした感情はさらに早く消えるでしょう。
自分を痛めつける	心のなかで自分を怒鳴りつけて、気持ちを落ち着かせる。		「私が気が悪い人間だ」「いつだって正しいのは家族の方だ。私になんか少しも価値などない」	**憎しみではなく、変化を創り出します。** 「自分を痛めつける」だなんて言葉は、過去においてだれかがあなたにいうたことの名残でしかありません。実際には、そんなことで行動の変化する可能性はありません。自分をケアし、理解することです。それこそがあなたに真の変化をもたらします。

Lisa M. Najavits (2002) から引用。版権は Guilford Press 社にあります。個人的な使用に限り、図書を購入してコピーすることが可能です。詳しくは、版権に関するページを確認してください。

有害な意味づけ	定義	割合	例	癒しとなる意味
過去は現在	かつて犠牲者だったのだから、いまだって犠牲者に決まっている。		「だれも信じられない」「私はとらわれの身だ」	**自分の力に気づきましょう。**いまにとどまりつづけましょう。「私は大人です（もう子どもじゃない）私はとらわれの身じゃない」私には助けてくれる人がいる（私はひとりじゃない）。"
逃避	つらい感情があるから、何か逃避したい（例：食べ物、ドラッグ、ギャンブル）。		「私は取り乱している。過食がとまらない」「薬がほしくてたまらない。マリファナを吸いたい」	**成長しつづけましょう。**感情的な成長と学びです。それを通して、自分の感情に責任から逃れる唯一の道です。それを通して、自分の感情に責任になることができますし、問題を解決することもできます。
古きよき日々	何か（ドラッグや虐待的な人間関係）ですごくハイな気分になったときのことばかり思い出し、その後に体験した悲劇的な結果のことは無視する。		「コカインは私を幸せにしてくれる」「いくら私を虐げても、私はいつまでも彼のことを愛している」	**ちゃんと両方をみましょう。**ドラッグは気持ちをよくしてくれますが、その代わりに仕事を失うという犠牲を伴います。また、あなたが懐かしく思う関係性には、よい面と悪い面との両方の面があります。
感情は現実だ	あることを真実と感じたら、それは「事実」に違いないと信じこむ。		「どうせ回復なんかできっこないから、このまま通り飲むつもり」「気分が落ち込んでいるんだから、自殺したっていいだろ」	**知っていることに耳をすませましょう。**回復の道案内には感情ではなく精神の方を使いましょう。最善の方法を選ぶためにに知っておくべきことは何でしょうか？それは次のことです。感情は正当なものですが、現実ではありません。
鍵を無視する	問題に気づかなければ、問題なんて存在しない。		「歯磨なんて無視しておけばいずれ消えてしまうだろう」「私にはアルコールや薬物の問題なんかない」	**自分のニーズに気を配りましょう。**あなたが聞いているものにきちんと耳を傾けましょう。あなたが見ているものに注意を集中しましょう。気づき、そして、あなたの感じことを信じるのを信じましょう。
危険な許し	自分を傷つける行動をすることに対して、自分で許しを与える。		「傷ついてなんかいない」「試したいレシピのために、ワインを一瓶買うだけ」	**セーフティを求めましょう。**自分の衝動や感情に気づきましょう。そして、衝動や感情とうまくやっていくセーフティな方法を見つけよう。
キーキーいう車輪には潤滑油が必要	具合がよくなってしまったら、だれも自分に関心なんか持たない。		「私がふつうに生活できるようになったら、セラピストの関心は、もっと病気の重い患者にはかり集中してしまう」"悩みがない私の話なんかだれも聞こうとしやしない"	**成功することで周囲の関心を得ましょう。**人はだれでも成功に対して関心を抱くものです。嘘だと思うなら、あなたが何かをうまくやろうと挑戦してみてください。その結果、まわりの人があなたのことをどう感じたかを確認してみてください。

有害な意味づけ	定義	割合	例	癒しとなる意味
心を読む	いちいち相手に尋ねなくても、人が自分のことを何て考えているのかはわかる。		「彼は私のことが嫌いだから挨拶しないんだ」「私のスポンサーは、夜遅くに電話したのを面倒くさいと思っているはずだ」	**確認しましょう。** ちゃんと人に尋ねてみましょう。おそらくあなたは、意外な事実に驚くはずです。
すべては私の失敗	悪いことが生じるのは、全部自分のせいだ。		「トラウマは、私に落ち度があったからです」「人に異を唱えるのは、よくないことだ」	**一息入れて冷静になりましょう。** あなたはすべてのことに関して責任を負う必要などありません。人と意見が衝突したら、「フィフティ・フィフティ」アプローチを試みましょう（50%は相手の責任、もう50%だけがあなたの責任）。
もしも〜なったら〜をする	ほかの何かを待っているあいだは、大事な問題を先延ばしにしてしまう。		「もしも仕事が見つかったなら、マリファナを吸うのはやめよう」「体重が減ったら、AAに行こう」	**いま現在のことと向き合いましょう。** あなたがする必要があることは何であれ、いますぐにはじめなさい。少しでも前へ進むことを考えよう。大事な目標を先延ばしにしても、回復には役に立たない。
行動は言葉より大きな声で示す	行動で自分の悩みを示す。そういないと人は自分の痛みをわかろうとしないものだ。		「腕の傷から、私の気持ちは表れているのです」「自殺したら、彼氏に私の遺体を見つけてほしい」	**沈黙を破りましょう。** 気持ちを言葉にしましょう。言葉で、ほかの人があなたを知るうえで、もっとも効果的な方法なのだ。
私のトラウマは私自身だ	トラウマは自分のアイデンティティだ。このことを抜きにして自分について語ることはできない。		「私の人生は痛みそのものです」「私の苦しみは私自身なのです」	**もっと幅広いアイデンティティを創造しましょう。** あなたはあなたが抱える苦しみ以上の存在です。人生におけるさまざまな興味、さまざまな役割、ゴールと希望について考えましょう。
奇妙でまちがった推論	自分が抱えている問題はほかのだれにも似ていないものだ。だから、ほかの人には理解なんかされっこない。		「私と同じ経験をしていない人に、私を助けることなんてできない」「話したって無駄よ。だれにもどうもできない」	**助けを求めましょう。** あなたを助けようとしている人たちにチャンスを与えてみましょう。セーフティな話し相手（セラピストやAAのスポンサー）を見つけ、自分のことを話してみましょう。
未来がない	未来は暗く、希望などない。		「私の人生は無駄だった」「私はあきらめた方がよさそうだ」	**あなたには選択肢があります。** 何が起ころうとも、あなたは自分の現在と未来をコントロールすることができるのです。大切なのは、賢い選択をすることです。
「生きるか死ぬか」思考	物事はいつも生き死にの問題にかかわってくる。		「彼（彼女）を失ったなんてこと、どうしても受け付けられない」「その仕事をさせてもらえないなら、死ぬ」	**大局的にものをみてみましょう。** 考えうる最悪な出来事は何でしょうか？ もしも喪失に苦しんでいるのであれば、喪に服すことをしてもよいのです。動きをつづけてもいいのです。人生の可能性はかぎりがありません。

有害な意味づけ	定義	割合	例	癒しとなる意味
必要なものとほしいものとの混乱	「それがなければダメなんだ」と、地団駄を踏んで〔何か〕を欲する。		「ヘロインを使ってリラックスする必要がある」「ロマンスの相手を見つける必要がある」	必要なのは回復です。たくさんのものがほしいかもしれません。必要なものはわずかです。ヘロインを欲するのはごくわずかな人が、必要かもしれませんが、ヘロインを必要とはしません。必要なものとは生きるうえでなくことのできないもの、すなわち、食物、住居、衣服、そしてあなたの回復です。
短期的思考	明日のことよりむしろ今日の感情にばかり注目する。		「飲酒すればもっと社交的になれる」「たとえお金に余裕がなくたって、新しい服を買いたいな」	結果を考えましょう。あなたが正しいと思うことをやったなら、明日、自分自身のことをどれほどすばらしいと思えるかを想像してみましょう。逆に、いまこの瞬間、降参してしまったなら、自分のことをどれほど情けないと感じてしまうのかを想像してみましょう。
べき思考	自分なりに世界がいかにあるべきかというルールを信じ込んでいて、そのルール通りにいかないと腹が立つ。		「友人は私を招待すべきだ」「私は、PTSDなんかとつきあうべきではない」	自分の頭のなかの言葉をやわらかくしてみましょう。気持ちの高ぶりを緩めてみましょう（例：友人に招待してほしい。もちろん、それでもまだ、あなたはほしいものをほしいと感じているでしょうが、もうじしは寛容な気持ちになれるかもしれません。
即時的な満足	すぐに満足を得ようとする。人生は簡単にことが進むべきだ。		「いますぐそれが必要だ」「いつもよい気分でいなければならない」	一生懸命働きましょう。もっとも長つづきする満足は、たくさん汗をかき、耐え忍ぶことを通じて手に入れることができるものです。仕事でも人間関係でもそうです。そして、もちろん、回復も。
ネガティブな面にばかり注目する	ある状況において否定な面には気がつく一方で、ポジティブな面を無視してしまう。		「あの人は本当にまぬけだ」「私はひとつもちゃんとやれない」	よい面に注目しましょう。何がうまくいきましたか？あなたにとってよかったことは何でしょうか？その状況のよい側面はどのような点でしょうか？
白黒思考	物事はすべてよいか、すべて悪いかのいずれかで、両者の中間領域なんてものはない。		「人生にはつらいことしかない」「私には何かをやりとげる力なんてない」	バランスのとれた見方を見いだしましょう。人生は、「全か無か」なんてものよりも複雑で、興味深いものです。バランスのとれた見方で物事を眺めてみましょう。そう、中間領域を見つけるのです。うまくいったのは何で、うまくいかなかったのは何で、そのいずれでもなかったのは何かに注意してみましょう。

謝辞：この配布資料のなかにある有害な意味づけのいくつか（「心を読む」、「べき思考」、「白黒思考」、「ネガティブな面にばかり注目する」、「感情は現実」）は、バーンズ（1980）からの引用である。後に彼は、自身の著書において、これらを「感情的意味づけ」という用語で呼ぶことになる。「生きるか死ぬか」思考、「即時的な満足」思考、「古きよき日々」はアーレイ（1991）からの引用である。そして、「古きよき日々」は、ベックら（1993）からの引用である。くわしい出典を知りたい方は、担当セラピストに相談してほしい。

誓いのためのアイデア

1つの行動を約束することで，人生が前進するでしょう！
役に立つと思えることなら何でもいいのです。
あるいは，以下のアイデアのいずれか1つを試してみるのもいいでしょう。
誓いを守ることは，自分自身を尊重し，敬意を払い，ケアすることになるのです。

✦ 選択肢1：配付資料のなかから1つだけ有害な意味づけを選び出し，あなたならばそれに対してどんな風に反応するか，くわしく書き出してみてください。
✦ 選択肢2：自分自身やほかの人にみられる意味づけについて説明し，それに名前を与えてください。ただし，その意味づけは，配付資料のなかにあげられていないものにかぎります。
✦ 選択肢3：あなたの人生の目的につながる意味づけとして，特に重要なもの（例：子ども？ 仕事？ スピリチュアルなもの？ 自分自身の回復？）を1つだけ書いてみてください。そして，そうした意味づけは，あなたが回復に向けて意欲的でありつづけるうえで，どのように役立つのかについて，書き出してみましょう。
✦ 選択肢4：次に，あなたがセーフティではないことをさせられていると感じた場合，あなたは自分自身に対してどのような声をかけてあげればよいのか，書き出してみましょう。
✦ 選択肢5：セーフティ対処シートの空欄を埋めてみましょう（これに関する回答例を以下に示す）。

このテーマで利用するセーフティ対処シートの例

	古いやり方	新しいやり方
状況	私のセラピストは休みをとる予定だ。	私のセラピストは休みをとる予定だ。
★対処法★	私はこう考えた。「私はセラピストから匙を投げられたんだ。もうだれも私のことを気にかけてなんてくれないってことなんだろう」と。それで私は，ワインボトルを半分あけた。	私には，苦しみのために飲む権利があるという思考，つまり「理由がぶっ飛ぶ」という現象がある。また，「全か無か」思考もある。実際には，私にはケアをしてくれる人たちがいるし，休暇をとったセラピストが，もう私をケアしないといっているわけではない。
結果	飲酒をしたところで，私のセラピストが休暇を切り上げて戻ってくるわけではない。それに，飲んだ後の数時間は気持ちよいかもしれないけど，その後，数日間は気分が悪いだろう。	自分が創りだしている意味に私自身が気づくことで，少しは自分のことがわかった気がする。この状況のなかで私がどのように感じたのかを，自分のセラピストに話すつもりだ。

Lisa M. Najavits（2002）から引用。版権はGuilford Press社にあります。個人的な使用に限り，図書を購入してコピーすることが可能です。詳しくは，版権に関するページを確認して下さい。

意味を創り出す　307

あなたの古いやり方はどれくらいセーフティですか？　　＿＿＿＿＿＿＿

あなたの新しいやり方はどれくらいセーフティですか？　　＿＿＿＿＿＿＿

0（まったくセーフティではない）から10（セーフティ）までで評価してください

対人関係

社会資源

概　要

　患者の回復の助けとなるように，国内にある社会資源のリスト（団体組織，自助グループ，ニュースレター，そのほかのNPOを含む）を提供する必要がある。また，治療サービスの消費者である患者が，治療プログラムを選択し，評価する際の基準となるように，治療ガイドラインも提供するように努めるべきである。

オリエンテーション

　「私は過量服薬したり，自分自身を傷つけたりしているけど，そんな私でも子どもは私を必要としてくれている。痛みとともに生きていくことはできないけど，そうしなければならない。私は昨日，危機介入センターに受診してしまっているから，さすがに今日はもう受診できない。つづけざまに2回受診したら，きっと私は入院させられてしまうだろう」

　「参加費無料の親の会があるなんて，いままでまったく知らなかった」

　患者は十分な治療の選択肢を持っていないかもしれないし，どのような社会資源が利用できるかのかも知らない可能性もある。このセッションでの目標は，ヘルスケアサービスの消費者としての視点から，患者がさまざまな社会資源を実際に見学して，自分のニーズに合った社会資源を選べることを伝えることである。いいかえれば，このセッションでは，援助を求めるというセッションにあったように援助を求める内的な動機ではなく，外的で実用的な社会資源の方に焦点をあてているのである。ただし，これは治療／ケースマネジメントの紹介——さまざまな治療プログラムの紹介をし，たんに国内にある社会資源のリストを提供すること——とは異なる。

　社会資源について話したところ，患者から，「私はAAにいったことがあるけど，役には立たなかった」という不満を聞かされたとしよう。セラピストは患者の意見に寄り添い，患者がまだ試していないことを聞いてみる。たとえば，「そうなんですね。あなたはAAが嫌いなんですね。それならば，レイショナル・リカバリーの方に参加してはどうでしょうか？」とか，「あなたが行ったのはどこのAAグループのミーティングですか？　ほかのAAグループのミーティ

309

ングを紹介しましょうか？」などと，まだ試していない社会資源があるかどうかを確認したり，患者に拒絶されがちなタイプの資源を無理に勧めず，患者に新しい選択肢を試みるように提案したりする。こうしたかかわりは有用であるし，こうしたかかわりを通じて，患者が自分自身の治療に関心を持つようになるのは，とても大切なことである。たとえば，物質乱用に対する心理療法をテーマとする文献のレビューによれば，よい治療効果を得るためには，セラピストは非常に広い範囲の能力を身につける必要があることが明らかにされている（Najavits & Weiss, 1994b）。たとえば，PTSD の治療においては，セラピスト側の逆転移反応により治療が行き詰まることがめずらしくないことがわかっている（Pearlman & Saakvitne, 1995）。さらにいえば，虐待の加害者のいる家庭で生育した患者にとって，自分が望んでいない治療を要求されることは，それ自体が過去の外傷的状況と似たものとなってしまう。もちろん，患者の側もセラピストに対して不信感や治療が合わないことを伝える必要はあるが，患者の多くは，より効果的な治療を試そうとするよりも，気乗りしない治療をつづけようとする傾向にある。患者に対して自分で選択することの大切さを伝えることは，患者自身の自由度を広げることとなり，それ自体に治療的価値がある。また，いうまでもないが，患者に何らかの治療を提案する以前の問題として，人格の分裂は避けなければならない。必要に応じて患者をほかのセラピストに紹介したり，あるいは，患者に対してあらかじめセラピスト自身の専門領域について説明したりすることも大切である。最終的に，PTSD や物質乱用のある患者とのあいだで強力な治療同盟を築き上げることは，治療上大きな価値がある。私たちの治療に関するパイロット研究では，患者が治療プログラムに関する非常に強い治療同盟の存在を感じ，大きな満足感があったことが確認されており，実際，治療プログラムへの出席率も高かった（Najavits et al., 1998e）。

セラピストによくある反応

　患者が治療に対して不満を持つとき，患者はほかのセラピストと同一化しているかもしれないし，あるいは，セラピストからの共感のなさが無意識に伝わっているからかもしれない（例：「ブルース先生の治療をつづけなさい。その治療を最後まできっちりと受けてください」，もしくは，「ホフマンさんはとても評判のよいセラピストです。うまくいかないとすれば，セッション以外の要因で何か思い当たる出来事はなかったでしょうか？」）。こうした反応も状況によっては適切なこともあるが，たいていの場合は，その原因を患者の側だけに帰することはできず，患者の不満はある程度理にかなったものである，というスタンスをとった方がよい（例：「それはセラピスト側の何らかの欠点のせいか，あるいは，クリニックの診療体制が内包する問題のせいかもしれませんね」）。いずれにしても，少なくとも患者の主張を承認することで，感情的な水準においても，また，現実的な水準においても，建設的でバランスのとれた治療の進め方を再設定できる。いうまでもないことだが，もしも患者があなたの治療に不満を訴えたならば，上述した方法を適用するとよいかもしれない。

セッションの準備

♦ 地域にある社会資源のリストを作成し，配布資料1に追加すること。（訳注：原書の配布資料1は，米国での情報であるため割愛した。370～381ページに記載した日本国内の相談機関を参照のこと）

セッションの構成

1. **チェック・イン**（*患者1人につき5分以内*）。第2章を参照すること。
2. **引用文**（*手短に*）。314ページを参照すること。引用をセッションに関連づける。たとえば，「今日は，社会資源について話し合いたいと思います。目標は，利用できる社会資源を，あなたが実際に活用できるようになることです」といったように。
3. **セッションを患者の生活に関連づける**（*セッションの大部分を使って，丁寧に行う*）。
   a. *患者に配布資料に目を通すようにいう。*
      配布資料1：「役立つ相談機関」（370～381ページ）
      配布資料2：治療ガイドライン
   b. *このセクションでとりあげるスキルを，患者が現在抱えている生活上の問題につなげるようにする。*「セッションの内容」（下記）と第2章を参照すること。
4. **チェック・アウト**（*手短に*）。第2章を参照すること。

セッションの内容

目　標

□　社会資源のリストを概観し，患者自身が求めている援助を見つけ出せるようにエンパワーメントする。（配布資料1）
□　治療に対する消費者アプローチと，心理療法を評価する際のガイドラインを身につけることの重要性について話し合う。（配布資料2）

患者の生活とテーマを関連づける方法

★**自己探求**。配布資料1では，患者に，「自分にとって魅力的な社会資源」を見つけてもらうように指示する。その際，セラピストは自分の知識にもとづいて，有用だと思われることを患者にフィードバックしていくようにする。また，折に触れて，患者が援助にアクセスする際の感情面での障壁となっているものを分析する必要もある（「*治療への導入／ケースマネジメント*」のセッションを参照のこと。また「*援助を求める*」を参照するように提案しなさい）。さらなる準備が必要な患者にとっては，電話をかけるといったロールプレイするのもよい。
★**セッション中に社会資源に電話する**。いますぐ患者にリストのなかにある1つの電話番号を

社会資源　311

選んで，電話をかけさせる。そして，それが実際どう進んでいくか，様子を見守る。

★**アフターケアの選択肢を探す。**この話題を，患者のケースマネジメントのニーズに働きかけつづける機会として活用する。とくにこの治療が終わった際のアフターケアとして。

★**患者が現在の治療を評価するのを手伝う。**現在の治療が自分にとってどれだけ有用か，患者とともに探してみる。どのような治療計画が非生産的と感じるのか見つけられるよう援助する。しかし，これはセラピスト間にネガティブな分裂を生みだしかねない，非常にデリケートな部分である。

★**ディスカッション**

- ●「社会資源リストのなかで，あなたに役立ちそうなものはありましたか？」
- ●「あなたはこれまでそのような資源を使ったことはありましたか？　実際使ってみて，どう感じましたか？」
- ●「電話をした際，あなたはどのような話をしましたか？」
- ●「あなたは現在十分な治療と援助を受けていますか？　あなたが必要と感じているものには，ほかにどのようなものがありますか？」
- ●「もしもあなたが特定の治療が役に立たないと感じたら，ほかにどんな選択肢がありますか？」

留意点

◆**このセッションでの患者のニーズ次第では，2セッションにわたってこの話題をとりあげてもよい。**具体的には，1セッションで配布資料1を，また別のセッションで配布資料2をとりあげるなどの方法をとってもよい。

◆**彼らがこれまで受けた，よくなかった治療の経験を話すことを許可する。ただし，この話題は，1セッションあたり数分以上はつづかないように注意する。**むしろ，患者のよくなかった経験をごくあっさりと承認する（例：「あなたはひどい経験をしてきたみたいですね。それを聞いて，私はとても申しわけなく思いました」）。そのうえで，患者がそこから現在に役立ちそうなものを見つけ出すように促し，何かを見つけるのを手伝うことで，今後のことへと患者の意識を向けていくようにする。

◆**患者に，自分にあう社会資源が見つかるまでは「いろいろ見て回れってよい」と伝える。**消費者としての見方にもとづいて，患者の満足レベルを評価しなさい。そして，そのような態度をとる感情面での障壁を分析するのを手伝いなさい（例：「私は，医者ならば何が最善な方法なのかをわかっているはずだと考えていた」，あるいは，「もしもセラピストのもとに通うのをやめたら，私は罪悪感を覚えてしまうにちがいない」）

◆**患者のなかには，すでに十分な援助を受けている者もいるかもしれない。**もしも患者がすでに十分な治療と社会資源につながっていたら，配布資料はあくまでも将来のための情報提供として配付し，このセッションをスキップして先に進みなさい。

むずかしいケース

＊「私には，本当に自分を助けてくれる人になんかいるわけがない」
＊「私が最後に治療を受けていたセラピストは，私と性的関係を持った。でも，私はそのことを

誰にもいいたくない」

＊「私は電話をかけられません」

＊「私は5年心理療法を受けてきました。それが役に立ったとは思えませんが，治療をやめないでいるのは，たんに罪悪感によるものです」

＊「私のパートナーは，治療なんてひどいぼったくりで，治療を受けても何ひとついいことなんかないっていっている」

＊「私の主治医は大量にベンゾジアゼピンを処方してくれる。自分がそれにすっかり依存してしまっている状態なのはわかっているけど，主治医にはそのことをいいたくない」

引用文

「あなたのいる場所で,

あなたが手にしているものを使って,

あなたにできることをしなさい。」

──セオドア・ルーズベルト
（20世紀の米国大統領）

治療のためのガイドライン

　利用できる支援サービスを探す際には，あなたは自分が消費者であるということを忘れないようにしましょう。このことは，あなたには選択肢があり，消費者としての権利を持っていることを意味します。したがって，もしも現在受けているサービスに不満を感じているのであれば，あなたは自分に合った治療を見つけるために「見学する」ことができるのです[1]。

　その際，以下のガイドラインを参照して下さい。

＊**治療の質にはさまざまな違いがあります。** 健康問題のセラピストのなかには，非常に役に立つ人もいれば，その一方で，不幸なことに，役立たないどころか，そのサービスを受けると有害な結果をもたらすような人もいます。ある心理療法の研究によれば，セラピストの能力は，経験年数や受けてきたトレーニングの違い（例：ソーシャルワーカーか，精神科医か，臨床心理士か），あるいは，セラピスト自身の回復状態（その人が自らの依存症的な問題を克服したのかどうか）や治療に要する費用とは必ずしも関係がないことが明らかにされています。このことは，あなたが自分のセラピストを選ぶ際には，経験年数や受けてきたトレーニングなどといったもの以外の要素にも目を向けて検討する必要があることを示しています。

＊**セラピストを見つけましょう。** あなたが抱える問題がPTSDと物質使用障害という重複した障害であるならば，こうした障害に特化した治療を専門とするサポートのなかで，もっとも利用しやすく，もっとも優れたものを探し出すべきでしょう（これは，PTSDや物質使用障害にかぎらず，あなたが援助を必要とする，どのような問題にも当てはまることです）。

＊**見学しましょう。** 特に精神科での治療を決める際には，何人かのセラピストを訪れて「見学」を試みましょう。たとえば，あなたにもっとも役に立ちそうな人を見つけるには，3人ほどのセラピストについて，それぞれ少なくとも1セッションは見学した方がよいでしょう。あなたが自分で「この人なら」と納得できる人を見つけるまで，それをくりかえしましょう。セラピストは個々人によって治療スタイルが異なりますし，ほかの関係性と同じように，「相性」というものがあります。あなたの話をよく聞いてもらえたと感じることができる人なのか，あなたの好みのスタイルなのか（例：非常に支持的？　きわめて率直に直面化をする？　思いやりがあるタイプ？　知性的？　情報提供型？）といった点に注意しましょう。また，あなたが本当に心を開けると感じたかどうかも大切なポイントです。

＊**質問しましょう。** あなたにはセラピストに対して質問する権利があります。たとえば，「あなたの治療モデルは何ですか？（私の問題に対して治療には，ほかの方法はあるのですか？）」，「あなたはどのような方法で治療を進めていくのですか？」，「治療にはどのくらいの費用がかかりますか？」，「以前に私のような患者の治療を担当したことはありますか？」，「あなたはどのようなトレーニングを受けてきたのですか？」，「あなたの治療を受けるとした場合，私が加入している健康保険を使うことはできますか？」，「治療に要する期間はどのくらいです

---

[1] もしもあなたの治療が裁判所から命じられたものであったなら，このガイドラインに記されたことの多くは，自分には関係のないものと感じるかもしれません。しかし，たとえ裁判所からの治療命令下であったとしても，どのような治療を受けるか，という選択権はあなたにあるのです。

Lisa M. Najavits（2002）から引用。版権はGuilford Press社にあります。個人的な使用に限り，図書を購入してコピーすることが可能です。詳しくは，版権に関するページを確認して下さい。

配布資料2　　　　　　　　　　　　　　　　　　　　　　　　　　　　社会資源　　315

か？」，「利用できる治療サービスとして，ほかにもう少し高価ではない治療はないのでしょうか？」といった質問をしてよいのです。

＊**あなたに有効な治療をつづけましょう。**もしも治療を試してみて，「自分には合わない」と感じたのであれば，あなたはその治療をやめることができます。治療をやめたいと思ったからといって，あなたが「セラピストの気分を害してしまう」などと罪悪感を覚えたり，プレッシャーを感じたりして，我慢して治療をつづけるようなことをしてはいけません。後述する，「あなたが受けている心理療法を評価するには」を参照してください。

＊**非倫理的なセラピストを報告する。**もしもセラピストがあなたを性的に誘うようなことがあったら，セラピスト免許を出した州の委員会（例：州の医療審査委員会）に電話し，州の消費者委員会に連絡をとりましょう。さらに，セラピストが所属する職能団体（例：米国心理学会，米国ソーシャルワーカー協会，米国精神医学会など）の倫理委員会に連絡するとともに，セラピストが勤務する所属施設代表に連絡し，その一件について報告しましょう。

＊**消費者情報を集めましょう。**州によっては，ヘルスケアに関する情報を電話で提供するサービスをはじめているところもあります。たとえばマサチューセッツ州では，マサチューセッツ医師会が，州に登録している臨床家（精神科医含む）のリストを提供しており，そこには，資格証明書や倫理違反に関する懲戒処分などに関する情報も記載されています。また，インターネットからはたくさんの情報を入手することができ，さまざまな公的な図書館にアクセスすることもできます。ただし，あなたの治療が裁判所の命令によってなされるものであったとしたならば，裁判所から定められた治療期間を終えるまでは，ガイドラインはあまり適応されない可能性があります。しかし，その場合でも，どの治療方法を受けるかという選択権は与えられます。

＊**あなたが加入している保険のメリットを知っておきましょう。**

a. あなたの保険のカバーする範囲を確認しておきましょう。保険のプランには実にたくさんの種類があります。セラピストを選ぶ前に，あなたが加入している保険会社に連絡をとりましょう。まずは，会社にあなたのID番号を教えてください（同じ保険プランであっても，カバーされている金額が異なっていることもあります）。そのうえで，カバーされているサービスについて，治療開始にあたっての承認にどのくらいの期間がかかるのか，保険会社が指定するセラピストのリストがあるのかどうか（そのようなリストからセラピストを選んだ場合には，自己負担額が安くなるかもしれません），セラピストによって自己負担分が異なるのかどうか，診察の結果によって保険がカバーする範囲に違いが出てくるのかどうか（例：うつ病の患者のなかには抗うつ薬を飲まないなら2，3セッション以上の心理療法の費用はカバーされないなど）といったことについて，できるかぎりたくさんの情報を集めましょう。そして，あなたが連絡した人と連絡した日付をきちんと記録して保管しておきましょう。

b. あなたの診療情報に関する秘密保持は無視できない問題です。あなたは，保険会社があなた自身に関する情報や，あなたが受けた治療に関する機密情報にアクセスすることを許可する必要があります。もしもあなたに人に知られたくない情報（例：あなたが抗うつ薬による薬物療法を受けているなど）があるのならば，保険を使わずに自費で負担することを選んだ方がよいかもしれません。

c. 治療に要する費用については，セラピストまかせではなく，あなた自身が気にかけるべき問題だということを忘れないようにしましょう。実際，たいていのセラピストは，あ

なたの保険がどの範囲までの治療をカバーするのかを尋ねたりはしないはずです。治療以外のサービスを受ける際，あるいは，何かの商品を買う際には，いろいろと比較してから最終的な契約や購入を決断するのが賢明なやり方です。実際，同じ治療を受ける場合でもセラピストによって費用が著しく異なる可能性もあるでしょう。その意味では，セラピストに連絡をした際には，面談予約を入れる前に，どのくらいの費用が必要となるのかを質問しておくとよいでしょう。

　ほとんどの人は，「ブルークロス・ブルーシールド」（米国の医療保険会社），あるいは，「メディケア」（米国の高齢者用医療保険）や「メディケイド」（米国の低所得者用医療保険）といった医療保険に加入しており，それぞれ医療費供給者リストに登載されています。そして，原則としてセラピストは，個人開業にあたってこうした患者が加入している医療保険を受け入れることが義務づけられています。もちろん，セラピストの一部には，こうした医療保険を受け入れていないと標榜している人もいます。そのこと自体は違法ではないのですが，もしも各医療保険の医療費供給者の治療に同意した場合には，セラピストはその患者が加入している医療保険を受け入れなければならないのです。

　このことは，「バランス・ビルディング」（穴埋め請求のこと。つまり，保険会社が設定している医療費を超過した場合，医療機関側がその超過分を患者側に請求すること）はできないことを意味しています。しかし，注意しておかなければならないのは，セラピストにはあなたが医療保険に入っているかどうかを尋ねる義務はないということです。そして，医療保険加入に関する確認がなされなかった場合，患者は提供された医療サービスに対して全額自己負担で支払わなければならない可能性があります。要するに，自分が加入している医療保険について十分に理解しておき，いざ治療をはじめるという際には，医療費がどのくらいになるのかをはっきりさせておく必要があるのです。

あなたが受けている心理療法を評価するには

　心理療法は多くの人にとって非常に役に立つ治療法ではありますが，反面，その評価がもっともむずかしい治療法でもあります。その治療技法は広範にわたっており，しかも，その効果はあなたがセラピストとともに作り上げる関係性に加えて，あなたとセラピスト双方の個性にも大きく左右されるものです。心理療法は科学に依拠する治療法ではありますが，同時に，芸術としての側面も持ち合わせています。その意味では，医療のほかの分野とは異なり，いつでも，そして誰に対しても画一的に適用されるような，典型的な「手続き」といったものではありません。

◆ **よい心理療法があるということを覚えておいてください。**そして，人生においてもっとも役に立つのは，「知っている，見たことがある」ということです。PTSDや物質乱用の問題を抱えている人であれば，これまであちこちの支援資源を見てまわる努力をしてきたおかげで，「自分たちにメリットがある治療法がある」ということを知っているはずです。もしもあなたに過去にどこかで治療を受けた経験があるならば，治療をあきらめないこと，そして，自分を責めないことが大切です。自分の気持ちを大切にするとともに，その気持ちを認めてあげたうえで，あなたが居心地よく感じることができるセラピストを探すのをあきらめないでください。

配布資料2　　　　　　　　　　　　　　　　　　　　　　　　　　　　社会資源　317

♦ **自分が受けている治療を評価するならば，3回目のセッションが終わってからにしましょう。** 研究によれば，心理療法は3回目のセッションまでに抱いた感想は，その後，数年経過してもほとんど変わることがないようです。したがって，あるセラピストとの面接を3回行った後で，あなたが「この治療は役に立たない」と感じたならば，その治療にこだわるよりは，別のセラピストを見つけるようにしたほうがよいでしょう。

♦ **治療が役に立つと感じることができていればこそ，期待が高まったり，がっかりしたりすることもあります。** セラピストに腹が立ったり，がっかりしたりすることもある，ということを心得ておいてください。これは，心理療法にまつわるごくあたりまえの現象です。しかし，時間が経過してもその感情が治まらず，その程度が激しく，しかもたびたび体験するようであれば，治療をつづけることについて見直す必要があるかもしれません。もしもあなたがセラピストに助けられていると感じているならば，治療をつづけることは有益でしょうし，実際，治療は先へと進んでいくでしょう（つまり，あなた自身の成長につながる大切な機会をもたらすでしょう）。しかし，もしもあなたがセラピストは役に立たないと感じているならば，治療をやめたほうがよいでしょう。

♦ **「セーフティ」という観点から選んでいるかぎり，あなたの人生を決めるのはあなた自身であることを忘れないでください。** もしもセラピストが，虐待の加害者に立ち向かいなさいとか，AAに行きなさいとか，そのままの仕事，あるいは関係をつづけなさい，といったアドバイスしてきた場合には，（あなたが「セーフティ」という観点を持っているかぎり）それを受け容れるのも拒むのもすべてあなた次第です。

♦ **心理療法に関してもっともよく耳にする不満として，「セラピストは親切で支持的だが，成長を促してはくれない」というものがあります**（例：セラピスト自身の意見を率直にいう，いま現在もっとも重要なことは何なのかを気づかせる，新しいスキルを修得させる）。よい心理療法というものは支持的であり，それでいて，成長も生み出してくれるものでなくてはなりません。「たくさん話はするけれど，だからといって，それで何ひとつ人生が前に進むわけではない」と感じた場合，あるいは，「セラピストは『すばらしい』けれど，自分の役には立たない」と感じた場合には，あなたにもっと多くのものを提供してくれる，ほかのセラピストを見つけたほうがよいかもしれません。

♦ **役に立つと思えるかぎり治療つづけましょう。いつまで心理療法をつづければよいのでしょうか？** 心理療法は，たいていの場合，セラピストが提案するからというよりも，患者が去っていくというかたちで終わります。あなたが「セーフティに」機能しているかぎり（例：自殺念慮がなく，物質乱用がなく，自分の行動に自分で責任が持てる状態），「あなたが役に立つと感じることができるかぎり，治療をつづけましょう」というのが，一般的な考え方です。また，治療を終わりにしたい」という気持ちをセラピストと話し合ったり，その気持ちに対するセラピストの意見に耳を傾けたり，治療の終結方法について話し合うことは，それ自体がとても意味のあることです。あなたが「セーフティ」であるかぎり，治療をつづけるのも止めるのもあなた次第なのです。たとえ治療をやめようと決心したからといって，あなたは少しも罪悪感や恥の感覚を抱く必要はありません。しかし，もしもあなたがまだ「セーフティ」な状態でないなら，上述したような安定した状態が得られるまでは，あるいは，少なくとも新しい治療を見つけるまでは，治療をつづけたほうがよいでしょう。

♦ **もしも治療がうまくいっていないと感じたら……**
　・ *直接伝えてみましょう。* ただし，その際には敬意をもってセラピストにあなたが感じてい

318　治療セッションのテーマ　　　　　　　　　　　　　　　　　　　　　配布資料2

る問題を伝えてみましょう。

- もしも何かセラピストに対して要望があるならば，そのことを率直にいってみましょう。たとえば，「もう医者に診てもらえといわないでほしい。もう病院には行きたくないのです」といった感じでいってみるのです。
- その分野における上級のセラピストにコンサルテーションを依頼するという方法もあります。この選択肢があることを知らない人は意外に多いように思います。コンサルタントは，あなたとセラピストと（たいていの場合，別のセッティングで）会い，話し合いをすることになるでしょう。これは，あなたもセラピストも乗り越えられない袋小路にはまり込んでしまった場合，あるいは，セラピストが勧める治療法に，あなたがどうしても納得できない状況がつづく場合には，考慮すべき選択肢といえるでしょう。
- 事前にセラピストに断ったうえであれば，心理療法を（自身のテープレコーダーとテープを使って）録音することは何らか法律に抵触しない行為ですし，セラピストもその申し出を拒むことはできません。セッションが終わった後で，その録音を聞き直して検討することができます。また，セッションの様子を別のだれか（治療を評価してもらうためにコンサルタントを雇うなど）に聞いてもらい，評価を得るという方法もあります。
- たいていのクリニックでは，あなたからの依頼があれば，セラピストを変更してくれます。あなたが担当セラピストとの関係がうまくいかないと感じており，そこに納得できる事情があるならば，セラピストやクリニックの担当者にセラピスト変更について質問するとよいでしょう。

♦ **こんなセラピストには気をつけましょう……**

- 治療の行き詰まりの原因は，すべてあなたの側の失敗にあると伝えてくるセラピスト（例：それはすべてあなたの「抵抗」，「治療動機の乏しさ」，「防衛」によるものだ，といったように）。あなたが決断すべき問題がありながら，しかし決断ができず，治療が長期間（1カ月以上）停滞していたとすれば，通常，それはセラピストと患者双方に問題があることが原因です。高い技術水準にあるセラピストは，むしろそうした治療の停滞を乗り越えて，あなたを一歩前へと進ませる手助けをするものですし，たとえ前に進めなかったからといって，そのことであなたを罰したりはしません。
- あなたには重要とは思えない話題をくりかえしとりあげるセラピスト。そのようなセラピストは，あなたのニーズを無視した治療をしているのかもしれません。
- 何かを説明する際にとげとげしくネガティブな調子で話すセラピスト。そのようなセラピストのなかには，あなたに，「何度も嫌な気持ちにさせられた」，「強引にねじ伏せられた」，あるいは，「自分の存在を侮辱された」と感じさせる人がいるかもしれません。あるいは，フィードバックが支持的でも建設的でもない，という人もいることでしょう。
- 治療効果が上がっておらず，まったく改善のきざしがないにもかかわらず，治療をつづけるように強く勧めてくるセラピスト。

♦ **もしもセラピストが境界を侵すことがあれば，あなたはただちに治療をやめるべきです。** もしもセラピストが面談室以外でのセッションやイベントにあなたを誘う，あるいは，あなたの魅力について不適切なコメントをするなど，さまざまなセラピストらしからぬ行動をとった場合，そのセラピストはあなたと性的な関係を持とうとしていると考えるべきです。このような状況では，あなたはすぐに治療から逃げ出すべきであり，ひとたび逃げたら何があってもその治療に戻ってはいけません。こうした場合には，あなたは自分の決定をセラピスト

に説明する必要はありませんし，二度とそのセラピストとは会わないでください。

健康的な治療を評価するリソース

✓ **書籍**。自分が受けている治療を評価するには，それらの関連する書籍を読むのが一番よいでしょう。そうすれば，必要な情報をたくさん得ることができるはずです。お近くの書店や図書館に行ってみましょう。

✓ **インターネット**。「PTSD」，「物質乱用」，「心理療法」，「治療効果」という単語で検索してみてください。そこから得られる知識や情報量の豊富さは，ほとんど芸術の域に達しています。

*注意：*最近は，「患者満足度」に関する調査結果を示す広告が流行しています。しかし，こうした患者満足度調査は，厳しい科学的評価を受けることのないまま公表されているものばかりです。その意味では，正確な情報を提供するためというよりも，販売促進を目的としたものと理解すべきでしょう。

誓いのためのアイデア

何か1つの行動を約束することで、人生が前進するでしょう！
役に立つと思えることなら何でもいいのです。
あるいは、以下のアイデアのいずれか1つを試してみるというのもよいでしょう。
約束を守ることは、自分自身を尊重し、敬意を払い、ケアすることにつながります。

✦ 選択肢1：あなたに役立ちそうな地域の社会資源を見つけ、次のセッションまでに連絡をとりましょう。

✦ 選択肢2：セーフティ対処シートを埋めてみましょう（このセッションについては下の例を参照）。

このテーマで利用するセーフティ対処シートの例

	古いやり方	新しいやり方
状況	深夜に恐ろしいフラッシュバックがある：不眠	深夜に恐ろしいフラッシュバックがある：不眠
★対処法★	頓服の抗不安薬を飲む（指示された量よりも多く）	24時間ホットラインに電話をして対処した（以前には、こうした対処はしたことがない）。また、今日参加したセッションの配布資料1には、私が知らない、たくさんの支援資源に関する情報が掲載されていた。さっそくその1つに電話をかけて相談してみた。
結果	眠りに就くことはできたものの、物質乱用はこれからもつづきそうな気がして、自分の弱さにうんざりした。	薬に頼るよりは、上述した行動を起こす方が、自分が強くなったように感じることができる。

あなたの<u>古いやり方</u>はどれくらいセーフティですか？ ＿＿＿＿＿

あなたの<u>新しいやり方</u>はどれくらいセーフティですか？ ＿＿＿＿＿

0（まったくセーフティではない）から10（セーフティ）までで評価してください

Lisa M. Najavits（2002）から引用。版権はGuilford Press社にあります。個人的な使用に限り、図書を購入してコピーすることが可能です。詳しくは、版権に関するページを確認して下さい。

社会資源　321

対人関係

関係性に境界線を引く

概　要

　関係性における境界線の問題には2つのタイプがある。1つは，距離が近すぎる関係性（「ノー」といいにくい関係）であり，もう1つは，距離が遠すぎる関係性（「イエス」といいにくい関係性）である。このセッションでは，健康な境界線を設定するにはどのようにしたらよいのかというテーマをとりあげる。

オリエンテーション

　「私は人を信頼していないし，人と心を通わせることもできない。ベトナムで起きたことはあまりに恐ろしすぎて，私の口から語ることはできない。私はもはや人を信じることができない」

　「私がスリップしてまうのは，いつも1人の男が原因だった。彼のせいで，初めてコカインに手を出したし，彼を喜ばせたかったから，断酒の治療プログラムを終えた後だというのに，アルコールだって飲んだ。肉体的にも性的にも，とてもひどい仕打ちを受けてきた。だから，自分のPTSDの症状がよくならないんだと思う。現在の私とスティーブとの関係は，とうてい健康なものとはいえない。彼は既婚者だし，コカインを使っているし，私に対して支配的だ。私を励ますことなんてありえないし，いつも私にダメ出しばかりしている。おまけに，私と違って，AAやほかの支援機関のような，回復につながる社会資源にもまったく関心がない。この関係がつづけば，自分が非常に危険な状況に追い詰められてしまうことが目に見えている。いまのところは，私は彼に対して『ノー』といえないでいるけど，でも，それをしなくてはいけないという気持ちはすごくある」

　このセッションでは，PTSDと薬物依存がどのようにして境界線の問題を引き起こすのか，そして，境界線を引く際にはどうすればよいのか，という点に注目して，「境界線」の概念についての理解を深めていく。多くの場合，境界線の問題は親密すぎるか，あるいは希薄すぎるかのいずれかである。このセッションに関して提案したい対処方法は次の2つである。1つは，不健康な関係から距離を置くために「ノー」ということ，そしてもう1つは，健康な関係へと距

322

離を縮めるために「イエス」ということである。

　一般に，相手に対して「ノー」といえない関係は，最終的には破綻してしまうか，さもなければ，一方的に相手に利用される事態となりかねない。その意味では，「ノー」といえないのは，何とも不幸な対処といわざるをえない。いいかえれば，「ノー」といえない人たちは，他人を喜ばせることばかりに夢中になり，自分自身を見失ってしまっている。なかには，2人の関係に限界を設定したら，相手はそれを否定的に受けとめて，怒り，自暴自棄，悪態，果ては暴力などの行動に出るのではないか，と危惧している人もいる。そうした危惧は，その相手との関係のなかでこれまで実際にそういう反応があったからかもしれないし，過去の外傷体験を通じて生じた，過度に一般化された不信感のあらわれなのかもしれない。その意味では，「ノー」といえるようになるには，いつ，どのようにして「ノー」といったらよいのかを学ぶだけでなく，安心できる人と安心できない人を区別できるようになる必要もある。

　自分にとって苦痛を感じる関係に対して，「ノー」といえることはきわめて重要な課題であるが，患者のなかには「自分にもどうにも解決できない」とあきらめている者もいる（もしも患者がドメスティック・バイオレンスの被害に遭っていたら，セラピストは，この分野に特化したホットラインに連絡をとったり，相談し，今後の対応について意見を求めたりすることもできる）。暴力的な人との関係に甘んじている患者（これは，親密すぎる関係性の1つのパターン）には，ぜひとも本書の「怒りの治療」に関するセッションを読ませてほしい。そこには，そうした関係がもたらす問題や対処の方法についてくわしくとりあげている。なお，親密すぎる関係を持っているということが，逆にその患者の強みとなりうることにも触れておきたい。だれかとの近い距離の関係性を持つことができるというのは，ほかの人とも比較的早い段階で心を通わせる関係を作れることを意味する。これは，心理療法においてセラピストとの強い愛着関係を築きやすい可能性を示唆し，その関係が後の健康な関係へと発展する基礎となるであろう。

　「イエス」ということを学ぶのは，周囲から孤立している人にとっては重要である。心を通わせること，有意義な関係を持つこと，自身の傷つきやすい一面を受け入れること——これらはすべて，人に対する基本的信頼を再構築するうえで欠かせない要素である。「イエス」ということは，男性一般，あるいは退役軍人（「強く」みえることが求められていると感じているのであろう）や，人との関係のなかで深刻な屈辱感や恥辱感を味あわされた経験を持つ人には，とりわけ困難なことであろう。

　健康的な境界線というと，ともすれば対人関係における境界線にばかり力点が置かれがちであるが，実は，それと同じように，その人自身の内面における境界線も重要である。たとえば，ある患者は，残業することもなく，勤務時間内に仕事を片付けることができたとしよう。これまでならば，この後，薬物を買いに行くところであるが，そうしないためには，どんな風に自分自身にいいきかせるとよいであろうか。患者のなかには，こうした自らの内面におけるロールプレイが，他者とのやりとりに関する場合と同様，有効な者もいる。このような内的なロールプレイに熱心な者は，他者との関係性を変えることよりも，自分自身を変えていくことに重点を置いている，ということができるであろう。他者との関係と自身との関係とは類似点が少なくなく，自身への対し方と他者への対し方と似ているというのを理解することが，患者に役立つ可能性がある。実際，自らに「ノー」といえなければ，他者にも「ノー」とはいえないであろう。そして，それと同じように，自らに「イエス」といえなければ，他者にも「イエス」とはいえないであろう。

セラピストによくある反応

　逆転移感情のせいで，セラピストが，ある特定の状況で患者が「ノー」もしくは「イエス」といえない原因を早わかりしてしまうことがある。患者にとっては，健康的な境界線を引けなくさせている真の感情に触れることなく，表面的にロールプレイだけをこなすのは，何らむずかしいことではない。たとえば，ロールプレイにおいて，「薬物でハイになろうぜ」という誘いに対してきっぱりと「ノー」と意思表示することができた患者は，こう述べた。「ロールプレイでは簡単に断れるけど，実際の場面では無理だろう」と。

　患者がこれまで奮闘してきた生育歴を丁寧に聴取していけば，必然的に生育歴上の問題に焦点があたることとなる。その際，注意すべきことがある。セラピストが患者をとりまく破壊的な関係を探っていく際に，患者の生育歴に登場する人物に関して批判や非難めいたコメントをしてしまうことがある（たとえば，「あなたの叔父は，少しもあなたのためにはならない人だ」など）。セラピストは，患者の話に出てくる人物や物には敬意を払わなければならない。たとえ有害な関係性であったとしても，多少はよい面があるからこそ，患者はその関係を断ち切ることができなかったわけである。患者自身がそのような関係性の相手を批判するのを支持するのと同じく，患者のニーズを十分に考慮したうえで率直な反応を示すとよい（たとえば，「私は，あなたが自分で必要だと感じているものを，あなたの叔父から得られていないのではと気がかりです」といった反応）。

謝　辞

　配布資料5，PTSDと物質乱用をめぐる境界線の問題は，ハーマン（1992）らの著作にその多くを負っている。

セッションの構成

1. **チェック・イン**（*患者1人につき5分以内*）。第2章を参照のこと。
2. **引用文**（*手短に*）。329ページ参照。引用をセッションに関連づける。たとえば「今日は，関係性に境界線を引くというテーマで話し合っていきます。あなたの内面が必要としていることに，心から耳を傾けることが大切になるでしょう」といったように。
3. **患者の生活とそのテーマを関連づける**（*セッションの大部分を使って，丁寧に行う*）。
   a. *患者に，配布資料に目を通すように指示する。その配布資料は別々でも，まとめてでも用いられるようになっている。時間があれば，多くのセッションがあるので，用いる個所をわかるようにする。（下記の）「セッションの内容」と第2章を参照。*
      配布資料1：健康な境界線
      配布資料2：近すぎる関係：関係性のなかで「ノー」ということを学ぶ
      配布資料3：遠すぎる関係：関係性のなかで「イエス」ということを学ぶ
      配布資料4：虐待的な関係性から抜け出す
      配布資料5：PTSDと物質乱用に関連した境界線の問題（任意）
   b. *患者が自分自身の生活における現在の特殊な問題と，得た技術を関連づけるのを手助*

けする。（下記の）「セッション要旨」と第2章を参照。

4. **チェック・アウト**（手短に）。第2章参照

セッションの内容

配布資料1～3：関係性に境界線を引く

目　標

- □　健康な境界線と不健康な境界線について話し合う（配布資料1）
- □　困難な状況に陥っている患者が関係性のなかで「ノー」といえるようになる方法を模索する（配布資料2）。
- □　孤立している患者が関係性のなかで「イエス」といえるようになる方法を模索する（配布資料3）。

患者の生活とテーマを関連づける方法

★ロールプレイ　自分自身に対して，また他者に対して境界線を引くことができるか，くりかえし練習する。配布資料2と3には，実際の日常生活で同じような困難に遭遇している患者に役立つように，ロールプレイのシナリオ・リストがある。患者が自らに対して境界線を引くロールプレイをしている際には，セラピストは患者の「内面の声」を演じたい気持ちになるだろう。たとえば，その「内面の声」が何時間もはたらきたいといったら，患者はその声にどのように反応することで，境界線を引くことができるであろうか。

★薬物を拒絶する練習　これはとりわけ，薬物やアルコールの誘いに対して「ノー」ということに焦点をあてたロールプレイである。患者にとってもっとも重要で，セーフティな対処法の1つは，学ぶことである。患者は，薬物・アルコールの誘惑があった際に，自分自身あるいは他者に対して，少なくとも1つないしは2つの「ノー」という方法があることを頭にたたき込み，くりかえし練習する必要がある。

★ディスカッション

- ●「自分自身あるいは他人に対して，境界線を引くことはむずかしいと感じますか？」
- ●「自分と他者との距離が近すぎる，もしくは，遠すぎると思いますか？」
- ●「どのように境界線を引けば，安心していられますか？」
- ●「なぜ関係性のなかで境界線を引くことが重要なのでしょうか？」
- ●「なぜPTSDと物質乱用は健康な境界線を引けなくしてしまうのでしょう？」
- ●「あなたがいま持っている関係性に境界線を引くと，何か問題が生じそうですか？　その問題は，どのようなことでしょうか？」
- ●「最近，自分自身や他人との境界線を引くのに成功した出来事はありますか？」
- ●「もしもだれかが　　　といったら，あなたはどのようにして境界線を引きますか？」
- ●「もしも自分に対して　と思ったら，あなたはどのように考えて自らに境界線を引きますか？」

留意点

✦ **患者の多くはこのテーマに満足するが，ごくまれに境界線の問題を読んで動揺する人がいる。** そうした場合には，患者の動揺を支持し，気持ちを落ち着かせてあげるとよい。例をあげると，「もしも気が進まなければ，ここの部分を読みつづける必要はありません。だってそれは，いままさにこのセッションに対して境界線を引くことができて，このシートに対して『ノー』といえたことになるわけですから！」，「この部分を読んで動揺するということは，あなたにとって何らかの意味があるのかもしれませんね」，「だれもが関係性において問題を抱えているものです」などというように。

配布資料4：虐待的な関係性から抜け出す

目　標

□　患者が，何らかの破壊的な関係性に陥っているかどうか，自分自身で評価できるよう，そしてその関係から自分を守れる方法を見つけられるよう，手助けをする。

患者の生活とテーマを関連づける方法

★ **自己の探究。** 配布資料をはじめるにあたり，簡単な自己評価をして，現在有害な関係をもっているかどうかを，患者に考えてもらうよう伝える。もし患者が有害な関係のなかにいなければ，この配布資料をスキップしてもよいし，あるいは必要とされるほかの配布資料に戻ってもよい。

★ **障害物を理解する過程。** この配布資料の残りの部分では，患者が有害な関係性から，自分自身をどのように守ることができるかについての考え方が得られる。その関係性を維持させるつらい感情や，自分を守ってくれるものを増やしていく方法，そして自責感や恐怖感を和らげる信念など，重要な事柄を扱っていくのに役立つ。

★ **そのセッションのあいだ，ホットラインへ連絡できるよう励ます。** ドメスティック・バイオレンスの被害者の多くが，加害者によっておよぼされる並はずれた力のせいで，容易にその状況から逃れることができずにいる。彼らが情報を得られるよう援助し，その状況に対してセーフティに対処できる能力を高めるような支援をする。

★ **ディスカッション**
- 「どのようにあなたは有害な関係性から逃れられるでしょうか？」
- 「なぜあなたは有害な関係性に陥っているのでしょうか？」
- 「有害な関係性から抜け出すために，あなたはどのような手助けを必要としていますか？」
- 「『悪しき関係を保つより，独りでいるほうがより望ましい』のは，なぜでしょう？」

留意点

✦ **関係性が有害であるかが，はっきりしないかもしれない。** 多くの関係性にはよい面と悪い面がある。見きわめの鍵となるのは，何度も感情を深く傷つけられた経験や暴力行為の有無で

326　治療セッションのテーマ

ある。

✦ **患者は有害な関係性の存在を認めないかもしれない。**あなたがもしはっきり危険性を感じたら，その患者に直接，正直に，共感的に意見を述べる。それにより，その患者が否認や混乱を克服するのに役立つかもしれない。

✦ **ドメスティック・バイオレンスの問題におけるセラピストや熟練者に助言・意見を求める。**ドメスティック・バイオレンスの被害者を放っておくと，非常に危険な事態となることがある。たとえば，暴力をふるう人から逃れようとして，殺害される人も少なくない。介入する前に，ドメスティック・バイオレンスの治療に精通した人に意見を求めるべきである。情報を求めるために，その配布資料のなかにある電話番号に連絡をとる必要もある。地元の警察に連絡をとり，情報を共有することもできる。もしもあなたが，弁護士のいる病院や診療所に勤務しているのであれば，そのような人たちに相談するのも有効かもしれない。情報を収集し，その危険性を正しく評価するためにも，患者とともにとりくむ必要がある。

配布資料５：PTSDと物質乱用に関連した境界線の問題

目　標

□　患者が，心的外傷と物質乱用に関連した，さまざまな種類の境界線の問題を探求していくのを援助する。

臨床上の警告

　この治療法を行っていると，大半の患者は，配布資料5を読んで有意義であったという感想を抱くものである。しかしその一方で，少数ながら，きわめて動揺する者がいるのもまた事実である。したがって，患者のことをよく理解し，彼らが心の準備ができていると実感できるまでは，患者にこの治療法を提供するのは控えた方がよいであろう。まず彼らにそれを読みたいかどうかを尋ね，たとえ読むことになったとしても，途中で混乱した様子がみられたら読むのを中止し，承認，共感，あめいはグラウンディングなどの技法を用いて，混乱を少しずつ鎮めてあげるようにする。

患者の生活とテーマを関連づける方法

★**自己の探究。**自分自身が抱えている境界線の問題について，何か気づいたことがあるどうか，患者に質問する。

★**ディスカッション**
- 「あなたの心的外傷は，境界線の問題とどのように関連していますか？」
- 「あなたの物質乱用は，境界線の問題とどのように関連していますか？」
- 「あなたは境界線の問題を，いまや過去のこととして懐かしい気持ちでふりかえることができますか？　それとも，いままさに向き合っているところですか？」

関係性に境界線を引く　327

むずかしいケース

＊「ロールプレイでは境界線を引くことができるが，実際の生活ではそううまくはいかないだろう」

＊「『ノー』なんていえない。いえば，私を虐げる人と同じ，意地悪な人間になってしまうわけだから」

＊「私はいつだって1人ぼっちだ。人を信頼することなど，とうていできない」

＊「自分自身に境界線を引くなんて，どういうことだかさっぱり意味かわからない」

＊「夫に『ノー』なんていえば，殴られるに決まってます」

＊「むしろ私は，あなたとのあいだに境界線を引きたいですね。薬物をやめろというのをやめてほしい！　私は薬物をやめる気なんて，これっぽっちもありません」

＊「自分が有害な関係に陥っているのはわかっていますが，その関係を手放すことはできません」

＊「あなたは私に他人と心を通わせようとしていますが，私は1人でいる方が安心なんです」

＊「いとこはいつも私にクラックをくれる。いくら私がほしくないといっても，です」

引用文

「あなた自身の心に身をゆだねましょう。

心のささやきに耳を傾けましょう。」

——モリー・グーデ
（20世紀の米国の作家）

健康な境界線

健康な境界線とは……？

• *融通がききます。*状況に応じて，あなたはその相手と親密になることも，あるいは，距離を置くこともできます。もしも有害な関係と気づいたならば，それを手放すこともできるでしょうし，大事に育んでいきたい関係と感じたならば，それを維持することもできるでしょう。

• *安心していられます。*他人の犠牲にならないように，自分自身を守ることができます。他人の攻撃性や身勝手さを察知することができます。

• *つながりを持っていられます。*他人との安定した関係をもち，それを長期に維持できます。衝突が起きても，それを乗り越えられます。

PTSDと物質乱用は，いずれも不健康な境界線の原因となります。PTSDに罹患している人は，心的外傷によって，身体と感情の境界線が混乱させられています。いまのままでは，あなたにとって望ましい関係性を維持するのはむずかしいかもしれません。また，物質乱用を抱えている人は，自分と物質とのあいだの境界線を見失っています（乱用する物質の影響により，ハイテンションになったり，心にもないことを口にしてしまったり，ふだんの自分らしくない言動をとってしまうかもしれません）。いずれの障害においても，健康な境界線の引き方を学ぶのは，あなたの回復に大いに役立つことでしょう。

関係が近すぎる場合と遠すぎる場合に，境界線の問題が生じます。

関係が近すぎると，他人を受け入れすぎたり，関係が息苦しくなったりします。

★*あなたは……*

□ 大切な人との関係性において，「ノー」ということがむずかしいですか？

□ 相手にいろいろなものを与えすぎていませんか？

□ 容易に巻き込まれすぎていませんか？

□ 相手を簡単に信用してしまうところはないですか？

□ 他者との関係に悪影響をおよぼしていませんか（たとえば，ほかの人との境界線を侵していませんか）？

□ いつまでもダラダラとその関係にとどまっていませんか？

関係が遠すぎると，他人を十分に受け入れられなかったり，孤立したりします。

★*あなたは……*

□ 大切な人との関係性のなかで「イエス」というのがむずかしいですか？

□ 周囲から孤立していませんか？

□ なかなか人を信頼できませんか？

□ 孤独を感じていますか？

□ 長つづきしない関係ばかり持っていませんか？

これら2つの問題を抱えている人が少なくないということを，心に留めておきましょう。

Lisa M. Najavits（2002）から引用。版権はGuilford Press社にあります。個人的な使用に限り，図書を購入してコピーすることが可能です。詳しくは，版権に関するページを確認して下さい。

330　治療セッションのテーマ　　　　　配布資料1

*境界線の問題は，愛されようとする試みのまちがったやり方なのです。*あなたは，人に「すべてを与えること」によって，その人よりも優位な立場に立とうとしているかもしれません。しかし実際には，その人に，あなたを都合よく利用することを学ばせているともいえるのです。またあなたは，人から離れ，孤立することで自分自身を守ろうとしているかもしれません。しかしそれは同時に，必要な支援を受ける機会を失うことでもあるのです。

健康な境界線はあなたにセーフティな感覚を与えてくれます。

「ノー」というのを学ぶことにより，あなたは危険な関係やドメスティック・バイオレンスから自分を守ることができるようになります。たとえば，危険な性行為に対して「ノー」といえば，HIV に感染しないですみます。また，薬物に「ノー」といえば，薬物を使わずにすみますし，不当な要求に「ノー」といえば，利用されないですむでしょう。

「イエス」というのを学ぶことにより，あなたは困難な状況を切り抜けることもできるようになります。人を信頼できるようになるでしょうし，自分自身を人に知ってもらう機会を得ることもできるでしょう。何よりも，これは，人からの助けが必要なときに役立つでしょう。

*望ましい境界線を引くことは，関係性における極端な事態を防いでくれます。*境界線を引くことで，あなたはつらくて極端な問題を回避することができます。つまり，親密になりすぎたり逆に疎遠になりすぎること，与えすぎたり逆にまったく与えないこと，他人を理想化したり逆に見下すこと，いずれも極端で健康的とはいえないものです。何事もバランスが大事です。

他人に対してだけでなく，あなた自身に対しても境界線を設定することが重要です。あなたは自分自身に「ノー」ということがむずかしいかもしれません。たとえば，マリファナを吸わないと自分自身に誓っても，吸ってしまうかもしれません。食べ物や性行為やほかのアディクションに耽溺するかもしれません。もう暴力的なパートナーのところへは戻らないと誓っても，戻ってしまうかもしれません。

境界線を引けない人は，その人自身も他者の境界線を侵している可能性があります。これについては，ほかの人を試すような言動をしたり，ほかの人の仕事に干渉したり，ほかのだれかを支配しようとしたり，暴言や身体的な暴力を行う，といったことがあげられるでしょう。

もしあなたが自分自身や他人の肉体を傷つけていたら，境界線に関しての早急な援助が必要です。自分自身や他人を傷つけることは，境界線侵害の最たる例といってよいでしょう。**それは，あなたが暴力を通して自分の苦痛な感情を行動というかたちで表現しているのです。**セラピストと話し合い，セーフティ契約の設定にとりくみましょう（これについてくわしくは，「怒りの癒し」の項を参照しましょう）。

配布資料1 　　　　　　　　　　　　　　　　　　　　　　　　　　関係性に境界線を引く　　331

近すぎる関係：関係性のなかで「ノー」ということを学ぶ

　なぜ「ノー」ということが大切なのでしょうか？「ノー（嫌だ）」ということは，自分自身を守るうえでの限界を相手に明らかにすることを意味します。たとえば，「もしもあなたがコカインを持ってきたら，私はもうあなたとはつき合えない」，あるいは，「怒鳴りつけてくるのをやめなければ，私はあなたと一緒にいることはできない」ということです。「ノー」ということは，相手との境界線を引くうえで欠かせない，重要なスキルの1つです。また，こうした境界線の設定は，あなたにとって大切な人に対して，関心と配慮の両方を伝える方法でもあります。いいかえれば，あなたを独立した個人と見なし，その主体性を尊重してもらうための，きわめて健康な方法なのです。

あなたが「ノー」ということを学べる状況

- ◆ 薬物やアルコールを拒絶するとき
- ◆ あなたが望んでいないのに，発言を強いられたとき
- ◆ やりたくないことがあるとき
- ◆ 自分ではなく他人の世話を焼いているとき
- ◆ 関係性において，相手にあなたのすべてを与えてしまっているとき
- ◆ 自分自身に，薬物をもうやらないと約束するとき
- ◆ 自分の回復が遠ざかるようなことにうつつを抜かしているとき
- ★ 何か気づいたことはありますか？　それらをページの最後に書き留めましょう。

例：物質乱用とPTSDにおいて「ノー」ということ

	ほかの人に対して	自分自身に対して
物質乱用	「いいえ，結構です。私はもういらないです」	「自分を尊重するということは，この場合だと，物質を使わないってことだ」
	「ダイエットをしているので，飲酒はしません」	「もしもパーティでだれかが私に薬物の誘いをかけてきたら，すぐにその場から立ち去らないといけない」
PTSD	「そんな風に私に声をかけないでください」	「身体を売る仕事をすると，PTSDの症状が悪化する。だから，もうこんな仕事はやめなきゃ」
	「二度と電話をかけてこないでください」	「戦争映画を見るのが自分のPTSDの症状のトリガーになっている。だから，その手の映画はもう観てはいけない」

Lisa M. Najavits（2002）から引用。版権はGuilford Press社にあります。個人的な使用に限り，図書を購入してコピーすることが可能です。詳しくは，版権に関するページを確認して下さい。

「ノー」のいい方

＊**境界線を設定するためのさまざまなやり方を試してみましょう。以下に例をあげます。**
- *礼節を保って拒絶する*：「いえ，結構です。私は望んでおりませんので」
- *強く主張する*：「いいえ，本当に嫌なんです。私はそういうのをやめたいんです」
- *部分的に正直に話す*：「車の運転をしないといけないので，飲酒できないのです」
- *全面的な「正直であること」*：「私はアルコール依存症なので，飲酒できないのです」
- *結果に言及する*：「もしもあなたがこれからも家に薬物を持ち込むつもりなら，私は家を出ていきます」

＊**「ノー」というのは尊重の象徴であることを覚えておいてください。**自分自身を守ることは，自分を尊重することにつながります。ほかの人を追い払うのではなく，自分を守ることで，彼らがあなたのことを価値あるものと認めるのに役立ちます。自分を犠牲にしなくても，あなたには十分な価値があります。ほかの人を恐れず，人との関係性を楽しんでよいのです。健康な関係性において，それにふさわしい場面で「ノー」ということは，むしろ人との親密さを高めることにもなるでしょう。

＊**「ノー」というか，いわないかは，あなた次第です。**しかしながら，もしあなたがうまく状況を説明できるなら，ほかの人はさらに理解しやすいでしょう。

＊**「ノー」といいたくなったときには，言葉を選ぶとよいでしょう。**ひとたび自分に必要なものを守ろうと決意したのなら，やり方は自ずと明らかになるはずです。

＊**自分を大切にしましょう。またほかの人にもあなたを大切にしてもらいましょう。**あなたは唯一の，ほかのだれのものでもないあなた自身の人生を生きていくことができるのです。

＊**もしもほかの人を傷つけてしまうのでは，とためらっている場合には，**いまいわなければ，同じ状況はこれから先も，ほかの人やあなた自身に対してくりかえされることを覚えておいてください。あなたもいずれは，健康な人であればあなたが考えたり感じたりすることに耳を傾けてくれることが理解できるはずです。

＊**だれかと一緒に行動する前後，あるいはその最中に，境界線を引くことができます。**このやっかいなテーマについて話し合ってみましょう。それは行動の前でも（たとえば，セックスをする前にセーフティなセックスについて話し合ってみましょう），行動の最中でも（たとえば，アルコールが差し出されたときに「ノー」といってみましょう），行動の後でも（たとえば，過去をふりかえり，人に怒鳴られるのは嫌だと伝えてみましょう），よいのです。

＊**事実をうち明ける際には，細心の注意を払いましょう。**PTSDと物質乱用は微妙なテーマです。場合によっては法律に抵触することもあり，その後のあなたの立場に悪影響をもたらす危険性もあります。一度伝えてしまうと，取り消すことはできません。素性をよく知らない人や職場の人，あるいは，あなたに対して攻撃的な人には，心を開く必要はありません。

＊**暴力の可能性があれば，慎重に対処しましょう。**セラピストの助言を求めましょう。

「ノー」というためのロールプレイ

★ 下記の状況を大きな声で練習しましょう。あなたはどのようにいうでしょうか？

他人と一緒に

→あなたは休日のパーティーで，職場の上司に「お祝いに乾杯しよう！」といわれました。

→パートナーから「トラウマを乗り越えるべきだ」といわれました。

→ある友人が「精神科治療薬の服用だって薬物乱用だから」服用するなといってきます。

→妹はあなたが抱える心的外傷の詳細を知りたがっています。しかし，あなたは彼女に話す心の準備がまだできていません。

→パートナーがあなたのそばで飲酒するのをやめようとせず，それどころか，「きみはこういう状況にもうまく対処することを学ぶ必要があるよ」といっています。

→デートの相手が「うちにおいでよ」といっていますが，あなたは行きたくありません。

→上司があなたにどんどん仕事を振ってきて，もうてんてこまいです。

→あなたは，叔父があなたの娘を虐待しているのではないかと疑っています。

あなた自身に

→「1杯だけ」飲みたい気持ちです。

→自分ではなく，他人にばかり気を使っています。

→むちゃ食いをやめると約束したのに，いまだにやめられないでいます。

→仕事ばかりに熱中していて，回復のために行動する時間がとれないでいます。

遠すぎる関係：関係性のなかで「イエス」ということを学ぶ

　なぜ「イエス」ということが重要なのでしょうか？「イエス」ということは，他人とつながることを意味します。それは私たちのだれもが同じ人間であり，だれもが社会的な接触を必要としていることを認識する方法です。同時に，これは，あなたの役割を尊重する健康な方法のなかの1つでもあります。つまり，「イエス」というのは，他人にあなたのことを知ってもらうことでもあるのです。

あなたが「イエス」ということを学べる状況

◆ だれかに，「お茶でも飲みに出かけない？」と誘うとき
◆ 自分が本当に感じていることをセラピストに伝えるとき
◆ 人に頼みごとをするとき
◆ サークルや団体の活動に参加するとき
◆ ホットラインに電話をかけるとき
◆ 自分の「苦手な」感情にへこたれそうになっているとき
◆ 多くの人たちに自分のことを知ってもらおうとするとき
◆ 自分自身の「幼い」面を慰めるとき
★ 何か気づいたことはありますか？　それをページの最後に書き留めてみましょう。

例：物質乱用とPTSDにおいて「イエス」ということ

	他人に対して	自分自身に対して
物質乱用	「薬物の渇望があるので，それをうまく切り抜けられるような話を聞かせてください」	「有害なものではなく，むしろ健康によいものを自分に与えることができる」
	「私と一緒にAAミーティングに行きましょう」	「AAミーティングで発言することに挑戦してみよう」
PTSD	「あなたの助けが必要です。私はいま傷ついているのです」	「混乱しているときには，人に助けを求める必要がある」
	「大丈夫かどうかの確認のために，電話や訪問をしてくれるとうれしいです」	「少しずつ健康な友情を育んでいくことができる」

Lisa M. Najavits（2002）から引用。版権はGuilford Press社にあります。個人的な使用に限り，図書を購入してコピーすることが可能です。詳しくは，版権に関するページを確認して下さい。

配布資料3　　　　　　　　　　　　　　　　　　　　　　　　関係性に境界線を引く　　335

「イエス」のいい方

＊さまざまなやり方を試してみましょう。
- 何か活動を一緒に行ってみる。「私と映画を見に行きませんか？」
- どのように感じているかを話してみる。「とても孤独を感じています。これは話しにくいことではありますが」
- ほかの人に関心を向けてみる。「コカインとの苦闘について話してくれませんか」
- ほかの人たちがどのようにしているのかを観察してみる。自助グループのギャザリング（集会）に行き，ほかの人の話に耳を傾けてみましょう。

＊拒絶されることに対して備えましょう。 だれでも人から拒絶されることはあります。それは日常生活ではよくあることです。その人のことはあきらめ，だれかほかの人にも目を向けましょう。

＊可能であれば，あらかじめ練習しておきましょう。 治療は練習のためのセーフティな場です。

＊安心できる人を選びましょう。 親近感が持てる，支持的な人を選びましょう。

＊そのやり方に則っても，まちがいやトラブルが起きることは日常茶飯事であることを知っておきましょう。 はじめのうちは，他人と心を通わせることが不快に感じるかもしれません。しかし，成長する機会を自分自身に与えてみてください。時間の経過とともに，少しずつやりやすくなるでしょう。

＊目標を設定しましょう。 これまでの人生でもやってきたように，きちんとした計画を立てることで，前進をつづけましょう。週に一度，友人・知人に電話をかける，あるいは，週に一度，まだ参加したことのない，自助グループのミーティング会場に顔を出すなど，具体的に決めてみましょう。

＊子どものような心細い気持ちになるかもしれないことを覚悟しておきましょう。 まるで人とのかかわり方を学んでいる子どものように，あなたは自分の傷つきやすい部分と直面することになるかもしれません。しかし，物は考えようです。もしもPTSDや物質乱用に罹患しなければ，自分のそうした部分を成長させる機会は得られなかったかもしれません。

＊小さいことからはじめましょう。 だれかをデートに誘うなどといった大それたことではなく，簡単なあいさつをしたり，すれ違いざまに愛想よく微笑んだりするなど，ごく小さなことからはじめてみましょう。

＊どれだけ自分が周囲と異なっているかではなく，どれだけほかの人と共通した部分を持っているかに気づきましょう。 他人と自分の類似点を観察することに，熱心にとりくみましょう。そうすると，つながりを持つのが前よりも容易になります。

「イエス」というためのロールプレイ

★ 下記の状況で，あなたならばどんな風に「イエス」といいますか？　状況を想像して，大きな声で練習しましょう。

他人と一緒に
→ 自分を傷つける前に，自傷したいという衝動についてだれかに話してみる。
→ 職場の人間に，昼食を食べに行こうと誘ってみる。

→セラピストに，あなたが休暇をとっていたあいだ，さびしかったと伝えてみる。

→飲みたいときに自助グループの仲間に電話をかけてみる。

→だれかに愛していると伝えてみる。

→だれかに，自分がいまどんなに孤独な気持ちであるのかを伝えてみる。

→だれかに自分の弱さをさらけ出してみる。

→友人に対して正直に，その人への不満を伝えてみる。

→早朝４時，とても落ち込んでいて眠れません。あなたはだれにならば電話をかけられますか？

→週末が近づいていますが，あなたにはだれとも過ごす計画がありません。何ができるでしょうか？

あなた自身に

→あなたは傷つけられたと感じています。どのようにして自分自身を慰めることができるでしょうか？

→あなたは働きすぎています。どのように，自分自身にセーフティなよい方法をとることができるでしょうか？

→あなたの一部（「あなたのなかの子どもの部分」）が傷ついたと感じています。その部分に対してどのように言葉をかけてあげることができるでしょうか？

→試験に落ちたことで自分自身に対して腹立たしく感じています。どのようにすれば，自分自身を許してあげることができるでしょうか？

配布資料3　　　　　　　　　　　　　　　　　　　　関係性に境界線を引く　337

虐待的な関係性から抜け出す

★あなたは現在，下記のような人となんらかの関係をもっているでしょうか？

1. いくらお願いしても，あなたに薬物をわたそうとしたり，あなたのそばで薬物を使用したりする。
2. 何かにつけてあなたを批判したり，あなたの感情を無視したり，あなたの自尊心を傷つけたりする。
3. あなたを支配する（たとえば，あなたの子どもに危害を加えると脅す）。
4. 暴力をふるったり，暴力をふるうぞと脅したりする。
5. 支援を得ることを邪魔する（たとえば，服薬したり，治療を受けたり，AAに参加したり）。
6. 何度もあなたに嘘をつく。
7. あなたの信頼を裏切る（たとえば，あなたの秘密を他人にしゃべってしまう）。
8. 理不尽な要求をする（たとえば，すべての支払いを要求する）。
9. あなたを利用する（たとえば，あなたの裸の写真を売る）。
10. あなたの肉体的要求を無視する（たとえば，セーフティな性行為を嫌がる）。
11. あなたを操作し，拘束する（たとえば，あなたの行動を勝手に決めてしまう）。

もしも上記のいずれかにあてはまるのなら，この配布資料の残りを読みましょう。あなたは，有害な人たちよりもはるかに価値ある人間なのです。

どのようにして有害な関係性から抜け出すか

　もしもあなたが境界線における問題を持っているのなら，他人の言動に危険な兆候を見いだせないかもしれません。もしもあなたが沈黙を強いられる過去を抱えていたり，自分の感情を表現することができなかったり，あるいは，トラウマを他人に語ることができないのなら，このとりくみは意義あるものといえるでしょう。いますぐ，他人に対する自分自身の反応に気づくために，そして，有害な関係性をいつ終結させるのかを学ぶために，努力する必要があるかもしれません。

† **もしもだれにも理解されなければ，とりあえずあきらめましょう。** 回復の初期の段階で，他人を変えることにエネルギーを消耗してはいけません。自分自身を回復させることにだけ集中しましょう。もしも率直で，思いやりのある交流を長くつづけようという気持ちを理解してもらえなければ，別の相手を探しましょう。

† **有害な関係性を断ち切れなかったとしても，それでもそれから抜け出すことはできます。** もしも家族のように会わなければならない人であれば，トラウマや回復など繊細な話題は，その人に話さないようにして，自分自身を守りましょう。

† **もしも非常に理性的な人から「その関係はよくない」といわれたら，その言葉には耳を傾け**

Lisa M. Najavits（2002）から引用。版権はGuilford Press社にあります。個人的な使用に限り，図書を購入してコピーすることが可能です。詳しくは，版権に関するページを確認して下さい。

338　　治療セッションのテーマ　　　　　　　　　　　　　　　　　　配布資料4

ましょう。あなたはそうした意見を聞いて，非常に心をかき乱されたり，支配されているように感じたりして，自分にとって必要なものから接触を断ってしまうかもしれません。しかし，他人のいうことに耳を傾けましょう。

† **破壊的な関係性のなかにいるぐらいなら，1人でいる方がよいでしょう。**要するに，当面のあいだ，あなたの唯一のセーフティな関係は，セラピストとの関係だけということになります。それでよいのです。

† **破壊的な関係性には，まるで薬物のように依存性があります。**もしも自分にとって有害な相手から離れられないのなら，あなたはその人に依存しているのかもしれません。もしもこれまでの生涯において出会った重要な人たちに搾取的な人が多いようであれば，あなたは破壊的な関係性には親しみを感じ，くりかえしそのような人とばかりつきあってしまうかもしれません。最適な戦略は，すべては依存症と同じ問題であると理解することです。どんなに困難に感じても，積極的に自分自身を引き離すようにしましょう。

† **もはや，悪い関係性に我慢を強いられる子どもではないことを忘れないでください。**あなたはもう大人であり，選択肢があるのです。

† **悪い関係を断ち切る必要がある，決定的な緊急性があることを認識しましょう。**悪い関係はPTSDと物質依存の回復を困難にします。そして，それは子どもなどのほかの人や自分自身を大事にすることも妨げます。

† **いったん有害な関係性を手放すと決めたら，どうすればいいのか自ずとわかってきます。**もしもあなたがまだ関係性の手放し方がわからないと感じているのであれば，たいていの場合，まだその決意ができていないということです。

† **もしも罪の意識を感じたら，あなたの人生はほかならぬあなた自身の人生であることを思い出しましょう。**あなたは，自分の人生をどのように生きていくのかを，自分で決めることができます。

† **ふりかかる危険性を予期しましょう。**悪い関係性を断ち切ろうとするとき，相手は怒ったり，危険な行動に及んだりするかもしれません。あなたの味方となる人たちや，治療チーム，必要あればシェルターなどを含め，自分自身を守る方法を見つけましょう。

† **自分自身のことを相手に説明する必要はありません。**ただ絶ち切るだけでいいのです。

† **自分自身を守るイメージを作り上げましょう。**たとえば，あなたは甲冑を身につけた騎士であり，その人をなかに入れる必要がないとか，あるいは，あなたはテレビであり，チャンネルを変えることができる，などといったイメージです。

† **共依存アノニマスに連絡してみましょう。**この自助グループは，有害な関係性に依存している人たちのための，12ステップにもとづいた集団療法を行うグループです。

† **暴力を許容する必要は，決してありません。**あなたが近しい人から暴力を受けているならば，事態はとても深刻であり，セラピストの助けが必要です。

† **暴力をふるわれたからといって，「また別の機会にいえばいいか」などと思ってはいけません。**あなたが適切に接してもらえるような機会をくりかえし与えても，依然として暴力がつづくようであれば，まずはそこから逃げましょう。その人の言葉ではなく，その人の行動で判断するのです。

＊あなた自身を大事にしましょう！＊

PTSDと物質乱用に関連した境界線の問題

注意：*下記の項目を読んで動揺する人もいます。読んでも大丈夫だと感じたら読み進めてください。しかし，気持ちが動揺したら読むのをやめましょう。*

　PTSDと物質乱用を抱えている人は，以下にあげたような境界線の問題を持ちやすいといわれています。

- 極端さ。たとえば，信用しすぎる／信用しなさすぎるか，あるいは，孤立しているか／密にしがらんだ人間関係か，など。
- もろくて容易に壊れるような不安定な関係性。
- 他人の欠点に寛容すぎること。たとえば，関係を保持するためにはどんなことでもする。
- 他人とつながることを目的とする薬物アルコールの使用。
- あまりにも苦痛を伴うために，人とのかかわりを回避すること。
- あるときには服従しすぎ，またあるときには抵抗しすぎること。
- いつも人に与えてばかりいること。
- 安心できない人たちとともに時間を過ごすこと。
- 一触即発の気質で，過剰に怒ってしまったり，すぐにかっとなったりしやすいこと。
- 感情を表現することがむずかしく，言葉ではなく，行動で表現してしまうこと（行動化）。
- 「強い」存在として男性を尊重し，「弱い」存在として女性を蔑視すること。
- 失ったものは決して取り戻すことはできないという感覚。あるいは，嘆き方がわからないという感覚，さらには，見捨てられることの不安。
- 悪い関係性から抜け出せずにいる。
- 恐怖の感覚と惹かれる気持ちの混同（たとえば，実際には不安を感じながらも，どこか興奮させられる気持ち）。
- 薬物アルコールの問題を抱える人との関係。
- 自分自身のためでなく，だれか別の人のために生きていること。
- ごまかし，罪の意識，たえず何かに脅えている，嘘をつく。
- 再演してしまう，つまり，有害な関係性にくりかえし陥ってしまうこと（たとえば，乱用者，傍観者，被害者，救済者，共犯者などの心的外傷をふたたび演じることがある）。
- 「ストックホルム症候群」，つまり，暴力的な人間に愛着や愛情を感じること。
- 救助を欲していること。ほかの人にその関係性から救い出してほしいと思っていること。

Lisa M. Najavits（2002）から引用。版権はGuilford Press社にあります。個人的な使用に限り，図書を購入してコピーすることが可能です。詳しくは，版権に関するページを確認して下さい。

- 関係性のなかで何をしてよいのかがわからず混乱している。つまり，他人に何をどこまで期待してよいのか，いつ関係を終わらせたらいいのか，相手に何をどの程度与えたらよいのか，他人に「ノー」といってもかまわないのか，ということがわからない。
- 「攻撃的な人との一体感」，つまり，暴力的な人が正しいと信じていること。

謝辞：この配布資料は，ハーマン（1992）の著作にその多くを負っている。もしも，正確な出典を知りたいのであれば，セラピストに質問してほしい。

誓いのためのアイデア

1つの行動を約束することで，人生が前進するでしょう！
役に立つと思えることなら何でもいいのです。
あるいは，以下のアイデアのどれか1つを試してみるのもいいでしょう。
約束を守ることは，自分自身を尊重し，敬意を払い，ケアすることになるのです。

✦ 選択肢1：今週の生活のなかで，自分またはほかのだれかとの境界線を引くことを試みましょう。

✦ 選択肢2：薬物・アルコールに「ノー」というために，これまでよりも有効な方法を3つ記憶しておきましょう。

✦ 選択肢3：配布資料2もしくは3にあるロールプレイからどれか1つをとりあげ，どんな風な対応するつもりか書きだしましょう。

✦ 選択肢4：セーフティ対処シートを埋めましょう（本章に沿った例として，以下の例を参考にしてください）

このテーマで利用するセーフティ対処シートの例

	古いやり方	新しいやり方
状況	自分が決めたことなのに，母親はいつも批判してくる。	自分が決めたことなのに，母親はいつも批判してくる。
★対処法★	母親に返す言葉もないまま圧倒され，ただひたすら怒りを感じている。母親にいわれるがままとなって，黙ってその時間を耐え忍ぶ。その後，外出してクラック（樹脂型コカイン）を吸うと，母親のことを忘れ，「心の休息」を得る。	母親に「自分を批判するのはやめてほしい」とお願いすることで，境界線を引く。つまり，母親の批判は，自分の回復には有害なものであり，自分にはいまはそれに耳を傾けることはできない。可能であれば，部屋を出てその場を離れる。
結果	自分を傷つけてしまったと感じる。クラックが自分の身体と預金通帳をむしばむことはわかっているのに。	自分の意志で行動できたので，気分がよい。母親は驚いたようだが，いまは母親の小言を聞きたくなかったので，これでよかったと思う。

あなたの<u>古いやり方</u>はどれくらいセーフティですか？　　＿＿＿＿

あなたの<u>新しいやり方</u>はどれくらいセーフティですか？　　＿＿＿＿

0（まったくセーフティではない）から10（セーフティ）までで評価してください

Lisa M. Najavits（2002）から引用。版権はGuilford Press社にあります。個人的な使用に限り，図書を購入してコピーすることが可能です。詳しくは，版権に関するページを確認して下さい。

342　治療セッションのテーマ

認　知

発見する

概　要

「行き詰まったままでいる」よりは，「発見」を用いて自分の信念が正しいかどうかを明らか
にした方が患者は勇気づけられるものである。このセッションでは，発見するための方法（「人
に尋ねてみる」，「試してやってみる」，「予言する」，「もしもと仮定して行動する」）を彼に教
え，ネガティブな反応に対する心構えをしてもらう。

オリエンテーション

「ありえそうな世界を創出すること」

　　「私がかつて考えていたことに反して，進歩とはたんに事実が目の前を通りすぎ，積み重
　　なっていくことではなかった。進歩とは，可能性としての世界を創出することからはじま
　　り，その世界が実験によって現実世界と対比されるプロセスなのである。つまり，進歩と
　　は，想像と実験とのたゆまざる対話から時間をかけて生じるものなのである。微粒子概念
　　のような新しい現実はそのようにして生まれたのだ」
　　　　　　　　　　　　　　　　　　　　　　　　——フランソワ・ジャコブ（Francois Jacob, 1988）

　本セッションでは，上に引用した文章とよく似た発見のプロセスを通して，患者が思い込ん
でいる現実を少しずつ変えていく方法をとりあげる。実際，健康な精神状態とは何かを定義す
るとすれば，「世界を正確に認知する能力」というものになるかもしれない。不運なことに，
PTSDと物質乱用は，往々にしてこの認知の頑なさが顕著になってしまう点にその特徴がある。
「この世界は嫌なところだ」，「だれも信用できない」，「私の唯一の慰めは酒を飲むことだ」と
いった仮説のなかで行き詰まったまま身動きがとれなくなっている患者は，実に多い。これら
は長い年月をかけて習得され，使い古された信念であり，しばしば患者とセラピストの両者を
失望させるものといえるであろう。

　もっともふさわしい状況で認知療法が適切に提供されれば，患者は自らが遭遇している困難
を抜け出す方法を手にすることができるわけだが，ここで大事なのは，それは*説得*ではなく，
むしろ「発見」を通じて得るものという点にある。このことは，「実証的仮説検証」（Beck et

al, 1985) ともいわれこともあるが，ここでいう「発見」とは，患者を適切に導くことで，患者自身が自分の頭を使って自らの信念が正しいのかどうか気づけるようにするプロセスを意味している。このプロセスがなければ，患者の多くはほかの解決策を試そうともせず，これかも先も，物質を使いつづけるという現状を維持している信念に執着しつづけてしまうであろう。そして，認知療法が行われなければ，セラピストは一方的に自分の考えを説明して，新しい信念体系を植えつけようとするかもしれない。たとえば，「でも，あなたはよい人だよ！」とか，「あなたは飲酒以外の方法でもその状況に対処できるよ」といった具合である。

　発見はそれとは対照的なものである。それは，患者自身が決めた方法で探求を行い，その結果から彼ら自身が考えて結論を導き出す，というプロセスを手助けすることである。そうすれば，患者が自らの経験に向き合い，検証し，その結果を自身にフィードバックして信念の修正に生かす手法（フィードバック・ループ）を築き上げることができる。この手続きが理想としているのは，他人にいわれたことや過去に経験したことをそのまま受け入れるのではなく，患者自身が自らの世界観を洗練させつづけていく，というものである。要するに，発見とは，新しい見聞へのたゆまざる探究なのである。

　発見のプロセスにおいてもっとも危惧される問題は，患者がもっとも恐れていることが現実のものとして起きてしまうことである。たとえば，HIV検査でHIV陽性と判明してしまったり，求職活動を行いながらもなかなか職にありつけなかったりするといった事態である。患者が，こうした現実に真っ向から向き合い，そこから建設的な学びを得ることができるようにするには，発見に伴う苦悩を受け入れるだけの心の準備を周到に行う必要がある。指針とするのは，たとえ苦痛なものであれ，いかなる経験も必ず何かの助けになるという認識である。現実から目を背けることで短期的な解決をはかったところで，長期的な損失は大きいのである。

　本セッションで用いる配布資料として最初に患者にわたされるのは，発見のための戦略と，信念にとりくむ際に用いる発見シートである。彼らは，彼らの生活のなかの具体的な事例を使って，「どのように見出すことができるか」と熱心に考えて，答えを出すことを求められる。その際，患者の意欲を高めるために比喩を多用している。たとえば，探検家，科学者，芸術家，子ども，探偵などである。また，比喩に関心を向けること自体が，すでに発見のプロセスであり，配布資料のなかに記述された，「もしもと仮定して行動してみる」方法なのである。最後に配布資料の終わりに，実際に患者が事例を書いてみることとなっている。そこには，起こりうるようないくつかの困難な出来事から導き出された，ポジティブな結果が描写されることになる。

　発見が十分になされた場合，最終的に患者は，新しい見解を見いだし，精神状態と自分が作り出す仮説がリンクしたように感じることである。発見により，無力な被害者ではなく，選択権を持つ大人の立場から世界を眺められるようになる。発見は人を自由へ開放しうるものである。

セラピストによくある反応

　無意識的とはいえ，セラピストはしばしば，患者が自分のふるまいに責任を持つのを妨げてしまう可能性がある。たとえば，ある男性患者がダンス・パーティーに行ったものの，ただの1人の女性とも言葉を交わせないまま終わってしまったとしよう。セラピストは，「みんなあなたがだれなのか，わからなかっただけではないでしょうか」とか，「次回はうまくいくはずですよ」などと伝えることに終始し，なぜその患者が女性に魅力的に見えないのかを，彼自身が発見できるように促そうとはしない。もう少し建設的な働きかけとしては，患者自身が次は状況

をよりよいものとできるように考えさせる方法があるだろう。「たぶんもうちょっとおしゃれした方がよいのではないでしょうか？」とか、「デートのときの会話術に関する本を読んでみてはどうでしょう？」とか、あるいは、「出かける前には、緊張をほぐすためになにか体操をするのはどうでしょうか？」などである。つまり、今回の不運を、ほかのだれかに非がある出来事、もしくは、ほかのだれにも非がない悲劇的な出来事（たとえば、ダンス・パーティーに行ったが、同じような年代の人がいなかった、など）と捉えるのは簡単だが、この発見のプロセスでは、ときにはあえてネガティブな意見を返し、患者は状況をよくするために自分が責任をもって行うべきことに気づかせる必要もある。セラピストがすべきなのは、患者がこれらの多種多様な可能性を現実のなかで試行錯誤できるように援助することである。

謝　辞

　「気づきへと導く」という言葉は、認知療法が由来である（Beck et al., 1985; Young, 1999）。このことを示唆する冒頭の引用文は、1965年のノーベル生理学医学賞受賞者であるフランソワ・ジャコブ（Francois Jacob, 1988）の言葉である。また、配布資料2の中の「やってみて観察する」における「実験を組み立てる」という発想は、バーンズ（1990）に由来するものである。

セッションの構成

1. **チェック・イン**（*患者1人につき5分以内*）。第2章を参照。
2. **引用文**（*手短に*）。348ページ参照。引用した文章をセッションと関連づける。たとえば、「今日は、発見について話し合っていきます。引用した文章が示唆するように、私はこのセッションのなかで、あなたの人生の発見において、わくわくするような新しい試みが見出されることを願っています」といったように。
3. **患者の生活とテーマを関連づける**（*セッションにおいて大部分を使って、丁寧に行う*）。
    a. *患者に配布資料に目を通すようにいう。*
       配布資料1：発見 対 行き詰り
       配布資料2：あなたの信念が正しいかどうかのつきとめ方
       配布資料3：発見シート
    b. *患者が自身の生活のなかでの現在の特殊な問題とスキルを関連づけるのを手助けする。*（下記の）「セッション要旨」と第2章を参照。
4. **チェック・アウト**（*手短に*）。第2章を参照

発見する　345

セッションの内容

目　標

- [ ] 信念における，「発見」と「行き詰り」の対比をする（配布資料1）。
- [ ] ネガティブな反応に対処する方法と同様に，発見のための戦略，信念を検証するための方法（たとえば「やってみて観察する」，「他人に聞く」）を教える（配布資料2）。
- [ ] 発見シートを通して，患者が自分で検証できる特定の信念を同定することを指導する（配布資料3）。

患者の生活とテーマを関連づける方法

★**発見シートにとりくむ。**発見によって有益な現実を患者が認識し，発見の過程をどのように進めていくか試行錯誤する手助けをする。彼らに，発見シート（配布資料3）のはじめの2つの空欄を埋めるように，それから，次のセッションの前に最後の2つの空欄を埋めるように指導する。

★**ディスカッション**

- 「最近，だれか共有したいと思うような発見をしましたか？」
- 「ときどき，八方ふさがりだと感じることがありますか？　もしそうであれば，発見が役に立つと思いますか？」
- 「あなたにとって，発見ということにおいてもっとも困難なことは何ですか？」
- 「発見を試みる際に，なぜ特定の信念のことを考えることが重要なのでしょうか？」

留意点

✦**患者が，実際にとりくむことのできる信念をとりあげているかを確認する。**つまり，とりあげる信念は，検証可能であり，具体的で，患者の側でも発見を試みる心の準備ができているものなのである。その例が配布資料2に記されている。一方，検証するのが困難もしくは不可能である信念の例としては，「世界は危険な場所だ」や「将来は望みがない」といったものが挙げられよう。これらはつかみどころがなく，漠然としすぎている。もしも患者がこのような信念にとりくもうとしたら，現在の具体的な状況に焦点があてられるまで，「ちょうどいま，危険だと感じる何か具体的なことはありませんか？」とか，「近い将来に，望みの持てないことはありませんか？」などの質問をすればよい。

✦**発見か八方ふさがりかは，自分で選べる選択肢であることを患者が認識できるようにする。**患者の多くは，自分の信念を能動的に検証できる，という認識を持っていない。どの信念を検証するかを決めることも，患者自身に委ねられていることを留意する。

✦**もしも患者がイメージをしたくないなら，そのままにしておく。**イメージすることを試みるセッションにあまり時間を費やさないこと。イメージは発見の本質的なプロセスではなく，たんにそれを楽しめる患者もいるという，一種の遊びの部分である。

✦**発見は，現在または将来に応用されうるものである。**たとえば，もしも患者が「子どものと

346　治療セッションのテーマ

き，私は父親から嫌われていたと確信している」といったとしても，いまとなってはこれを
突き止める方法はないだろう。

✦ **患者が成功体験を得られるようにする。** 何か困難な状況に陥っている人には，まだ変化を受
け入れる準備ができていないことがある。たとえば，夫から暴力を受けているある女性患者
が，「私がどのように感じているか彼に告げたら，彼は変わるかもしれない」という信念の検
証を決意しても，彼女は失敗して殴られてしまう可能性もある。検証する信念は，成長を促
進させるのに十分意味があり，かつ，不可能ではないものであることを確認しよう。なしと
げられる可能性はあっても，結果はまだ不確実なものが必要とされる。

✦ **もしも患者のもっとも恐れることが起きたら，どう感じるかを話し合う。** 患者はどのように
それに対処するだろうか？　ネガティブな反応に対して心の準備ができていない場合には，
彼らが外に出て薬物を使ってしまう可能性があるので，注意する必要がある。

✦ **患者が検証すべき信念をなかなか思いつけないようであれば，あなたが彼らについて知って
いることを考え，手助けすることができる。** たとえば，AAへの参加を嫌がる患者ととりく
むのであれば，その患者が一度AAに行ってみる気になれるどうかを見届けるために，この
セッションを利用できるかもしれない。

✦ **セーフティ対処シートは使われていないことを留意する。** 発見シートが使われるのである。

むずかしいケース

＊「真実に向き合うことには耐えられない。あまりにもつらすぎる」
＊「『人生は生きるに値しない』というのが私の信念だ」
＊「私はあなたのお気に入りの患者なのか，という信念を検証したい。実際はどうか？」
＊「発見を試みたところ，自分のパートナーが私の親友と性的関係を持っていることがわかっ
　た」
＊「自分の状況についてはもうわかっている。私には発見を試みる必要はない」
＊「検証のための信念などまったく思いつかない」
＊「自分は薬物をやめられない，というのが私の信念だ」

発見する　347

引用文

「人生は決して予想通りにはならない。

望み通りになることはめったにないが，

活気に満ちた精神と熱い心があれば，

将来はいつだって，宝探しと

すばらしい冒険となる可能性を秘めている。」

──エレン・グラスゴー
（20世紀の米国の小説家）

発見 対 行き詰り

発見は，回復においてもっとも強力な手法の1つです。

「発見」とは，見つけ出すことであり，経験，適応，好奇心，寛容，前進，成長から学ぶこと
を意味します。発見は，子どもたちも自然にしていることです。彼らは，探索しよう，探りあ
てよう，新しいことへの試みを楽しもうとします。そしてほかにあげられる人としては，探検
家，芸術家，科学者，探偵，そしておそらくあなたもです。

発見の間逆は，袋小路のままでいることです。

「袋小路」とは，仮定，回避，頑固，隠遁，過去に生きること，世界から心を閉ざすこと，な
どを意味します。PTSDと物質乱用における困難の1つは，それがまさに行き詰った状態であ
ることにあります。たとえばあなたがPTSDに罹患し，何年経ってもよくならなければ，あな
たはもはや新たに何かにとりくんでみようという気持ちにはならないしょう。あるいは，もし
もあなたが気持ちを癒すためにヘロインを使っているとしたら，さすがにほかの癒しの方法を
探す気にはなれないでしょう。

ある物語

状況：アミーは羞恥心から，自分のセラピストのバーク医師に，自分のコカイン乱用につい
て嘘をついてきました。もしもそのことを知られてしまったら，医師はもう自分を診てくれな
くなるに決まっていると思いこんでいます。

その物語の2つの異なる終結を比較する：

アミーは発見を試みる。彼女は「羞恥心を感じながら生きるより，何かを見出していく方が
ましだろう」と考え，バーク医師に真実を告げました。アミーが物質乱用を隠していたら治療
は進まないため，バーク医師は彼女に毎週尿検査をするよう申し出ました。アミーはこれに腹
が立ちましたが，バーク医師が自分を助けようとして，治療をつづけようとしていることもわ
かりました。

アミーは行き詰ったままでいる。彼女はバーク医師に真実を隠しつづけました。その結果，
彼女は次第にとても居心地が悪い気分になり，自己嫌悪から治療を中断してしまいました。そ
して，彼女はさらに多くのコカインを使うことになりました。

発見の過程

1. ***自分の信念に気づきましょう。*** 以下に例をあげます。

　「もしも友人に，自分が腹を立てていることを告げたら，友人は自分のもとから去ってしま
　　うと思う」

　「ホットラインに連絡すると，よけいに落ち込んでしまうと思う」

Lisa M. Najavits（2002）から引用。版権はGuilford Press社にあります。個人的な使用に限り，図書を購入して
コピーすることが可能です。詳しくは，版権に関するページを確認して下さい。

配布資料1　　　　　　　　　　　　　　　　　　　　　　　　　　　　　　　発見する　　349

「二度と仕事にありつけないと思う」

「AAは退屈なところに決まっていると思う」

2. **ある想像をしてみましょう（任意）。** もし気が向けば，自分がある人物だと想像をしてみましょう。発見しやすくなります。以下に例をあげます。

探検家……調査にとりくんでいる

探偵……真実を突き止めようとしている

子ども……興味を持ち，好奇心旺盛である

芸術家……可能性を表現している

科学者……真実を探求している

あるいはあなた自身のイメージを記入：＿＿＿＿＿＿＿＿＿＿＿＿＿＿＿＿

3. **発見を試みましょう。** あなたの信念が正しいかどうか実際につきとめる計画を立ててみましょう。いくつかの方法が配布資料2にあげられています。

あなたの信念が正しいかどうかのつきとめ方

質問する

「質問する」とは，他人がどう考えているのかを質問することで，あなたの信念を検証することを意味します。質問する相手は多ければ多いほどよいでしょう。というのも，そうすれば，あなたの信念がどれだけの人から賛同されるかを確かめることができるからです。

例：サラは，「いったん泣きはじめると，止まらなくなってしまう」と思い込んでいます。彼女は，治療の一環として，深いつきあいのある患者とセラピストにそれについて質問してみることと，PTSDに関する本を読んでみることを決めました。その結果，3つすべての情報源により，このような思い込みは非常に多いが，正しいものではなく，だれもが次第に泣くのをやめていくものであることがわかりました。

やってみて観察する

「やってみて観察する」とは，「それに向き合ってみること」，つまり，何かをやってみて，その結果，何が起こるのかを観察してみることです。科学者のように，検証のやり方を立案し，それから何が起こるかを観察するわけです。実験を組んでみるのと同じに捉えてもいいでしょう。

例：ドゥーグは部屋のなかで大麻を栽培するルームメイトと一緒に暮らしています。彼は，「ルームメイトは栽培をやめるつもりはないだろう」と確信しています。彼は，ルームメイトに直接尋ねることで，「やってみて観察する」を使ってみることにしました。その結果，やはりルームメイトは栽培をやめるのを拒絶しました。ドゥーグは，自分の回復を支援してくれない人と生活をともにしつづけるのは不健康であるとの結論に達し，部屋を出ることにしました。

予言する

「予言する」ということは，起きるだろうとあなたが考えることと，実際に起きることとを比較することです。

例：ジュディは「どれだけ私が頑張ってみたところで，パソコンを習得するなんて無理だろう」と思い込んでいます。彼女は自分のことをバカだと考えています。それが真実かどうかをはっきりさせるために，彼女は地域の生涯教育センターで，パソコン講座を受けることに決めました。教習と練習を重ねた結果，彼女はパソコン操作の基礎を習得することに成功しました。そして，もっとパソコンのことを勉強してみたいと考えるまでになりました。

Lisa M. Najavits（2002）から引用。版権はGuilford Press社にあります。個人的な使用に限り，図書を購入してコピーすることが可能です。詳しくは，版権に関するページを確認して下さい。

配布資料2 　　　　　　　　　　　　　　　　　　　　　　　　　　　　　発見する　　351

＊もしも……と仮定して行動してみる＊

「もしも……と仮定して行動する」というのは，仮定して考えた場合どうなのかを確認するために，信念を積極的に試すことです。それは特に，現実の生活のなかで何が真実なのかがわからなくなった状況で役立ちます。

例：リックは，高速道路を運転しているときに，別の車に割り込まれました。彼は「なんてやつだ！　どうしてみんなこうも運転が荒っぽいんだ！」と声を上げ，猛烈に腹が立ちました。そこで彼は，「もしも……」と仮定して行動してみることにしました。そのなかで，「あの男は出産が迫った妊娠中の妻を，病院に連れて行こうとしているのだ。急いでいても不思議はない」と考えてみたところ，彼は気分が少しよくなり，この考えを仮定した後から車の速度を落としたのです。なぜその車が割り込んできたかという，その状況での真実がわからなかったおかげもあって，彼は激しい怒りを緩和させる寛大な解釈を信じることができたともいえるでしょう。配布資料の末尾に，週末に「自分自身が好きだと仮定して行動してみる」を実践するかたちで，この戦略を試した患者が実際に記載した内容を示しておきました。

- **発見の試みをどう感じるでしょうか？**　大丈夫だと感じるかもしれないし，恐ろしい，危険だ，やっかいだと感じるかもしれません。いまは楽観的に感じられなくても，心配は無用です。とにかくやってみることが大事なのです。長期的には，発見の試みようによってよい気分が感じられるようになります。
- **セーフティな感覚を思い出しましょう。**いつものように，とりくもうとしていることがセーフティかどうかを確認しましょう。たとえば，暴力的な相手に対しては，発見の試みをしてはいけません。

悪い知らせに対処する

もしあなたが発見を試みて，物事がよい方向へ進展進行すれば，おのずと今より気分がよくなるでしょう。しかし，ときには，発見の過程でネガティブな反応に遭遇することもあります。もしかしたらあなたは，最悪の悪夢が現実となったように感じるかもしれません。以下に例をあげます。

- どれだけ頑張って探しても仕事が見つからないかもしれない
- HIV検査で，HIVに感染していることが判明するかもしれない
- 友人に真実を告げたら拒絶されるかもしれない

ネガティブな反応に対して，自分自身を傷つける，人生をあきらめる，世のなかに憤慨する，もう新しい試みをしないようにする，などの行動をとってしまう人もいます

1. **自分自身を信頼しましょう。**発見を試みるための勇気を持てたのですから。何が起ころうとそれは問題ではなく，あなたは勇敢かつ誠実であり，何はともあれ，試行錯誤をすることで，回復のための正しいプロセスのなかにとどまっているのです。
2. **「起こりうる最悪なことは何か？」**を理解しましょう。たとえば，友人を失うかもしれませ

んが，自尊心を持つことができるでしょう。また，HIV に感染しているかもしれませんが，治療を受ければ病状の進行を防ぐことはできます。

3. **決して自暴自棄になってはいけません。** 薬物で悲しみを紛らわせるなどの自己破壊的な行動や自傷行為におよんだり，自己嫌悪に陥ったりしないようにしましょう。

4. **ネガティブな反応は，たんなる情報に過ぎないことを思い出しましょう。** たとえ苦痛なことであっても，それから何かを得ようという姿勢があれば，それはあなたを高める学びとなります。長期的に見れば，つらい真実は，脳天気な嘘よりもあなたに多くの益をもたらします（もしもそれが信じられないのならば，検証するために発見を使ってみましょう！）

配布資料2　　　　　　　　　　　　　　　　　　　　発見する　　353

発見シート

名前：_____　　日付：_____

（1）あなたの信念	
（2）発見 *あなたの信念が正しいかどうかを，どうやって見いだしますか？* *いくつかの方法があります。* 　*質問する* 　*やってみて観察する* 　*予言する* 　*もしも……と仮定して* 　*行動する*	
（3）結果 *発見のプロセスから何を見いだせましたか？*	
（4）次は何をしますか？ *ここで得た結果を発展させて，今後どうしますか？*	

Lisa M. Najavits（2002）から引用。版権はGuilford Press社にあります。個人的な使用に限り，図書を購入してコピーすることが可能です。詳しくは，版権に関するページを確認して下さい。

354　治療セッションのテーマ　　　　　　　　　　　　　配布資料3

誓いのためのアイデア

1つの行動を自分に約束することで，人生が前進するでしょう！
役に立つと思えることなら何でもいいのです。
あるいは，以下のアイデアのどれか1つを試してみるのもいいでしょう。
約束を守ることは，自分自身を尊重し，敬意を払い，ケアすることになるのです。

◆ 選択肢1：発見の過程を手助けするために，発見シートを使いましょう（配布資料3）

発見シートの例

（1）あなたの信念	最低賃金以上の収入を得られる仕事は，決して見つからないだろう。
（2）発見 あなたの信念が正しいかどうかを，どうやって見いだしますか？ いくつかの方法があります。 　＊質問する 　＊やってみて観察する 　＊予言する 　＊もしも……と仮定して行動する	2週間以内に，（最低賃金以上の収入を得られる）5つの仕事に応募してみて，何が起こるかを観察する。
（3）結果 発見の過程から何を見いだせましたか？	どこからも採用の申し出はなかった。いくつか会社に理由を尋ねてみたところ，私にはパソコンの技能がないからだといわれた。がっかりしたけど，少なくとも次に何をすればいいのかがわかった。「自分は決して仕事を見つけられない」と思い込むのではなく，いまは「新たな技能を修得すれば，仕事を得られる」と信じることにしよう。
（4）次は何をしますか？ ここで得た結果を発展させて，今後どうしますか？	パソコン講習を受ける，あるいは，現在の自分の能力により適したほかの仕事に応募する必要がある。

Lisa M. Najavits（2002）から引用。版権はGuilford Press社にあります。個人的な使用に限り，図書を購入してコピーすることが可能です。詳しくは，版権に関するページを確認して下さい。

発見する　355

✦ 選択肢２：１日「自分自身が好きであるかのように行動する」ことを試みてみて，後でどうなったかを記しましょう。下記に，これに対するある人の試行を例としてあげます。

ある人の「もしも……と仮定して行動する」ことの発見例

　ある人が，１日「自分自身が好きであるかのように行動する」ことによって，「もしも……と仮定して行動する」という発見の手法を試すことにしました。

　「金曜日，私は自分のことを好きであると意識するように心がけてみた。そのときは，なんだか滑稽な気持ちがして，つい笑みがこぼれてしまった。自分自身を好きでいようとすると，あまり自己破壊的な行動をする気が起きない。歩いて大学のクラブに行き，それが終わると帰宅した。飲酒したいという欲求もなかった。

　土曜日，前向きな気持ちで目覚めた。ＡＡのミーティングに行った。若い世代の参加者は自分１人だけだった。私は自分自身が好きだということを考えつづけなければならなかった。考えが悪い方に傾きやすいときは，それはけっこうむずかしいことだった。犬を連れて同じグループのクリスと一緒に歩いて帰り，その日は楽しい気分でいられた。ＡＡのミーティングで何人かに話しかけることもした。

　土曜の夜，何が起きたのかはわからない。私は「自分はひとりぼっちで孤独」という気分に襲われ，自分自身を好きでいることを忘れてしまっていた。自分自身を好きでいることを，本当はちゃんと覚えていなければならなかったのに。私はものすごく気分が落ち込み，さみしい気持ちになり，慰めを求めて，古い友人であるアルコールと食べ物に向かってしまった。たぶん，現実から逃るために使っていた『過去のやり方』が手っとり早いと経験上よくわかっていたからだ。私にとって，人と一緒にいること，ＡＡに参加することなどの，現実世界に向き合っていくことは恐ろしいことなのだ。土曜の夜ほどの強い孤独感を感じたことはない。この先ずっと，だれかから愛されることなどなく，だれかとよい関係を築いたり，友人をつくったりするなどないだろうと感じた。つらくてしかたがなかった。

　日曜の朝，自分が自分自身を好きでいるようにしていたことを思い出した。『ああ，そうだった！』という気持ちだった。この日は，まずまずの天気だった。私はあることを試してみることにした。私は，この年になって初めて日曜の朝の礼拝というものに挑戦してみたのだ。ＡＡのミーティングでもいつもやっているのと同じようにごく形式的なものだとわかっていたが，やってみた。飲酒しないことを，回復することを，そして，回復や援助を遠ざけ，私に人生を後ろ向きにさせる，あの恐怖から解放してくれるように助けを求めてみた。その後に，犬を連れて森を歩いた。午後には孤独感を抱えながら昼寝をした。その夜，飲酒こそしなかったが，悲しみを感じた。その日曜日，私は明らかに自分自身を好きでいることを忘れていた。

　月曜日，目覚めた瞬間に，必要な援助を求めること，そしてあきらめないことを，いままでよりも強く決意した。「自分自身のことを好きであるかのように扱う」という考え方は役立った。自分の容姿により注意を払うようになった。自分のセラピストに対して，積極的に援助を求めるようにもなった。危険なことが起きる前に，援助を得たかった。自分自身を気づかうための段階を踏み，必要なものを手に入れた。治療後にひきつづく，さらなる援助を得るための段階にとりくんだ。もっと援助を必要としていることを正直に両親に

356　　治療セッションのテーマ

話し，彼らや他人を喜ばそうと気をもむことがあまりなくなった。これらの段階で私の気分はよくなり，怖い気持などほとんどなくなった。

　この課題から学んだことは，自分自身を好きでいようとすることで，私はより積極的に行動できるということだ。いつもこのように行動することはむずかしいし，私にとっては不安定な地盤にいるように感じる。でも，私はこのように考え，感じつづけたいと思う。とりくみつづけて，うまくいけば，正直で前向きなやり方で，人生のよいことや悪いことに向き合い対処していけるだろう。より積極的な世界を築きあげていきながら，自分自身や自分の必要なものを，もっと気づかうようになるからである。私は自分自身を好きでいたいので，過去の現実逃避にしかならない破壊的な関係ではなく，前向きで建設的な関係を持ちたいと思う。ほかの人もこれを実践すれば，自分自身を好きでいることが，自分自身を好きになれなかった過去よりも，快適な生活を手に入れることができるだろう」

対人関係

回復への支援者を得る

概　要

　今回のセッションでは，患者が自らの生活において重要な人たちから支援を得るのに役立つ言葉を提供する。また，セッションに家族や友人に同席してもらう選択肢も提案する。

オリエンテーション

　「自分が動揺すると，相手は『そんなに傷つきやすくてどうするんだ？　過去に生きるのはもうやめなさい』という」

　「AAの先行く仲間は，私に，向精神薬はヘロインやコカインのようなドラッグと同じように悪いものだから，PTSDの治療で薬の処方を受けるべきではないといった」

　「いとこは，私と顔を合わせるたびにマリファナを勧めてくる」

　「私のカウンセラーは，もしもあなたがPCP（訳注：フェンサイクリジンのこと。幻覚薬の一種）に手を出してしまったら，カウンセリングを中止して精神科病院に入院して，解毒治療を受けてもらわないといけないといった」

　「私の最大のトリガーは，自分の家族だ」

　「私は医者から，あなたには心的外傷といえるようなものはないといわれた」

　患者はさまざまな人たちに囲まれて生活している。その人たちは，回復によい影響を与えることもあるし，悪い影響を与えることもある。そのような人たちには，家族や友人はもとより，セラピストや自助グループの仲間も含まれるであろう。実際，上に提示した引用は，すべて実際の患者が語ったものである。

　今回のテーマは，患者に，周囲の人たちが支持的に働くこともあれば，破壊的に働くこともあるという事実に対する気づきを促すのが目的である。ここで彼らは，周囲の人たちに，自分

の精神状態が不安定なときにお願いしたいかかわり方を伝えるように指導される。患者が周囲の人にお願いする際に，そのまま使えるいいまわしの例も提示したいと思う。

　本セッションでは，周囲に支援をお願いする際のいいまわしとして適切なものを見つけ出すために，患者にとって安心できる重要他者を招き，同席セッションをすることも提案される。しかし，これは決して家族療法ではなく，患者の治療継続性を高める目的から考え出された，たんなる心理教育セッションである。物質乱用の治療では，このような同席セッションは広く実践されており，本セッションもそれにならったものである。本セッションでは，どの患者もこうした当事者以外の重要他者をこの集団療法の場に招き，同席させてよい。実際のセッションは，セラピストによる講義形式で行われ，情報を要約して伝えつつ，患者同士の議論を誘導していくという，質の高い治療が提供される。

セラピストによくある反応

　このテーマを取り扱う際にセラピストが困難と感じやすい点は，当事者以外の人がセッションに参加することで，患者の苦情，非難，ときには感情が高ぶり，感情のコントロールがしにくくなる場合があることである。この問題に対しては，「留意点：招待参加者を含めたセッション」の部分を参照するとよい。そのほかの問題としては，患者が周囲の人から受けた被害について語ることで，ほかの患者が動揺してしまう場合があることである。その話の内容があまりにひどいものだと，その患者が話を誇張していると疑われてしまうかもしれない。そのような場合，まずはその患者の話を信じること，そして，セラピストは同僚に支援を求めるとよい。

謝　辞

　家族の人を心理教育セッションに招くという考えは，NIDAコカイン依存者の治療共同体に関する研究（Crits-Christoph et al., 1997），ガランター（Galanter, 1993）のネットワーク療法，ハントとアズリン（Hunt & Azrin, 1973）のコミュニティ強化療法，ヒギンスら（Higgins et al., 1993）の行動療法などをはじめとする，多くの情報源に由来するものである。

セッションの準備

◆ セッションの構成を明確にしたうえで，事前に患者に対して，セッションに同席させたい人がいるかどうかを尋ねる。当事者以外の人をセッションに招待するにあたっては，以下の説明をしておく必要がある。(1) そのセッションにかぎった参加である。(2) 家族療法ではなく，あくまでも，患者の回復に資する教育的な効果を狙ったものである。(3) 必要があり来てもらうのは，攻撃的ではなく，その人自身に物質乱用・依存の問題がなく，原則として本人にとって安心できる人である。具体的には家族，友人，世話人，セラピストなど，患者の望むすべての人が含まれる。場合によっては，十分に議論する時間がとれるように，セッションを1時間半延長することも検討する。

回復への支援者を得る　　359

セッションの構成

1. **チェック・イン** *(患者1人につき5分以内)*。第2章を参照。
2. **引用文** *(手短に)*。364ページを参照。引用文をセッションに関連づけて説明する。たとえば，「今日は，回復を支援してくれる人を，生活のなかでどのように見つけるかを話し合いましょう。引用が示唆するように，沈黙を破り，自分の必要としていることを他者に知ってもらいましょう」といったように。
3. **患者の生活とそのテーマを関連づける** *(セッションの大部分を使って，丁寧に行う)*。
   a. *患者に，配布資料に目を通すように伝える。その配布資料は別々でも，まとめてでも使えるようになっている。もしも時間に余裕があれば，たくさんのセッションのなかで，今回用いる個所を明示する。「セッションの内容」(下記)と第2章を参照のこと。*
      配布資料1：あなたの回復に影響をおよぼす3つのタイプの人たち
      配布資料2：あなたの人生にかかわる人たちへの手紙
   b. *患者が現在の生活のなかで抱えている特定の問題と，得たスキルを関連づけるのを手助けする。(下記の)セッションの内容と第2章を参照。*
4. **チェック・アウト** *(手短に)*。第2章参照のこと。

セッションの内容

配布資料1：あなたの回復に影響をおよぼす3つのタイプの人たち

目　標

- □ 3つのカテゴリーのなかで，患者に，彼らの生活にかかわる人のことを評価してもらう。すなわち，支持的か，中立的か，破壊的かといった具合である。そして，破壊的な人に対してどのような対処をすべきかを話し合う。
- □ 回復の初期段階で周囲の人にお願いしたい支援がどのようなものなのかを，患者が明らかにできるように援助する。

患者の生活とテーマを関連づける方法

★**大きな声で練習する**。患者が，回復の現段階で必要としているものを他人に伝えられるようにする。現在の状況が同定できるようにする。彼らに，それを大きな声で話してもらう。必要あれば，意見や感想を返したうえで気づいた点を扱う。

★**ディスカッション**
- ●「回復のためにあなたが必要とするものを，どうやってほかの人に知ってもらいますか？」
- ●「仮に支持的な人がだれひとりとして見出せないとしたら，あなたはどのようにして健康な関係性を見つけていこうと思いますか？」
- ●「破壊的な人に対しては，なぜ限界を設定することが重要なのでしょうか？」

●「あなたの人生において，ほかの人ができる支援にはどのようなものがありますか？　あなたはその支援を頼むことができますか？」

配布資料2：あなたの人生にかかわる人たちへの手紙

　これについては，招待参加者なしで患者だけで行うセッションと，紹介参加者同席のもとで行うセッションとの2通りがある。それぞれの構成は以下の通りである。

目　標

□　患者に，彼らの回復への支援を促進させる，配布資料2「あなたの人生にかかわる人たちへの手紙」をわたす。
□　もしも患者が外部の人を連れてきたら，疾病教育としての情報を提供し，どのように回復の過程を支援できるかについて話し合う。

患者の生活とテーマを関連づける方法：患者だけのセッション

★*自己探求*。患者に，手紙のなかで自分にとってもっとも重要な部分に印をつけてもらう。そのうえで，その手紙をだれにわたしたいかを考える。
★*ディスカッション*
●「その手紙につけ加えたい，または，どこか省きたいところはありますか？」
●「あなたの人生にかかわるだれかにその手紙をわたすことは，何かの役に立ちそうですか？　もしも役立つのであれば，だれにわたすのがよいでしょうか？」
●「あなたの人生にかかわる人たちに，自分の回復のプロセスについて一番理解してもらいたいことは何ですか？」
●「あなたの人生にかかわる人たちに，PTSDや物質乱用に関して知っておいてもらいたいことは何ですか？」

留意点：患者だけのセッション

✦*その手紙は，患者の生活における重要な人たちにわたすために作られている*。それは，友人，家族，世話人，セラピストなど，患者の回復を助けたいと考えている人たちである。
✦*その手紙をわたすこと，そして，だれにわたすかを決めるのは，患者自身に委ねられている*。ただし，例外もある。もしも患者が身近な人からの暴力被害にあっているのなら，その手紙を，暴力をふるう人にわたすべきではない。たとえこの手紙のような簡単なものであっても，暴力をふるう人に介入するのは危険が伴うためである。
✦*ほかの人に回復のための支援をお願いするに先だって，お願いのしかたを大きな声で練習するよう勧める*。たとえ現実の生活のなかでは実際にお願いするのがむずかしい事情があったとしても，練習だけでもしてもらうようにする。
✦*患者が攻撃的な人たちとの関係しか持っていない，あるいは，完全に孤立している場合には，セラピストにさるなる支援を求められるようになることを目標とする*。患者が，健康な人

たちと新たな関係性を育んでいけるように支援するのは重要だが，それを達成するには長い時間を要する。それができるようになるまでは，患者は，治療スタッフとしかセーフティな関係を築けない可能性もある。とりあえずいまはそれでよいと考えるべきである。その場合には，配付資料を，患者がセラピストに伝えたいことを話し合うために活用する。

✦ **患者が破壊的もしくは攻撃的な関係性を手放すのを援助するために，「関係性に境界線を引く」のセッションを参照する。** また，患者が親しい人からの暴力被害を受けていたら，緊急かつ真剣な配慮が必要であることを念頭に置く。

✦ **本当にだれかにわたすための手紙を書こうとする患者もいる。** これは大変よいことである。しかし，その患者がほかの人にわたす前に，あなたはその内容を改めて吟味した方がよいだろう。

患者の生活とテーマを関連づける方法：招待参加者を含めたセッション

★*手順*

1. 自己紹介し，招待参加者たちに来てくれたことへの感謝の言葉を述べ，患者の回復支援に一緒にとりくむことなど，セッションの目的を確認し，課題を設定する。
2. 手紙のことを強調しつつ，患者にも招待参加者にも配布資料に目を通すように促す。
3. 質問に答え，情報を提供したうえで，どのようにすれば周囲の人たちが，患者が必要とする支援を提供できるのかについて話し合う。
4. 希望があれば，アラノン（Al-Anon；アルコール依存症者家族の自助グループ），あるいは家族療法や家族に対する個人心理療法などの情報提供をする。また，手紙にあげられたどのような言葉でも，招待参加者がその意味を理解し，検討できるように援助する。

★*ディスカッション*

患者に対して：

- ●「どのようにすれば，あなたが招待した人が，あなたの回復にもっとも有用な人となりえるでしょうか？」
- ●「自分の回復のプロセスをどのように感じるか，記述できますか？」
- ●「PTSDと物質乱用の回復を，どのように理解していますか？」

招待参加者に対して：

- ●「PTSDと物質乱用について，またその治療について，どのようなことを知りたいですか？」
- ●「もしもあなた自身に対するサポートを望んでいるならば，あなた自身が治療を受けたり，アラノンに参加したりすることが役立つ可能性はありますか？」
- ●「もしも患者の安全感について何かあったら，私に連絡をくれますか？」

留意点：招待参加者を含めたセッション

✦ **このセッションはたんなる教育的なものであり，家族療法ではないことに留意する。** どのようにすれば招待参加者が患者の回復を援助できるようになるのか，という目的から外れないようにすべきである。当然ながら，患者との関係性のなかで生じてきた問題について，お互

362　治療セッションのテーマ

いに感情的に激していい争ってしまうなど，家族療法で取り扱うべき領域に踏み込んでしまうセラピストもいる。そのような事態になりかけたら，心理教育と援助のあり方に関する話し合いへと議論を戻すようにする必要がある。そうしなければ，セッションは失敗に終わってしまう。セラピストの役割はあくまでも患者の擁護者にあることを忘れてはならない。両者に必要なのかは何かを評価しようとする必要はないし，患者からの批判の妥当性を判断したり，患者との関係性を評価したりするのは，このセッションにおけるセラピストの役割ではない。

✦ **支援を受けることのメリットを強調する**。ここでいう支援には，招待参加者のための個人心理療法や家族療法，それからアラノンをはじめとする，配布資料のなかにあげられているすべての社会資源が含まれる。セラピストは招待参加者にこれらの支援機関や方法を説明し，もしも気持ちに余裕がありそうならば，その地域に特化した社会資源についても情報を提供すべきである。その際，彼らに，以前，これらの社会資源のいずれかを試してみたことがあるかどうかを聞いてみるとよい。

✦ **招待参加者の前で，患者の回復のための努力を称賛するように心がける**。たとえば，「セシリアは治療に参加し，まさに大仕事をなしとげました」，あるいは「ロジャーが30日間薬物をやめつづけていたことに，私はとても感銘を受けました」といった具合である。

✦ **このセッションのなかで，招待参加者に配布資料のいくつかのコピーをわたしてもよい**。たとえば，「治療への導入／ケースマネジメント」というテーマの配布資料は，治療の目標を伝えるのに有用かもしれない。「感情的な痛みを遠ざける（グラウンディング）」というテーマの配布資料1は，必要とされたときに招待参加者が患者を支援するためのテクニックが書かれてある。「赤信号と青信号」というテーマの配布資料2には，患者のセーフティな対処プランが示されている。

✦ **仮に患者が理不尽な要求をしたら（たとえば，「妻に，私のために私の上司に嘘をついてもらいたい」など），穏やかな方法で彼らを建設的なテーマへと意識を戻させる**。招待参加者の前で，（「そのようなことはお願いしないでほしい」などと）患者を否定したり，当惑させたりするような発言は控えた方がよい。

むずかしいケース

＊「関係性を持つといつだって，自分にはよくない結末となってしまう」
＊「自分がどのような援助を必要としているのかわからない」
＊「セラピストを信用できない。彼らからちゃんとした援助を受けることができたためしがない」
＊「兄に自分を銃撃するように頼みたい。そうすれば自殺せずに死ぬことができるから」
＊「心的外傷を受けたとき，だれも私の傍にいてくれなかった。だから私はだれの助けもいらない」
＊「私はひとりぼっちでまったくかまわない」
＊「私が仕事に遅刻をしたときには，妻には上司に嘘をつくようにしてほしい」
＊「だれも信用できない」

引用文

「事実を語るには２人の人間が必要だ。

それは語る人と聞く人である。」

――ヘンリー・デイビット・ソロー
（19世紀の米国人作家）

あなたの回復に影響をおよぼす3つのタイプの人たち

∞あなたの回復を援助する<u>支持的な人たち</u>

彼らは親身になって心配してくれます。あなたの話を批判することなく傾聴します。あなたが望んでいないのに，薬物を勧めたりはしません。あなたが回復できるように援助したいという気持ちがあります。心的外傷についても，あなたが話すことを信じてくれます。

あなたの回復に対して支持的な人はだれですか？ ＿＿＿＿＿＿＿＿＿＿＿＿＿＿＿

―あなたの回復を援助することも邪魔することもない<u>中立的な人たち</u>

彼らは，あなたを援助することには積極的ではないかもしれません。どうすればあなたに対して支持的となれるのかはわからないかもしれませんが，決してあなたを傷つける気持ちはありません。基本的に善良な人たちといってよいでしょう。

あなたの回復に対して中立的な人はだれですか？ ＿＿＿＿＿＿＿＿＿＿＿＿＿＿＿

×あなたの回復を妨げる<u>破壊的な人たち</u>×

彼らは，知らず知らずのうちにあなたを傷つけています。あなたが嫌がっても，薬物を勧めてきます。精神的にも身体的にもあなたを傷つけます。あなたに「とにかく頑張れ」といいます。あなたを批判し，何かにつけてダメ出しをします。あなたが治療を受けようとするのを嫌がります。あなたの心的外傷について，「そんなことは実際にはなかった」と否定します。

あなたの回復に対して破壊的な人はだれですか？ ＿＿＿＿＿＿＿＿＿＿＿＿＿＿＿

簡単な目標

　　　　↑：あなたの生活において支持的な人を増やす。
　　　　↓：あなたの生活において破壊的な人を減らす。

Lisa M. Najavits（2002）から引用。版権はGuilford Press社にあります。個人的な使用に限り，図書を購入してコピーすることが可能です。詳しくは，版権に関するページを確認して下さい。

配布資料1　　　　　　　　　　　　　　　　　　　　　回復への支援者を得る　　365

あなたを援助してくれる人を支援する

あなたが回復のために必要とするものについて，周囲の人に知ってもらう必要があるでしょう。

- あなたの人生にかかわる人たちへの手紙（配布資料２）をわたしたり，あなた自身の手紙を書いたりしましょう。
- あなたが必要とするものを，直接，そしてはっきりと伝えましょう。以下に例をあげます。
  - ◆「二度と私に薬物やアルコールを勧めないでください」
  - ◆「私の回復に関して，あなたの考えを押しつけないでください」
  - ◆「すぐに新しい要求を突きつけてこないでください」
  - ◆「すぐに私を非難しないでください。私の助けになるのは支持的な言葉だけです」
  - ◆「ときどき私が泣いたり混乱したりしてしまうのを，しかたのないことだと受け入れてください」
  - ◆「私と一緒にいるときには，薬物を使ったり，アルコールを飲んだりしないでください」
  - ◆「私のいまの状況を，あなたに尊重してもらいたいです。それは私の回復の過程だからです」
  - ◆「私の心的外傷体験について聞かないでください」
  - ◆「『あなたはAAに参加するべきだ』などと決めつけないでください。自分が行きたいと思ったときに行くので」（もしくは，「私にAAへ行くことを思い出させてください。それが自分には役に立つと思っているので」）
  - ◆「いまは調子が悪いのです。あなたが［この部分をたとえば，『子どもを学校へ迎えに行ってくれる』，『予約した心理面接に一緒について来てくれる』，『電話で連絡をくれる』などと埋めてみましょう］」ことで，助かります」
  - ◆「あなたがPTSDや物質乱用について勉強してくれるのが，私にとっては一番の支援になります。読んでおいてほしい資料をあげましょう」
  - ◆「アラノンに行けばあなた自身も援助を受けることができます。そうすれば，あなたの存在は，ますます私の回復にとって支持的なものとなるでしょう」

あなたの人生にかかわる人たちへの手紙

PTSDや物質乱用からの回復を援助する

＊*あなたの心からの支援が，世界に変化を与えます。*

＊*外傷後ストレス障害（PTSD）は精神疾患です。*それは，心的外傷を経験した後に起こる，心に壊滅的といっていいほどのダメージを与える病気です。「心的外傷」とは，自分でコントロールすることができない，身体的に危害を加えられたり，生命を危険にさらされる脅威を伴ったりする，悲惨なライフイベントを意味します（たとえば，児童虐待，事故，火事，犯罪被害者，戦闘，強姦，台風などの自然災害があげられます）。PTSDの症状としてみられるのは，睡眠障害，悪夢，強烈なネガティブな感情，日常生活の障害，身体的不快感などです。

＊*物質乱用もまた精神疾患です。*それは，身体的・精神的な弊害，司法的もしくは経済的な問題，仕事や家庭において自分の責任を果たせなくなるなど，明らかに自分の人生によくない結果を引き起こしているとわかっていながらも，アルコールや薬物などの物質の使用がやめられない状態にあることを意味します。物質乱用は，決して「怠惰な性格が原因」ではなく，「道徳的に悪い行い」と片付けることもできません。もちろん，「ただ楽しみたい」という意図からなされるものでもありません。

＊*PTSDと物質乱用の合併はよくあることです。*女性の物質乱用者の59％にPTSDの合併が認められています。ちなみに男性の場合は38％です。なぜ1人の人間にPTSDと物質乱用とが同時に引き起こされるのかについては，まだ明らかにはなっていません。こうした問題が生じる背景には，生物学的な理由，生活環境の影響，あるいは，その両者が関与していると考えられます。

＊*PTSDと物質乱用からの回復は困難です。*回復は確かに可能ですが，容易なことではありません。あなたが心配する人は，きわめて深刻な感情的苦痛を抱えています。それは，「ジェットコースターのように」激しい気分変動，自傷行為，他人への不信感，強いネガティブな感情といったものです。これらは心的外傷を経験した後によく問題となる症状です。同時に，両方の障害の治療にとりくむのはきわめて困難であることから，PTSDと物質乱用は「重複障害」と呼ばれることもあります。

＊*この治療の目標は，何よりもセーフティな感覚を得ることです。*ここでいうセーフティな感覚には，物質乱用やほかの自傷行為をしなくなること，自分自身をより大事にすることを学ぶこと，信頼できる関係性を築くことが含まれます。この治療では，安全感を獲得するために対処能力を身につけることに，時間が費やされます。テーマには，「正直であること」，「助けを求めること」，「人との関係において境界線を設定すること」，「自分自身を大事にすること」，「苦しみへの深い理解と同情，回復するための考え方，意義を作り出すこと」，「自分の成長を助けること」，「自分の時間を尊重すること」，などがあります。

＊*もっともよくない発言は，「もう回復したから大丈夫」です。*もしも回復がそんなにもたやすいことであれば，とうの昔に回復しているはずです。回復への道のりは長く，たくさんの起

Lisa M. Najavits（2002）から引用。版権はGuilford Press社にあります。個人的な使用に限り，図書を購入してコピーすることが可能です。詳しくは，版権に関するページを確認して下さい。

配布資料2　　　　　　　　　　　　　　　　　　　　回復への支援者を得る　　367

伏があります。唯一の方法は，着実に進みつづけることです。PTSDと物質乱用の問題を無視することや，それらが深刻ではないふりをすることで，それらがなくなるわけではありません。むしろそれにより，長期的には問題がより破壊的なものになります。

***あなたは，あなたの心配する人を特別な方法で援助することができます。**しかし，もしも援助を求められたら，あなたが支援するのかどうか，あるいは，どのような方法で支援するのかを決めるのは，完全にその人に委ねられていることを忘れないでください。

★*その人がプログラムを最後まで修了することができるように励ましましょう。*参加しつづけ，最終的にプログラムを修了することは，その人が回復に向けて前進するために自分で決めた目標です。もしもその人が望んだのであれば，あなたも一緒に復習するのは，その人の回復に役立つかもしれません。

★*PTSDと物質乱用について情報を集めましょう。*それすれば，この2つの疾患のことをより深く理解できるでしょう。図書館に行ったり，インターネットで検索したりすることをお勧めします。さらに広く情報が得られるように，この配布資料の終わりに示した社会資源のいくつかに連絡してみるとよいでしょう。

★*この治療法の配布資料を読みましょう。*その人が何を学んだかを知るためです。もしも彼らが望めば，彼らと一緒にとりくんでみてください。セッションとは別の場面で彼らが治療のスキルを実践するのはよいことです。ぜひ援助してあげてください。

★*あなたの心配する人が，治療をつづけられるよう励ましてください。*治療に対しては複雑な気持ちがあるものですが，前進するためには，そうした気持ちをきちんと表現し，語ることが必要です。

***PTSDと物質乱用を合併した人たちには，2つの主な課題があることを認識しましょう。**

• 大事な感情，記憶，考え，行動がほかの人に知られることのないように，*秘密の保持が必要です。*信頼感が増していくにつれて，その人から秘密を打ち明けられることが多くなるはずです。人から信頼されるには，批判しない，問題を「解決」しようとしない，そして，相手の主張に反論せずにただ傾聴することが必要です。また，その人があなたにいいたいこと，および，いいたくないことのいずれについても尊重するようにしましょう。たとえば，その人が物質使用について話したがらないときには，あなたが話すように無理強いしても，その人はあなたに嘘をつくだけのことです。

• PTSDと物質乱用の双方に対して長いこと無力感を味あわされてきた人の場合，自分の強さを感じるにはコントロール感を持つことが必要です。その人がコントロールする方法が健康的なものとなればなるほど，コントロール感の自覚は強くなります。いずれにしても，議論や強制，無理な押しつけなどの力まかせの「綱引き」は，治療に役立つことはほとんどないどころか，むしろしばしば有害となります。できるだけ避けるようにしましょう。

***「回復初期」と呼ばれる治療のこの段階において，心的外傷に関する詳細を尋ねないようにしてください。**その人の境界線を尊重することが重要です。起きたことを明らかにするのは，その人にとってはまだあまりにつらい作業となる可能性があります。ひとまずは，過去に起きたことよりも現在の問題との向き合い方を学ぶことのほうが重要です。心の準備のできたときに，その人が自分から話し出すのを重視しましょう。

***その人が物質乱用の問題を抱えている場合，あなたが以下のことを心に留めてくださると，とてもありがたいです。**

368　　治療セッションのテーマ　　　　　　　　　　　　　　　　　　　　　配布資料2

★いかなる種類の物質も決して提供しないでください。

★物質乱用について正直になることを勧めてください。とはいえ，その一方で，いつでも「正直であること」を貫けるとはかぎらないことも認識しておいてください。物質乱用からの回復途上において，再使用後は激しい羞恥心を感じるのがつねであり，物質使用について隠したり，嘘をついたりするものなのです。

★物質乱用のことを，決して非難，攻撃，批判しないでください。その人にとって，物質の使用は心的外傷が引き起こす深刻な苦痛を紛らわせる方法だったのです。物質使用に代わるほかの対処法を学ぶには，もう少し時間がかかるかもしれません。

★物質乱用を「手伝う」ことは決してしないでください。その「手伝う」こととは，その人を守るために物質使用を隠したり嘘をついたりすること，その人のために薬物を買うこと，薬物の問題を「たいしたことじゃない」と考えているふりをすること，そのやり方はどうあれ物質乱用を促すようなふるまいをすること，あるいは，あなたの価値を脅かすようなものに同意をすることなどです。

★回復は決して本人に強要できるものではないことを忘れないでください。前進するための動機を見出せるのは本人だけです。あなたは本人の自責感や罪悪感を利用して，回復を強要することはできません。回復には時間がかかること，そして回復のプロセスでは，大部分の人がときおり再使用を経験するものであることを知っておくとよいでしょう。

＊**もしも何か危険な行動に気づいたら，セラピストに連絡をとるか，その人をもっとも近い救急室に連れて行きましょう。**危険な行動とは，自殺企図やかたく決意された自殺の計画，あるいは，子どもも含めた他人への攻撃的行動や物質の過剰摂取などです。

  ★セラピストの名前＿＿＿＿＿＿＿＿＿　　　セラピストの緊急連絡先＿＿＿＿＿＿＿＿＿

＊**このような大変な問題を抱えた人に失望させられることがあるのは当然です。**しかし，あなたができる範囲で，その人が必要とするものに注意を払い，批判することなく話に耳を傾け，その人に回復にとりくむための時間と空間を与えることは，貴重な貢献となるでしょう。

＊**もしもあなた自身がその人に対して，たえず強いネガティブな感情を覚えるようになってしまったら，あなた自身も援助を受けることを検討しましょう。**あなたのための支援機関の一覧が次にあげられています。たとえば，アラノンは物質乱用者の家族や友人のための自助グループです。また，本人との関係のなかで生じるストレスに適切に対処できるように，短期の心理療法を受けることを検討してもよいでしょう。PTSDもしくは物質乱用のいずれか1つの疾患であっても，その問題を抱える患者の治療は大変なものです。両方の疾患を抱えた患者の場合，その両方の治療に挑んでいることを忘れないでください。

＊**本人の回復のために「自分は役に立てない」と感じたら，破壊的であるよりはむしろ何もしない方がましです。**また，どれほどあなたが役立っているか，あるいは破壊的になっているかがわからなくなったら，本人がどう受け止めているのかを尊重すべきです。もちろん，その見解には正解もまちがいもありません。結局のところ，本人がどのように感じているかが重要であって，たとえあなたにその気はなかったとしても，本人にとってはそれが現実なのです。したがって，本人が「放っておいてほしい」と頼んできたならば，そのまま放っておくことです。

＊**要するに，あなたが心配する人を，大いなる優しさと敬意をもって接することです。**「愛する気持ちは真の知恵です」

配布資料2　　　　　　　　　　　　　　　　　　　回復への支援者を得る　369

役立つ相談機関

　以下に示す団体・機関は，いずれも無料で，非営利目的もしくは国営のものです。ここには，人権擁護機関や自助グループ，さらには機関誌も含めています。

全国の精神保健福祉センター

北海道立精神保健福祉センター	〒003-0027 札幌市白石区本通16丁目北6番34号 TEL：011-864-7121 http://www.pref.hokkaido.lg.jp/hf/sfc/
札幌市精神保健福祉センター	〒060-0042 札幌市中央区大通西19丁目WEST19 4F TEL：011-622-0556 http://www.city.sapporo.jp/eisei/gyomu/SEISIN/
青森県立精神保健福祉センター	〒038-0031 青森市大字三内字沢部353番地92 TEL：017-787-3951 http://www.pref.aomori.lg.jp/soshiki/kenko/seifuku/
岩手県精神保健福祉センター	〒020-0015 盛岡市本町通3丁目19番1号 TEL：019-629-9617 http://www.pref.iwate.jp/seishinhoken/
宮城県精神保健福祉センター	〒989-6117 大崎市古川旭5丁目7-20 TEL：0229-23-0021 http://www.pref.miyagi.jp/soshiki/seihocnt/
仙台市精神保健福祉総合センター （はあとぽーと仙台）	〒980-0845 仙台市青葉区荒巻字三居沢1-6 TEL：022-265-2191 http://www.city.sendai.jp/seshin-kanri/kurashi/kenkotofukushi/ kenkoiryo/sodan/seshinhoken/heartport/
秋田県精神保健福祉センター	〒010-0001 秋田市中通2丁目1番51号 TEL：018-831-3946 http://www.pref.akita.lg.jp/seiho/
山形県精神保健福祉センター	〒990-0021 山形市小白川町2丁目3-30 TEL：023-624-1217 http://www.pref.yamagata.jp/ou/kenkofukushi/091013/
福島県精神保健福祉センター	〒960-8012 福島市御山町8-30 TEL：024-535-3556 https://www.pref.fukushima.lg.jp/sec/21840a/
茨城県精神保健福祉センター	〒310-0852 水戸市笠原町993-2 TEL：029-243-2870 http://www.pref.ibaraki.jp/soshiki/hokenfukushi/seiho/
栃木県精神保健福祉センター	〒329-1104 宇都宮市下岡本町2145-13 TEL：028-673-8785 http://www.pref.tochigi.lg.jp/e67/welfare/hoken-eisei/sei shin/1282106649278.html
群馬県こころの健康センター	〒379-2166 前橋市野中町368番地 TEL：027-263-1166 http://www.pref.gunma.jp/07/p11700016.html
埼玉県立精神保健福祉センター	〒362-0806 北足立郡伊奈町小室818-2 TEL：048-723-1111 http://www.pref.saitama.lg.jp/soshiki/g12/

さいたま市こころの健康センター	〒338-0003 さいたま市中央区本町東4丁目4番3号 TEL：048-851-5665 http://www.city.saitama.jp/
千葉県精神保健福祉センター	〒260-0801 千葉市中央区仁戸名町666-2 TEL：043-263-3891 http://www.pref.chiba.lg.jp/cmhc/
千葉市こころの健康センター	〒261-0003 千葉市美浜区高浜2-1-16 TEL：043-204-1582 http://www.city.chiba.jp/hokenfukushi/koreishogai/kokorono kenko/
東京都立中部総合精神保健福祉 センター	〒156-0057 世田谷区上北沢2-1-7 TEL：03-3302-7575 http://www.fukushihoken.metro.tokyo.jp/chusou/
東京都立多摩総合精神保健福祉 センター	〒206-0036 多摩市中沢2-1-3 TEL：042-376-1111 http://www.fukushihoken.metro.tokyo.jp/tamasou/
東京都立精神保健福祉センター	〒110-0004 台東区下谷1-1-3 TEL：03-3842-0948 http://www.fukushihoken.metro.tokyo.jp/sitaya/
神奈川県精神保健福祉センター	〒233-0006 横浜市港南区芹が谷2-5-2 TEL：045-821-8822 http://www.pref.kanagawa.jp/div/1590/
横浜市こころの健康相談センター	〒222-0035 横浜市港北区鳥山町1735 TEL：045-476-5512 http://www.city.yokohama.lg.jp/kenko/kokoronosodan-center/
川崎市精神保健福祉センター	〒210-0004 川崎市川崎区宮本町2-32JAセレサみなみビル4階 TEL：044-200-3195 http://www.city.kawasaki.jp/shisetsu/category/34-3-0-0-0-0-0- 0-0-0.html
相模原市精神保健福祉センター	〒252-5277 相模原市中央区富士見6-1-1（相模原市総合保健医療セン ター7F）TEL：042-769-9818 http://www.city.sagamihara.kanagawa.jp/shisetsu/hoken_ fukushi/hoken_iryo/018626.html
新潟県精神保健福祉センター	〒950-0994 新潟市中央区上所2丁目2-3 TEL：025-280-0111 http://www.pref.niigata.lg.jp/seishin/1219773657991.html
新潟市こころの健康センター	〒951-8133 新潟市中央区川岸町1-57-1 TEL：025-232-5560 https://www.city.niigata.lg.jp/shisei/soshiki/soshikiinfo/ hokeneisei/kokoro.html
富山県心の健康センター	〒939-8222 富山市蜷川459番1 TEL：076-428-1511 http://www.pref.toyama.jp/branches/1281/1281.htm
石川県こころの健康センター	〒920-8201 金沢市鞍月東2丁目6番地 TEL：076-238-5761 http://www.pref.ishikawa.lg.jp/fukusi/kokoro-home/kokoro/top.html
福井県精神保健福祉センター	〒910-0005 福井市大手3丁目7-1繊協ビル2階 TEL：0776-26-7100 http://www.pref.fukui.lg.jp/doc/kokoro-c/

配布資料2　　　　　　　　　　　　　　　　　回復への支援者を得る

山梨県立精神保健福祉センター	〒400-0005 甲府市北新1丁目2-12 TEL：055-254-8644 http://www.pref.yamanashi.jp/seishin-hk/
長野県精神保健福祉センター	〒380-0928 長野市若里7-1-7 TEL：026-227-1810 https://www.pref.nagano.lg.jp/seishin/
岐阜県精神保健福祉センター	〒502-0854 岐阜市鷺山向井2563-18 障がい者総合相談センター内 TEL：058-231-9724 http://www.pref.gifu.lg.jp/kodomo/kenko/kokoro/22606/
静岡県精神保健福祉センター	〒422-8031 静岡市駿河区有明町2-20 TEL：054-286-9245 http://www.pref.shizuoka.jp/kousei/ko-845/seishin/
静岡市こころの健康センター	〒420-0821 静岡市葵区柚木1014番地 TEL：054-262-3011 http://www.city.shizuoka.jp/630_000169.html
浜松市精神保健福祉センター	〒430-0929 浜松市中区中央1-12-1静岡県浜松総合庁舎4F TEL：053-457-2709 http://www.city.hamamatsu.shizuoka.jp/
愛知県精神保健福祉センター	〒460-0001 名古屋市中区三の丸3丁目2番1号 TEL：052-962-5377 http://www.pref.aichi.jp/seishin-c/
名古屋市精神保健福祉センター	〒453-0024 名古屋市中村区名楽町4丁目7番地の18 TEL：052-483-2095 http://www.city.nagoya.jp/kurashi/ category/22-5-3-0-0-0-0-0-0-0.html
三重県こころの健康センター	〒514-8567 津市桜橋3丁目 TEL：446-34 059-223-5241 http://www.pref.mie.lg.jp/KOKOROC/HP/
滋賀県立精神保健福祉センター	〒525-0072 草津市笠山8-4-25 TEL：077-567-5010 http://www.pref.shiga.lg.jp/e/seishinhoken/
京都府精神保健福祉総合センター	〒612-8416 京都市伏見区竹田流池町120 TEL：075-641-1810 http://www.pref.kyoto.jp/health/
京都市こころの健康増進センター	〒604-8845 京都市中京区壬生東高田町1番地の15 TEL：075-314-0355 http://www.city.kyoto.jp/hokenfukushi/kokenzou/
大阪府こころの健康総合センター	〒558-0056 大阪市住吉区万代東3-1-46 TEL：06-6691-2811 http://kokoro-osaka.jp/
大阪市こころの健康センター	〒534-0027 大阪市都島区中野町5丁目15番21号都島センタービル3F TEL：06-6922-8520 http://www.city.osaka.lg.jp/kenko/page/0000008318.html
堺市こころの健康センター	〒590-0808 堺市堺区旭ヶ丘中町4丁3番1号 TEL：072-245-9192 http://www.city.sakai.lg.jp/kenko/kenko/hokencenter/ kenkocenter/index.html

兵庫県立精神保健福祉センター	〒651-0073 神戸市中央区脇浜海岸通1-3-2 TEL：078-252-4980 http://web.pref.hyogo.lg.jp/hw35/hw35_000000005.html
神戸市こころの健康センター	〒652-0897 神戸市兵庫区駅南通5丁目1番2-300号 TEL：078-672-6500 http://www.city.kobe.lg.jp/life/health/kokoro/
奈良県精神保健福祉センター	〒633-0062 桜井市粟殿1000番地 TEL：0744-43-3131 http://www.pref.nara.jp/dd_aspx_menuid-1743.htm
和歌山県精神保健福祉センター	〒640-8319 和歌山市手平2丁目1-2 TEL：073-435-5194 http://www.pref.wakayama.lg.jp/prefg/040400/050301/
鳥取県立精神保健福祉センター	〒680-0901 鳥取市江津318番地1 TEL：0857-21-3031 http://www.pref.tottori.lg.jp/dd.aspx?menuid=74615
島根県立心と体の相談センター	〒690-0011 松江市東津田町1741-3 TEL：0852-32-5905 http://www.pref.shimane.lg.jp/kokoro/
岡山県精神保健福祉センター	〒703-8278 岡山市中区古京町1-1-10-101 TEL：086-272-8839 http://www.pref.okayama.jp/soshiki/kakuka.html?sec_sec 1=189
岡山市こころの健康センター	〒700-8546 岡山市北区鹿田町1丁目1-1 TEL：086-803-1273 http://www.city.okayama.jp/hofuku/kokoroc/
広島県立総合精神保健福祉 センター	〒731-4311 安芸郡坂町北新地2-3-77 TEL：082-884-1051 https://www.pref.hiroshima.lg.jp/site/paraemoa/
広島市精神保健福祉センター	〒730-0043 広島市中区富士見町11番27号 TEL：082-245-7731 http://www.city.hiroshima.lg.jp/www/contents/000000000000 0/1191568487462/
山口県精神保健福祉センター	〒747-0801 防府市駅南町13-40 TEL：0835-27-3480 http://www.pref.yamaguchi.lg.jp/cms/a15200/mhc/
徳島県精神保健福祉センター	〒770-0855 徳島市新蔵町3丁目80番地 TEL：088-625-0610 https://www.pref.tokushima.lg.jp/kenseijoho/soshiki/ hokenfukushibu/seishinhokenfukushisenta/
香川県精神保健福祉センター	〒760-0068 高松市松島町1丁目17番28号 TEL：087-804-5565 http://www.pref.kagawa.lg.jp/content/etc/subsite/ seishinhoken/index.shtml
愛媛県心と体の健康センター	〒790-0811 松山市本町7-2愛媛県総合保健福祉センター内3F TEL：089-911-3880 http://www.pref.ehime.jp/
高知県立精神保健福祉センター	〒780-0850 高知市丸ノ内2丁目4-1 TEL：088-821-4966 http://www.pref.kochi.lg.jp/soshiki/060303/

配布資料2　　　　　　　　　　　　　　　　回復への支援者を得る　　373

福岡県精神保健福祉センター	〒816-0804 春日市原町3丁目1番7 TEL：092-582-7500 http://www.pref.fukuoka.lg.jp/soshiki/4404407.html
北九州市立精神保健福祉センター	〒802-8560 北九州市小倉北区馬借1-7-1 TEL：093-522-8729 http://www.city.kitakyushu.lg.jp/shisetsu/menu06_0093.html
福岡市精神保健福祉センター	〒810-0073 福岡市中央区舞鶴2丁目5-1 TEL：092-737-8825 http://www.city.fukuoka.lg.jp/hofuku/seishinhoken/life/ seishinhoken-center/
佐賀県精神保健福祉センター	〒845-0001 小城市小城町178-9 TEL：0952-73-5060 http://www.pref.saga.lg.jp/kiji00334644/index.html
長崎こども・女性・障害者支援 センター 障害者支援部精神保健福祉課	〒852-8114 長崎市橋口町10-22 TEL：095-846-5115 http://www.pref.nagasaki.jp/section/na-shien-c/index.html
熊本県精神保健福祉センター	〒860-0844 熊本市水道町9-16 TEL：096-359-6401 https://www.pref.kumamoto.jp/hpkiji/pub/List.aspx?c_ id=3&class_set_id=1&class_id=1972
大分県精神保健福祉センター	〒870-1155 大分市大字玉沢字平石908番地 TEL：097-541-5276 http://www.pref.oita.jp/site/seisinhokenn/
宮崎県精神保健福祉センター	〒880-0032 宮崎市霧島1-1-2 TEL：0985-27-5663 http://www.seihocenter-miyazaki.com/
鹿児島県精神保健福祉センター	〒890-0065 鹿児島市郡元3丁目3-5 TEL：099-255-0617 http://www.pref.kagoshima.jp/ae14/kagoshima-mhwc.html
沖縄県立総合精神保健福祉 センター	〒901-1104 南風原町字宮平212-3 TEL：098-888-1443 http://www.pref.okinawa.jp/site/hoken/seishinhoken/

物質乱用の電話相談

各県の精神保健福祉センター ：どの精神保健福祉センターにも相談窓口があり，情報提供や援助を行っている。依存症の治療施設をそなえた機関もある。	
各地の保健所 ：多くの保健所で相談業務が行われている。	
ASK（アルコール薬物問題全国市民協会） ：「ASK電話ガイド」でアルコール依存症，薬物依存症，ギャンブル依存症など，アディクションに関する全国の治療相談先・自助グループなどの情報案内をしている。	TEL：03-3249-255 月～金　10:00～16:00 メール：ask@t3.rim.or.jp http://www.ask.or.jp

374　治療セッションのテーマ

配布資料2

物質乱用／依存症の自助グループ

AA（Alcoholics Anonymous）	
：米国で1935年に誕生し，日本では1975年にはじまった，アルコール依存症者のための自助グループ。全国に約300のグループがあり，12ステップを使ったミーティングが，1日に約100ヶ所で行なわれている。原則として依存症者本人だけの「クローズド・ミーティング」だが，家族や関係者などだれでも出席できる「オープン・ミーティング」「ステップ・セミナー」「ラウンドアップ」もある。AA日本出版局から「Alcoholics Anonymous 無名のアルコール中毒者たち」（通称ビッグ・ブック）や，「回復への道ーそれぞれの場合」などが発行されている。	
代表連絡先： AA日本ゼネラルサービスオフィス （JSO）	〒171-0014　東京都豊島区池袋4-17-10土屋ビル4階 TEL：03-3590-5377 月〜金　10:00〜18:00 http://www.aajapan.org
北海道セントラルオフィス	TEL：011-557-4329 月〜金　10:00〜17:00
AA東北セントラルオフィス	TEL：022-276-5210 月〜金　9:30〜17:00
AA関東甲信越セントラルオフィス	TEL：03-5957-3506 月〜金　10:00〜17:00
AA中部北陸セントラルオフィス	TEL：052-915-1602 月〜金　10:00〜17:00（土曜休） 日祝9:00〜17:00
AA関西セントラルオフィス	TEL：06-6536-0828 月〜金　9:30〜17:30 土日祝　13:00〜16:00
AA中国四国セントラルオフィス	TEL：082-246-8608 月〜金　10:00〜18:00
AA九州セントラルオフィス	TEL：099-248-0057 月〜金　9:30〜17:30
英語のミーティングの問い合わせ	＜全国案内＞03-3971-1471

アラノン（Al-Anon）	
：米国で1951年に誕生し，日本では1980年にはじまった，アルコール（薬物）依存症の影響を受けた家族と友人のための自助グループ。12ステップを使ったミーティングが全国で行なわれている。初めての人のためにビギナーズ・ミーティングがもうけられている。アラノンACは，子どものとき，に親や身近な人からアルコール（薬物）依存症の影響を受けた20歳を過ぎた人の自助グループ。アラノンの出版物として「アラノンで今日一日」他，リーフレット類多数。	
アラノン・ジャパン　GSO	〒145-0071　東京都大田区田園調布2-9-21 〒100-8698　郵便事業株式会社銀座支店　郵便私書箱2201 TEL：03-5483-3313 月〜土　10:00〜17:00 http://www.al-anon.or.jp/
アラノン・ジャパン 関西インフォメーション　サービス センター	TEL：06-6774-6881 火・木・金　10:00〜16:00 （祝日は除く）
アラノン九州インフォメーション サービスセンター	TEL：092-522-0791 木・金　10:00〜16:00 （祝日は除く）
北海道連絡先	TEL.090-2698-4271 受付時間：火・金曜日　10:00〜17:00

東北連絡先	TEL：090-3367-9772 受付時間：火・木曜日　10:00～16:00
北陸・甲信越連絡先	TEL：090-2168-1836 受付時間：火・金曜日　9:00～16:00
中国連絡先	TEL：090-3632-8974 受付時間：火・木曜日　10:00～16:00
四国連絡先	TEL：090-7574-1383 受付時間：月・火曜日　10:00～17:00
九州連絡先	TEL：090-7391-5741 受付時間：木・金曜日　10:00～17:00
沖縄連絡先	TEL：090-5945-7633 受付時間：水・土曜日　10:00～17:00
ファミリー・アノニマス ：アルコール依存症者の家族のための自助グループ。	〒221-0835　横浜市神奈川区鶴屋町2-24-2神奈川県民センター内　神奈川県民サポートセンター　レターケースＮｏ.298　ファミリー・アノニマス宛て TEL：090-9248-3281 （メンバー持ち回りの携帯電話） 月～金　20:00～22:00
NA ：薬物依存者本人のための自助グループ。全国に2000人を超す参加者がいて全国各地でミーティングが開かれています。	代表連絡先：Japan Central Office 〒115-0034東京都北区赤羽1-51-3-301，03-3902-8869 http://najapan.org/
NAR-ANON ：薬物依存症者の家族のための自助グループ	〒171-0021　東京都豊島区西池袋2-1-13目白ハウス2E TEL：03-5951-3571 http://nar-anon.jp
NPO法人全国薬物依存症家族連合会 ：薬物依存症の家族のための自助グループ	〒323-0828　栃木県小山市若木町2-10-17豊永マンション401号 TEL：0285-30-3313 メール：jimukyoku@yakkaren.com http://www.yakkaren.com/
GA ：ギャンブル依存症者のための自助グループ。	〒242-0017 神奈川県大和市大和東3-14-6KNハウス101 TEL：046-240-7279 毎月第二土曜日と最終週の日曜日11：00～15：00 http://www.gajapan.jp/index.html
ギャマノン（GAM-ANON） ：ギャンブル依存症者の家族・友人のための自助グループ。	TEL：03-6659-4879 毎週月曜日と木曜日の午前10:00～12:00 http://sites.google.com/site/gamanonjapan/
NPO法人「Bond project」 ：向精神薬の過量服薬，リストカットや援助交際が止められない，生きづらさを抱えた10～20代女性と向き合うNPO法人。相談や勉強会が開かれたりしています。	TEL：070-5594-1913 月・水・土　21:00～翌5:00 http://bondproject.jp/

身近な人からの暴力などの被害

配偶者からの暴力全般に関する相談窓口	配偶者暴力相談支援センター（婦人相談所などの適切な施設）	都道府県が設置する婦人相談所，そのほかの適切な施設において，配偶者暴力相談支援センターの機能を果たしています。市町村単位でも設置する適切な施設において，同じ機能をはたすこともあります。配偶者暴力相談支援センターでは，配偶者からの暴力の防止及び被害者の保護を図るため，相談や相談機関の紹介，カウンセリング，被害者及びその同伴家族の一時保護，自立して生活することを促進するための情報提供そのほかの援助，被害者を居住させ保護する施設の利用についての情報提供そのほかの援助，保護命令制度の利用についての情報提供そのほかの援助がおこなわれています。一時保護については，婦人相談所が自ら行うか，婦人相談所から一定の基準を満たす者に委託して行うこととなります。
	婦人保護施設	もともとは売春を行うおそれのある女子を収容・保護する施設でしたが，現在では家庭環境の破綻や生活の困窮など，さまざまな事情により社会生活を営むのが困難な問題を抱えている女性も保護の対象としています。平成13年に施行された配偶者暴力防止法により，婦人保護施設が配偶者からの暴力の被害者の保護を行うことが明確化されました。婦人相談所を通じて保護が行われます。
	母子生活支援施設	児童福祉法にもとづき，配偶者のいない女子またはこれに準ずる基準を事情にある女子およびその者を，監護すべき児童を入所させて保護するとともに自立促進のためにその生活を支援することを目的としています。福祉事務所などを通じて入所します。
女性問題に関する相談窓口	婦人センター・女性センター	女性の抱えるさまざまな問題を相談するための各都道府県の相談機関です。婦人相談所では，夫婦の問題，男女関係のトラブル，性に関することや悩み，家庭内の不和やいざこざなどの相談をしたいときに利用できます。月に数回，各テーマにおいてセミナーを開催しているところもあり，場所によってはセミナーの間，保育システムを導入しています。
生活支援の相談窓口	福祉事務所	住む場所を探したい，生活資金の援助を受けたいなどこれからの新しい生活をはじめるにあたっての相談窓口です。母子生活支援施設などへの入所も福祉事務所が窓口となっています。
児童に関する相談窓口	児童相談所	各都道府県，各政令指定都市に必ず1箇所は設置されています。児童（18歳未満）およびその家庭に関する相談，児童及びその保護者の指導などが行われています。
心のケアに関する相談窓口	保健所 精神保健福祉センター	各自治体の広報誌に「心の相談」「心の健康相談」「女性問題の相談」「ファミリー相談」などが必ず載っており，HPでも確認することができます。 保健所・保健センターは，各都道府県及び政令指定都市に必ずあります。保健所によっては精神科医や臨床心理士がいて，相談にのってくれることもあります。
そのほかの相談窓口	民間シェルター	民間団体によって運営されている暴力を受けた被害者が緊急一時的に避難できる施設です。被害者を保護するために所在地などが非公開なところもありますが，公的機関を経由してつながることができることもあります。
安全対策・緊急時の相談窓口	警察	警察署，交番のいずれでも可能です。暴行や傷害を受けた場合，相手を処罰するために被害届けを出すこともできます。また暴力を阻止するための援助を行ったり相談も受けています。いままでのことを具体的に記録したものが必要となります。

人権相談・離婚・法律の相談窓口	法務省の人権擁護機関（法務局・地方法務局，女性の人権ホットライン，外国人のための人権相談所）， 検察庁（被害者ホットライン） 入国管理局（外国人在留総合インフォメーションセンター） 裁判所 公証人 弁護士（犯罪被害者支援窓口，法律相談センター一覧） 日本司法支援センター（愛称：法テラス）

全国婦人相談所

北海道	011-666-9955	長　野	026-235-5710	広　島	082-255-8801
青　森	0177-81-0708	山　梨	0552-54-8635	島　根	0854-84-5661
秋　田	0188-35-9052	静　岡	054-286-9217	岡　山	086-243-0022
岩　手	019-629-9610	福　井	0776-24-6261	山　口	0839-01-1123
宮　城	022-224-1491	石　川	0762-23-9553	愛　媛	089-941-3490
山　形	0236-35-3663	富　山	0764-21-6252	香　川	0878-35-3211
福　島	0245-22-1010	岐　阜	058-274-7377	徳　島	0886-52-5503
茨　城	0292-21-4166	愛　知	052-913-3300	高　知	0888-22-5520
東　京	03-5261-3110	滋　賀	0775-64-7867	福　岡	092-711-9874
東　京	042-522-4232	京　都	075-441-7590	大　分	0975-44-3900
埼　玉	048-864-9910	三　重	059-231-5600	宮　崎	0985-22-3858
群　馬	0272-61-7838	奈　良	0742-22-4083	熊　本	096-381-4411
栃　木	028-622-8644	和歌山	0734-45-0793	佐　賀	0952-26-1212
千　葉	043-245-1719	大　阪	06-6725-8511	長　崎	0958-46-0560
神奈川	045-502-2800	兵　庫	078-732-7700	鹿児島	099-222-1467
新　潟	025-381-1111	鳥　取	0857-27-8630	沖　縄	0988-54-1172

都道府県の女性センター（市町村単位でも相談窓口のある自治体もある）

北海道立女性プラザ	北海道札幌市中央区北2条西7丁目1かでる2-7 TEL：011-251-6329 http://www.l-north.jp/
青森県男女共同参画センター「アピオあおもり」	青森県青森市中央3-17-1 TEL：017-732-1085 http://www.apio.pref.aomori.jp
岩手県男女共同参画センター	岩手県盛岡市盛岡駅西通1-7-1 TEL：019-606-1761 http://www.aiina.jp/danjo/index.html
みやぎ男女共同参画相談室	仙台市青葉区本町3-8-1（宮城県庁本庁舎13階） TEL：（相談用）022-211-2570 https://www.pref.miyagi.jp/site/kyousha/jigyou-soudan.html

秋田県中央男女共同参画センター 秋田県南部男女共同参画センター 秋田県北部男女共同参画センター	秋田県秋田市中通2-3-8アトリオン6F・7F TEL：018-836-7853 http://akitawmc.com/ 秋田県横手市神明町1-9 TEL：0182-33-7018 http://www.akita-south-jender.org/ 秋田県大館市字大町57 TEL：0186-49-8552 http://www.akita-kenmin.jp/h-danjo/
山形県男女共同参画センター 「チェリア」	山形県山形市緑町1丁目2-36 TEL：023-629-7751 http://www.yamagata-cheria.org
福島県男女共生センター 「女と男の未来館」	福島県二本松市郭内1丁目196-1 TEL：0243-23-8301（代表） http://www.f-miraikan.or.jp
茨城県女性プラザ男女共同参画 支援室	茨城県水戸市三の丸1-7-41　いばらき就職支援センター3階 TEL：(相談用) 029-233-3982　http://www.pref.ibaraki.jp/bugai/ josei/danjo/challenge/index.html
パルティとちぎ男女共同参画 センター	栃木県宇都宮市野沢町4-1 TEL：028-665-7700 http://www.parti.jp/
埼玉県男女共同参画推進センター 「With you さいたま」	埼玉県さいたま市中央区新都心2-2 TEL：048-601-3111 http://www.withyou-saitama.jp
ちば県民共生センター ［女性センター］ ちば県民共生センター　東葛飾 センター［そのほかの施設］	04-7140-8605 04-7140-8605
東京ウィメンズプラザ	東京都渋谷区神宮前5-53-67 TEL：03-5467-2455
神奈川県立かながわ 男女共同参画センター	神奈川県藤沢市鵠沼石上2-7-1 TEL：0466-27-2111 http://www.pref.kanagawa.jp/cnt/f41205/
新潟県女性センター	新潟県新潟市上所2-2-2新潟ユニゾンプラザ2F TEL：025-285-6610 https://npwf.jp/
富山県民共生センター 「サンフォルテ」	富山県富山市湊入船町6-7 TEL：076-432-4500 http://www.sunforte.or.jp
石川県女性センター	石川県金沢市三社町1-44 TEL：076-234-1112 http://www.pref.ishikawa.jp/jyoseicenter
福井県生活学習館 「ユー・アイ　ふくい」	福井県福井市下六条町14-1 TEL：0776-41-4200 http://www.manabi.pref.fukui.jp/you-i/

山梨県立男女共同参画推進センター「ぴゅあ峡南」 山梨県立男女共同参画推進センター「ぴゅあ富士」 山梨県立男女共同参画推進センター「ぴゅあ総合」	山梨県南巨摩郡南部町内船9353-2 TEL：0556-64-4777 http://www.pref.yamanashi.jp/challenge/center.php 山梨県都留市中央3-9-3 TEL：0554-45-1666 http://www.pref.yamanashi.jp/challenge/center.php 山梨県甲府市朝気1-2-2 TEL：055-235-4171 http://www.pref.yamanashi.jp/challenge/center.php
長野県男女共同参画センター「あいとぴあ」	長野県岡谷市長地権現町4-11-51 TEL：0266-22-5781 https://www.pref.nagano.lg.jp/aitopia/
岐阜県男女共同参画プラザ ぎふ・共生サロン	岐阜市薮田南5-14-53岐阜県県民ふれあい会館2棟4階 TEL：058-278-0858 http://www.pref.gifu.lg.jp/kodomo/kekkon/danjo/danjokyodo/c11234/plaza.html
静岡県男女共同参画センター「あざれあ」	静岡県静岡市駿河区馬淵1丁目17-1 TEL：東部地区：055-925-7879・下田地区：0558-23-7879・中部地区：054-272-7879・西部地区：053-456-7879 http://www.pref.shizuoka.jp/shisetsu/kenmin/016.html
愛知県女性総合センター「ウィルあいち」	愛知県名古屋市東区上竪杉町1 TEL：052-962-2513 http://www.will.pref.aichi.jp
三重県男女共同参画センター「フレンテみえ」	三重県津市一身田町上津部田1234　三重県総合文化センター内 TEL：059-233-1130 https://www.center-mie.or.jp/frente/
滋賀県立男女共同参画センター	滋賀県近江八幡市鷹飼町80-4 TEL：0748-37-3751 http://www.pref.shiga.lg.jp/c/g-net/
京都府女性総合センター	京都府京都市南区新町通九条下ル京都府民総合交流プラザ東館2F TEL：075-692-3433 http://www.kyoto-womensc.jp
大阪府立女性総合センター「ドーンセンター」	大阪府大阪市中央区大手前1丁目3番49号 TEL：06-6910-8588 http://www.dawncenter.jp/
兵庫県立男女共同参画センター「イーブン」	兵庫県神戸市中央区東川崎町1-1-3 TEL：078-360-8550 http://www.hyogo-even.jp/
奈良県女性センター	奈良市東向南6 TEL：0742-27-2300 http://www.pref.nara.jp/11774.htm
和歌山県男女共生社会推進センター「りぃぶる」	和歌山県和歌山市手平2丁目1-2和歌山ビッグ愛9F TEL：073-435-5245 http://www.pref.wakayama.lg.jp/prefg/031501/
鳥取県男女共同参画センター「よりん彩」 鳥取県男女共同参画センター（東部相談室）	鳥取県倉吉市駄経寺町212-5 倉吉未来中心内 TEL：0858-23-3901

鳥取県男女共同参画センター （西部相談室）	http://www.pref.tottori.lg.jp/yorinsai/ 鳥取県鳥取市東町一丁目271　鳥取県庁第二庁舎1階 TEL：0857-26-7887 鳥取県米子市花町一丁目160　西部総合事務所1階 TEL：0859-33-3955
島根県立男女共同参画センター 「あすてらす」	島根県大田市大田町大田イ236-4 TEL：0854-84-5500 http://www.asuterasu-shimane.or.jp/
岡山県男女共同参画推進センター 「ウィズセンター」	岡山県岡山市中山下1-8-45　NTTクレド岡山ビル17F TEL：086-235-3307 http://www.pref.okayama.jp/soshiki/187/
広島県女性総合センター 「エソール広島」	広島県広島市中区富士見町11-6 TEL：082-242-5262 http://www.essor.or.jp
徳島県男女共同参画交流センター 「フレアとくしま」	徳島県徳島市山城町東浜傍示1 TEL：088-655-3911 http://our.pref.tokushima.jp/flair/
かがわ男女共同参画相談プラザ	香川県高松市番町1-10-35　TEL：（相談用）087-832-3198 http://www.pref.kagawa.lg.jp/danjo/sankaku/plaza.html
愛媛県男女共同参画センター	愛媛県松山市山越町450番地 TEL：089-926-1633 http://www.ehime-joseizaidan.com/site/ehime-danzyo-center/
こうち男女共同参画センター 「ソーレ」	高知県高知市旭町3丁目115番地 TEL：088-873-9100相談専用ダイアル（088-873-9555） http://www.sole-kochi.or.jp/
福岡県男女共同参画センター	福岡県春日市原町3-1-7 TEL：092-584-3739 http://www.asubaru.or.jp/top.htm
佐賀県立男女共同参画センター 佐賀県立生涯学習センター 「アバンセ」	佐賀県佐賀市天神三丁目2-11 TEL：0952-26-0011（代表）／0952-26-0018（相談専用） http://www.avance.or.jp/
熊本県男女共同参画センター	熊本県熊本市手取本町8-9くまもと県民交流館パレア内 TEL：096-355-1187 http://www.parea.pref.kumamoto.jp
大分県消費生活・男女共同参画 プラザ（アイネス）	大分県大分市東春日町1-1　TEL：097-536-1111 http://www.pref.oita.jp/soshiki/13040/
宮崎県男女共同参画センター	宮崎県宮崎市宮田町3番46号 TEL：0985-60-1822 http://www.mdanjo.or.jp/
鹿児島県男女共同参画センター	鹿児島市山下町14-50 TEL：099-221-6603 http://www.kagoshima-pac.jp
沖縄県女性総合センター 「てぃるる」	沖縄県那覇市西3丁目11-1 TEL：098-866-9090 http://www.tiruru.or.jp

誓いのためのアイデア

1つの行動を約束することで，人生が前進するでしょう！
役に立つと思えることなら何でもいいのです。
あるいは，以下のアイデアのどれか1つを試してみるのもいいでしょう。
約束を守ることは，自分自身を尊重し，敬意を払い，ケアすることになるのです。

◆ 選択肢1：配布資料2「あなたの人生にかかわる人たちへの手紙」を，あなたの人生にかかわる人にわたしましょう。あるいは，「どうすればあなたは私の回復を援助できるか」というテーマで，あなた自身の手紙を書きましょう。

◆ 選択肢2：あなたの回復を妨げる人を同定し，その人からどのように自分自身を守るかについて計画を立てましょう。

◆ 選択肢3：回復のための援助をもっとたくさん得るために，あなたの人生にかかわる人に伝えるべきことをリストアップしていきましょう。

◆ 選択肢4：セーフティ対処シートを埋めましょう（このテーマにあてはめた下記の例を参照しましょう）。

Lisa M. Najavits（2002）から引用。版権はGuilford Press社にあります。個人的な使用に限り，図書を購入してコピーすることが可能です。詳しくは，版権に関するページを確認して下さい。

このテーマで利用するセーフティ対処シートの例

	古いやり方	新しいやり方
状況	妻が，私の飲酒のことを口うるさくいうのをやめてくれない。私がグラス1杯のワインを飲むと，決まってけんかになってしまう。	妻が，私の飲酒のことを口うるさくいうのをやめてくれない。私がグラス1杯のワインを飲むと，決まってけんかになってしまう。
★対処法★	私は「うるさい。私の人生なんだから好きにさせてくれ」という。こうしたプレッシャーに耐えられないから，妻の目を盗んで飲もうとしてしまう。	この状況をよりよく対処できる方法がある。 ・妻自身が支援を得るためにアラノンへの参加を勧める。 ・落ち着いた口調で，自分が望んでいることをはっきりと伝える。たとえば，「私はいま，物質乱用の治療にとりくんでいる。だから，私の飲酒についてとやかくいうのは控えてほしい。私は自分自身の判断で回復に向けてとりくむ必要があるんだ」といってみる。
結果	孤独感を感じる。周囲のだれもから人生を邪魔されているような気がする。	状況は多少ましだ。少なくとも，建設的な対処をしようとしている。

あなたの_古いやり方_はどれくらいセーフティですか？ ＿＿＿＿

あなたの_新しいやり方_はどれくらいセーフティですか？ ＿＿＿＿

0（まったくセーフティではない）から10（セーフティ）までで評価してください

回復への支援者を得る 383

行　動

トリガーに対処する

概　要

　治療において患者に求められているのは，PTSDや物質乱用のトリガーと戦うことである。このプログラムでは，3つのステップからなる簡単な行動モデルが示されている。人，物事，そして場所である。つまり，だれといるか，何をしているか，どこにいるかを変えようという試みなのである。

オリエンテーション

　「ささいなことが自分を追い込む。それがわかるまでは，ずっと死ぬことを考えていました」

　「だれかがトリガーを刺激すると，急に考えの幅が狭まり，気分をよくしようとすること以外は何も考えられなくなってしまうんです」

　PTSDと物質乱用の両者において，「トリガー」となる外的な出来事は，極端な反応を引き起こす誘因となりうる。あるPTSD患者は，子どもの泣き声を聞くと，自分の幼少時のことが思い出され，耐えがたい悲しみの気持ちが押し寄せてくるという。また別の物質乱用患者は，クラック用のパイプを見ると，強烈な渇望を感じるという。どちらの疾患も，たえまなく症状が持続する慢性疾患といえ，あたかも高周波と低周波の両方から頻繁にブリップが現れるレーダー探知機のように，たえず刺激を受けつづけている状況にある。回復のためには，患者がこれらのトラブルに対処できるように援助し，彼らをトリガーによって生じた有害な行動から守り，安全感を保つことが不可欠である。そのようにしていくと，患者はトリガーのある危険地帯に足を踏み入れた際にはいち早く気づけるようになり，その結果，これまでよりもすみやかに，そしてより効率的にセーフティな場所へと移動することできるようになる。
　簡単な行動のひな型があると，患者が自分のトリガーに気づき，それにもっと積極的に立ち向かえるようになる。そのひな型というのは，「人，物事，そして場所」である。つまり，だれといるか，何をしているか，どこにいるかを変えることである。これはAAの「人，場所，物事を変える」という常套句に似ている。「人」というのは，世話人，薬物を使わないしらふの友人，セラピストなどセーフティな人々に援助を求めることである。「物事」というのは，運動，コメ

384

ディ映画観賞，趣味を持つことなど，自己破壊的行動を妨げる行動である。「場所」には，友人と飲みに行かずにAAミーティングに行くなど，健康な環境に身を置くことを含意している。

「だれ（人），なに（物事），どこ（場所）」というこの3つの手法は，トリガーに対してセーフティであるために心の距離を築く方法である。危険な状況から距離を置くことは，特にPTSDの患者にとって重要である。彼らは，たいてい距離がほとんどとれないことと（たとえば，自分の感情が手に負えなくなったり，つらい記憶がいっきに押し寄せてきたり，困難な関係に陥ったりするなどの），距離をとりすぎることと（たとえば感覚を麻痺させたり，解離したり，孤立するなど）のあいだで，揺れ動いているものである。同様に，物質乱用患者も，距離がほとんどとれないことと（たとえば，強烈な渇望を感じるなどの），距離をとりすぎることとの（たとえば，二度と物質乱用はしないと感じるほど「つぶれる」などの），両極端をさまよっているように感じられる。最適な距離の概念とは，望ましい平衡を保つことである。直面した現実を認識できるが，それでもうまく対処してそれに耐えられることである。

「だれ（人），なに（物事），どこ（場所）」の手法は，おしなべて慎重に検討されるべき行動に関するもので，これらは何らかの行動をとることが必要である。しかし，これらは認知と対人関係の分野にも関連する。ちょうどトリガーが，行動的なもの（麻薬の売人に会うことなど），認知的なもの（「自分は物質を使う必要がある」という考えなど），あるいは対人関係的なもの（友人と口論になるなど）でありうるように，これらのトリガーに立ち向かう方法もまた，行動，認知，対人関係の3つすべての要素でありうる。「だれ（人），なに（物事），どこ（場所）」の手法にはほかの呼び方もあるので，それも覚えておくとよい。「ACE（行動（activities），関係（connection），環境（environment））」，あるいは「人，場所，物事を変える」（上述のAAの常套句）などである。ここでテーマとしてとりあげられている，「だれ（人），なに（物事），どこ（場所）」という言葉は，簡単で覚えやすく，この表現を好む患者のためにAAとは異なる解釈で教えられている。

すでに対処法が身についている患者を治療するセラピストのために，今回のテーマでは，「暴露介入」という追加のセッションも提示されている。このような暴露のとりくみは，セッションを通じて患者が，トリガーに対する強烈な感情と，それを乗り越えて成功することの両方を経験するという意味で，非常に効果的といえる。しかし，このセッションでの狙いは，過去に関する話し合いはいっさいせずに，まずは現在のトリガーにのみ集中することにあり，不安を減弱させるための，積極的な対処戦略の練習に重きを置いていることを忘れないでほしい。ここでは，事前の訓練，スーパーバイズ，周到な計画の必要性がくりかえし強調されている。もちろん，こうした暴露介入に関する詳細な情報源についても提示されている。

セラピストによくある反応

PTSDと物質乱用の両方において，トリガーは，患者が日常生活のなかで頻繁に遭遇するきわめてもありふれたものであることが多い。しかし，今回のセッションでとりあげられる問題は，仲間，「正直であること」，セルフケア，考え直しなどといった普遍的な問題とは異なり，いずれの障害にも決して苦しんだことのないセラピストにとっては，あまりにもなじみのないものばかりでもある。それらが，どれほど強烈で混乱させられるものであるかを把握することは重要である。患者がトリガーにまつわる自分の経験について述べるのを聞きながら，その話を，あなた自身の人生におそらくあった，困難で激しい精神的苦痛を伴うつらい経験に，でき

トリガーに対処する　　385

るだけうまく関連づけようとすることが役立つだろう。

謝　辞

　このテーマは，マーラットとゴードン（1985）の文献から数多くの引用をしている。「人々，場所，物事を変える」は，すでに述べたように，AAからの引用である。

セッションの構成

1. ***チェック・イン*** *（患者1人につき5分以内）*。第2章を参照。
2. ***引用文*** *（手短に）*。390ページを参照。引用文をセッションに関連づける。たとえば，「今日は，トリガーへの対処について話し合いましょう。引用が示すように，努力することで世界が開けます」といったように。
3. ***患者の生活とテーマを関連づける*** *（セッションの大部分の時間を使って丁寧に行う）*。
   a. *患者に，配布資料「トリガーに対処する」に目を通すように指示する。*
   b. *患者が自身の生活のなかでの現在の特殊な問題と，得たスキルを関連づけるのを手助けする。示唆を得るために「セッションの内容」（下記）と第2章を参照。*
4. ***チェック・アウト*** *（手短に）*。第2章を参照。

セッションの内容

目　標

□　PTSDと物質乱用のトリガーの重要性と，それらに積極的に立ち向かう必要性について検討する。

□　人，物，場所についての，トリガーに対処するための簡単なひな型について話し合い，練習する。

患者の生活とテーマを関連づける方法

★ ***リハーサルをする***。患者に，現在のトリガーに対処するために，「だれ（人），なに（物事），どこ（場所）」のひな型をどのように利用するつもりかを記述してもらう。たとえば，もしもある患者が先週物質乱用やほかの危険な行動におよんでしまったら，その患者に「その状況を頭のなかで再現する」ように伝えて，物質乱用のきっかけとなるトリガーを同定し，どうやって今後はそのトリガーに立ち向かうかを記述してもらう。

★ ***ディスカッション***
   ● 「あなたの生活からとりのぞくことができそうなトリガーはありますか？」
   ● 「あなたにとってもっとも強いトリガーは何ですか？　それに対処するために，「だれ（人），なに（物事），どこ（場所）」をどのように活用しますか？」

- 「もしもウォッカの広告を目にしたら，あなたはどうしますか？　そのトリガーにどのように立ち向かいますか？」（セッションに参加している患者にまつわるエピソードを踏まえて，別の例を選択してもよい）
- 「あなたの人生からトリガーを完全に追い出すのは不可能だと思いますか？」
- 「『勇敢かつ戦略的に戦う』とは何を意味していますか？」

留意点

✦ *その話し合い自体が，患者にとってトリガーとなっていないか注意する。*チェック・インを行い，彼らがトリガーだと感じているかどうかを尋ねる。もしもそうであれば，早めに次の話題に移るようにする。特に集団療法として行われている場合には，トリガーがどのようなものか，患者たちにわかるように1つか2つの例をあげるだけにし，患者には，ほかの人たちにとってトリガーとなりうるPTSDや物質乱用に関する危険な話をさせないようにする配慮が必要である。もしもセッションのなかでトリガーとなる刺激があったと感じたら，セラピストは躊躇なく患者に，「トリガーになったら率直に教えてほしい」と伝えることが重要である。実際，彼らにとって，セラピストからの支援を受けられる場は，積極的にそれに対処しようとするための理想的な場かもしれないからである（下記の後半の留意点を参照）。

✦ *トリガーに対処するときにはつらい気分になりやすい，ということを患者が理解できるようにする。*トリガーに対処しようとして物質を使わずにいると，彼らは強い不安，混乱，怒り，喪失感を感じるかもしれない。つらい気分になるかもしれないが，時間がたてば結果的によい気分に持ち直すことができるだろう。

✦ *何が自分のトリガーかわからない患者がいる，ということも心得ておく。*彼らは何の前触れもなく解離状態に陥ったり，物質を使用したりすることがある。そのような場合，たとえばPTSDの症状が出たときや物質乱用をしているときに，「そのときだれと一緒にいましたか？」，「そのとき何をしていたか？」などと，まるでスローモーションの映画のように頭のなかで再現してみるように伝えると，何がトリガーなのかが理解しやすいことがある。

✦ *比喩を使って説明すると，トリガーが何であるのかを理解しやすい*（Marlatt & Gordon, 1985, pp.53-54）。例をあげると，「あなたは幹線道路を運転していると想像してください。その道路は，路面が凍結していたり，カーブがあったりしてスピードを落とさないといけないところもあれば，スピードを上げられる場所もあるといった具合に，運転がむずかしい箇所とたやすい箇所，両方があります。優良な運転手は，運転がむずかしい箇所を知らせる標識を注意深く観察しているものです」といったように。

✦ *患者の多くは，「トリガーに直面しないように自分の生活スタイルを変えるなんて無理」と思い込んでいる。*治療の目標は，そのような状況になったときに適切に対処して，よい気分になれることを学ぶことである。たとえば，エレベーターのなかで暴行被害に遭遇したのをきっかけにしてエレベーターに乗るのが怖くなっていたとしたら，やるべきなのは，エレベーターを避けずふたたび乗るにはどうしたらよいのかを学ぶということである。とはいえ，この問題は物質乱用に関しては扱いにくい。患者のなかには，自分から危険かつ無用なトリガーに近づこうとする者もいる。たとえば，「私は自分の渇望を克服できるか確かめたいから，昨晩居酒屋に行ってみた」といった具合である。その意味では，可能なかぎりトリガーを避けること，それがむずかしければそれに対処することを学ぶというスタンスが大切である。

✦ **どのようなものであっても，患者が好むいい回しを使う。**もしも患者がAAの言葉を使いた
がっていたら，「人々，場所，物事を変えること」を用いる。AAが好きではない患者の場合
には，「だれ（人），なに（物事），どこ（場所）」という表現の方がよいと感じるかもしれな
い（本セッションのテーマ「だれ（人），なに（物事），どこ（場所）」という言葉を用いた背
景には，実はそうした理由もある）。

✦ **トリガーへの暴露はあくまでも本セッションのテーマとの関連でなされるべきであり，きわ
めて慎重に，十分に管理された状況下で行われる必要がある。**トリガーへの暴露とは，セッ
ションのはじめで患者が実際にトリガーを感じるようにし，誘発された症状や渇望に打ち勝
つというコントロール能力を獲得することであり，セラピストはまさにその瞬間その場所で，
対処スキルを積極的に練習するように援助しなければならない。その際，グラウンディング
や考え直し，あるいは，ほかのセーフティな対処スキルが役立つであろう。しかし，このよ
うな戦略を用いるのは，以下の条件を満たしている場合にかぎられる。(1) 暴露的介入の行
い方について，正式な訓練や専門的な指導を受けたセラピストが付き添っていること。(2)
個人心理療法も並行して行われていること。(3) 患者はすでにいくつかの対処スキルを十分
に習得しており，暴露へのとりくみについて理解と同意をしていること。(4) 患者がトリガー
を乗り越えるのに十分なほど，長い期間の治療が提供されること（1つのセッションだけで
は十分ではないだろう）。(5) 現在のPTSDや物質乱用のトリガーのみに関連していること
（第2章の「治療の施行にあたって」で記述されている安全度の指標によれば，これよりもさ
らに強力な介入とされる，過去の心的外傷についての話し合いではない）。そして，集団療法
での暴露はより危険であることにも注意しなければならない。暴露に対する対処法がわから
ないほかの患者にとってはその暴露自体がトリガーとなってしまう危険があるが，その一方
で，不安を減弱させるセッションでは，セラピストが患者1人1人に十分な注意を払う余裕が
ないことが少なくない。なお，暴露方法に関する情報をさらに得たければ，この本書巻末の
参考文献一覧を参照してほしい。PTSDの暴露に関してフォアとロスバーム（Foa & Roth-
baum, 1998）の，PTSDと物質乱用の暴露に関してバックら（Back et al., 2001）の，物質乱
用の暴露に関してチルドレスら（Childress et al., 1988）の文献がある。

✦ **例としてあげられたトリガーについて考察する。**以下のリストは，もともとこのテーマの配
布資料のなかに含めていたが，実際の治療中に，このリストにあげられた情報自体をトリガー
として感じてしまう患者がいたことから，現在では，あくまでもセラピストのための情報と
してのみ提供している。ただ，もしもあなたが上述した暴露へのとりくみを行おうと決めた
なら，このリストを患者に示してもよいであろう。

典型的なトリガー

物質乱用において	PTSDにおいて
薬物の売人に会うこと	子どもの泣き声を聞くこと
アルコールの広告	心的外傷が起きた日付
薬物を使用するための道具	突発的な音
パーティーなどの社交的な場	自分の身体的苦痛
お金	悲しい音楽
携帯電話	あなたを苦しめる人に似ている人
祝い事	非難されたり怒鳴られたりすること
「一杯だけならいいだろう」といった考え	「私が悪いのだ」といった考え
興奮や怒りなどの感情	閉塞感や悲しみなどの感情
PTSDの症状	物質乱用の症状
(たとえば夜などの) 一日のうちの特定の時間帯, あるいは特定の季節	(たとえば夏などの) 一日のうちの特定の時間帯, あるいは特定の季節

むずかしいケース

＊「私には自制心がない」
＊「私にはすべてのものがトリガーとなってしまう」
＊「何が自分のトリガーとなるかがわからない。いつも自覚する前に薬物を使ってしまっていた」
＊「どんな感情がわきあがってきても,すべて自分で受け止めることが大事だと思う」
＊「飲酒の問題はあるが,バーテンダーとしての仕事が決まったばかりだ」
＊「何年もトリガーに対処しようとしてきたが,どうにもならなかった」
＊「家族が私にとってのトリガーだが,だからといって家族から離れることはできない」

引用文

「何かをするときには，全力で打ち込め。

全身全霊をそれに注げ。

そのことを自分の心に深く刻み込め。

積極的で，精力的で，意欲的で，忠実であれ。

そうすれば目標を達成できるだろう」

――ラルフ・ワルド・エマーソン
（19世紀の米国の作家）

トリガーに対処する

トリガーに上手に対処して戦う

♦ **トリガーとは，PTSDの症状や物質乱用を引き起こすもののことです。** たとえば，クラック（樹脂型コカイン）を入れるガラスパイプをみること，悲しい音楽を聴くこと，お金を持つこと，突発的な音を聞くことがあげられます。何でもトリガーになりえます。自発的に回避することや，それに立ち向かうことを学べば学ぶほど，あなたは強くなれるでしょう。

♦ **もっとも多くみられるトリガーは何でしょうか？** ある大規模研究によると，物質乱用者にとってもっとも多くみられるトリガーは，ネガティブな感情（35%），周囲からのプレッシャー（20%），人間関係の悪化（16%），衝動と誘惑（9%），人と一緒にいるときに体験するポジティブな感情（8%），自分のコントール能力を試したくなること（5%），1人でいるときに体験するポジティブな感情（4%），体調不良（3%）でした。

♦ **最善の策は，できるかぎりトリガーから離れていることです。** 感情を揺さぶられる可能性のあるTV番組は観ないようにする，あるいは，近所の居酒屋には行かないようにすることです。あらかじめ，トリガーから自分自身を守ることで，「回避可能な」苦痛を回避できます。

♦ **決してトリガーを試さないでください。** 回復初期の段階で，このまちがいをおかしてしまう人がいます。患者はしばしば，「自分が薬物のトリガーに耐えられる強い人間かどうかを試すために，今夜パーティーに行こう」などと考えるものです。でも，そのような試みはしないでください！ 新たな心的外傷を負ってしまう危険性があります。そして，トリガーに耐えられるかどうかを確認しようとして自分自身を試すのもやめましょう。慎重を期することなしに回復するのは，至難の業なのです。

♦ **トリガーは日常生活のなかに数多くありますが，「勇敢かつ戦略的に戦う」** ことはできます。避けるためにできるすべてのことをしたとしても（あなたはきちんとするでしょうが），セーフティな殻に守られて生きているわけではないので，日々の生活のなかでトリガーに遭遇することもあります。大切なことは，トリガーに果敢に対処することです。トリガーと戦い，抵抗し，決して屈しないでください。

♦ **バランスのとれた状態を努めましょう。** PTSD患者は，ときに過剰な感情を体験し（たとえば，圧倒される強烈な感情など），また，あるときには過少な感情に戸惑います（たとえば無感覚状態や解離状態など）。物質乱用者もまた過剰を体験し（たとえば激しい渇望など），かと思うと，過少を体験します（たとえば，「もう二度と物質など使うものか」と感じるような虚脱状態のときなど）。トリガーに対して最善のやり方で対処するためには，「極端から極端へ」ではなく，バランスのよい状態を保つことです。トリガーがあなたを支配しないですむよう，現実を自覚し，意識し，向き合っていきましょう。

♦ **トリガーに対処するのは，それが生じる前，生じている最中，生じた後です。** 最善策は，あらかじめ備えておいて事前に対処することです。しかし，そのプロセスのいかなる段階でも，上手に対処することは可能です。決してあきらめてはいけません！

Lisa M. Najavits（2002）から引用。版権はGuilford Press社にあります。個人的な使用に限り，図書を購入してコピーすることが可能です。詳しくは，版権に関するページを確認して下さい。

配布資料

♦ **トリガーは突発的に生じることもあります。**これが，トリガーがとても危険な理由です。トリガーは，予期せず起こる可能性があります。

トリガーに対処するために，人，物，そして場所を変えること。

「だれ（人），なに（物事），どこ（場所）」を変えることにより，セーフティな感覚を得ることができる。

だれといるか？

　たとえば薬物の売人や薬物乱用者など，セーフティでない人とは距離を置きましょう。もっとセーフティで，回復につながる人へと意識を向けましょう。自助グループのスポンサーやセーフティな友人，家族に連絡をとってみてください。トリガーに刺激される前に，あるいは，刺激されている最中や刺激されてしまった後に連絡をしましょう（刺激される前なら理想的です！）。自分が感じていることを語ってもよいし，あるいは気がまぎれるような映画やスポーツなどの軽い話題を話し合ってもよいでしょう。また，セーフティな人たちの写真を持ち歩くことで，あなたがそうした重要な人たちとつながっていることが確認できるようにしておいてください。もしもトリガーに遭遇してしまったら，その写真を取り出して，「今すぐすべきことはなにか？　自分の薬物乱用が，彼らにどんな影響をおよぼすだろうか？」と自問してみましょう。

なにをしているか？

　セーフティな活動に切り替えましょう。読書，テレビ，音楽，運動，散歩，仕事や趣味などをしてみましょう。トリガーから注意をそらすような，あらかじめスケジュールで埋められた予定表を作っておいて，不用意に暇な時間ができないようにしておきましょう。

どこにいるか？

　環境を変えましょう。もしもトリガーを感じたら，たとえばその部屋やエリアから離れ，セーフティな場所に移動してください。ドライブや散歩をするのもよいでしょう。薬物を使う道具は捨てましょう。テレビのチャンネルを変えてみてもよいでしょう。

　　　　つまり，あなたとトリガーとの距離を，できるだけ遠くするのです。
「だれ（人），なに（物事），どこ（場所）」を変え，自分の安全地帯をつくり出しましょう。

謝辞：このテーマと配布資料のなかで触れた大規模研究は，マーラットとゴードン（1985）から引用しました。
「だれ（人），なに（物事），どこ（場所）」の概念は，AAの書籍における，「人，場所，そして物事を変えること」
という慣用句とよく似ています。これらの情報源を探索したいなら，セラピストに尋ねてみましょう。

誓いのためのアイデア

1つの行動を約束することで，人生が前進するでしょう！
役に立つと思えることなら何でもいいのです。
あるいは，以下のアイデアのどれか1つを試してみるのもいいでしょう。
約束を守ることは，自分自身を尊重し，敬意を払い，ケアすることになるのです。

✦ 選択肢1：今週，あなたの生活から1つ，主要なトリガーをとりのぞきましょう。たとえば，家のなかにあるすべてのアルコールを処分したり，二度と電話をしないようにと薬物の売人に告げたりしましょう。
✦ 選択肢2：あなたのトリガーのなかでもっとも強力なもの3つに，どのように対処できるかを書き上げましょう。
✦ 選択肢3：あなたが勇ましく重大なトリガーに戦っているような，スター・ウォーズのシーンを思い描きましょう。どのような映像が役立つでしょうか。
✦ 選択肢4：セーフティ対処シートを埋めましょう（このテーマにあてはめた下記の例を参照しましょう）。

このテーマで利用するセーフティ対処シートの例

	古いやり方	新しいやり方
状況	トリガーとなる映画を観てしまった。	トリガーとなる映画を観てしまった。
★対処法★	気持ちが混乱してしまった。まったく対処できなかった。だから，つらい気分から逃げるために薬物を使った。	トリガーから距離をとるために，「だれ（人），なに（物事），どこ（場所）」を使おうしたなら，私は以下のようにできる。 だれ（人）：友人に電話をする。 なに（物事）：映画を観るのをやめる。 どこ（場所）：外に出て散歩する。
結果	少しのあいだは気分がよくなったが，その後ずっと絶望的な気持ちに苛まれた。	よりセーフティな感じを体験することができるだろう。

あなたの古いやり方はどれくらいセーフティですか？　　_____

あなたの新しいやり方はどれくらいセーフティですか？　　_____

0（まったくセーフティではない）から10（セーフティ）までで評価してください

Lisa M. Najavits（2002）から引用。版権はGuilford Press社にあります。個人的な使用に限り，図書を購入してコピーすることが可能です。詳しくは，版権に関するページを確認して下さい。

トリガーに対処する　393

行　動

自分の時間を大事にする

概　要

　この治療プログラムでは，回復への手がかりを理解する方法の1つとして，患者に対して，どのように時間を使っているか振り返るように指示することがある。彼らは時間をうまく使っているだろうか？　回復は，彼らにとってもっとも優先順位が高いものだろうか？　患者の時間の使い方を調べるのは，彼らが日々の生活のなかで何を重視しているかを知る手がかりとなる。PTSDと物質乱用からの回復を目指すということは，PTSDおよび物質乱用の患者とは異なる時間の使い方を目指すことを意味する。したがって，患者には「自分なりの上手な時間の使い方」を推奨するわけである。その際，構造的な枠組みと自由さ，勤勉さと遊びの要素，ひとりでいる時間と仲間と一緒にいる時間……こういった一見相矛盾する要素のバランスをうまくとることの大切さについても，患者に伝える必要がある。

オリエンテーション

　時間に対する考え方は患者によってさまざまに異なる。たとえば患者のなかには，は決まった生活の枠組みもなく，ほとんど何もしないので，いつも非常に退屈に感じている者がいる。彼らの毎日はひたすら薬物を手に入れることと使うこと，そしてそこから回復することに終始している。その一方で，あまりにも多くの仕事に追われていて，自分の時間が持てないでいる患者もいる。いずれにしても，今回のセッションでは，自分の時間をどのように用いるのかにについて考えてもらう旨，患者に伝える。

　もう少し掘り下げて考えると，生活スケジュールをくわしく検討することは，患者がいま現在の生活が人生においてどのような意味を持つのかを考えるのに役立つ。時間を無駄にしながら，無秩序かつ無目的に生きていくべきか？　それとも，回復に向かって前進するために，生産的に時間を使うべきか？　あるいは，それぞれ方向性の異なるニーズに対してうまくバランスをとっていくべきか？　願わくば，時間の過ごし方とその意義について考えることで，患者が気づくことを期待するわけである。以下に，2人の患者の例を示したい。

1.「忙しすぎる」

　ある患者はあまりにも長時間働いており，先月はわずか2日しか休みがとれなかったと告白した。生活をふりかえるなかで，彼女は，毎晩帰宅すると飲む2，3杯のワインだけが，一日の疲れを「癒し」，気分を満足させてくれ，リラックスさせてくれるたった1つの方法であることに気づいた。そこで，空いているスケジュールを活用する方策を考えた。具体的には，彼女は仕事を終わせる時間（たとえば午後7時）をきちんと決め，仕事の後は，ビデオを観るなど飲酒せずに楽しめる活動をする計画を立てたのである。彼女は，この計画が飲酒を減らす助けになるかどうか試すため，ひとまず1週間試してみることに同意した。彼女の担当セラピストは，この新しい生活スケジュールによって，自分の感情に耳を傾ける時間をとったり，社交的になったり，自助グループに行ったりするなどの活動がどのように変化するのかを検討してみようと述べた。さしあたっての彼女の目標は，新しいスケジュールによって日々の生活のなかで回復のための活動でとりもどし，アルコールを飲むことなしに自分の生活に価値を感じることができるようになることである。

2.「何もできない」

　別の患者は，マリファナを吸うのが自分の「仕事」になってしまっていると述べた。実際，彼は1日の大半の時間マリファナを吸ってだらしなく過ごしており，何か仕事をはじめようとか，何か目標を持とうなどという気持ちが失せていた。かつて抱いていた夢もこの数年ですっかり色褪せて感じられ，もはやその実現はほとんど不可能と思われた。そこで彼はセラピストとともに，少なくとも1日4時間はパソコン講習を受けるなど，仕事に役立つスキルを習得するための1日の計画を立ててみた。これに並行して彼とセラピストは，最近の彼の自堕落な生活が，心的外傷体験によって希望を失い，彼が人生に対して投げやりな気持ちになったこととどう関係しているのかついても話し合った。その意味で，この新しい生活スケジュールはたんに時間割を立てるだけにとどまらず，彼が日々の生活のなかで「生きる意味」をふたたび手にできるようになることを目指している。

セラピストによくある反応

　今回の「時間」というテーマを扱う際にしばしば問題となるのは，行動と感情との密接な関連である。つまり，セッションの時間内での新しいスケジュールを立てさせても，患者の意識を大きく占めている感情の問題と調和しないかぎり，無味乾燥なものとなってしまう。このことを留意しておくことが，セラピストにとってこのセッションをやり甲斐のあるものにし，さらにうまくいけば，患者にとっても役立つものにする可能性がある。たとえばあなたが頑張って働くのは，どのような感情を求めてのものなのだろうか？　また，もしもあなたが感情的に混乱していたとした場合，この混乱が鎮まるのを妨げているのは何であろうか？「時間」は人間であればだれもが体験しているだけに，この問題と戦わずにすんでいる人はだれもいない。その意味で，あなた自身が抱える時間の問題を率直に自覚することが，患者の治療に役立つ可能性がある。

セッションの準備

♦「自分の時間を大事にする」（配布資料1）のコピーを，各患者に2部ずつわたす。

セッションの構成

1. **チェック・イン**（各患者1人につき5分まで）。第2章を参照のこと。
2. **引用文**（手短に）。400ページを参照すること。引用文をセッションに関連づける。たとえば，「今日は，自分の時間を大事にすることをテーマにしたいと思います。時間は，回復におけるもっとも価値のある資源のうちの1つです」といったように。
3. **セッションを患者の生活に関連づける**（セッションの大部分を使って，丁寧に行う）。
   a. 患者に配布資料に目を通すようにいう。
      配布資料1：あなたの時間を大事にする
      配布資料2：あなたは自分の時間を大事にしていますか？
      「あなたの時間を大事にする」（配布資料1）は，2つの異なる方法で用いられうること（現在に焦点をあてる方法と未来に焦点をあてる方法）に注意する。これらは別々に行ってもよいし，一緒に行ってもよい。時間があれば，複数のセッションにおいてこれらを扱うことを検討する。「セッションの内容」（下記）と2章の留意点を参照のこと。
   b. スキルを生活上の現時点での特別な問題につなげるようにすることを手伝う。「セッションの内容」（下記）と第2章の留意点を参照のこと。
4. **チェック・アウト**（手短に）。第2章を参照のこと。

セッションの内容

配布資料1と2：現在に焦点をあてる

目　標

□　患者がどのように時間を使っているのか，スケジュール表を作るのを手伝う。時間が適切に使われているのか，無駄に使われているのか，混乱しているのか，整然としているのか，バランスが取れているのか，極端なのか，それぞれいずれなのかを検討する。

□　時間にかかわる問題はPTSDと薬物問題とどのようにかかわっているのかを検討する。

患者の生活とテーマを関連づける方法

★ **「あなたの時間を大事にする」（配布資料1）を前の週に記入しておく**。まず，患者にできるかぎり，「自分の時間を大事にする」で今日を含めた過去1週間のスケジュールを埋めるようにと伝える。次に，「あなたは自分の時間を大事にしていますか？」をすべて終えておく。患

者に，自分のスケジュールを見てわかった自分自身の傾向と，自分の回復についてわかったことを尋ねる。

★ディスカッション

- 「先週の時間の使い方はよかったと思いますか？」
- 「時間の使い方にはほかにもいろいなパターンがあることに気づきましたか？　回復のための活動に多くの時間を使っていますか？　多くの時間を浪費していませんか？　物事を先延ばしにしていませんか？　関心があまりに多くの方向へ散らばってしまっている感じですか？　自分のための時間がないと感じますか？」
- 「PTSDと薬物問題は，あなたの時間の使い方にどのように関係していますか？」
- 「自分を尊重するようになるために，どのように時間を使いますか？」
- 「あなたがこれまで育ってきたなかで，時間というものについて，どのように教えられてきましたか？」
- 「あなたの時間の使い方は，あなたの回復を促進するものですか？」
- 「あなたの時間の費やし方は，お金の費やし方と似ていますか？　たとえば，すぐに浪費していますか？　多くの人はそうしたパターンに陥りやすい傾向があります」
- 「あなたが最善の時間の使い方をするの妨げている生活上の障害は何でしょうか？　たとえばあなたが時間をうまく使えないよう邪魔する人はいませんか？」

留意点

✦ **患者が抱えている，「多くの時間を無駄にしてしまった」という感情に対処するには，手助けが必要かもしれない**。過去を後悔することは，いまこの瞬間からはじめてもあまり役に立たない。程度の違いはあれ，だれもが時間を無駄にしている。以上のようなことを述べたうえで，患者に対して，「とにかく，ひとまずいまは，目標へ向けて生活を軌道に乗せていくことに集中しましょう」と伝える。

✦ **他人と自分を比べることは役に立たない**。ほかの人はPTSDや物質乱用問題を抱えていないかもしれないし，子どもの頃からいろいろとしつけられていたり，経済的に恵まれた環境で育ったり，よい教育を受けていたかもしれない。つまり，人の過去を尊重し，承認することは大切である。

✦ **物質乱用がどれほど時間を無駄にするのかを気づかせる**。それは成長，発達，学習を妨げる。物質乱用について話題にする際には，時間を預金残高にたとえて考えさせるとよい。そうすれば，それが「お金」を捨てていることと同じであることが理解できるであろう。

✦ **時間が足りないならば（！），配布資料1を家でとりくむ宿題としてもよい**。セッションの時間内で「自分の時間を大事にする」を完全に埋めるのは効率的ではない。それよりも，患者に宿題として必ず自宅でとりくむように約束させたうえで，セッションのなかでは，配布資料2の質問の方に多くの時間を割いた方がよい。

配布資料 1 : 未来に焦点をあてる

目　標

□　患者の時間でもっとも重要な優先事項として，回復について話し合う。
□　健康的で生産的な活動をメインとするスケジュールを立てて，患者が「自分の時間を大事にする」ことを助ける。

患者の生活とテーマを関連づける方法

★ **「未来に向けてあなたの時間を大事にする」を埋める。** 近い将来（たとえば次週または来月）に自分の時間をどのように使いたいかをイメージして，患者にスケジュールを書き入れるように指示する。その際，役に立つ方法としては，以下のようなものがある。

&❧ 回復を1番の優先事項とするように助言する。必要ならば患者に追加の優先事項も載せた順序付けされたリストを作らせてもよい。あまりに多くのことを手がけるよりも2，3の目標に絞った方がよいだろう。

&❧ 仕事をしていない患者に，仕事やボランティア活動を探すように伝えるとよい。しかし，患者にワーカホリックな傾向が認められる場合には，逆に，就労時間を減らすように伝えた方がよい。

&❧ ほかの人はどのように時間を使っているか（たとえばクラブに参加したり，ボランティア活動をしたり，教会に参加したりなど）を知るために，患者に，「うまくやれている人の近くで時間を過ごした方がよい」と伝える。時間をうまく使っているロールモデルを探せれば理想である。

&❧ 週間カレンダーやTO-DOリスト，あるいは時間を管理するためのセルフヘルプブックや電子・コンピュータ機器，さらには，インターネットを用いたリマインダーなど，時間をコントロールするための補助機器を使うことを推奨する。

&❧ 時間管理についてくりかえし読むべき最良の本については，この配布資料の最後に載せてある（「7つの習慣」）。この本は，時間管理のテクニックをただ書き並べているだけでなく，より深いレベルで個人の価値によって時間の使い方を一貫したものにするやり方を書いている。

&❧ セーフティな余暇や社会的活動に費やす時間を増やすように勧めてみる。「自分を育てる」のセッションは，この点について多くの紙幅を割いている。

★ **ディスカッション**

● 「よりよく時間を使うには，どうしたらよいだろうか？」
● 「新しい生活スケジュールを計画することに気乗りしないのは，どのような感情が足かせとなっているのだろうか？　どのようにしたらそれに打ち勝つことができるだろうか？」
● 「新しい生活スケジュールの計画を実現したら，どんな気持ちになるだろうか？」

留意点

✦ 造化された枠組みと自由さ，勤勉さと遊び，1人でいる時間と仲間と一緒にいる時間とのバランスをとることは，それぞれの人次第である。セーフティでさえあれば，「これが正しいバランス」という正解があるわけではない。それぞれの部分で，その人にとってはほかの人よりもより多くを必要とするものもあるだろう。

✦ 時間の使い方を変えると，不安が生まれるかもしれない。行動パターンの多くは，長い歴史を持っており，それぞれが育った家族との生活のなかで作られたものである。

✦ 一般的には，PTSDからの回復の3つの段階（セーフティ，喪の仕事，再結合）を通過しきるまでは，PTSDの患者は，通常に比べて余裕のあるスケジュールを組み，ストレスを少なくしてもらう必要がある。もっとも，最終的には，患者自身の希望を尊重するのが現実的である。

✦ ぐずぐずと先延ばしするのは問題ではない。最終的に，課題をなしとげればよいのである。スケジュールの前にすべてを終わらせておこうとする「前もって計画する」タイプで，土壇場で大急ぎで動くことに強い不安を感じる人がいる一方で，最終的にすべてなしとげるが，ほとんどを最後に駆け込みでやるという「土壇場」タイプの人もいる。後者のタイプでも，時間内に目標をなしとげることができているかぎりは問題ない。ただし，「土壇場」タイプの人も，ときには「前もって計画する」タイプに変わらなくてはいけない局面だってあるあるだろう。しかし実際には，いずれのタイプであっても，最終的な出来具合には変わりはない。患者にとってみれば，時間の使い方と仕事の進め方に関して，これまでの自分流のやり方を変えさせられることのダメージは大きいかもしれない。それくらいならば，期日までに機能，責任，能力に見合った結果が出せたならば，そこに至るプロセスは個性と受け止めるべきであろう。

むずかしいケース

＊「いつもスケジュールが予定でいっぱいなんです」
＊「午後2時前までには起きたいとは思うんだけど，なかなかできない」
＊「もっとお金が必要だ。時間は私にとって必要ではない」
＊「これを見るととても気分が落ち込むんだ」
＊「私の兄は多くのことをなしとげている。よい職に就き，結婚もしている。それに比べて，私には何もない」
＊「私のまわりには，時間をうまく使っている人なんかだれもいない。私だってみんなと一緒よ」

引用文

「いまどう生きるかで，

未来は決まる」

──マハトマ・ガンディー
（20世紀のインド人指導者）

あなたの時間を大事にする

タイムスケジュール

　自分がどのように時間を使っているかを調べてみましょう。時間の使い方にはあなた自身の状態と回復の進み具合が反映されます。覚えておいてください。時間はたんに時計の動きにとどまらないものです。人間の存在の重要な部分であるといってもよいでしょう。なぜなら，私たちはだれでも与えられた時間はかぎられていて，いまこの瞬間を後でふたたび生き直すことは決してできないからです。ですから，時間をうまく使いましょう！

★ 下のスケジュール表には2つの使用方法があります。

1. **現在に焦点をあてましょう。**今日から過去1週間について，できるだけ正確にスケジュールに書き込んでみてください。そのうえで，そのスケジュールからあなたのどのような状況が読み取れるのかを考えるために，配布資料2の質問に答えてみてください。

2. **未来に焦点をあてましょう。**あなたがどのように時間を使いたいと思っていますか？　あなたが「こうありたい」と願う1週間の過ごし方を，スケジュール表に書き込んでみてください。その際，回復や生産的な働き，セーフティな仲間と過ごす時間，そのほかの健康的な活動などに優先順位をつけて，理想の生活を計画してみてください。

タイムスケジュール	月曜日	火曜日	水曜日	木曜日	金曜日	土曜日	日曜日
午前7時							
午前8時							
午前9時							
午前10時							
午前11時							
午前12時							
午後1時							

Lisa M. Najavits (2002) から引用。版権は Guilford Press 社にあります。個人的な使用に限り，図書を購入してコピーすることが可能です。詳しくは，版権に関するページを確認して下さい。

配布資料1　　　　　　　　　　　　　　　　　　　　　　　　自分の時間を大事にする

タイムスケジュール

	月曜日	火曜日	水曜日	木曜日	金曜日	土曜日	日曜日
午後2時							
午後3時							
午後4時							
午後5時							
午後6時							
午後7時							
午後8時							
午後9時							
午後10時							
午後11時							
午後12時							

あなたは自分の時間を大事にしていますか？

★ 現在のスケジュールを眺めたうえで，以下の質問にどのような感想を抱くでしょうか？　あてはまるものに〇をつけてみてください。

1	時間をうまく使えていますか？	はい	ときどき	いいえ
2	何よりもあなたの回復を優先させていますか？ （例：治療や安全な活動のための時間）	はい	ときどき	いいえ
3	ほかの人の希望だけでなく，あなた自身の希望を十分に考慮していますか？	はい	ときどき	いいえ
4	時間をやりくりするために，毎日のTO-DOリストを使っていますか？	はい	ときどき	いいえ
5	自分自身のために十分な時間を確保していますか？	はい	ときどき	いいえ
6	構造化された時間（例：仕事や学校）は適度に含まれていますか？　多すぎたり，少な過ぎたりしていないですか？	はい	ときどき	いいえ
7	自分の身体をケアする時間をとっていますか？ （食べる，寝る，運動する）	はい	ときどき	いいえ
8	物質乱用にほとんど，もしくは，まったく時間を費やしてないでしょうか？（薬物を買う，売る，使う，使用した物質の影響から回復する）	はい	ときどき	いいえ
9	ひとりでいる時間と，ほかの人といる時間とのバランスはとれていますか？	はい	ときどき	いいえ
10	完全に自分自身を楽しませる時間を十分に確保できていますか？（少なくとも1日に1時間が推奨されています）	はい	ときどき	いいえ
11	他人のせいで自分の時間が無駄に失われてしまうことは避けられていますか？	はい	ときどき	いいえ
12	日常的に決まったやることはありますか？	はい	ときどき	いいえ

★ 自分の時間の使い方をふりかえって，あなたはどう思いますか？

_____

_____

★ スケジュール表を見るかぎり，あなたが生活のなかで優先していることとは何でしょうか？
（たとえば，あなたにとって重要なこと，どのようにあなた自身をケアするか）

_____

_____

Lisa M. Najavits（2002）から引用。版権はGuilford Press社にあります。個人的な使用に限り，図書を購入してコピーすることが可能です。詳しくは，版権に関するページを確認して下さい。

★ 時間の使い方をどのように変えたいと思いますか？（たとえば，優先順位，1人でいる時間とだれかと一緒にいる時間，仕事と遊びのバランス，時間を無駄にするか有効活用するか）

_____

_____

★ 大人になるまでのあいだ，あなたは，「時間」というものに関して周囲の人たちからどのような考え（ポジティブなものとネガティブなもの）を感じとってきましたか？

（＋）ポジティブな考え：_____

_____

（－）ネガティブな考え：_____

_____

★ あなたの時間の使い方は，あなたのお金の使い方と似ていますか？　多くの場合，この2つはとても似ており，今後，時間やお金の使い方を考えるうえで参考になります。たとえば，時間とお金両方の使い方のバランスをどうでしょうか？　時間とお金を気ままに使っていないでしょうか？　あるいは，あまりに時間とお金に厳しすぎて，生活を楽しめないでいませんか？

_____

_____

404　　治療セッションのテーマ　　　　　　　　　　　　　　　　　　　配布資料2

誓いのためのアイデア

1つの行動を約束することで，人生が前進するでしょう！
役に立つと思えることなら何でもいいのです。
あるいは，以下のアイデアのどれか1つを試してみるのもいいでしょう。
約束を守ることは，自分自身を尊重し，敬意を払い，ケアすることになります。

◆ 選択肢1：今週1週間のうちに，2人の人に質問をしてみてください。1人は時間をうまく使っている人で，もう1人はそうではない人です。「あなたのスケジュールはどのようなものですか？」，「時間の使い方についてはどのように考えていますか？」，「どうすれば時間をうまく使うことができますか？」などといった質問をしてみましょう。（もしも時間をうまく使っている人が思いつかなかったら，職場の上司やAAのスポンサー，あるいはセラピストに聞いてみてもよいでしょう）

◆ 選択肢2：（今日のセッション以降の空いているスケジュールを利用しながら）あらかじめ1週間のスケジュールを作ってみましょう。その際，回復を一番の優先事項にするには，どのように時間を使えばよいかに着目してみてください。

◆ 選択肢3：時間管理について書かれた本を手に入れてみましょう。今よりも時間をうまく使えるようになるために，何か新しい方法を見つけるまで何冊か読んでみましょう。そのテーマで書かれた優れた本の1つとして，スティーヴン・R・コーヴィーの『7つの習慣』（1989）というものがあります。時間の使い方について深く考えさせられるとても価値のある本です。

◆ 選択肢4：セーフティ対処シートを埋めてみましょう（今回のテーマにあてはまる例を下に示しました）。

Lisa M. Najavits（2002）から引用。版権はGuilford Press社にあります。個人的な使用に限り，図書を購入してコピーすることが可能です。詳しくは，版権に関するページを確認して下さい。

このテーマで利用するセーフティ対処シートの例

	古いやり方	新しいやり方
状況	私は先週，兄の家族が食事をしている場面に出くわした。兄はとても「しっかりしている」ように見えた。よい仕事についていて，お金もたくさん持っていて，2人の子どもがいて，そしてとても幸せそうだった。	私は先週，兄の家族が食事をしている場面に出くわした。兄はとても「しっかりしている」ように見えた。よい仕事についていて，お金もたくさん持っていて，2人の子どもがいて，そしてとても幸せそうだった。
★対処法★	私の生活はめちゃくちゃだ。何年も働いていないし，家族もいないし，治療にばかり時間を費やしている。一体俺がどうしたっていうんだ。家に帰ったら，気分を上げるためにコカインを使った。私はただ少しの時間でもいいので，気分を上げることが必要だった。	いままでよりもうまく対処できる方法が何かがあるだろう。兄に声をかけ，「どうしたらそんなにうまく時間が使えるのか？」と聞くことができるだろう。また，セラピストと一緒に，自分を前進させるスケジュールを一緒に組み立てることができる。
結果	何も変わらない。私はいつも，気分が悪くなったらコカインを使う→また気分が悪くなったらコカインを使うのパターンのままだ。治療は役に立たず，私は自分を助けることができない。	それでもまだ，自分のことを救いようがないと思っているかもしれないが，少なくともこれは決まりきった道から自分を救い出すチャンスだ。私は依然として悲観的ではあるけれど，うまくできるようにしようと思えば，きっと何かが起きるだろう。

あなたの古いやり方はどれくらいセーフティですか？　　　_____

あなたの新しいやり方はどれくらいセーフティですか？　　　_____

0（まったくセーフティではない）から10（セーフティ）までで評価してください

対人関係

健康な関係性

概　要

　このセッションでは，関係性というものに対する健康な考え方と不健康な考え方について考えてもらう。

オリエンテーション

　PTSDと物質乱用の両方を抱える患者にとって，関係性という言葉はしばしば，心から望んできた人との絆を意味すると同時に，危害を加えられる可能性のある恐ろしい経験をも意味している。このセッションでは，患者に自らの関係性についてふりかえり，関係性に対する自分の考えを検討してもらう。配布資料に列挙されている健康な考えのいくつかはとてもシンプルに見えるが，患者にとっては考え方の大きな転換を求められるものである。たとえば，子どもを抱えながら売春婦として生計を立てている患者は，「何でも話し合える」関係を築くことは可能である，という考えをなかなか信じようとしなかった。彼女は，どれほどよい関係性に見えても，最終的にはいつも嘘か秘密があるものだ，と信じていたのである。特に女性患者の場合，配布資料に書かれている関係性のジレンマに陥りやすい，という点にも注意が必要である。ラーナー（Lerner, 1988）は，「診断や重症度にかかわりなく，女性はしばしば自分を犠牲にして関係性を守ろうとし，自身の目標・目的を達成することにエネルギーを注ぐよりも，他者の気持ちや行動に対しての責任を負おうとする（P.153）」と指摘している。

　前に述べたテーマのように，患者にとって重要なのは，自分の考えが責められているということよりもむしろ，自分の信念が自身の生活史のなかで意味を持つことである。また，普遍的な考えよりも，むしろ個別的な考えに意識を向けた方がよい。信念に関する議論においてときどきみられるあやまちは，「いま・ここ」の対人関係の場面で何をすべきかではなく，哲学的な論議に嵌まり込んでしまうことである。

　このセッションでは，患者の思い込みを明らかにするという点において，「新しい意味を作り出す」という行為と似ているといえるかもしれない。というのも，このセッションは関係性をターゲットとしているが，実は関係性こそが薬物使用をはじめる主要なきっかけとなっており，そればかりか，患者が苦しんでいる葛藤を引き起こした最大の原因だからである（Marlatt & Gordon, 1985）。

407

幼少期に虐待を受けてきた患者の場合には，その患者にわたす配布資料は，大人との関係性に関する考えを強調したものにすべきであろう。それは，患者が育ってきた過去には役立たないが，現時点でほかの大人とどのようにして関係性を築くかを考えるのに役立つであろう。

セラピストによくある反応

セラピストは，患者から関係性における葛藤の話を聞かれさていると，気持ちが患者の側に引っ張られるように感じるかもしれない。しかし，このセッションにおいて鍵となる考えは，患者がコントロールできるのは他人ではなく自分だけ，というものである。セラピストは，患者が他者に失望していることに理解を示しつつも，患者が他者とよりよい関係性を築きあげる方法を考えることにしっかりと注意を向けさせなくてはならない。それには，患者がいま話してないことを聞き，あるいは，患者がいま見ていないものに気づく必要があることも少なくない。これはセラピストにとって容易ではないことである。もしもセッションが，これまで人はいかに自分を正当に扱ってこなかったかを語る，「文句タラタラのセッション」になってしまったら，患者が新たな成長を得る機会にはならない可能性が高い。要するに，セラピストが考えるべきことは，「この患者が人とうまくつき合えるようになるには，何を学べばよいのか」ということである。

謝　辞

本セッションの前提となる考えは，ベックら（1979）と非機能的態度スケール（Weissman, 1980）から得られている。

セッションの構成

1. **チェック・イン** *（患者1人につき5分以内）*。第2章を参照すること。
2. **引用文** *（手短に）*。411ページを参照すること。引用をセッションに関連づける。たとえば，「今日は，健康な人間関係についてとりあげたいと思います。この引用は，人を愛する能力は人生の可能性を広げてくれる，といったことを意味しています」といったように。
3. **セッションを患者の生活に関連づける** *（セッションの大部分を使って丁寧に行う）*。
    a. *患者に配布資料に目を通すように指示する。配布資料はバラバラにして使ってもよいし，セッションごとにまとめて使ってもよい。もしも時間に余裕があれば，複数のセッションで重複している課題を考えることにする。くわしくは，「セッションの内容」（下記）と第2章参照すること。*
    配布資料1：健康な関係性
    配布資料2：不健康な関係性についての考えを変える
    b. *対処スキルを現在の生活における特定の問題につなげて試みるよう援助する。「セッションの内容」（下記）と第2章を参照すること。*
4. **チェック・アウト** *（手短に）*。第2章を参照すること。

セッションの内容

目　標

- □　患者が関係性についての自分の考えに気づくことを援助する（配布資料1）。
- □　健康な関係性を阻む考えを変えていくことを援助する（配布資料2）。

患者の生活とテーマを関連づける方法

★*自己探求。自分自身のなかにあると気づいた*，配布資料1にある健康な考えと不健康な考えにチェックをつけるよう患者に伝える。

★*ディスカッション*

- ●「どの考えに対しても賛成ですか，それとも反対ですか？」
- ●「もしもあなたが考えを変えたら，現在の関係性が少しは楽な状況へと変わる可能性はありますか？」
- ●「健康な関係性についての考えを，あなたの生活のなかでどう生かせそうですが？」
- ●「あなたが習得する必要があるのは，どの関係性に関するスキルでしょうか？　また，そうしたスキルを学ぶには，どうしたらよいでしょうか？」
- ●「関係性についての考えを，PTSDと物質乱用にどう結びつけて理解したらよいのでしょうか？」
- ●「なぜ他者ではなく自分自身を変えることに意識を向けることが大事なのでしょうか？」
- ●「関係性における葛藤に直面したときに薬物に手を出しやすい，ということに気がつきましたか？」

留意点

- ✦*配布資料1に書かれている考えをよりくわしく説明したものが配布資料2である，ということに注意するよう促す。*各段落において，さまざまな不健康な考え（◆印をつけている）を，どうすれば，それと関連した健康な考え（＊印をつけている）に変えることができるのかを検討している。
- ✦*関係性において自分なりの選択肢を見出せるように援助する。*たとえば，「あなたの上司がとても気むずかしい人だということはわかりました。しかし，私たちは彼を変えることができないのだから，あなた自身の状況をよくするためには何をしたらいいでしょうか？」と問いかけたりする。他者に対する患者自身の考えを棚上げすることができなければ，関係性のなかで生じた問題は，たんに患者の手落ちということになってしまうだろう。むしろ，状況を変えるには（すなわち，救い難い関係性を終わらすには）何をすべきなのかを見出す援助をする。
- ✦*集団療法では，個々の考えに同意するのであれば，挙手するよう患者にいってもよいだろう。*そうすることで，患者はほかの患者が関係性についてどう考えているのかを知ることができる。

むずかしいケース

＊「私は酒を飲んでいるからこそ社交的になれている。もしも酒をやめたら孤独になってしまう」
＊「健康な関係性というものを信じたいのは山々だが，どうにも人というのが信じられない」
＊「健全な人なんかいないと思う」
＊「こういった健全とか不健全とかいった区別は，黒人・白人といった考えに似ているような気がする」
＊「子どもの頃の虐待被害は，私に何らかの過失があったせいだといっているんですか？」

引用文

「自分が変われば,

外の世界も変わっていくのだ」

──ボーレン・ジーン・シノダ
（20世紀の米国人作家）

健康な関係性

★あなたが同意できる文章にチェック（✔）をつけてみましょう。

健康な関係性についての考え

1. 相手を非難するのではなく，理解と解決策を探る。
2. 健全で親密な関係性であるなら，何でも話し合うことができる。
3. 関係性を変える一番よい方法は，自分が行動を起こすことである。
4. よい関係性を築くことは，スポーツと同じように習得可能なスキルだ。
5. 大切な関係性を失うことはつらいものだが，私たちは嘆いたりすることもできるし，行動することもできる。
6. 悪い関係性に身を置くよりは，1人でいるほうがよい。
7. よい関係性を築きあげるには努力が必要だが，その努力に見合うだけの価値はある。
8. お互いの希望が尊重される関係性が必要だ。
9. 本当に重要な数人とよい関係性を築いていくことが大切だ。
10. 回復に伴って自分自身をより尊重できるようになるし，ほかの人に対してもそうだろう。
11. 相手を受容することは，健康な関係性の基本だ。

不健康な関係性についての考え

1. 私はいつもまちがっている。ほかの人はいつも正しい。
2. 私が本当に考えていること，感じていることは隠すべきだ。
3. 相手の方がまずは変わらないといけない。
4. 私は悪い関係性しか手に入れられない。
5. 私は＿＿＿＿＿＿がないと生きていけない。
6. 1人でいるよりは，危害を加えるような人とでも一緒にいた方がよい。
7. よい関係性というのは，簡単にできるものだ。
8. まず初めに相手を大事にしないといけない。自分の希望は後回しにする。
9. 私はだれからも好かれないといけない。
10. 私はほかの人にとって何の価値もない。
11. 私は，関係性のために十分に＿＿＿＿＿＿ない。

Lisa M. Najavits（2002）から引用。版権はGuilford Press社にあります。個人的な使用に限り，図書を購入してコピーすることが可能です。詳しくは，版権に関するページを確認して下さい。

不健康な関係性についての考えを変える

1

♦ ***関係性についての考え方*。**「私はいつもまちがっている。いつだって正しいのは相手の方だ」

&**探究**。トラウマ・サバイバーにみられる関係性の問題は，すべてのトラブルは自分の過失だととらえる考え方，あるいはその反対に，すべてのトラブルは他人の過失だととらえる考え方から生じています。この建設的でない考え方から抜け出すには2つの方法があります。まず1つ目は，対等な大人の関係として問題を見るようにしてみましょう。つまり，それぞれが責任を半分ずつ持つわけです。そして，もしもだれかと衝突したときは，「問題が生じるのは，私たちがそれぞれどんなことをしたからだろうか」と自分自身に尋ねてみましょう。2つ目の方法は，「だれが正しくて，だれがまちがっている」ということにこだわるのではなく，理解と解決策を探ることです。人にはそれぞれ，周囲からみると不合理と思われる限界や欲求，または希望があるものです。健康な関係において，お互いの人がともに解決に向いていく必要があります。

＊**より健康な考え方**。「非難するのではなく，理解と解決策を探る」

2

♦ ***関係性についての考え*。**「私が本当に考えていること，感じていることは隠すべきだ」

&**探究**。正直であることと，対等な意見交換ができることは，健康な関係性の基本です。これには意見が対立することも含まれています。そのときの気分は，ポジティブなものからネガティブなものまで幅広く変化するでしょう。しかし，どちらかが同意しないからといって，関係性が終わるわけではありません。実際，意見が対立してこれを解決しなければならない，という事態は，健康な関係性においてもよくあることです。対立が明らかになったということは，それを解決するチャンスがあるということなのです。もしも自分自身の反応を隠したり，自分の殻に引きこもったりしていれば，あなたは過去の自分にとどまる都合のよい理由を見つけてしまうことになってしまいます。これではダメです。いまあなたが学ぶ必要があるのは，セーフティな人に対して正直になることです。非常に親密な関係性であれば，傷つきやすい感情や批判，あるいは好意的な気持ちやセックス，お金のことなど，何だって話し合うことができなければなりません。

＊**より健康な見方**。「健全で親密な関係性においては，なんでも話し合うことができる」

3

♦ ***関係性についての考え方*。**「相手の方が変わらないといけない」

&**探究**。関係性がうまくいっていない場合，人はだれでも相手を変えようとする性質があります。しかし，このやり方はほとんど役に立ちません。あなたがコントロールできるのは，関係性におけるあなた側の部分です。つまり，あなたが選択できるのはその部分だけなのです。たとえば，あなたは相手の行動を受け入れたり，2人の関係性を終わらせたり，関係性のあり方を変えてみたり，あなたが必要としていることを相手に伝えたりすることはできます（ただし，他人があなたにすると思われることをいうのは除きます）。他人を変えようとすること

から解放され，自分が変えられること，すなわち，自分自身について注意を向けることができると，とても自由な気持ちになれるのです。

＊**より健康な見方**。「関係性を変える一番よい方法は，自分の行動を変えてみることだ」

4

♦ **関係性についての考え**。「私には悪い関係性しか手に入らない」

&**探究**。もしもあなたがPTSDと物質乱用を抱えているならば，健康な関係性を見つけるのは容易ではないでしょう。というのも，これまでの経験からもわかるように，薬物を使っていたり，あなたの回復に破壊的であったりする人たちの関係に何度となく引き込まれてしまうからです。しかし，よい関係性を築くことはスポーツをすることと同様で，習得することのできるスキルです。1つ習得すると，ほかのスキルにも同じアプローチで身につけることができるでしょう。この話題をとりあげた本を読んだり，もしも可能であれば講座を受けたり，ほかの人がどのようにしているか観察したりするとよいでしょう。治療のなかで，このようなとりくみをしてみるのは回復に役立つはずです。テニスのやり方を身につける際に，どのようにボールを受け，どのようにバックハンドやフォアハンドで打ち返し，どのようにスコアを数えるのかを習う必要があるように，関係性においても，どのように健康な関係性と不健康な関係性をみきわめればよいか，そして，どのように関係をはじめたり終わらせたらよいのかを習う必要があるのです。

＊**より健康な見方**。「よい関係性を築くことは，スポーツをするように習得可能なスキルだ」

5

♦ **関係性についての考え**。「私は ＿＿＿＿＿＿＿＿ がないと生きていけない」

&**探究**。大切な人との関係を失って動転するのは自然な現象ですが，その一方で，喪失や悲しみもまた人生につきものではあります。その人を失った，という事実を認めたくないからといって，いつまでも不健康な関係性にずっととどまっていれば，その関係性に対して不当に高い代償を支払っていることになれます。人生における喪失感を和らげるのはその喪失をきちんと悲しむことです。具体的な方法としては，人に話す，そのことで泣く，文章に書いてみる，時間が癒してくれるのを待つ，何か新しい活動を始めてみるといったものがあります。

＊**より健康な見方**。「大切な関係性を失うことはつらいものだが，私たちは嘆いたりすることもできるし，行動することもできる」

6

♦ **関係性についての考え**。「1人でいるよりは，たとえ危害を加えるような人であっても，だれかと一緒にいた方がよい」

&**探究**。破壊的な関係性は，あなたの精神的な健康と自尊心にダメージを与えます。健康的な人を見つけるのはむずかしいかもしれませんが，探そうと試みるだけの価値はあります。破壊的な関係性に身を置く時間が長くなればなるほど，健康的な人を見つけにくくなります。もっとも簡単に回復するには，破壊的な人から離れて，まずはセラピストやカウンセラーのように治療にかかわる人との関係を築くことです。そのたった1つの健康な関係性をひとまずの安心できる場所として大切にしましょう。そうするなかで時間の経過に伴って，セーフティな支援ネットワークを築いていくことができます。

＊より健康な見方。「悪い関係性に身を置くよりは，１人でいるほうがよい」

7

♦ **関係性についての考え。**「よい関係性というのは，簡単にできるものだ」

೧**探究。**関係をはじめる，関係を維持する，意見の対立を解決する，お互いに責任を負う，お互いに支え合う，関係を終わらせる……などなど，あらゆる関係性には努力が求められます。実際は，ひとまずは「ときに役に立つことがある関係性」を期待するのが現実的でしょう。

＊より健康な見方。「よい関係性には努力が必要だが，その努力に見合うだけの価値はある」

8

♦ **関係性についての考え。**「まず初めに相手を大事にしないといけない。自分の希望は後回しにする」

೧**探究。**ほかの人を大事にするのは立派なことではありますが，そのために自分を犠牲にしていたとしたら，それは不健康なパターンです。ほかの人を大事にするのにとても多くの努力を費やす人がいますが，その一方で，自分自身を大事にしている人はあまりいません。もしも相手から支えられたり，お返しで助けてもらったりしているといった感じがしないのであれば，いずれ長年積りに積った不満が爆発しやすくなるでしょう。アルコールや薬物，あるいは食べ物を過剰に摂取するという，自身に「与える」行動をとるかたちで埋め合わせをするようになるかもしれません。よい関係性においては，ケアすることはお互い様なのです。

＊より健康な見方。「お互いの希望が尊重される関係性が必要だ」

9

♦ **関係性についての考え。**「私はだれからも好かれないといけない」

೧**探究。**孤独であったり，拒絶されていたり，無視されていると感じている場合には，すべての人からの承認を求めることによって，埋め合わせをしたいと思うのは，無理からぬ話ではあります。しかし，あまりにも人に気に入られようとすると，自分を失いかねません。健康なアプローチとは，あなたが本当に好きでいてくれる健康な人と，たとえ数が少なくともよい関係性を作っていくことです。人とのかかわりを自分で選ぶことで，自分がどのような人間なのかということがはっきりと理解できるようになり，少ないメンバーの関係性を大事にすることにエネルギーを注げるようになります。とにかく，万人から好かれる人など存在しないのです！

＊より健康な見方。「本当に重要な数人の人との関係性を築いていくことが必要だ」

10

♦ **関係性についての考え。**「私はほかの人にとって何の価値もない」

೧**探究。**PTSDと物質乱用のまっただなかにある状況ならば，自分のことをとても役に立たない存在だと感じるかもしれません。自分が，魅力的で，価値のあるものだという感覚が得られるようになるには，かなりの時間がかかります。一番よい方法は，回復のなかで成長しつづけるということです。PTSDと物質乱用はその人の自尊心を傷つけますが，しかし，そこからの回復は自尊心を高めてくれます。ありのままの自分を尊重することができるようになりますし，そうなるにしたがって，まるで魔法のように感じるかもしれませんが，ほかの人

配布資料2　　　　　　　　　　　　　　　　　　　　　　健康な関係性　　415

もそのようになるということがわかってくるはずです。

＊**より健康な見方**。「回復とともに，自分自身をより尊重することができるし，ほかの人もそうだろう」

11

♦ **関係性についての考え**。「私は関係性が原因で十分に ＿＿＿＿＿＿＿＿ ない」

❧**探究**。魅力的でないから，スマートでないから，賢くないから，話がおもしろくないから，人から信頼されていないから，クリーンを維持できていないから，PTSDから回復していないから……こういった理由のせいで，いまの自分では関係性が十分でないと考えているかもしれません。しかし，受容（今のままのあなたを受容することや，他人を受容すること）はよい関係性のための鍵となります。関係性における受容とは，植物にとっての日光のようなものです。それによって人は成長していけるのです。

＊**より健康な見方**。「受容することは，健康な関係性の基本だ」

誓いのためのアイデア

1つの行動を約束することで，人生が前進するでしょう！
役に立つと思えることなら何でもいいのです。
あるいは，以下のアイデアのいずれか1つを試してみるのもいいでしょう。
約束を守ることは，自分自身を尊重し，敬意を払い，ケアすることなのです。

◆ 選択肢1：現在の関係性において，あなたができる別の方法を明らかにしてみましょう。次の1週間，新しい方法を試してみて，何が起きるか観察してみてください。

◆ 選択肢2：あなた自身との関係性は，ほかの人との関係性の基本となります。配布資料1を一通り読んでみて，あなた自身との関係性を改善するのに役立つような，健康な考えに○をつけてみてください。たとえば，あなたは自分を非難するのではなく，理解と解決策を求めることができるでしょうか？　もしも希望するのであれば，このセッションのなかで短い文章を書くことができます。

◆ 選択肢3：これまでの流れを変えてみましょう。何枚かの紙をとり出し，真ん中に線を引いてみてください。左側には，現在の生活においてだれかと対立した出来事を書いてください（あなたの発言やほかの人の発言など）。右側には，今後，どのようにこれまでと違う反応をすることができるかを書いてみてください。

◆ 選択肢4：セーフティ対処シートを埋めてみましょう（このテーマにあてはまる例を以下に示してあります）。

Lisa M. Najavits（2002）から引用。版権はGuilford Press社にあります。個人的な使用に限り，図書を購入してコピーすることが可能です。詳しくは，版権に関するページを確認して下さい。

健康な関係性　417

このテーマで利用するセーフティ対処シートの例

	古いやり方	新しいやり方
状況	父に正直に自分の気持ちを伝えようとすると，いつも父は声を荒げて私を非難する。	父に正直に自分の気持ちを伝えようとすると，いつも父は声を荒げて私を非難する。
★対処法★	私は怖くなって叫んだ。非難されることなく正直になれればと思う。でないと私は薬物を使ってハイになりたくなる。	私は，父はそのような人なのだと肝に銘じておく必要がある。何度も父には私の願いをを伝えてきたが，変わらなかった。いまのところは，たぶん父には正直に話さない方がよいのだろう，少なくとも私にとっては。なぜなら父はこらえきれないからだ。私はほかの人に意識を向けるようにしよう。
結果	行き詰まり，落ち込む。	気分が落ち込みにくくなるだろうし，ハイになる必要も感じないだろう。

あなたの古いやり方はどれくらいセーフティですか？　　＿＿＿＿＿＿

あなたの新しいやり方はどれくらいセーフティですか？　　＿＿＿＿＿＿

0（まったくセーフティではない）から10（セーフティ）までで評価してください

行　動

自分を育てる

概　要

　このセッションでは，患者が心地よく過ごせる時間を増やすことを目的としている。セーフティな「自分を育てる」行為は，セーフティでない「自分を育てる」行為とははっきりと区別される（たとえば，薬物の使用と「くだらないスリル」）。

オリエンテーション

　楽しく過ごすことは，トラウマを抱えた物質乱用者にとっては重要な問題である。こうした問題を抱える人のなかには，楽しいことを衝動的かつ過剰に求めようとする人は少なくないが，最終的にそれは自己破壊につながってしまう。物質乱用はそのもっともわかりやすい例だが，これに伴う問題として過食やギャンブル，浪費，セックス・アディクション，そのほかの衝動コントロールの問題も含めて考えてよいだろう。同時に，趣味やスポーツや屋外活動といった，健康的で楽しい活動が減ってしまうことも多い。このように，今回のセッションでは，楽しくてセーフティなものとセーフティでないものとを患者が見きわめ，前者を増やし，後者を減らすことを目標としている。

　この仕事をしていると，複雑な意味を持った「楽しみ」にしばしば出会うことがある。PTSDは痛みと関連しているが，物質乱用はもともと，（不適切な方法にもかかわらず）楽しみを求めようとして生じる問題である。そしてこの2つの疾患の合併は，痛みを消そうとして薬物を用いた結果として生じるわけである。これは古典的な自己治療モデルのパターンであり，この重複診断をなされた患者の多くの病態を説明するように思われる。しかし，この2つの疾患そのものは慢性の経過を辿るものではあるものの，時間の経過に伴って物質乱用の持つ意義が逆転してしまう可能性がある。物質乱用が苦悩からの逃避（もはや楽しみのためではなく，たんにふつうの感覚を維持するための必死の試み）となってしまう。PTSDの症状に苦悩するのがあまりにもあたりまえになってしまい，物質乱用をますますやめることができなってしまう可能性がある。そして，楽しみと苦しみとの区別がつかなくなったり，同じ失敗をくりかえしたり，さらには，「自分のことは自分がよくわかっている」という考えにしがみつくかもしれない。これは決して，患者が苦しみたがっていることを意味するのではなく，たんに苦しみにより身動きがとれなくなっていることを意味する。ほかの説明も考えられる。PTSD患者は楽しいこと

419

を避けることが多い。なぜなら，ほかの人が自分を犠牲にして快楽を追及することに関係する
かもしれないからである（たとえば，性的虐待や嗜虐的な身体的・心理的虐待において）。暖か
い風呂，あるいは，年間における四季折々のイベント，戸外で1人でたたずむことなどは，表
面上はよいと思える出来事でも，彼らにとってはトリガーにもなりえる。彼らは，楽しい気分
にさせてくれるものは皆無であるというか，もしくは，自身の希望を大事にすることに罪悪感
を覚えるかもしれない。なぜなら，トラウマのせいで自分の希望などどうでもよいものとなっ
てしまったように感じるからである。戦争や自然災害から生き延びたPTSDの大人でさえ，自
分が生き延びた一方で，ほかの人は死んでいることに「サバイバーの罪悪感」を感じてしまう
と，自身の生活において楽しい気分になることはむずかしいかもしれない。PTSDと物質乱用
を抱える患者が，家族やほかの援助者から健全に自分を育てることを教えてもらわないまま，
ただ年を重ねた場合，もはやそのことを身に着ける機会が永遠にないであろう。

　そのため，治療のなかで患者に「自分を育てる」ことを促す際には，さまざまなアプローチ
が役立つだろう。そのようなアプローチには，患者が何をすべきで，何をすべきでないかを評
価することによって，「自分を育てる」パターンに気づく機会を増やしたり，「自分を育てる」
ことをしないのがいかにPTSDと薬物問題に関係するかについて議論したり，あるいは，患者
が自分を育てる際に生じてくる気持ちを探ったり，自分を育てる活動のための単純な行動上の
約束を与えること（自分へのプレゼント），またそれらの領域で変われるようにする方法を探る
ことなどが含まれる。

　つまり，比較的単純な強化因子（セーフティな毎日の楽しい活動を増やし，セーフティでな
いものを増やす）には，セラピストの協力や，PTSDと物質に独得の複雑な思考形式を発見す
ることが必要かもしれない。いずれにしても，回復に向けた動きを進めていくためには，報酬
が大切である。

セラピストによくある反応

　自分を育てるために自身の課題を探ることは，このセッションに役立つだろう。多くの人に
とって，生活上のさまざまな問題，あるいは，セーフティな「自分を育てる」行為やセーフティ
ではない自分を育てるは，現在進行中の問題である。実際，セラピストがこれらの問題にとり
くむなかで多くのことが起こりうる。たとえば，不摂生な患者に批判的な気持ちやネガティブ
な気持ちを抱いたり，自分を育てる際に多くの時間や資源を持つ患者に対して嫉妬心が芽生え
たり，セラピスト自身が子どもの頃に貧しく家族が不摂生であったり，そのほかの家庭内での
問題を想起する，などといったことである。そして，治療における行動的なセッションにある
ように，患者と完璧な計画を作ることと，しっかりとした方法でフォローをするには，セラピ
ストの多大な努力が必要となる。

謝　辞

　このセッションはレウィンソン（Lewinsohn）のうつ病の治療マニュアル（1984）の一節か
ら引用した。また，リネハン（Linehan, 1993）の境界性パーソナリティ障害のためのスキル
トレーニングマニュアルにも，同様の記載が多数ある。

セッションの構成

1. *チェック・イン* (*患者1人につき5分以内*)。第2章を参照すること。
2. *引用文* (*手短に*)。424ページを参照すること。引用をセッションに関連づける。たとえば，「今日は，『自分を育てる』ことに焦点をあてたいと思います。とにかくいまを楽しむことがきっかけで，視野が開けることもあります」といったように。
3. *セッションを患者の生活に関連づける* (*セッションの大部分を使って，丁寧に行う*)。
   a. *患者に配布資料に目を通すように指示する。* 配布資料はばらばらにも，まとめてでも使える。時間があれば，ほかのセッションにも関係しているセッションについて考えることを促してもよい。「セッションの内容」（下記）と第2章参照すること。
      配布資料1：セーフティな「自分を育てる」行為とセーフティでない「自分を育てる」行為
      配布資料2：自分自身へのプレゼント
   b. *スキルを生活上の現時点での特別な問題につなげるようにすることを手伝う。*「セッションの内容」（下記）と第2章を参照すること。
4. *チェック・アウト* (*手短に*)。第2章を参照すること。

セッションの内容

目　標

- □　セーフティな「自分を育てる」行為とセーフティでない「自分を育てる」行為（配布資料1）。
- □　セーフティな「自分を育てる」行為を増やし，セーフティでない「自分を育てる」行為を減らす（配布資料2）。

患者の生活とテーマを関連づける方法

★*行動計画を作る。* このセッションで推奨されている練習は，患者がセーフティな「自分を育てる」行為を増やし，セーフティでない「自分を育てる」行為を減らすことに役立つ（配布資料2）。どのような感情が生じるのか（感情的にも実質的にも）や，邪魔になるものは何か，経験から学べる方法を探ったりすることをくりかえしていく。

★*ディスカッション*
- ●「『自分を育てる』とはなんだろうか？」
- ●「あなたのセーフティな「自分を育てる」行為と，セーフティでない「自分を育てる」行為とはどのようなものだろうか？」
- ●「十分に自分を育てないと，どのようなことが起こるだろうか？」
- ●「PTSDと薬物問題は，自分を育てることにどのように問題を引き起こすだろうか？」
- ●「もしもあなたがセーフティな『自分を育てる』行為をすることができたら，薬物をやめや

すくなるだろうか？」

留意点

✦ **「痛みへの依存」に気づく。** トラウマ被害に遭った人のなかには，痛みに頼りつづけたり，自分でも知らず知らずのうちに，自ら痛みを求めるようになったりする者がいる。本当はそうしたくないのだろうが，彼らはくりかえし起こることに慣れきってしまっているのかもしれない。しかし，こうした問題を話す際には，患者が，セラピストが自分の苦痛を和らげてくれるとか，自分のトラウマのことを批判していると誤解しないように留意する必要がある。

✦ **自分の育て直しをするのを励ます。** PTSDと物質乱用によって失ったものを埋め合わすために，患者は，健康的な楽しみが必要な子どもと同じように，自身自身を楽しませる必要がある。子どもの頃に虐待されていた患者にとって，成長のプロセスで与えられなかったものを，自分自身に与える必要がある。

✦ **毎日，セーフティな「自分を育てる」活動をすることを勧める。** 患者のなかには，たまには（たとえば1カ月に1回程度）セーフティな「自分を育てる」活動をしている，という者もいる。そのような報告があった場合には，その活動をさらに増やし，少なくとも1日1回は行うように提案してみる。

✦ **ある患者にとってはセーフティな活動でも，ほかの人にとってはセーフティでないかもしれない，ということに注意しよう。** たとえば，ギャンブルはある人にとってはよいものかもしれないが，ほかの人には強烈な自己破壊行動になるかもしれない。患者には，活動の種類そのものが問題なのではなく，むしろそれによって起きる弊害の程度が問題だということに注意するよう促す。

✦ **「自分を育てる」活動を妨げる感情を探る。** たとえば，「健康的で気分のよい毎日を送るとしたら，あなたはどのように感じるだろうか？」とか，「セーフティでない活動をやめると，あなたはどのように感じるだろうか？」といったように。また，自分の活動のパターンに変えようと努めはじめたときに，患者のなかには，悲しみや怒り，罪悪感を自覚したり，なかには，「自分には何もない」という感覚にとらわれたりする者もいる可能性がある。

✦ **「自分を育てる」行為を妨げる行動を探る。** たとえば，「1日2時間，楽しむ時間を確保するには，あなたはどのように予定を調整したらよいでしょうか？」といったように。ときには患者自身が何らかの解決策をとる必要があることに注意する。しかし，さまざまないいわけが「煙幕」のように何かを覆い隠している可能性もある。患者が，どんな人でも（たとえIBMの会長や社長であっても）自分の時間を楽しむことができる，ということに気づくように促す必要があるだろう。問題は時間ではなく，恐怖なのである。

✦ **患者はどうすれば，セーフティな「自分を育てる」行為を自らに許すことができるか探る。** どのように自分に説明する必要があるだろうか。どのような考えが邪魔だろうか。特に，虐待されて育った者では，セーフティな活動や楽しい活動を体験してはじめて，不意にそれまでの考え方が変わる可能性がある。

✦ **まずは患者に，セーフティな「自分を育てる」行為が自分の生活の一部になるまで行わせる必要がある。** これは，「自分を育てる」活動に罪悪感を覚えていたり，恐れを感じていたりする患者の場合には，とりわけ当てはまることである。このような感情に打ち勝つ効果的な方法としては，少々気分が落ち着かない場合でも，とにかく，まずは楽しい活動に参加するこ

とである。最終的には楽に感じることができるだろう（行動暴露モデル）

✦ **もしも患者が楽しいと感じるものなど何もないという場合，「そういうこともよくある」と
ノーマライズする。**自分が好きな活動を何とか探そうとしつつも，「何も楽しいとは感じな
い」という経験を承認してあげる必要がある（たとえば，「こういった現象は，トラウマのサ
バイバーにとってはごくふつうのことです」）。

✦ **患者がなかなか楽しめないのはなぜか探ろう。**それを探ることで，虐待の加害者が，虐待を
行うことで楽しみを求めていたことを思い出し，成長して大人になったいま，そのことをい
まだに許せておらず，不安な気持ちになるかもしれない。あるいは，その不安は「サバイバー
の罪悪感」と関係するかもしれない（たとえば，事故や戦闘，自然災害のサバイバーの場合）。

✦ **セーフティでない「自分を育てる」行為を減らすために，行動計画をしっかり確認する。**完
璧な計画を作らせること。そうすることで，患者が次のセッションに来たときにセーフティ
でない活動を減らせているかどうかは，その計画にかかっている。

むずかしいケース

＊「私には楽しむなんてことはできない。心地よく感じられるものなんて，私には何ひとつとし
てないから」

＊「私のまわりの人はみんな，酒を飲んで楽しんでいる」

＊「私には3人の子どもがいて，おまけにフルタイムの仕事もあるの。自分に使える時間なんて
これっぽっちもないわ」

＊「パートナーは，私が外出すると嫌がるの」

＊「私が経験したトラウマを埋め合わせることができるものなんて，どこにもない」

＊「1日に5時間運動することの何が悪いの？」

＊「楽しもうとすると，私はいつも罪悪感に苛まれてしまう」

自分を育てる　423

引用文

「おそらく真実は

湖をめぐる散歩次第である」

──ウォレス・スティーヴンズ
（20世紀の米国人詩人）

セーフティな「自分を育てる」行為と

セーフティでない「自分を育てる」行為

❖ **セーフティな「自分を育てる」行為**とは，健康的な方法で楽しみを見つけ，しかも，それをやりすぎないことです。

✦ **セーフティでない「自分を育てる」行為**とは，（法的，経済的，社会的，個人的，そして身体的に）害をおよぼす活動に楽しみを見出すこと，もしくは，そうした活動に過度に打ち込んでしまうことです。

セーフティな「自分を育てる」行為の例

★ *(a) 現在あなたが行っていることに丸をつけましょう。(b) あなたの生活に加えたいことにチェック（✓）をつけましょう。*

❖散歩　　　　　❖セーフティな友人と付き合う　❖読書　　　　❖旅行
❖映画　　　　　❖手芸や趣味（絵画や木工やパズルなど）　　　❖スポーツ
❖ペットと遊ぶ　❖クラブ活動に参加する　　❖音楽　　　　❖運動
❖外食　　　　　❖ちょっとした旅（1日の旅，週末どこかに行く）❖料理
❖ダンス　　　　❖美術館に行く　　　　　　❖ゲームをする
❖興味のある講座を受ける　　　　　　　　　❖ボランティア
❖新しい技術を身につける　　　　　　　　　❖アウトドア　❖文章を書く
❖宗教上のお勤め　❖瞑想　　　　　　　　　❖パソコン　　❖温泉
❖子どもと遊ぶ　❖イベント（コンサートやお笑いや講演）に行く
❖ほかには：＿＿＿＿＿＿＿＿＿＿＿＿＿＿＿＿＿＿＿＿＿＿＿＿＿＿＿＿＿＿

やりすぎてしまうと，人によってはセーフティでなくなるかもしれない活動の例

★ あなたにとってセーフティでないことに○をつけましょう。

✦買い物　　　　✦食べ物　　✦TV　✦ギャンブル　✦パーティー　　　✦労働
✦ポルノグラフィー　✦運動　　✦コンピュータゲーム　✦インターネット　✦セックス
✦ほかには：＿＿＿＿＿＿＿＿＿＿＿＿＿＿＿＿＿＿＿＿＿＿＿＿＿＿＿＿＿＿

Lisa M. Najavits（2002）から引用。版権はGuilford Press社にあります。個人的な使用に限り，図書を購入してコピーすることが可能です。詳しくは，版権に関するページを確認して下さい。

「自分を育てる」行為はPTSDや薬物乱用とどのような関係にあるのでしょうか？

PTSD。楽しみよりも，痛みの方になじみが深いかもしれません。自分を育てるということに罪悪感を抱く人もいるでしょう（あなたが愛情を受けずに育った方ならば，特にそうでしょう）。トラウマに対処するという目的から，気分をよくする健康的な活動ではなく，不健康なアディクション行動を用いていたという人もいるかもしれません。

物質乱用。薬物やアルコールの乱用，それから，さまざまなアディクション行動は，「ちょっとしたスリル」を体験させてくれます。それらは短期的には効果がありますが，長期的には悲劇を引き起こします。それらは，あなたはまちがった快楽の方向に迷い込んでしまい，健康的に気分をよくする方法を見つけられなくなってしまいます。

自分自身へのプレゼント

❖セーフティな「自分を育てる」行為を増やしたら，自分にプレゼントをあげましょう。
✦ セーフティでない「自分を育てる」行為を減らしたら，自分にプレゼントをあげましょう。

いくつかの方法があります。

🙿セーフティでない活動を，セーフティな活動に置き換えてみる。

🙿生活の枠組みを作ってみる（たとえば，少なくとも１日に２時間はセーフティな「自分を育てる」行為に使う）。

🙿「遊びまわってみる」──自分が好きなことを知るために，さまざまな新しいセーフティな活動をためしてみる。

🙿治療のなかで，あるいは，ほかの支援者とともにとりくんでみる。

🙿「自分を育てる」ことを進めていくために，自分宛てに「赦し」の手紙を書いてみる。

🙿「自分を育てる」ことを変えたときに，自分の心の内に沸き起こってくる感情を探ってみる。

🙿心の奥深くにある本当の声に耳を傾け，自分が求めているものを探ってみる。

🙿かつて楽しめたものの，途中でやめてしまった活動を再開してみる。

あなたの自分を育てる計画

★過去の１週間に注目して，下にあなたの計画を作ってみましょう。実際に役立てられるように，あなただけにマッチしたものにしてみてください。あなたが大切と考えていることは，たとえ細かいなことでも書きとめておくとよいでしょう。たとえば，どんな活動なのか，どれくらいの頻度なのか，時間はどれくらいなのか，どのように実現させるのか，だれから助けを借りるのか，したことをどのように覚えておくのか，その活動をしたときにはどのように感じるのか。もしもスペースが足りないようであれば，このページにつづけて別の紙に書いてみましょう。

<u>セーフティな「自分を育てる」行為を増やすための自分へのプレゼント</u>

<u>セーフティでない「自分を育てる」行為を減らすための自分へのプレゼント</u>

Lisa M. Najavits（2002）から引用。版権はGuilford Press社にあります。個人的な使用に限り，図書を購入してコピーすることが可能です。詳しくは，版権に関するページを確認して下さい。

配布資料2　　　　　　　　　　　　　　　　　　　　　　　　　　自分を育てる　　427

誓いのためのアイデア

1つの行動を約束することで，人生が前進するでしょう！
役に立つと思えることなら何でもいいのです。
あるいは，以下のアイデアのどれか1つを試してみるのもいいでしょう。
約束を守ることは，自分自身を尊重し，敬意を払い，ケアすることになるのです。

◆ 選択肢1：今日のセッションで書いた「自分自身へのプレゼント」の計画を実行しましょう。

◆ 選択肢2：次のセッションまでに，何か新たな自分を育てるの活動を1つやりましょう。

◆ 選択肢3：ライフプランを作ってみましょう。毎日やりたい自分を育てる活動は何でしょうか？　毎週の場合は？　毎月の場合は？　そして毎年の場合は？　これらを実行するうえで，あなたが気をつけておくことは何でしょうか？

◆ 選択肢4：自分を育てる活動のために，自分宛てに許しを与える手紙を書きましょう。

◆ 選択肢5：子ども時代のことを思い出しましょう。楽しかったのはどのような活動だったでしょうか？　もうとっくにやめてしまったけれど，かつて楽しんだというものでもかまいません。いまふたたびその活動をやってみることはできるでしょうか？

◆ 選択肢6：セーフティ対処シートを埋めましょう（今回のセッションにあてはまる例を下に示してあります）。

このテーマで利用するセーフティ対処シートの例

	古いやり方	新しいやり方
状況	今日，仕事で上司とぶつかった。	今日，仕事で上司とぶつかった。
★対処法★	帰宅してからも，気分は落ち込んだままであった。私は，「なんで自分はほかの人のように働けないのだろうか。これは，この2年で3つ目にあたる仕事だ。私は黙っていることができないし，ちょっとしたことで気持ちが動転してしまう」と考えた。私は大麻をちょっとすってみることにした。	仕事のことを忘れて気分を切りかえるために，DVDを借りてきてから，健康的な夕食を摂り，その後で犬を散歩につれていった（すべて自分を育てる活動だ）
結果	早めに寝た。次の日に起きたら気分がさらに悪かった。	気分が穏やかになった。物事を別の視点から考えられるようになった。

あなたの古いやり方はどれくらいセーフティですか？　　　＿＿＿＿＿＿

あなたの新しいやり方はどれくらいセーフティですか？　　　＿＿＿＿＿＿

0（まったくセーフティではない）から10（セーフティ）までで評価してください

Lisa M. Najavits（2002）から引用。版権はGuilford Press社にあります。個人的な使用に限り，図書を購入してコピーすることが可能です。詳しくは，版権に関するページを確認して下さい。

対人関係

怒りをなだめる

概　要

　怒りは，PTSDや物質乱用からの回復プロセスでは必ず生じる，ごく自然な感情である。怒りは，建設的であることもあれば（知恵や癒しのきっかけになる），破壊的となることもある（自傷や他人を傷つける場合は危険である）。このセッションでは，2つのタイプの怒りに対処するためのガイドラインを提供したい。

オリエンテーション

　「私にはとても幼く，傷つきやすい部分があります。その部分を，自分の怒りっぽい部分から守る必要があります」

　「銃を手にとって撃たないでいるのに必死なんです」

　「自分のなかの悪い部分を切り取ろうとして，リストカットしてしまうんです」

　怒りを表出することは，PTSDや物質乱用からの回復プロセスにおいて不可欠なものである。そのことは，今日ではごく当たり前のこととして理解されている。これは，患者が回復するうえで避けがたいことであり，治療のなかで怒りを扱わないかぎり，本当の意味で患者の役に立つ治療とはいえないのである。そのなかでもっとも議論となるのは，自分自身や他者，あるいは治療そのものに対して破壊的で有害な事態を引き起こすことなく，いかにして治癒に向けて建設的に怒りを取り扱うか，という点である。つまり，怒りへの対処を治療のなかに含めるかどうかではなく，セラピストであろうと，患者であろうと，いかにして怒りをうまく扱い，認め，マネジメントし，最終的にセーフティに切り抜けることができるか，といったことを考えるべきなのである。

　PTSDや物質乱用は怒りと密接に結びついている。なぜなら，自分ではコントロールできない状況で怒りを感じるのは，人として自然な反応だからである。PTSDと物質乱用はコントロール障害と定義されている（第2章の「プロセス」参照）。PTSDにおいては，トラウマ自体が孕んでいる，予測不能にして不公平という性質が怒りを生み出し，それが自分自身，他者，人生，

429

神，存在におけるすべてに影響をおよぼす，とされている。一方，物質乱用においては，負のスパイラルをコントロールできないことがフラストレーションや激しい怒りにつながる，とされている。実際，怒り（他者の感情も含め）をコントロールする手段として，健康的な方法で対処せずに物質を使用する場合がある。PTSDや物質乱用のハイリスク集団では（たとえば退役軍人や囚人），非常に高いレベルの怒りを持っているといわれている（McFall, Wright, Donovan, & Raskind, 1999）。

　怒りが治療上とてもむずかしい感情であるといわれる背景には，さまざまな理由がある。第1に，怒りがうまく処理されなかった場合には，行動化というかたちでその感情があらわになるからである。つまり，他者への行動化（たとえばドメスティック・バイオレンス，子どもへの虐待，けんか，口論）や自分自身への行動化（たとえば自傷，自殺企図）として表出される。このような危険な行動は，セラピストにとっても，患者自身にとっても，大変なストレスとなる。第2に，怒りは，痛みを伴うほかの感情から自分を守る，いわば「楯」の役割を担っていることがあるからである。悲しみ，失望，失敗に伴う気持ちといった，自分をひどく傷つけられるような感情を抱いている場合には，とりわけそのようなことが起こりやすい。患者を支援する際に，怒りを通してそのような感情を抱いていないかどうかを見抜くのは，きわめてむずかしい課題となる。第3に，怒りがあらわになっている場合，それは治療関係を脅かしかねないものになるからである。怒りはあらゆる形であらゆる場面で治療中に表出される。すなわち，セラピストへの直接的な怒りもあれば，行動化という，認識されづらいかたちで表出される怒り，あるいは，ほかの患者に向けられるかたちで表出される怒り（集団療法の場合）もある。もしもセラピストがこうした怒りに適切に対処できなければ，その患者の治療効果は期待できず，早期に治療からドロップアウトしてしまう可能性が高くなってしまうだろう。

　古いスタイルのアンガーマネジメントが多くの患者に有効でない，ということも注目すべき点である。枕をたたく，池に石を投げる，怒りの感情を書き出すなどといった，「怒りを吐き出すこと」を強調した方法は，怒りを鎮めるどころかむしろエスカレートさせることにもなりかねない。したがって，どのような方法を採用するにしても，確実に怒りをセーフティな域にまで導くことが重要である（たとえば，0〜10のスケールで10が最大の怒りとした場合，5以下にする）。治療の目的は，患者が自らの怒りを認識することであり，さらに他者とうまくコミュニケーションをとれるよう，危険な行動を回避できるように怒りをコントロールすることである。

　このセッションのテーマ，「怒りをなだめる」が示す「怒り」という言葉には，2つの意味が含まれる。「建設的な怒り」と「破壊的な怒り」である。「建設的な怒り」とは，怒りが治療によって適切に対処された場合，怒りから治癒が導かれるという概念である（すなわち，成長を促す学習の機会となるような資源としての怒り）。たとえば，怒りは自分のニーズが満たされていないことの合図と気づき，もっとそのことについて話し合いたいと思う患者がいるかもしれない。あるいは，怒りは自分の要求がかなわないときにかんしゃくを起こす，いわば幼い自分の側面を表していると気づき，そのような自分をなだめる必要があると考える患者がいるかもしれない。しかしその一方で，「破壊的な怒り」の場合には，怒りとは，自分から追い出さなければならないものであり，それなしには癒されない，という意味を含んでいる。そして，このような怒りが過激な状態のまま慢性化すれば，きわめて非生産的な状況に陥りやすい。つまり，適切な対処行動がとれるというよりは，敵意を生み，問題のある行動につながり，他者や自己に対する非難を長引かせるだけなのである。よって，2つ目の怒りに関する目標は，怒りが激しくなった場合は，怒りから逃れる手段を学ぶ手助けをすることとなる。配布資料は，2つの

タイプの怒りをなだめる方法を扱ったものである。

同時に，この治療プログラムでは，ほかのセッションで，怒りと上手につきあっていく方法を提供している。なかでも，「正直であること」，「関係性に境界線を引く」，「感情的な痛みを遠ざける（グラウンディング）」，「回復につながる考え」といったセッションがそれにあたる。さらに，最終的に，患者の怒りが実際の行動として表出されてしまい，患者自身や他者にとってきわめて危険かつ深刻と判断される状況となった場合には，危機介入的な手段で対処すべきである（第2章の「問題となる状況と危機介入」を参照のこと）。

セラピストによくある反応

患者にとって怒りはPTSDや物質乱用からの回復プロセスの一部であるが，同時に，セラピストにも起こりうることである。患者がよくなっていないように見える，物質使用や自傷行為をつづけている，他者に対して攻撃的になる，治療へのとりくみが十分でなく，治療を中断してしまう……このような場合，セラピストの側に，怒り（または，怒りの原因となる失望や苛立ち）という感情が生まれるのは，自然なことである。怒りを感じた際にセラピストがしばしばおかしてしまいがちで，しかも，セラピストと患者の双方にとって好ましくないあやまちは，怒りを否認して支持的かつ親切であろうとしたり，自身の感情から目を背けたまま，認知行動療法をつづけようとしたりすることである。一般に，対人援助に携わる人は，心温かく親切であるが，その一方で，それだけに患者に対する自身の苛立ちを認め，それを効果的に活用することがむずかしい傾向がある。しかし実は，セラピストが怒りをうまく活用できれば，非常にすばらしい援助ができるはずなのである。というのも，セラピストは，患者に正直なフィードバックを与えることができる，ただ1人の人間だからである。もちろん，患者のことなどいっさい顧慮せずに傷つけてしまうのは，支援でも治療でもない。しかし，セラピストが治療的な方法を使って怒りの存在を認めさせることができたなら，これまで効果的に怒りに対処する方法を学ぶことができなかった患者に，健康的なモデルを提示することになる。その際，たとえ建設的な意図からであったとしても，不用意にネガティブなメッセージを伝えたり，唐突に限界設定をしたり，治療の枠組みを崩すようなことがあれば（たとえば，患者のいいなりになる，甘やかす），これらはセラピストの怒りのサインと考えざるをえない。

治療のなかで怒りをどのように扱うかという問題は，ここですべてを論じきれないほど大きなテーマであるが，いくつかの指針を示しておくことはできる。すなわち，第1に，患者がセラピストに怒りを感じている場合は，こちらは防衛や非難することなく，患者のいうことを聞くように努めることが重要である（第2章「プロセス」参照のこと）。第2に，患者やセラピストの怒りが長引くような場合は，スーパーバイザーやこの分野の治療に秀でた専門家に相談することが必要である。怒りの転移や逆転移をそのままにしておくと，両者にとって危険な事態となりうる。第3に，患者が自身の怒りに向き合えないときの一般的なパターンに留意しておく必要がある。第4に，セラピストが怒りを感じているときは，患者に対して建設的なものとネガティブなもの両方のフィードバックを同時に与えることが重要である。そのようにすることは，たんに苛立ちをぶつけるよりも，患者の支援という点でははるかに治療的といえる。たとえば，「マーク，毎週約束を忘れてしまうようだと，私はあなたのことを信用できなくなってしまいます。約束を忘れないようにするための手伝いをさせてくれませんか？　もう一度，あなたのことを信じられるようになりたい，と私は思っているのです」といった言葉がそれにあ

怒りをなだめる　431

たる。なお，さじ加減のむずかしい治療をするときには，どのように患者がいわれたことを解釈しているか確かめることを忘れてはならない。最後に，セラピストの怒りの逆転移に関する参考文献として，マルツバーガーとブイエ（Maltsberger & Buie, 1973），ガンダーソン（Gunderson, 1996）を参考にするとよい。

謝　辞

　このセッションの展開において有用だった文献は，チェント，ノヴァコ，ハマダおよびグロス（Chemtob, Novaco, Hamada & Gross, 1997），マルツバーガーとブイエ（Maltsberger & Buie, 1973），ガンダーソン（1996），ポッター・エフロンとポッター・エフロン（Potter-Efron & Potter-Efron, 1995），マッケイ，ロジャーおよびマッケイ（McKay, Rogers & McKey, 1989）である。また，配布資料3「べき思考を変える」は，バーンズ（1980）にもとづいている。

セッションの構成

1. **チェック・イン**（*患者1人につき5分以内*）第2章を参照。
2. **引用文**（*手短に*）435ページ参照。引用文とセッションを関連づける。たとえば，「今日は怒りについて話し合います。引用文では，怒りを破壊的なものではなく，ポジティブな目標に向けて活用できることが示されています」といったように。
3. **今回のテーマを患者の生活と関連づける**（*セッションの大部分を使って丁寧に行う*）
    a. *配布資料に目を通すようにいう。配布資料は，別々でも一緒にでも使えるようになっている。時間があれば複数回セッションを行い，内容を網羅するとよい。以下のセッション内容と第2章を参照のこと。*
    配布資料1：怒りを探る
    配布資料2：怒りを理解する
    配布資料3：怒りエピソードの前，最中，後：怒りをなだめる3ステップ
    配布資料4：セーフティ契約書：自分と他者を守る
    b. *患者が現在の生活上の具体的な問題にスキルを関連づけることができるようにする。下記の「セッションの内容」と第2章を参照のこと。*
4. **チェック・アウト**（*手短に*）第2章参照

セッションの内容

目　標

□　患者に怒りの問題があるかどうかについて，また，怒りが回復にとって有用にも有害にもなりうることについて考える手助けをする（配布資料1）。

□　怒りに関係した典型的な破壊的な考え方と建設的な考え方について議論する（配布資料2）。

432　　治療セッションのテーマ

□　怒りの前，最中，後をマネジメントするために「動機づけ（誘因・トリガー特定），抑
　　　制，傾聴」の3ステップモデルを利用する（配布資料3）。
　　□　セーフティ対処シートを作成させる（配布資料4）

患者の生活とテーマを関連づける方法

★**自己の探求**。配布資料1の最初にある簡単なセルフチェックを使って，患者が怒りの問題を
　持っているかどうか把握できるよう手助けする。

★**ロールプレイ**。怒りの問題が起こる特定の状況を把握する。配布資料3にいくつかロールプ
　レイの例が載っているが，可能であれば，患者の実際の生活上の例を取り扱う方が望ましい。
　(1) 怒りを適切に表出すること（きっぱりと，落ち着いて），(2) 怒りの背後にある感情を把
　握すること（たとえば，悲しみ）を助ける。

★**怒りのプランを作成する**。配布資料3の「3ステップモデル」を利用して，役に立ちそうな項
　目に○をつけてもらう。

★**セーフティ契約書に記入する**。把握されたリスクに対して現実的になること，怒りの爆発を
　セーフティに避ける方法をよく考えることを支援する。

★**ディスカッション**
　●「怒りに関する問題を持っていると思いますか？」
　●「怒りはPTSDや物質乱用とどう関係していると思いますか？」
　●「怒りはPTSDや物質乱用からの回復過程で避けられないものだと思いますか？」
　●「怒りをコントロールするのに一番効果的な対処方法はどのようなものですか？」

留意点

◆**建設的な怒りと破壊的な怒りの両側面を理解させる**。怒りのポジティブな側面のみを強調し
　てしまったら，患者の危険な行動をうまくマネジメントすることはできない。逆に，怒りの
　ネガティブな側面のみを強調してしまったら，患者はやる気を失ってしまうだろう。

◆**配布資料の内容に対する葛藤に力を注ぐことのないように注意する**。怒りについて話し合う
　ことは，患者に強い感情をもたらすことになる。セッションが怒りに関する討論になってし
　まったら，皮肉にも怒りを鎮めるどころかそれを強固にしてしまう。患者が共感でき，ワー
　クをしたいと思える部分に焦点をあてること。

◆**セッション中に患者が怒りを表出したら（自己や他者を傷つけるような恐れがある場合など），
　危機介入を行う**。感情の切り離しを手助けし，セーフティ契約書に沿って行動し，救急室に
　行くことを検討する。第2章参照のこと。

◆**セーフティ契約書に記入する際は，患者の考えを優先すること**。必要に応じてセラピストが
　手助けしながら，契約書の記入のしかたを提案する。患者が守れるような内容にすること。

むずかしいケース

＊「私が傷つけた人をケアしようとは思いません。なぜなら，ますます自分の感情が爆発してし
　まうのではないかと思うからです」

怒りをなだめる　　433

＊「はい，私の怒りの背後にあるのは悲しみです。だからといって，それをどうしたらいいのですか？」

＊「家にいるときには，何か武器を持っていないと安心できません」

＊「死にたい」

＊「あなたに対して怒りを感じる。こんな治療は役に立たない」

＊「パートナーを殺したいと思っている」

引用文

「愛に満ちた心こそ，真の知恵なのです」

―――チャールズ・ディケンズ
（19世紀の英国の作家）

怒りを探る

あなたは怒りに関する問題を持っていますか？

自分自身に怒りに関する問題があると思いますか？　　　　　　　　はい／いいえ／わからない

★「はい」に○をつけたなら，次のセクションに進みましょう。「わからない」場合は，以下の項目であてはまるものにチェックを入れてください。以下の項目は，怒りに関する問題があるサインです。

❑　他人に怒りをぶつけることがある	❑　よく他人のあら探しをする
❑　怒りを感じても外に表わすことができない	❑　他人を衝動的に傷つけたくなる
❑　まったく怒りを感じない	❑　自分が嫌いだ
❑　いつも孤独だ	❑　つらいと感じる
❑　自分を衝動的に傷つけたくなる	
❑　周囲の人から，怒りの問題があるといわれたことがある	

2種類の怒り

　怒りは，必ずしも悪い感情でもまちがった感情でもない，ということを頭に入れておくことが重要です。むしろ怒りとは，回復の助けにも害にもなり得る情報といえます。自分を癒やしたり，他者に正直になったり，自分の痛みに向き合うことで，建設的に怒りを活用することができるからです。逆に，自分自身や他者に攻撃的になったり，あきらめたり，深刻な状況に陥るようにふるまうと，怒りを破壊的に用いることになります。怒りそのものは問題ではありません。怒りにどう対応するかが重要なのです。

建設的な怒り：癒しをもたらす怒り
　「建設的な怒り」とは……
- ***中程度以下のレベル***（たとえば，0〜10のスケールで，0を怒りがない状態，10を最大の怒りとした場合，5以下の状態）
- ***自分自身や他者に対する理解を促す***
- ***自覚できている***（自分で怒りを認識している）
- ***うまく対処できる***（たとえば，危険な行動をとらずにいられる）
- ***自分自身のニーズと他者のニーズ両方を重んじることができる***

　たとえば，デート中に相手が自己中心的なふるまいをしたら，だれでもまちがいなく怒りを覚えるでしょう。そうした場合，もしも自分の怒りに耳を傾けることができたなら，自分を守るために怒りを活用することができるのです。何に対して嫌な思いをしたのかを，相手に話すことができるでしょう。あるいは，穏やかな状態で早めにデートを切り上げることだってでき

Lisa M. Najavits（2002）から引用。版権はGuilford Press社にあります。個人的な使用に限り，図書を購入してコピーすることが可能です。詳しくは，版権に関するページを確認して下さい。

436　　治療セッションのテーマ　　　　　　　　　　　　　　　　　　　　　　　　配布資料1

ます。建設的に怒りを活用できるとよい気分でいられるのです。

建設的な怒りはすばらしい利益をもたらします。あなたを危険から守ってくれるのです。自分自身や他者への洞察を深めることで，真の力が得られるのです。★ほかにはどんな利益が考えられますか？

破壊的な怒り：害をもたらす怒り

「破壊的な怒り」とは……

- *危険な行動にでてしまう（自分や他者を傷つける）*
- *爆発的で頻度が多い（たとえば，0〜10のスケールで，0を怒りがない状態，10を最大の怒りとした場合，5以上の状態）*
- *「怒りの封じ込め」（逆上してしまう，もしくはとても苦痛）*
- *自覚していない*

破壊的な怒りは多くの犠牲をもたらします。人間関係を壊し，自傷行為のきっかけとなり，力を奪い，アディクション行動へと向かわせます。★ほかにどんな犠牲が考えられますか？

破壊的な怒りは直接あなた自身や他者に向けられます。あなたと他者の関係がバランスを失っていることを意味しています。そして，実際に怒りがぶつけられることになるのです。

自分に向けられた破壊的な怒り（自傷行為，自殺念慮など）：あなたのニーズ以前に他者からのニーズが多すぎる。

他者に向けられた破壊的な怒り（暴言，暴力など）：他者からのニーズ以前にあなたのニーズが多すぎる。

自分自身に破壊的な怒りが向けられているとき，怒りに気づいていないことがあります。たとえば，自傷行為をした場合にも，そのときには怒りの存在に気づいていないことがあるのです。しかし，そのような行為はまさに怒りの存在を示しています。多くの場合，自分では認めたくない他者に対する怒りが存在しています。

★あなたは，怒りに対してどのように対応していますか？

1つ選んでください：建設的な行動をとる／破壊的な行動をとる／どちらも

1つ選んでください：自分自身に向ける／他者に向ける／どちらも

知っていますか？

★*理解している項目にチェックしてください。疑問に思った項目は○で囲ってください。*

PTSDや物質乱用からの回復プロセスで怒りの感情が表れるのは，ごく自然なことです。大変なトラウマ体験や物質乱用の経験がある人にとって，怒りは避けることができない感情なのです。怒りが向けられる対象は，自分を傷つける人，世界，神，自分自身，人生，セラピスト，家族，見知らぬ人などさまざまです。怒りは正当な感情であり，現実に存在するものなのです。回復過程では，自分自身について知り，成長する手段として怒りを活用することが目標となります。自分自身や他者を傷つけることなく，怒りに向き合うことが必要です。

怒りの背後にあるものは，満たされない欲求です。怒りは何かがうまくいっていないことのサインでもあります。自分自身を大切にしていなかったり，やりすごすことができない悲しみを抱えていたり，危険な関係のなかに身を置いているような状況があるかもしれません。怒り

配布資料1 怒りをなだめる 437

に耳を傾け，背後にある欲求に気づき対処することで，怒りを鎮めることができます。

学習することで建設的な怒りを活用できるようになります。 これまでずっと怒りの問題を抱えてきたとしても，遅すぎることはありません。怒りに関して他者からフィードバックをもらい，怒りを爆発させるのではなく自分の感情を容認し，健康的なやり方で怒りを示し，怒りの背後にあるつらい感情を受け入れることが必要です。

破壊的な怒りはアディクション行動にもつながります。 破壊的な怒りと物質乱用には共通点があるのを知っているでしょうか？　それにとらわれればとらわれるほど，ますます深刻化していきます。また，破壊的な怒りを抱えているときは，一瞬「ハイ」な気持ちになることがあります。しかし，あなたが抱えている破壊的な怒りがとことんまで膨れあがったら，自分の人生に致命的な問題を引き起こすことになると思いませんか？

怒りを爆発させてもよい方向には進みません。 昔からよくある考え方として，怒りを爆発させ，自分の外に発散することで解消するという方法があります（たとえば，枕をたたく，怒りの手紙を書く，木に石を投げるなど）。しかし，この方法は怒りを鎮めるどころか，怒りを増加させてしまうことがわかってきました。最近では，ただ爆発させるのではなく，建設的に対処する必要があると考えられるようになっています。

長い目で見れば，破壊的な怒りは決してよい結果をもたらしません。 破壊的な怒りによって，短期的にはよい結果を得られる人もいるでしょう。もしかすると周囲の人がいいなりになって，一瞬だけ自分がパワーを得たように感じるかもしれません。しかし，それが幻想であると気づいてからでは遅いのです。破壊的な怒りは制御する力を奪い，他者との絆を衰弱させてしまいます。

怒りを理解する

　下の表の，右側の欄にある建設的な怒りの考え方には，怒りを和らげる作用があることに注目してください。一方，破壊的な怒りの考え方は，凝り固まっていて，とげとげしいものになっています。氷のような考え方を柔らかく溶かす必要があります。物事を正しく見きわめ，自分自身のニーズと他者からのニーズのバランスを保ち，自分自身をより理解することが大切です。下の考え方すべてに同意する必要はありません。あくまでも，ワークの素材として活用してみてください。

★ 参考になりそうな項目にチェックを入れてください。

他者に対する怒り	
破壊的な怒りの考え方	**建設的な怒りの考え方**
他人は私のニーズを第一に考えるべきだ。	自分自身の成長を第一に考えるのが，大人としての基本的な姿勢だ。
私が怒鳴っていたら，もっと手厚くケアされるべきだ。	怒鳴っていたら，周囲を遠ざけるし，嫌われる。穏やかに自分の希望を伝えた方がよい。
絶対それが正しいと思っている。	何が正しいか，いろいろな考え方がある。判断する前に，じっくり聞いた方がよい。
怒鳴らなければ，聞く耳を持ってもらえない。	礼儀正しく話しかければ，相手は私を助けようと思ってくれる。
ミスしたのは私ではない。	だれかがミスをしたとしても，丁寧に正してあげればよい。私だってミスをするのだから。
怒りをあらわにすることで，私がどれだけ強いか示せる。	怒りは私を弱くする。そして，コントロールを失ってしまう。
だれもが私の生活をよりよくする義務がある。	私の生活をよりよくするのは，ほかでもない私自身だ。
行動化することでしか，怒りに対処することができない。	だれもがセーフティに怒りに対処する方法を学ぶことができる。
私には怒る権利がある。	私には怒る権利があるが，怒りをどう示すかが重要なのだ。
ほかの誰を差し置いても，まず私のことが優先されるべきだ。	たとえ私がそうでないとしても，だれもが人生の目的を持っている。尊重し合うことが関係の基本だ。
暴力をやめなくてはいけないとわかっているが，できない。	怒りの背後にある，心の傷に耳を傾ける必要がある。
脅威となる人には，暴力で対応しなくてはならない。	身体的暴力の危機が迫っている場合は，自分を守る必要があるが，暴力は適切でない。

Lisa M. Najavits（2002）から引用。版権はGuilford Press社にあります。個人的な使用に限り，図書を購入してコピーすることが可能です。詳しくは，版権に関するページを確認して下さい。

配布資料2　　　　　　　　　　　　　　　　　　　　　　怒りをなだめる　　439

自分自身に対する怒り	
破壊的な怒りの考え方	建設的な怒りの考え方
自分のニーズより，他人のニーズを優先しなくてはならない。	自分のニーズは，他人のニーズと同様に大切だ。自分自身をケアする必要がある。
決して怒ってはならない。	たまに怒りを感じるのはふつうだ。そのとき，怒りに耳を傾け，セーフティに対処すればよいのだ。
自分を傷つけると，気分がよい。	痛みに対する長期的な解決法を見つける必要がある。
本当の気持ちを話すことはできない。	どのように話すかが重要だ。
罰を受ける必要があると感じる。	それはPTSDの考え方だ。内なる痛みがそう思わせているのであって，真実ではない。
死にたい。	多くの苦悩があるが，生きる価値がある。
私の気持ちを代弁してくれる。	行動ではなく言葉で伝える必要がある。

怒りエピソードの前・最中・後：怒りをなだめる３ステップ

　破壊的な怒りをなだめる方法として，次の３つのステップで行ってみることが役に立ちます。その３つのステップとは，「やる気を起こす（Motivate）」，「抑える（Contain）」，「耳を傾ける（Listen）」です。破壊的な怒りエピソードの前，最中，そして後に対応させて試みるのがよいでしょう。この怒りを扱う方法を忘れないために，頭文字をとって「MCL」と覚えたり，「More Caring Life（もっと命をケアしよう）」という言葉で記憶したりするのもよいでしょう。

★重要：自傷行為におよびそうになっている場合には，怒りに気づいていないことが多いものです。したがって，その場合には，以下の配布資料を読む際に，「怒り」というのを「自傷行為」に置き換えてもよいでしょう。

怒りエピソードの前……やる気を起こす（Motivate）

　「やる気を起こす」とは，破壊的な怒りを止めるような理由を自分の心に問う，という意味です。これをすれば，建設的なやり方であなたの思いのままに怒りに対処できるようになるのです。次の怒りエピソードに遭遇する前に，さっそく準備しておきましょう。

　なぜ？　破壊的な怒りのまっただなかにいれば，あとで後悔することをしても「しかたない」と思ってしまうかもしれません。あるいは，たとえ結果的に自分や他人を傷つけることになっても，こんなに強い怒りの感情に抗うなんて無理と思ってしまうかもしれません。それはちょうど潮の満ち引きに似ています。「次こそは！」と，同じ失敗をくりかえさないと心に誓いながら，そうはならず落胆したときのことをよく思い出してみてください。次を変える唯一の方法は，自分のやる気をしっかりと奮い立たせ，その気持ちにしたがうことです。そのままにしていては，変えることなどできません。

　キーポイントの質問：怒りの問題を解決するのに，やる気を起こすのが一番あなたのためになるのは，なぜでしょうか？

　どうやって？　参考になりそうな項目があれば，いくつでもよいのでチェックを入れてください。

- ■*怒りによる犠牲を考える*。怒りのせいで孤独になったことはありませんか？　穏やかな気持ちを保てなくなったことはありませんか？　仕事のパフォーマンスが落ちませんでしたか？　自傷行為の傷が残っていませんか？
- ■*怒りに関するフィードバックを得る*。あなたの怒りの問題をほかの人がどう考えているか聞いてみましょう。貴重な情報が得られるはずです。他者からのフィードバックを躊躇したり，拒んだりしていては，あなたは行き詰まったままです。もちろん，他者の意見にすべて同意する必要はありません。しかし，何が真実なのか判断する前に，注意深く耳を傾けてみましょう。
- ■*自分の身体に与える影響を考える*。いつも怒りを抱えてばかりいると，身体の問題を持ちやすく，若くして命を落とすこともあります。自分の身体に与える苦痛に気づいていますか？　怒りが生み出すストレスについて考えていますか？

Lisa M. Najavits（2002）から引用。版権はGuilford Press社にあります。個人的な使用に限り，図書を購入してコピーすることが可能です。詳しくは，版権に関するページを確認して下さい。

配布資料3　　　　　　　　　　　　　　　　　　　　　　　　　　　怒りをなだめる　441

- **怒りで傷つくのはだれかを考える。** あなた自身ですか？ パートナーですか？ 子どもですか？ 治療関係ですか？ たとえ口に出さなくとも，みんな怒りを恐れています。周囲の人の痛みを考えてみてください。たとえば，子どもの顔に浮かんだ傷ついた表情，黙り込んでしまったパートナーなど。その人の気持ちを深く理解しているとしたら，同時にその人を傷つけることはできません（それはあなた自身についても同じことがいえます）。忘れないでください。一度，傷を与えてしまったら，傷を元に戻すことはできないのです。
- **怒りに関する方針を作る。** 自分自身と（セラピストやスポンサーとも）契約を作りましょう。何が起ころうとも，怒りをぶちまけないような契約です。配布資料4のセーフティ契約書に記入して活用できます。
- **怒りをコントロールできたらどんな気持ちになるかを想像してみる。** コントロールできたら，どれだけ解放的か，誠実で思いやりに満ちている人になれるかを思い描いてください。それが継続されたら，新しい人生がはじまるように思えるでしょう。よい意味で，想像することに「耽溺して」みてください。
- **怒りについてさらに学ぶ。** やる気を起こすのにもっともよい方法の1つです。アンガーマネジメントやアサーティブネスに関する講義を受けてみましょう。生涯教育講座や保健所健康講座などではそのような講義が提供されています。あるいは，関連図書を読んでみてもよいでしょう（配布資料5に2冊紹介しています）。他者が思うように対応してくれなかったときには，いつどのように怒りを表現するか，何をすべきか考えましょう。また，他者がどのように怒りに対処しているのか尋ねてみましょう。他者や自分自身が実際に期待していることは何か考えてみましょう（非現実的な期待が怒りの遠因となっていることは，意外多いものです）。
- **役立つイメージを作る。** 手綱を引かれた馬でしょうか？ 養育されている子どもでしょうか？ トレーニング中のアスリートでしょうか？ いろいろなことが起こりうるので，怒りのコントロール法を学ぶのに必要なプロセスをリアルに思い描けるようにしてみてください。
- **「怒りのリマインダー」を持つ。** 破壊的な怒りがどういう結果になったか思い出させてくれる物を，たえず身につけておくとよいでしょう。たとえば，傷つけてしまった人の写真，自殺企図で入院した病院のリストです。
- **「武器」を手にしても，セーフティになるまでは「武器」を手放す。** 銃や刃物，ロープなどの「武器」が自分や他者に向けられたらとても危険です。行動化せずに建設的に怒りを示すことができるようになるまでは，武器が使用可能な環境を作らないようにしましょう。武器を持っていると，予期せぬ惨事が起こる可能性があります。

★ *怒りに対処するために役立つ，あなたの「やる気を起こす」リストを書き出してみましょう。明確で，説得力のある内容で，現実にできることを書くことが大切です。「自分の怒りを認めましょう！」*

怒りエピソードの最中……抱える（Contain）

いったん破壊的な怒りがはじまってしまったら，とにかく「セーフティ・ゾーン」に戻ることが目標となります。怒りがあったとしても，コントロールできるレベルに維持することが必要です（0～10のスケールで5以上にならないようにするのです）。

なぜ？ 破壊的な怒りはあなたの判断力を奪います。状況全体を俯瞰して改善するゆとりを奪ってしまいます。怒りをコントロールできる状態でないと，怒りを効果的に活用することはできません。怒りにまかせて衝動的になりそうなとき，つまり，あとで後悔しそうなときや，だれかを傷つけそうなときは，まずはセーフティな状態をとりもどすことが最優先です。怒りの理由を探ろうとしたり，理解しようとしたり，怒りを表現しようとしないでください（そうした対処はもはやその時点では手遅れなのです）。「緊急対処法」や「ダメージ・コントロール」について考えてください。たとえば，工場から有害物質の流出があった場合は，まず流出を食い止め，人々の安全を確保し，汚染エリアを除染した後に，原因究明をすることになります。ただし，怒りをコントロールするといったからといって，決して怒りがまちがった感情という意味ではないことを忘れないでください。怒りは当然の感情であり，あなたのなかの大事な部分に発生している大切な感情なのです。とはいえ，あなたも他者も傷つけずに怒りに対処することもまた大切です。怒りを抑え，コントロールすることに成功するうちに，あなたは強さを手に入れるでしょう。そして，そうした体験をくりかえすことで，あなたはそれをますます難なくやれるようになるはずです。

どうやって？ 参考になりそうな項目にいくつでもチェックを入れてください。

- **先延ばし，あるいは，「タイムアウト」。** これはもっとも効果的な手段の１つです。安全域に戻るまで，怒りの表出や行動化をどうにかして遅らせるのです。少なくとも３０分先延ばしにしてみましょう。一般に，怒りの感情が沸いてから心身がふつうの状態にもどるまでには，少なくとも２０～３０分かかるといわれています。

- **気持ちを落ち着かせる行動をとる。** 音楽を聴く，瞑想，リラクゼーション，運動，読書，テレビ鑑賞，祈る，グラウンディング（地に足つけている自分の身体に意識を集中させる），セックス，趣味の活動などがあげられます。

- **コントロールしていると感じられる行動をとる。** 破壊的な怒りによるコントロール喪失感を弱めるような行動のことです。ストレスにならない程度の生産的な行動で，掃除，やるべきことリスト作成，買い物，ネット検索などがあげられます。

- **感謝していることに意識を向ける。** あなたが持っているものや，周囲があなたのためにしてくれたことを考えてください。たとえば，「自分には仕事があり，車もあり，健康だ」，「毎日満足に食べられて幸せだ」，「クリーンの日が増えて，日々成長を感じる」などと考えてみるのです。

- **破壊的な怒りに対してAAの12ステップを適用する。** ハイヤーパワーに身をゆだねて助けを求めます。破壊的な怒りもアディクションであると考えるわけです。

- **「明快な考え」を思い出す。** 明快な考えとは，客観的な視点を思い出させるような言葉です。配布資料２の「怒りを理解する」を参照してください。

- **その人の長所を考える。** 怒りが他者に向けられている場合，その人の長所を何でもいいので考えてみてください。それができると，怒りがいくらか鎮まることに気づくでしょう。怒りがあなた自身に向けられている場合は，あなたの長所を何でもいいので考えるのです。

- **助けを求める。** 自分や他人を傷つけそうになったときに，電話できる人を決めておきましょう。怒りの感情がわいてきたとき（物質使用の欲求が入ったときも），自制する前にだれかの手を借りるのです。電話できる人がいない場合は，ホットラインなどを利用しましょう。

- **怒りに気づいていないなら，意識してみる。** 自傷行為をする人の多くは，怒りに気づいていません。怒りが「地下」に潜ってしまっているのです。この場合は，怒りに気づくことが目

配布資料3 　　　　　　　　　　　　　　　　　　　　怒りをなだめる　443

標です。これは怒りの封じ込めになります。怒りを意識することは，無意識でいるよりもはるかにセーフティです。具体的な方法としては，「もしも怒っているとして，だれに対して怒っているのだろう？」，「怒りをあらわにしてどんなことが起こると心配しているのだろう？」と自分に問いかけてみるとよいでしょう。

☙**怒りを行動で示すことは決して許されない，ということを思い出す。** だれかを傷つけることは許されることではありません（自分に命の危険がある場合は例外です）。自分より弱い人を攻撃してはいけません（たとえば，子ども，動物，高齢者など）。だれがあなたになんといおうとも，あるいは何をしようとも，あなたの怒りをコントロールする責任はあなた自身にあります。怒りを爆発させることを正当化しないでください。それは確実に相手を傷つけ，あなたの品位を落とします。怒りの電話や手紙など，怒りに関した痕跡を残すようなこともやめましょう。怒りを落ち着いて表現できるようになるまで待つのです（次のセクション「耳を傾ける」を参照）。

☙**権利を思い出す。** あなたには怒りを感じる権利がありますが，他人や自分に乱暴する権利はありません。人間関係を絶つ権利はありますが，相手を強引につなぎ止めたり，相手を傷つけたりする権利はありません。どうしても相手のふるまいが受け入れられない場合には，相手との関係を絶つことを検討してください。

☙**謙虚になる。** 自分はまちがっていないという感覚が怒りの素になるのです。あなたを含め，人はだれもがまちがいを犯します。これまでのまちがいのリストを作って，次にだれかに腹を立てた際にはそれを読み返してみてください。

★怒りに対処するためのあなたなりの「抑える」のプランを書いてみましょう。あなたならではのパターンに合わせて，役に立つものにすることが大切です。

怒りエピソードの後……耳を傾ける（Listen）

怒りをなだめるために次に必要なステップは，怒りに耳を傾けることです。怒りが大事な部分に由来していることに着目しましょう。怒りの感情の背後には，相手に聞き入れてほしいメッセージがあります。

なぜ？ 怒りの背後にあるのは満たされない欲求です。怒りのささやきに耳を傾けてください。そのささやきを無視して隅に追いやったとしても，それはふたたびやってくるでしょう。心の隅々にまで耳を傾けてください。自分自身に耳を傾け，他者にもそのささやきを聞いてもらうのです。はっきりと漏らさずに聞き取ることが大切です。聞くことができれば，他者に正確に表現することができるはずです。そして，はっきりと聞き取ることができれば，あなたの欲求を効果的に満たすことができるでしょう。

どうやって？ 参考になりそうな項目にいくつでもチェックを入れてください。

♦ **一番傷つきやすい部分に耳を傾ける。** 破壊的な怒りは，かんしゃくを起こしている幼い子どものようなものです。たとえば恐怖，悲しみ，孤独，罪深さ，無力感を抱えた傷つきやすい子どもなのです。実際，怒りには，その怒りそのものよりもはるかにつらい感情を防御するはたらきがあります。回復にあたっては，このような感情を尊重しつつ，自分自身をなだめていく必要があります。

♦ **怒りのメッセージに耳を傾ける。** 怒りが伝えている典型的なメッセージには，「だれも私のこ

とを理解してくれない」,「とても苦しい」,「もっと生きやすい世界になってほしい」,「十分に支援してもらえていない」,「希望がない」,「自分は落ちこぼれだ」,「ほかの人はもっと簡単にできているのに」などといったものがあります。

♦ **パターンに気づく。**怒りを感じるのは傷ついたときではないでしょうか？　疲れていたり,空腹なときだったりしないでしょうか？　周囲の人が思った通りに動いてくれないでしょうか？　はたらきすぎたときでしょうか？　だれかから拒絶されたと感じるときでしょうか？他者から何かを要求されたときでしょうか？　こうしたパターンを把握するために日記をつけてみるのもいいでしょう。自傷行為に関しても,何がトリガーになっているのかを知るのはとても大切なことです。

♦ **落ち着いて怒りを表現する。**紳士的かつ冷静に,そして思いやりのある態度で,さらには適切な手段を用いて,だれかに自分の怒りを聞いてもらいましょう。面と向かって,まさに相手をよく見て怒りを表現するようにします。同時に,怒りを表現する前に,助けを求めましょう。怒りをどう表現したらよいか,セラピストや友人,スポンサーに聞いてみましょう。もしも怒りがエスカレートしはじめたら（叫んだり,怒りのスケールで5以上になったりしたら）,もう一度落ち着きをとりもどすまで,いったんその場を離れましょう。

♦ **自分の力で欲求を満たすように努力する。**自分の欲求がわかったならば,欲求を満たすことができます。疲れていたり空腹ならば,寝たり何か食べればいいのです。パートナーがもっと一緒にいたいと思っていないことに失望しているなら,カップルセラピーを受けたり,もっと一緒にいてくれる人を探したりすることを考えてみましょう。幸せになるのはあなた次第ということを忘れないでください。どんなときでも,状況を改善する手段はあるのです。

♦ **PTSDや物質乱用と怒りがどう関係しているか考える。**PTSDや物質乱用は,どのように怒りに影響していますか？

♦ **相手を変えたいならば,効果的な方法を使う。**長い目で見れば,怒りや非難では相手を変えることはできません。相手はあなたにおびえ,避けるようになるだけです。交渉,共感,賞賛,教授といった手段の方が効果的です。

♦ **自分自身をケアする。**他者を傷つける人は,健康的な手段で自分の欲求を満たしているとはいえません。自分を傷つける人は,自分の欲求の前に他者の欲求を優先しています。怒りの背後にある欲求を知ることができると,「だれかに話を聞いてほしい」,「ノーといいたい」,「もっと自分の時間がほしい」などといった本当の気持ちに気づくでしょう。

♦ **「すべき」から「したい（してほしい）」に変える。**怒りには「～すべき」という考え方がつきものです。たとえば,「パートナーだったら私の願いはちゃんと聞くべきだ」という考え方です。「～すべき」という考え方から「私は～したい（してほしい）」ではじまる考え方に変えてみるのがとても有効です。先ほどの例だと,「私はパートナーにお願いしたことをやってほしい」というように。こうすると気持ちが変化するのがわかりますか？「すべき」という考え方では,他者に受け入れてもらうには限界があることに気づくでしょう。つまり,怒りは,かえって自分ではコントロールできない状況を作り上げてしまうのです。

♦ **お互いに利益がある解決法を見つける。**あなたと他者双方のニーズに配慮しましょう。お互いに意志決定するのです。お互い相手の話をよく聞き,話し合うことが大切です。

♦ **どうしてそうしたのか考える。**怒り（特に自傷行為）は,自己批判が原因であることが多いものです。自分がしたこと,もしくは,しなかったことに対して怒りを感じているのなら,どうしてそのような選択をしたのか考えてみてください。思いやりをもって考えれば,自分

配布資料3　　　　　　　　　　　　　　　　　　　　　　怒りをなだめる　　445

の行動に責任を取ることができ，前に進むことができるでしょう。

- ♦ **小さな怒りに注意する。**怒りを行動化させてしまう人は，怒りがこみ上げてきた時点で，表現することが苦手です。小さなきっかけでこみ上がってきた怒りを封じ込め，その結果として後になって怒りが爆発してしまうのです。苛立ちや焦りなどの小さな怒りに注意してください。そして，怒りが大きくなる前にニーズを満たしてあげるようにしましょう。

- ♦ **怒りから受ける影響から身を守る。**暴力的な映画やニュース，怒っている人からどんな影響を受けるか考えてみてください。文化的な力と怒りには関連があります。でも，怒りは変えることのできる習慣だということを忘れないでください。

- ♦ **見当違いな怒りに注意する。**怒りが，本来ならそこまで怒りを買う必要のない人に向けられる場合があります。ちょっとしたこと，たとえば，まちがった情報を伝えた店員に対して，激しく怒りを覚えたとしましょう。そのような場合には，「とても腹が立つけど，このことにそこまで怒りを感じるのはおかしい。もしかしたら，心の奥では，自分をだれも助けてくれないことに強い怒りを感じているのかもしれない」と考えることができます。

- ♦ **だれの視点を無視しているのか考える。**他者に怒りを感じているのなら，その人の視点でもっと耳を傾けてみましょう。自分に怒りを感じるのなら，自分の視点（もしくは，自分のいろいろな部分）にもっと耳を傾けましょう。あなた自身と相手の視点を同時に受け入れることが大切です。

- ♦ **怒りで傷つけてしまった人に謝罪する。**謝罪したからといって完全になかったことにすることはできませんが，それでも役には立つでしょう。可能ならば，怒りを引き起こしたつらい感情について説明するとさらによいでしょう。

- ♦ **変えられないものを受け入れる。**どんなに欲求を満たしたとしても，満たされない何かがあるはずです。完全に治すことのできない精神疾患を持っているかもしれません。子どもを持てるほど，もしくは，自分が望むキャリアを手に入れるほど，もはやあなたは若くないかもしれません。そもそも，パートナーが理想からはほど遠い人であるかもしれません。自分の力ではどうにも変えることができない状況では，あなたは悲しみをしっかりと受け入れることが必要です。この心の作業をするにあたっては，セラピストの助けを得る必要があります。

- ★ *怒りに対処するためのあなたなりの「耳を傾ける」プランを書き出してみましょう。そして，そのプランは，成長の手助けとなる知識として活用してください。*

3ステップの例

状況：上司が自分よりふさわしくないと思う人を昇進させた。

1. **やる気を起こす**：怒りを爆発させても何もよいことがない，と自分にいい聞かせます。人に怒鳴り散らして仕事を失ったという，かつての苦い経験を思い出します。

2. **抑える**：上司に会うのに，少なくとも24時間は空けることを決めます。24時間のあいだに，落ち着きをとりもどし，ほかの活動で気を紛らわすようにします。「何があろうと，建設的な方法でうまく対処するのだ」と自分にいい聞かせます。

3. **耳を傾ける**：「自分は，人に比べて損ばかりの人生を送っている」と思い込んでいることに気づくでしょう。上司からの評価に落胆しているいま，つらいと感じているのは確かです。しかし，落ち着いてふりかえってみると，その激しい感情は，子どもの頃，親から無視されたときに感じた気持ちとそっくりで，おそらくその体験に起因しているのでしょう。実

社会で勝ち抜いて行くには，いつも自分優先というわけにはいきません。セラピストに相談し，上司とこの件について話し合うためのロールプレイをお願いしてみましょう。そしてその後で，上司のオフィスに行くのです。まずは上司に，「どうして私でなく，ほかの人が昇進したのか知りたいのですが，教えていただけませんか？」と切り出します。すると，上司はあいまいな返事をして，居心地悪そうに見えます。上司は本当のことを伝えたくないと思っている，と気づくでしょう。それがわかったら，落ち着いてオフィスを離れましょう。そして，自分にこういい聞かせます。「自分には２つの選択肢がある。１つは，限界があることをわかっているけれど，このまま仕事をつづけること。もう１つは，新しい仕事を探すこと。どちらを選択するにしても，だれかに怒りをぶつけるわけではない。それこそが重要な勝利なのだ」と。

ロールプレイ

★ 建設的に怒りに対処できるかどうか，練習してみましょう。以下の場面設定でロールプレイを試してみてください。

- あなたはPTSDを抱えていて，当時のみじめな感情に怒りを感じている。
- 自分の力にはなってくれないような人を助けなければならない。
- パートナーが子どもへの支援をずっと拒否しつづけている。
- 保険会社がまちがってあなたの契約を解除したうえに，いい逃れしようとする。
- 運転中に割り込まれる。
- 秘密をバラされてしまう。
- 意地悪なコメントをされる。
- 物質乱用やPTSDによってどれだけの時間を浪費したのかと呆れている。
- 薬物を再使用してしまった自分に腹が立っている。
- 自殺したいほどの気持ちに襲われている。
- 時間がないのに，郵便局で長い行列の末尾に並ばなければいけない。
- パートナーに嘘をつかれていたことに気づく。

謝辞：このセッションを作成するのにポッター・エフロンとポッター・エフロン（Potter-Efron & Potter-Efron, 1995）とマッケイ，ロジャーおよびマッケイ（McKay, Rogers & McKay, 1989）の文献が非常に参考になった。配布資料3の「すべき」を「したい」に変えるのセッションは，バーンズ（Burns, 1980）にもとづいている。これらの配布資料を探したい場合は，セラピストに聞いてほしい。

配布資料3　　　　　　　　　　　　　　　　　　　　　　　　　　怒りをなだめる　　447

セーフティ契約書：自分と他者を守る

1. 私は，□自分，□他者，もしくは□その両方，を傷つける恐れがあると自覚しています（あてはまるものに✔をつける）。

2. PTSDや物質乱用からの回復過程では，自分や他人を傷つけたくなる気持ちは，よくある感情だということを知っています。その気持ちが「悪い」とか「まちがっている」ということではなくて，健康的な方法でその気持ちに対処することが重要である，と理解しています。

3. 「自分を傷つける」という手段には，いろいろなものが含まれます。以下の項目であてはまるものを囲んでください。
   リストカット，故意に自分をやけどさせる，自殺企図，過食・下剤乱用，ギャンブル，アルコール・薬物の乱用，スピード違反
   ほかに自分にあてはまるのは，_____

   _____

4. 「他者を傷つける」ということには，すべての感情的・身体的な攻撃が含まれます。以下の項目であてはまるものを囲んでください。
   身体的な攻撃（叩く，殴る，武器の使用），感情的な攻撃（怒鳴る，ひどいことをいう）
   ほかに自分にあてはまるのは，_____

   _____

5. 自分や他者を傷つけたくなるのは，感情的な苦痛が原因だと気づいています。苦痛には理由が存在し，理由を追及するには，自分自身にしっかり耳を傾ける必要があります。自分や他人を傷つけたくなる気持ちの背後には，次のようなことが隠れていることに気づいています（以下の項目であてはまるものを囲んでください）。
   私がどれだけ頭にきているかわかってほしい，ケアしてほしい，絶望している，自分に価値がないと感じる
   ほかに自分にあてはまるのは，_____

   _____

6. 激怒する理由がなんであれ，セーフティでいなくてはなりません。私自身に，自分の回復に，そしてセラピストに，次のことを実行すると約束します。
   a. 自分や他人を傷つける前に，次の人に助けを求めます。

   _____

   b. 自分や他人を傷つける前に，次のようなセーフティな対処スキルを行います。

   _____

Lisa M. Najavits（2002）から引用。版権はGuilford Press社にあります。個人的な使用に限り，図書を購入してコピーすることが可能です。詳しくは，版権に関するページを確認して下さい。

c. もしも自分や他人を傷つけてしまったら，正直にセラピストに伝えます。そして，次の機会にそのことについて話し合います（たとえば，次のセッションで話すか，セラピストの留守番電話にメッセージを残すようにします）。

_____

d. 私の生活や身体が傷つけられる危険がある場合は，自分を守る手段を講じます（たとえば，救急外来に行きます）。
自分のオリジナルプランは，_____

_____

7. この契約書は，私とセラピストが修正に同意するまで，有効です。
8. 任意事項：もしもこの契約に違反したら，次のように行動します（あてはまる項目に〇）
   a. さらにケアを受けます。（たとえば，入院する，リハビリ施設に行く，AAに参加する）
   b. 凶器を棄てます。（たとえば，紐やナイフ）
   c. 契約違反をした理由とだれを傷つけたのか記録します。
   d. _____
9. 任意事項：この契約書のコピーを次の人にわたします（あてはまる項目に〇）。パートナー，主治医，AAスポンサー，_____

患者サイン：_____　セラピストサイン：_____　日付：_____

配布資料4　　　　　　　　　　　　　　　　　　　　　　怒りをなだめる　449

誓いのためのアイデア

1つの行動を約束することで，人生が前進するでしょう！
役に立つと思えることなら何でもいいのです。
あるいは，以下のアイデアのどれか1つを試してみるのもいいでしょう。
約束を守ることは，自分自身を尊重し，敬意を払い，ケアすることになるのです。

◆ 選択肢1：次に衝動的に自分や他者を傷つけたい気持ちになったら，自分自身に何といい聞かせることができるか書き留めて（または録音して）みる。セラピストに付け加えることがないか尋ねてみてもよいでしょう。

◆ 選択肢2：子どもに怒りをどう表現したらよいかを教えている自分を想像してみる。そのとき，あなたは何といいますか？

◆ 選択肢3：以下の事例を1つ選んで，健康的な方法で対処する場合に書き直してみる。

    a. ジムは怒りをコントロールしようと努力しているが，たびたび妻がミスをしたときに怒鳴ってしまう。そして，今日は妻が薬局で彼の処方薬をもらうのを忘れてしまった。彼は激怒し，怒鳴り散らした。

    b. マルサは自分自身をとても嫌っている。自分以外の人が，とてもスマートで活動的な人に見える。そして今日はボーイフレンドが別れ話を切り出した。彼女は家に帰ってカミソリでリストカットした。

◆ 選択肢4：怒りに関する本を読む。以下の2冊の図書がお勧めです。『怒りが傷つけるとき：嵐を鎮める』(McKay et al., 1989)，『怒りよ，さようなら』(Potter-Efron et al., 1995)

連 携

人生選択ゲーム（復習）

概 要

　人生選択ゲームは，この治療の復習を楽しく行うためのものである。

オリエンテーション

　この治療プログラムでは，これまでさまざまなスキルやコンセプトを取り扱ってきた。治療終結の一環として，このセッションではゲームをしながら配布資料の復習にとりくむことになる。このゲームは構造化されており，患者に困難を伴う状況を提示し（例：解雇されるなど），それにどう対処するか答えてもらうかたちで進めていく。建設的な対処法に焦点をあてながらゲームをするのがルールである。治療プロセスを深く理解させるためにガイドラインを活用し，患者がゲームは自分の問題とは関係ないこと，やっても意味がないと思うことがないようにする。

セラピストによくある反応

　このゲームは楽しめるように作られているが，治療終結に強い抵抗感を抱く患者もいるので，患者の（そしてセラピストの）治療を終えるという気持ちを一致させることが重要である。同時に，思いを伝え，患者の気持ちに共感する。

セッションの準備

◆ 人生選択ゲームの配布資料をコピーし，導入を読み，どのようにゲームを進めるか考えておく（下記の「セッションの構成」を参照）。どのような方法を用いるかはセラピスト次第だが，ハサミや小さな箱，帽子などを準備しておく必要がある。

451

セッションの構成

1. **チェック・イン** *(患者1人につき5分以内)*。第2章を参照。加えて，治療終結が近いので，治療を終えることに関してどのような気持ちを抱いているか尋ね，話し合う機会を持つ。地域の社会資源について復習する際は，アフターケア・プランを作成する手助けを引きつづき行う。
2. **引用文** *(手短に)*。456ページ参照。引用文とセッションを関連づける。たとえば，「今日はこの治療で扱った内容を復習します。引用文では，どのような状況においても，どう対処するか選ぶことができるということが示されています」といったように。
3. **今回のテーマを患者の生活と関連づける** *(セッションの大部分を使って丁寧に行う)* 人生選択ゲームのセラピスト用シートを確認する。このセッションはゲーム形式になっているので，ほかのセッションとは違うやり方になることに注意する。下記の「セッションの内容」と第2章を参照のこと。
4. **チェック・アウト** *(手短に)*。第2章を参照

セッションの内容

目　標

☐　治療終結が近いことを意識させ，アフターケア・プラン作成を引きつづき行う。

☐　人生選択ゲームをこの治療で取り扱ったコンセプトを復習する手段として活用する。

患者の生活とテーマを関連づける方法

★人生選択ゲーム。セラピスト用シートを用いて，ゲームのルールを説明する。以下のどちらかの方法でゲームを進行する。前者は集団療法向きで，後者は個人療法向きであるが，どちらを用いてもかまわない。

a. *くじ引き形式*　人生選択ゲームの用紙を細長く切って，箱や帽子などの容器に入れ，容器をテーブルの中央に置く。最初の患者に紙切れを1つ容器から引くよう伝える。

b. *数字選択形式*　患者に1〜37の数字をランダムに選んでもらう。セラピストはその数字の項目を読み上げ，患者に対応を答えてもらう。

どのような状況でも，「この状況で一番うまく対処するにはどうしたらよいでしょうか？」と聞くようにする。患者はやるべきことをすぐ理解できるはずだが，よい対処法を思いつくには助けが必要かもしれない。必要に応じて，「セーフティな対処スキル（「セーフティ」セッションの配布資料2)」を用いて，答えを導く手助けをする。

★ディスカッション

●「もしも助けてくれる人が周囲にいなかったら，この状況にどう対処しますか？」

●「この状況で，［気持ちの切り離し（グラウンディング）をする，助けを求める，正直になる］にはどうしますか？」

留意点

✦ **高い基準を設定する。**どの答えにも「いいですね」と答えないようにする。もっと念入りに対処を考える必要がある者，建設的なフィードバックが必要な者，回答が現実的ではない者がいるはずである。患者の回答には的確にフィードバックする。集団療法では，ほかの患者にもフィードバックするよう促す。高い基準が追求されなければ，ゲームは意味がないものになってしまう。新しい何かを学ぶことができるように，知識を総動員させるよう後押しする。

✦ **より深い回答ができるようにやりとりする。**たとえば，患者が「その状況ではグラウンディング（地に足をつけて『いま・ここ』の自分の身体感覚に意識を集中すること）をして対処します」と答えたとしたら，「なるほど。では，どのようにグラウンディングをするのか教えてくれませんか？」，「なるほど。でも，もしもグラウンディングをやってもうまくいかなかった場合は，どうしますか？」などと聞き返してみる。

✦ **シートに書いてない状況も設定できる。**状況を患者に合わせてカスタマイズする。

✦ **ゲームに成績はないことに注意する。**やりたいのであれば，得点をつけることもできる。たとえば，1点：実行可能な対処法，0.5点：十分に実行できるかわからない対処法，などといったように。集団療法では，2チームを作って，よい対処法を3分以内に考えられるだけ書き出してもらうやり方も可能である。そして，適切な対処法に得点を与え，さらにそれらを読み上げ，ゲームが単調にならないようにする。もしもゲームに得点を与えるとしたら，まずは患者の意向を確認し，同意が得られた場合にのみ行うようにする。評価されるのを嫌う患者がいるかもしれないからである。

むずかしいケース

＊「対処法をまったく思い出せません」
＊「その状況に遭遇したら，やっぱり物質を使うしかないと思います」
＊「リストにある状況を読むことがトリガーとなると思います」
＊「ゲームは好きではありません。不幸せだった子どもの頃を思い出すからです」

人生選択ゲーム

ゲームを開始する前に，ゲームのルールを読み上げる。

人生選択ゲームのルール

1. 人生には数多くの困難な状況があるものです。このゲームでは，みなさんに対処してもらいたい出来事がランダムに出てきます。

2. それぞれの状況で，一番適切と思われる対処法を答えてください。この治療で学んださまざまな対策，対処法を活用してください。もちろん，あなたが知っているそのほかの手段でもかまいません。

3. よい対処法とは，アルコールや薬物を使う以外の方法のことです。そして，現実的でセーフティであることが必要です。

4. [集団療法の場合のみ] 1人が1回紙切れを引きますが，その人の回答に注目して，役立ちそうなフィードバックをしてください。

さあ，ゲームをはじめましょう！

---
1. 生きている実感がないと感じました。あなたは自らに「生きようが死のうが知ったこっちゃない」といっています。

---
2. 新聞でトラウマ体験を思い出すような記事を読みました。腹わたが煮えくりかえるほどの怒りを感じるとともに，とてもつらい気持ちになっています。

---
3. 家族と一緒にいるときに，父親がみんなの前であなたをけなします。

---
4. 週末がやってくるのに何も予定がありません。「自分は負け犬だ」と感じます。

---
5. 自分に処方されたわけではない精神安定剤を飲もうとしています。あなたは，「これは薬物乱用にはあたらない」と自らにいいきかせています。

---
6. 目覚めたとき，「仕事に行きたくない。ベッドで寝ていたい」と思います。

---
7. 鏡に映る自分の姿を見て，老けていて太っていると感じます。

---
8. 試験でA判定をもらいました。「自分にご褒美をあげたい。コカインを1回だけ使おう」と考えています。

---
9. ちゃんとした食事をしておらず，運動もしていません。食事と運動をどうしますか？

---
10. その関係は自分にとってよくないものだとわかっていますが，後ろ髪引かれています。どうしたら関係を絶つことができるでしょうか？

---
11. 赤ワインが飲みたくなるような料理を準備していました。あなたは「この料理のためにワインを買わなくてはならない」と思いつきます。

---
12. 仕事を解雇されてしまいました。

---
13. 深夜に孤独を感じました。いまあなたは，「自分はだれにも愛されていない」という感覚に襲われています。

Lisa M. Najavits (2002) から引用。版権は Guilford Press 社にあります。個人的な使用に限り，図書を購入してコピーすることが可能です。詳しくは，版権に関するページを確認して下さい。

14. かねてより受講したいと思っていた大学の講座に関する広報を見かけました。でも，あなたは，「この講座を修了するのは無理だ。自分より賢い人ばかりだ」という思いに打ちのめされかけています。

15. 個人療法の最中に，つらいトラウマ体験を思い出しました。とても混乱していますが，セラピストから弱い人間だと思われたくないので，泣かないように我慢します。

16. 必要以上に子どもたちを怒鳴ってしまいました。強い罪悪感を覚えています。

17. あなたには，混乱したときにはクローゼットの中に隠れるという習慣があります。しかし，変な人と思われると考え，セラピストには伝えたくないと感じています。

18. とてもしんどい1日を過ごしました。あなたは，「これで飲まずにはいられるかよ！」という気持ちになっています。

19. 「もうアルコールや薬物は使わない」と自分自身と家族，そしてセラピストに約束したばかりだったのに，昨日使用してしまいました。あなたは恥ずかしく感じるとともに，自分にうんざりしています。

20. 娘が自分のいとこに性的虐待を受けていたことを知りました。

21. 新しい恋人と一緒に幸せそうにしている，かつてのパートナーにばったり遭遇しました。あなたは，「自分とではダメだったんだな」と感じています。

22. AAミーティングに参加しました。あなたは周囲の参加者を見わたし，「ここには私の気持ちをわかってくれる人などいない」と感じています。

23. また母親に非難されました。あなたは，「どうせ私はみんなの邪魔者だ。飲まずにいられるか！」と思っています。

24. パートナーに，「どうにかしてトラウマを克服できないものかな？　俺はふつうの生活がしたいんだよ」といわれました。

25. 仕事でパーティーに参加しました。あなたは周囲からお酒を勧められています。

26. 息子に，「どうして薬物をやめられないの？　こんなにお願いしているのに」といわれています。

27. まるであなたを侮辱するような，「上から目線」の医者の診察を受けています。

28. かつてのパートナーが，裁判で決められた親権契約に違反して，あなたに子どもを会わせないようにしてしまいました。

29. パートナーが重大な問題を抱えていることを知りました。

30. 定期健康診断の予約をとると約束したはずなのに，もう何週間もほったらかしにして，約束を実行していません。

31. パートナーに，「どうしてふつうの人と同じように仕事をつづけられないの？　フルタイムの仕事ができれば，すべてはうまくいくはずなのに」といわれました。

32. バーで，コンドームなしのセックスをしようと声をかけられています。

33. 薬物の売人の前を通りかかりました。あなたの脳裏には，「1回だけなら大丈夫じゃないかな」という考えが浮かんでいます。

34. あなたは映画を観ていました。映画の内容がトラウマ記憶を刺激し，嫌なことを思い出しています。

35. 運転中に別の車に割り込まれました。あなたは怒りを感じています。

36. あなたは，だれかから面と向かって不快なことをいわれました（たとえば，人種，民族，立場，性的志向性などについて）。

37. 知人の多くが呼ばれているパーティーに，自分だけ招待されていません。

セラピスト用シート　　　　　　　　　　　　　　　　　　人生選択ゲーム（復習）

引用文

「私たちは2つの自己を持っています。

人生最大の課題は,

自分の行動をコントロールして,

自己をより高く保つことです」

――マーティン・ルーサー・キング・ジュニア
（20世紀の米国の指導者）

誓いのためのアイデア

1つの行動を約束することで，人生が前進するでしょう！
役に立つと思えることなら何でもいいのです。
あるいは，以下のアイデアのどれか1つを試してみるのもいいでしょう。
約束を守ることは，自分自身を尊重し，敬意を払い，ケアすることになるのです。

✦ 選択肢1：この治療に参加している時間と同じ時間帯に，何かよいことをする計画を立ててみましょう。たとえば，これまで毎週月曜日の午後6〜7時にここに来ていたとしたら，これからの毎週月曜日の午後6〜7時にすることを考えます。その時間に特別なことをして自分にご褒美をあげるのです（物質を使うこと以外で！）。景色のきれいなところを散歩するのもいいですし，感動的な本を読むのもいいでしょう。

✦ 選択肢2：治療を終えることについて考えていることや気持ちを手紙に書いてみましょう。

✦ 選択肢3：この治療を通してどのように自分が成長できたか表現してみましょう。文章，絵，写真，詩，工作，そのほかどのような方法でもかまいません。

Lisa M. Najavits（2002）から引用。版権はGuilford Press社にあります。個人的な使用に限り，図書を購入してコピーすることが可能です。詳しくは，版権に関するページを確認して下さい。

人生選択ゲーム（復習）　457

連　携

治療終結

概　要

　このセッションはプログラムの最終セッションにあたる。ここでは，治療を終えることについて患者が考えていることを表現するよう促していく。そして，役に立った／役に立たなかった治療について話し合い，アフターケアの計画を完成させることが目標となります。

オリエンテーション

　治療終結セッションでは，これまでの教育的かつ構造化された形式とは雰囲気を変えて，回顧的，回想的な話しぶりでセッションを進行するように心がける。患者は，治療終結について考えていることを表現することが求められる。この作業は，セラピストにとっても意味のあるものである。治療の効果に関して貴重な見解が得られるとともに，治療のどの部分が役に立ち，あるいは役に立たなかったのかについて情報を得ることができるからである。

　セラピストは患者に治療終結の手紙をわたす。手紙はセラピストのスタイルに合わせて改編してよい。手紙のような「移行対象」を使うと，患者が次のステップに進みやすくなり，セラピストや治療との関係を確認するのにも役立つだろう。また，このセッションでケーキや飲み物などの報酬を提供し，治療終結を祝うというのもよいだろう。最後に，数回の「ブースター・セッション」を提供するかどうかを検討しておく必要がある。これはCBTで用いられる手法で，獲得したものを強化し，健康的な移行を促すために行うセッションのことである（ブースター・セッションの方法については，下記の「留意点」を参照）。

　特に役に立った／役に立たなかった治療を評価するために，患者もセラピストも「シーキングセーフティ」に対するフィードバック調査に回答する。この調査は，この治療を行うセラピストにとって役に立つはずである。なお，この結果を著者に送りたい場合は，調査の最後に書いてある情報を参照のこと。

セラピストによくある反応

　治療終結のセッションで，セラピストはともすればポジティブなフィードバックのみを引き出そうとしがちであるが，批判的なコメントを引き出すのも同じように重要である。

セッションの準備

◆ 任意事項：ケーキを用意したり，患者に「さよなら」のメッセージを表現できるものを探し，用意したりしておくとよい。

セッションの構成

1. **チェック・イン**（*1人につき5分以内*）第2章を参照。
2. **引用文**（*手短に*）461ページ参照。引用文とセッションを関連づける。たとえば，「今日は治療の終結に焦点をあてます。与えられた人生において，ベストを尽くして努力しつづけることを願っています。」といったように。
3. **今回のテーマを患者の生活と関連づける**（*セッションの大部分を使って丁寧に行う*）
   a. *配布資料に目を通すよう伝える。配布資料は別々でも，一緒にでも使えるようになっている。*
   配布資料1：治療終結にあたって（セラピストが読み上げてもいいし，患者に各自読んでもらってもいい）
   配布資料2：「シーキングセーフティ」フィードバック調査（セラピストと患者用）
   b. *自由に話し合う。下記の「セッションの内容」と第2章を参照。*
4. **チェック・アウト**（*手短に*）第2章参照。

セッションの内容

目　標

- □　治療終結について考えていることや，いまの気持ちについて話し合う。
- □　役に立った／役に立たなかった治療に関する話を引き出す。
- □　治療終結の手紙を読み上げる（配布資料1）。
- □　アフターケア・プランを報告させる。
- □　希望があれば，「シーキングセーフティ」フィードバック調査を記入してもらう。

患者の生活とテーマを関連づける方法

★ディスカッション
- ●「治療を終えることについてどう考えていますか？」
- ●「役に立った／役に立たなかった治療は何ですか？」
- ●「一番記憶に残っていることは何ですか？」
- ●「来週からこのセッションに参加しなくなることをどう思いますか？」
- ●「当初この治療に期待していたことを，いまは得ることができましたか？」

- ●「もっとも好きだった／嫌いだったセッションは何ですか？」
- ●「この治療を受けた結果，生活がどう変わると思いますか？」
- ●「治療を実施するうえで，今後の改善した方がよいと思うことは何かありますか？」
- ●「治療を受ける際に害となることはありませんでしたか？」
- ●「アフターケア・プランは十分だと思いますか？」

留意点

- ✦ *治療終結にあたって明らかな動揺がみてとれない，あるいは，直接不安を表現しない場合。* たとえば，セッション中に寡黙だったり，やたらと笑ったりするような場合は，セーフティなやり方で，患者のニーズに合わせたかたちで治療を終結させる。
- ✦ *集団療法で最後のセッションにほとんどの患者が欠席したとしても，いつものように行う。* たとえば，「さよならをいうのがむずかしいと感じる人もいます。別れはとてもつらいですし，怒りを感じることもあります。今日は参加者が少ないですが，予定通り最後のセッションを楽しみましょう」などと伝える。
- ✦ *終結に移行しやすくするため，手紙を書いたりメッセージを残したりすることも可能だと伝える。* 手紙などで近況をセラピストに伝えることもできると伝える。
- ✦ *セラピストが患者の進歩した点を伝えると，とても心に残る。* 具体的に，肯定的に伝えるようにする。たとえば，「ジョン，この治療中に仕事をはじめることができて，私はとても感動しました。私はそれがどれだけ大変だったかわかっていますよ」などというように。
- ✦ *アフターケア・プランが不十分な場合は，追加の個人面接を1回もうけることを検討する。* プランの選択肢を考える。
- ✦ *ブースター・セッションを行う場合は，治療終結セッションを保留する。* ブースター・セッションでは新しい配布資料は必要ない。患者が何をしたいのか確認し，必要に応じて追加配布資料を用意したり，復習したいセッションの配布資料を見直したりするようにする。ブースター・セッションは頻繁には実施しない。2カ月で2〜4回ぐらいがよい。

むずかしいケース

- ＊「数カ月後にまた治療に参加してもいいですか？」
- ＊「毎週予約の電話をしたいです」
- ＊「この治療は役に立たなかったです」
- ＊「アフターケア・プランはまったくありません」
- ＊「この治療が終わったら，私は自殺します」
- ＊「調査には答えたくありません」

引用文

「人生があるかぎり，生きなさい」

——ウィリアム・サローヤン
（20世紀の米国の脚本家）

治療終結にあたって

_____ 様

治療を終えるあたって，ちょっとしたメッセージを伝えさせてください。

まず，これまで経験をともにしてきたこと，賢明で正直でいてくれたこと，私を信頼してあなたの気持ちを預けてくれたこと，治療をつづけてくれたことに心から感謝します。今後の人生でも危機を乗り越えていけるでしょうし，回復しつづけていけると信じています。

そして，今後の人生で前進していく際には，この治療のことを思い出していただけたら幸いです。アルコールや薬物を使わずに，トラウマ体験から回復していってください（もちろん，両方とも実現できます！）。セーフティを手に入れ，よき人たちを信頼し，助けを求め，危険に怯むことなく，役に立つ治療に参加し，自分に正直に，日々健康的な対処に努めてください。この治療で役に立った考え方を，何でもかまわないので実行してみてください。

与えられた人生をよりよく生きていかれることを願っています。

Lisa M. Najavits（2002）から引用。版権はGuilford Press社にあります。個人的な使用に限り，図書を購入してコピーすることが可能です。詳しくは，版権に関するページを確認して下さい。

462　治療セッションのテーマ

配付資料1

「シーキングセーフティ」フィードバック調査

　「シーキングセーフティ」に対する率直なフィードバックをよろしくお願いいたします。できるかぎり今後の改訂に役立てたいと思います。**最初の部分には，患者さまとセラピストの方，両方がお答えください。最後の部分はセラピストの方のみお答えください。**手紙，ファックス，電子メールで返送してください（宛先は以下にあります）。回答したいと思った質問にだけお答えいただいてかまいません。よろしくお願いいたします。

「シーキングセーフティ」セッションには何回参加しましたか？　　　　　　　　　　＿＿＿＿＿＿回

以下の質問には，次のような例にしたがって数字をお答えください。

-3	-2	-1	0	1	2	3
まったく 役に立た なかった	やや 役に立た なかった	あまり 役立た なかった	どちら でも ない	少し 役に 立った	やや 役に 立った	とても 役に 立った

★この治療はどのくらい役に立ちましたか？★

＿＿＿＿＿_治療全体は，どのくらい役立ちましたか？_

＿＿＿＿＿_PTSDと物質乱用の治療には，どのくらい役立ちましたか？_

＿＿＿＿＿_PTSDの治療には，どのくらい役立ちましたか？_

＿＿＿＿＿_物質乱用の治療には，どのくらい役立ちましたか？_

★<u>各セッション</u>はどのくらい役立ちましたか？★

＿＿＿＿＿ セーフティ	＿＿＿＿＿ 誓い
＿＿＿＿＿ PTSD：あなたの力をとりもどす	＿＿＿＿＿ 赤信号と青信号
＿＿＿＿＿ 感情的な痛みを遠ざける	＿＿＿＿＿ 物質があなたを支配するとき
＿＿＿＿＿ 助けを求める	＿＿＿＿＿ 社会資源
＿＿＿＿＿ 思いやり	＿＿＿＿＿ 回復につながる考え
＿＿＿＿＿ 自分を大切にする	＿＿＿＿＿ 健康的な人間関係
＿＿＿＿＿ 関係性に境界線を引く	＿＿＿＿＿ 回復への支援者を得る
＿＿＿＿＿ 正直になる	＿＿＿＿＿ 怒りをなだめる
＿＿＿＿＿ 発見する	＿＿＿＿＿ 自分を育てる
＿＿＿＿＿ トリガーに対処する	＿＿＿＿＿ 分裂した自己を統合する
＿＿＿＿＿ 自分の時間を持つ	＿＿＿＿＿ 人生選択ゲーム（復習）
＿＿＿＿＿ 意味を創り出す	＿＿＿＿＿ 治療終結

Lisa M. Najavits（2002）から引用。版権はGuilford Press社にあります。個人的な使用に限り，図書を購入してコピーすることが可能です。詳しくは，版権に関するページを確認して下さい。

配付資料2　　　　　　　　　　　　　　　　　　　　　　　　　　　治療終結　　463

★治療の要素はどのくらい役に立ちましたか？★

_____ 治療においてセーフティを優先する

_____ 統合的な治療（PTSDと物質乱用の両方に焦点をあてる）

_____ あらゆる物質をやめることに焦点をあてる

_____ 考え方に焦点をあてる（正直になる，共感するなど）

_____ 対処スキル対処スキルに焦点をあてる

_____ 認知スキルに焦点をあてる

_____ 行動スキルに焦点をあてる

_____ 個人的なスキルに焦点をあてる

_____ 社会資源に焦点をあてる

_____ 引用文を利用する

_____ チェック・イン／チェック・アウト（役に立たなかった部分があったと思う場合は，用紙の裏に記入してください）

_____ 配布資料

_____ 誓い（宿題）

_____ セーフティな対処スキル対処スキルのリスト

_____ セーフティなコーピングシート（古いやり方と新しいやり方，など）

_____ 中心的な治療コンセプト

_____ この治療以外の国内の治療情報

_____ 治療の長さ（25セッションという量）

_____ 書き込む配布資料の量

_____ 構造的アプローチ（系統的なセッション）

_____ 実証的な治療（科学的根拠にもとづいた治療）

_____ そのほか：_____ _____（さらに追加があれば）

以下の４つの質問には，<u>セラピストの方のみ</u>お答えください。

_____ 各セッションのセラピスト用ガイド

_____ 配布資料に関する留意点

_____ むずかしいケース

_____ 治療プロセスを重要視する（逆転移など）

以下の４つの質問には，％でお答えください。
0%（まったくそう思わない）〜100%（とてもそう思う）

- この治療で学んだことを，今後どのぐらい活用すると思いますか？　　　_____ ％
- この治療はどのくらい理解しやすかったですか？　　　_____ ％
- この治療はどのくらい革新的でしたか？（ほかの治療に比べて，どの程度独創的で，異なる特徴を持っていたでしょうか？）　　　_____ ％
- この治療をどの程度ほかの人にお勧めできますか？　　　_____ ％
- 治療を容易にこなせるまでにどのくらい時間がかかりましたか？（1週間，6カ月などと期間でお答えください。）_____

464　治療セッションのテーマ

配付資料2

- 年齢：＿＿＿＿＿歳　　性別：　女性　男性
- 体験したこと（セラピストの方もお答えください）：
トラウマ体験　あり／なし　　　　　　PTSD　あり／なし　　　物質乱用　あり／なし

思ったことを自由に書いてください。

- この治療プログラムで一番よかった点・悪かった点は何ですか？

＿＿＿＿＿＿＿＿＿＿＿＿＿＿＿＿＿＿＿＿＿＿＿＿＿＿＿＿＿＿＿＿＿

＿＿＿＿＿＿＿＿＿＿＿＿＿＿＿＿＿＿＿＿＿＿＿＿＿＿＿＿＿＿＿＿＿

- このプログラムをどのように改良するとよいと思いますか？　たとえば，長くすべきでしょうか？　短くすべきでしょうか？　追加すべきセッション，削除すべきセッションはありますか？

＿＿＿＿＿＿＿＿＿＿＿＿＿＿＿＿＿＿＿＿＿＿＿＿＿＿＿＿＿＿＿＿＿

＿＿＿＿＿＿＿＿＿＿＿＿＿＿＿＿＿＿＿＿＿＿＿＿＿＿＿＿＿＿＿＿＿

- このプログラムが特に有効なタイプ（人），または有効でないタイプ（人）があると思いますか？

＿＿＿＿＿＿＿＿＿＿＿＿＿＿＿＿＿＿＿＿＿＿＿＿＿＿＿＿＿＿＿＿＿

＿＿＿＿＿＿＿＿＿＿＿＿＿＿＿＿＿＿＿＿＿＿＿＿＿＿＿＿＿＿＿＿＿

- そのほかご意見があれば教えてください。

＿＿＿＿＿＿＿＿＿＿＿＿＿＿＿＿＿＿＿＿＿＿＿＿＿＿＿＿＿＿＿＿＿

＿＿＿＿＿＿＿＿＿＿＿＿＿＿＿＿＿＿＿＿＿＿＿＿＿＿＿＿＿＿＿＿＿

*回答ありがとうございました。**以下の方法で郵送かFAXで調査用紙を返送してください。***
郵送先：マサチューセッツ州バーモント，ミル通り115，
マクリーン病院　リサ・ナジャヴィッツ
ファックス：617-855-3605

セラピストの方のみお答えください。
あなたの仕事に関する情報を教えてください。

用いている理論（合計100％となるように記入してください。）
（注意：いくつもの理論を用いている場合は，それぞれ何％か記入してください。どの理論も用いていない場合は，「いずれのモデルも用いていない」に記入してください。）
＿＿＿＿％　認知行動療法
＿＿＿＿％　12ステップ
＿＿＿＿％　精神力動／精神分析
＿＿＿＿％　システム論アプローチ
＿＿＿＿％　いずれのモデルも用いていない

_____％　その他

_____％　**合計**（上記を合計すると100％）

• **患者の疾患の割合**（合計100％となるように記入してください。）

_____％　物質乱用

_____％　トラウマ／PTSD

_____％　気分障害（うつ病，双極性障害など）

_____％　精神病

_____％　パーソナリティ障害

_____％　その他

_____％　**合計**（上記を合計すると100％）

• **職場**（あてはまるものすべてにチェックしてください。）

_____　外来　　　_____　開業

_____　入院環境（解毒治療・入所施設・刑務所・退役軍人援護局）

_____　その他：_____

• **治療対象となっている患者の属性**（あてはまるものすべてにチェックしてください。）

_____　高齢者　　_____　成人　　_____　思春期〜青年　　_____　小児

_____　男性　　　_____　女性

_____　退役軍人　　_____　刑務所被収容者

_____　その他：_____

• **週あたりの患者を直接ケアする時間**　　　　　_____　時間

• **勤続年数**（専門教育修了後の期間）：　　　_____　年

現在専門教育を受けている場合は，在籍学年：　_____　年

• **資格・学位**（あてはまるものすべてにチェックしてください。現在専門教育を受けている場合は，その教育課程にチェックしてください）

_____　ソーシャルワーカー（精神保健福祉士，臨床ソーシャルワーカー）

_____　認定アルコール／薬物カウンセラー（認定アディクションカウンセラー）

_____　心理学博士（PhD, PsyD, EdD）　　　_____　心理学修士（MA, MS）

_____　精神科医（MD）　　　　　　　　　　_____　聖職者カウンセラー

_____　AAなどの12ステップ自助グループのスポンサー

_____　資格・学位なし

_____　その他：

• **治療マニュアルを何回読みましたか？**　　　_____　回

以下の質問には，％でお答えください。
0％（まったくそう思わない）〜100％（とてもそう思う）

• どの程度，医療の仕事は楽しいですか？　　　　　　　　　　　　　　_____　％

• どの程度，医療の仕事に「燃え尽き」していると思いますか？　　　_____　％

• どの程度，医療従事者をまた選択したいと思いますか？　　　　　　_____　％

• どの程度，医療従事者としてうまくやっていると思いますか？　　　_____　％

• 最近ではこの治療をどの程度うまく行えたと思いますか？　　　　　_____　％

• セッションで実際使うテクニックや手順を説明するのに，マニュアルとビデオはどの程度有

用でしたか？ ＿＿＿＿＿ %

- この治療プログラムを効果的に行うために，医療従事者にどのようなトレーニングや経験が必要だと思いますか？

誓いのためのアイデア

◆ 人生，何事も訓練です。アルコールや薬物を使うことなく，トラウマから回復していってください（もちろん，両方とも実現できます！）。セーフティを手に入れ，よき人たちを信頼し，助けを求め，危険に怯むことなく，役に立つ治療に参加し，自分に正直に，日々健康的な対処に努めてください。この治療で役に立った考え方を何でもかまわないので実行してみてください。

解　題

　本書は，リサ・M・ナジャヴィッツ著『Seeking Safety：A Treatment Manual for PTSD and Substance Abuse』（Guilford出版，2001）の全訳である。これは，外傷後ストレス障害（post-traumatic stress disorder）と物質依存症という2つの障害に罹患する患者を標的とした心理療法，「シーキングセーフティ」の解説，治療者マニュアル，患者用配付資料が一緒になった1冊である。

　ここでは，本訳書の解題として，なぜ物質乱用・依存とPTSDを併存する患者に特化したこの治療プログラムが必要とされているのか，そして，この「シーキングセーフティ」とはどのような治療プログラムなのかについて説明をしておきたい。

　しばしば誤解されているが，人が依存症になるのは，決してアルコールや薬物といった精神作用物質がもたらす快感によるものではない。人間は本質的に飽きっぽい生き物である。単なる快感ならばすぐに物質の効果に飽きてしまうだろう。むしろ注目すべきなのは，なぜ一部の人間だけが飽きずに物質をくりかえし摂取するのか，ではあるまいか。おそらくその理由は，物質がそれまでその人が抱えてきた苦悩や苦痛を一時的に消し去ったり，減じたりしてくれるからなのであろう。それならば，飽きるどころか，その物質は生きるうえで欠かせないものとなる。こういいかえてもよい。依存症の本質は快感ではなく，苦悩や苦痛にあるのだ，と。

　そのことを最もわかりやすく浮き彫りにしてくれるのが，物質依存症と他の精神障害とが同時に存在する重複障害という病態だ。さまざまな研究は，物質依存症患者の30〜60％に他の精神障害の併存が認められることを明らかにしているが，こうした重複障害患者の大半は，物質依存症よりも先に他の精神障害の方を発症している。精神障害が引き起こす心理的苦痛の存在は，それ自体，物質依存症への罹患脆弱性を意味する可能性が高い。

　さらに興味深いのは，さまざまな精神作用物質の遍歴の末，最終的に「自分好み」として選択する物質は，必ずしも薬理学的依存性が最も強力なものとは限らない，ということだ。実際，「自分は覚せい剤を使った経験もあるが，大麻（あるいは，アルコール）の方が好きだ」と語る物質依存症患者は少しもめずらしくない。そして特に重複障害患者の場合，「自分好み」の物質として選択されるのは，大抵は，自らが罹患する精神障害の症状を緩和するのに役立つ薬理効果を持つものだ。例をあげれば，注意欠陥・多動性障害に罹患する者が，その治療薬と同様の薬理効果を持つ覚せい剤やコカインなどの中枢興奮薬を好む。あるいは，社会不安障害に罹患する者が，その抗不安効果を気に入って，アルコールやベンゾジアゼピン受容体作動薬（以下BZD）などの中枢抑制薬を乱用する……アディクション臨床ではよく見かける組み合わせだ。

　このような視点から，1980年代にエドワード・J・カンツィアンが理論化し，提唱した依存症に関する理論が，有名な「自己治療仮説（self-medication hypothesis）」である（詳細は，拙

訳書『人はなぜ依存症になるのか――自己治療としてのアディクション』，星和書店，2013を参照のこと）。

　自己治療仮説という文脈で考えた場合，PTSDほどこの理論がマッチする併存精神障害もあるまい。実際，アルコールやBZDは，PTSDがもたらす知覚過敏を緩和し，覚せい剤は，覚醒度を高めることで解離症状を減少させたり，無力感を一時的に緩和したりすることがある。また，フラッシュバックの恐怖に圧倒されたり，抑圧された激しい怒りが暴発しそうになったりした場合には，BZDを過量摂取して意識活動を「シャットダウン」させることで，自傷・他害の切迫した危機を回避しようとする者もする。トラウマを抱えた者にとって何より好都合なのは，物質が人間のように裏切ったり，豹変したりしないことだ。人間に対する基本的な信頼感を毀損されている者にとって，物質は人間よりもはるかに安心できる，いわば「心の松葉杖」といえよう。

　実際の臨床では，PTSDと物質依存症との併存は，特に女性患者で多く見られる病態だ。彼女たちの多くは，幼少時よりさまざまな虐待被害や性暴力被害を生き延びた経歴を持ち，そうした経験が持続的に引き起こす「心の痛み」を緩和するために，物質を用いてくりかえし対処してきた。その意味では，物質は少なくとも短期的には社会的機能を維持するのに役立つ。しかし，一時的な延命のために物質使用をくりかえすうちに，その「鎮痛効果」に対して馴化や耐性が生じ，次第に物質の使用量や使用頻度を増やさなければ，当初の効果が維持できなくなってしまうのだ。その結果，物質使用のネガティブな影響が顕在化するようになる。酩酊による人間関係の破綻や失職，心身の健康被害による入院，飲酒運転や違法薬物使用による逮捕・服役といった事態により，その人は社会的に孤立していく。おそらく少なくない者が，物質使用の果てに重篤な身体疾患や事故，あるいは自殺によって命を失っているはずだ。

　それだけではない。物質使用はさらなるトラウマ体験に暴露される機会を増やし，ますますその者が物質を手放せない状況へと追い込んでいく。たとえば，泥酔して無抵抗状態となった彼女たちを襲う性暴力被害があり，薬物の譲渡と交換条件で売人から強要される屈辱的な性行為がそうだ。ときには，物質を強引にやめさせようとする家族やパートナーからの，「善意」にもとづく身体的暴力の被害もある。

　それゆえ，PTSD・物質依存症併存患者が物質使用をやめるのは，一般の物質依存症患者に比べて何倍もむずかしい。物質を使いつづければ，事態は深刻化，複雑化していくが，だからといって，物質使用をやめればPTSD症状のいくつかは確実に悪化し，確実に社会的な機能は低下してしまうだろう。うつ病や統合失調症とは異なり，ある程度有効性が確立された薬物療法も存在しないだけに，断酒・断薬はそのまま地獄の業火のなか――そう，死よりもはるかにつらいフラッシュバックの世界，そして敵意と悪意に満ちた油断できない世界――へと放り込まれることを意味する。

　そのことを経験的に知っているからこそ，彼女たちは，援助者からの「このまま物質を使っていると，将来，取り返しのつかないことになる」などといった警告には耳を貸そうとしないのだ。そもそも，「将来」なんて言葉は，彼女たちには通じない。なにしろ，幼少時からずっと「消えたい」，「いなくなりたい」と考えつづけ，今でも「いつ死んでもかまわない」という気持ちを抱えているのだ。なかには，「いっそのこと誰かに殺して欲しい」とまで訴える者さえいる。そのような者にとって，「将来」という遠い未来の自分を想像するなど不可能に近い。彼らはいつでも，「今この瞬間の恐怖や苦痛」をどうやり過ごすかで頭がいっぱいになるのだ。

　それでは，われわれアディクション問題の援助者は，このような病態の患者に対してどのよ

うな治療を提供してきたのだろうか。

　そのことをふりかえればふりかえるほど，私はその「お寒い状況」に唖然としてしまう。というのも，その治療とは，「PTSDの問題は棚上げし，まずは断酒・断薬に専念させろ」という，ほとんど根性論に近いやり方だったからだ。実際，駆け出しの頃に私が先輩精神科医から教えられたのは，「断酒・断薬の初期にトラウマ記憶を取り扱うと，精神的に混乱し，それが原因で物質使用が再発してしまう。断酒・断薬した状態が安定するまで──少なくとも３年間のクリーンを達成するまでは，トラウマを取り扱うべきではない」ということであった。

　これはあまりにも無茶な話であった。物質をやめれば確実にPTSD症状は悪化するわけだから，その治療法は，「もう痛み止めは使うな。根性で痛みに耐えろ」というのと本質的には変わらないものとなる。当然，根性など長つづきするはずもなく，治療経過中に何度となく物質の再使用を，あるいは，自傷や自殺といった自己破壊的行動をくりかえす。そのような治療経過は援助者の陰性感情を刺激し，運が悪ければ，「治療意欲が不十分」などと決めつけられ，治療や援助が打ち切られることさえあった。穿った見方かもしれないが，先輩たちは，自分たちに無力感を味わわせる患者を体よく「追っ払う」ために，「３年間のクリーン」などと，無理難題を要求したのではないか。

　もちろん，そのような逃げ腰の援助にも同情すべき理由はあった。実際，PTSD・物質依存症併存患者の治療は，わからないことばかりだったのだ。たとえば，「治療のなかで悲惨なトラウマ記憶をとりあげるべきなのかどうか？」，「患者に対して，PTSDの治療をはじめる前にはいっさいの物質使用をやめなくてはならないと強く伝えるべきなのかどうか？」，「患者が物質使用を続けている状況でも，PTSDの治療を提供すべきなのかどうか？」，「患者に対して，アルコホリクス・アノニマス（Alcoholics Anonymous；AA）に行くように指示すべきなのかどうか？」などなど……。

　私自身，これまでアディクション臨床において「正しい」とされていた援助方法がまったく通用しない局面に何度も遭遇した。たとえば，ある性暴力サバイバーの女性患者をAAのミーティングに参加させたところ，12ステッププログラムの第１ステップ「われわれはアルコールに対して無力であり……」の「無力」という表現が，つねに自身の「無力さ」に責め苛まれている彼女をいっそう絶望的な気持ちへと追いやり，結果的に自殺行動を誘発してしまう，という経験をしたことがある。あるいはまた，別の患者に対して，ある薬物の深刻な健康被害を教えたら，「死ねるほど危険ならばやってみたい」と薬物を使用したこともあった。いずれも，まったく予想外の展開であり，私は頭を抱えるしかなかった。

　それだけではない。悩めば悩むほど，物質をやめることがその患者にとって本当に正しい選択なのかが，わからなくなってしまうこともあった。私は今でも駆け出しの頃に出会った，ある女性薬物依存症患者が投げかけた挑戦的な言葉が忘れられない。

　「……最初に薬物を使い始めたのは，14歳の『ガスパン』（ライターガスやカセットコンロに含まれるブタンガスの俗称）からだった。生まれて初めてリラックスできた気がした。『これこそずっと求めていたものだったんだ』って確信した。私は，最初の１回ですぐにヤク中になった。それ以来，いろんな薬物を使ってきたけど，いつも『これさえあれば私は生きていけるし，まともでいられる』，『人は裏切るけど，クスリは自分を裏切らない』って信じてきた。だから，もしも14歳のときにクスリと出会わなかったら，私はたぶん自殺していたと思う……」

解題　471

そのとき私は，喉元まで出かかっていた，「覚せい剤をやめなさい」という言葉を飲み込んだのを覚えている。

　こうした，PTSD・物質依存症併存症例の治療困難性については，すでに海外ではくりかえし指摘されており，どのような治療が望ましいのかも，一応はわかっていた。なかでも重要なのが，物質依存症の治療を行ってからPTSDの治療を行う「順次的治療モデル」や，別々の援助者が物質依存症とPTSDの治療を同時並行して提供する「並行的治療モデル」よりも，同じ援助者が同時に両障害に対する治療を提供する「統合的治療モデル」の方がはるかに効果的である，ということであった。

　しかし問題は，この「統合的治療モデル」を提供できる援助者などめったにいない，という点にあった。しかも，PTSDもしくは物質依存症それぞれに効果的とされている治療を，両方とも同時に同じ援助者がやればよい，といった単純な話でもない。むしろ両障害が同時に存在する場合には実施することが望ましくない場合もあるのだ。たとえば，患者に物質依存症が併存している場合，PTSDに有効性が証明されている暴露療法が皮肉にも物質使用を誘発することがある。また，物質依存症治療の定番である12ステッププログラムについても，その，男性を含む集団という環境が外傷記憶を刺激してPTSDの症状を悪化させることがあるのだ。

　一体どのような治療ならば，PTSD・物質依存症併存患者に適応できるのか。こうした問題意識から開発されたのが，本書がとりあげている「シーキングセーフティ」という心理療法プログラムなのである。

　シーキングセーフティという心理療法がさしあたって目指しているのは，「セーフティ」の確立だ。ここでいう「セーフティ」という概念は，ハーマンが提唱した回復の3段階——「第1段階：セーフティ」，「第2段階：想起と服喪追悼」，「第3段階：再結合」——のうちの第1段階に由来する。具体的には，物質使用を低減する，自殺リスクを減じる，HIV感染リスク状況への暴露を減らす，暴力をふるう同居者や薬物仲間といった危険な関係性を手放す，解離症状を克服する，リストカットなどの自傷行為をやめるなど，きわめて包括的なものだ。これには，地域の社会資源を利用できるようになる，自身の身体を大切にする，信頼できる人に対して正直になれる，自分の成長につながる活動をする，居心地の悪い人間関係を我慢しすぎないこととも含まれる。

　私見では，シーキングセーフティが見事な心理療法プログラムとして成立したのは，ナジャヴィッツが，PTSDと物質依存症との共通点をきわめてシンプルなかたちで抽出し，そこを軸にして各セッションのテーマを構成した点にあるように思う。その共通点とは，「秘密」と「コントロール」である。前者についていえば，PTSD患者も物質依存症患者もともに，その問題を人に知られないように隠し，自分自身でもなかなか認めようとせず，できればなかったことにしたいと考えている，ということだ。そして後者は，いずれの障害を抱える患者も，自身が抱える問題を独力でコントロールしようと試みては何度となく失敗していることを意味する。いいかえれば，コントロールに執着しながらもコントロールすることに自信を喪失している，ということだ。

　この2つの特徴を踏まえ，このプログラムでは，まずは患者の正直さを促し，失われた自信を取り戻すことからはじめている。正直さを促すために，「その問題を抱えているのは，あなたが悪い（あるいは異常）だからではない。あなたが抱えている問題は，異常な事態に遭遇した人ならばだれしも経験する正常な反応なのだ」という，問題をノーマライズ（正常化）するメッセージがワークブックのそこここにある。そして，自信を取り戻すために，あえて断酒・断薬

の徹底という高い目標を押しつけずに，少しでもよいから物質がもたらすハーム（harm：害）を低減し，現在における生活のセーフティさを高めていく，という比較的達成感の得られやすい目標を設定している。具体的には，「怒りをなだめる」，「感情的な痛みを遠ざける」，「境界に線を引く」といったセッションを通じて，自身の感情的な痛みや，困難な人間関係をコントロールするための知識やスキルを提供し，生活における自己効力を高める工夫がなされている。

　もちろん，本プログラムについて，トラウマ体験を直接扱っていない，あるいは，12ステッププログラムのようなスピリチュアルな問題を扱ってないなどの理由から，「表面をなぞるだけで底が浅い」，「問題の根本的解決にはならない」などといった批判もないわけではない。しかし，そうした批判をする者は本書を皮相的にしか理解できていない。というのも，平易な言葉で日常的な事柄を扱っている配付資料ではあるが，注意深く読むと，意外にも精神力動的な考え方や12ステップにおけるスピリチュアルなテーマがさりげなく埋め込まれている。おそらく，くりかえしこのプログラムに参加する過程で，深い洞察を得て，成長を遂げる患者もいるであろう。

　むしろ驚きなのは，「自己の分裂に対処する」というセッションで大胆にも解離性同一性障害（PTSD・物質依存症併存患者にはしばしば見られる併存障害である）を取り上げている点だ。しかも，そのセッションは，解離性同一性障害を併存しない者にとっても多くの学びが得られる内容となっている。その意味では，「底が浅い」のではなく，患者の理解度によって深浅を調整できる融通性の高いプログラムというべきであろう。

　また，援助者にとっての「セーフティ」にも配慮がなされている。治療者マニュアルの各セッションに設けられた，「むずかしいケース」という項目は，援助者の陰性感情を緩和するうえで効果的だ。深刻なトラウマを抱えた患者は，治療や援助に対して虚無的な態度を示し，回復につながる行動に抵抗する傾向がある。それは，トラウマ体験の反復強迫的再現であり，あるいは，彼らの絶望の深さを反映した態度であるわけだが，そうした態度が援助者の意欲を削ぎ，陰性感情を刺激するのもまた事実である。しかし，あえて患者のそうした反応を想定したリストが提示されていることで，援助者は心の準備を整え，自身の逆転移的な反応を低減することができるであろう。

　最終的にこのプログラムが目指しているのは，それまでは安心して「人」に依存できず，「物（物質）」にしか頼れなかった者が，少しずつ安心して「人」に頼れるようになることなのだろう。ひとまずの治療導入としては十分だと思う。なぜなら，人を信じることができるようになり，安心して「人」に依存できるようになれば，さらなる治療——本格的なPTSDに照準した治療や物質依存症から回復するための12ステッププログラムなど——へと駒を進めることができるからだ。PTSD・物質依存症併存患者のなかには，治療の導入段階で躓き，回復を諦めて治療の場から去っていった者が少なくなかったことを思えば，本プログラムの意義はきわめて大きい。

　最後に，本書訳出の経緯について述べておきたい。

　私がナジャヴィッツの名前を知ったのは，2006年頃，バレント・ウォルシュ著『自傷行為治療ガイド』（金剛出版，2007）の訳出作業中のことだった。同書のなかで，著者ウォルシュが何回かナジャヴィッツの論文を引用していたのだ。そのときには，名前のめずらしさ以外，特に気にとめなかった。

　しかし，まもなく彼女のことが意識のなかで大きくクローズアップされる機会がやってきた。それは2008年，ウォルシュの招きでハーバード大学の自傷をテーマとしたワークショップに参加したときのことだった。講師陣の一角にナジャヴィッツがいて，まさにこのシーキングセー

フティについての講演をしたのだった。

　当時の私にとって，彼女の主張は明確で，しかもとても新鮮に感じられた。曰く，「治療において最も重要なのは，ただちに自傷や物質使用をやめることではなく，毎セッションにおいて患者のセーフティな感覚を少しでも高めることだ……」。はたして彼女の講義をどこまで正確に理解できていたのかは自信がなかったものの，私は即座に「これだ！」と直感した。その場で原書を購入し，帰国後に取り憑かれたように読み進めた。

　当時，すでに私は薬物依存症の治療プログラム「SMARPP」の開発を進め，国内各地に広める作業をしていたが，一方で，内心ではSMARPPの限界にも気づいていた。SMARPPは，物質依存症患者の7割を占める男性を主たる利用者とした臨床実践から生まれたプログラムであり，物質依存症患者としてはマイノリティに属する女性に関しては，プラスαの何か，あるいは，まったく別のプログラムが必要だろうと感じていた。特に女性の物質依存症患者の場合，その多くがトラウマのサバイバーであることから，女性向けプログラムを開発するならば，トラウマの問題を避けては通れない。私がシーキングセーフティと出会ったのは，まさにそのようなことを思い悩んでいた時期であった。

　さっそく金剛出版に相談をし，版権を押さえてもらい，翻訳作業を開始したのが2010年頃の話だ。しかし，本書の膨大さゆえに作業は容易ではなかった。当初，国立精神・神経医療研究センターに当時在籍していた精神科医や心理士，研究者とともに作業を開始したものの，どうにも手が足りなかった。そこで，早くからトラウマを抱えた女性薬物依存症患者の治療プログラムの開発を試みていた，筑波大学の森田展彰先生とその弟子筋の研究者にも加わってもらった。それで何とか訳稿は整ったが，今度は，私の方で最終的な監訳作業が停滞し，結局，足かけ8年の作業となってしまった。

　紆余曲折がありつつも，このたび何とか本訳書の刊行に漕ぎ着けたのは，金剛出版の弓手正樹氏のおかげだ。氏の忍耐強さなくしては，到底，本訳書は陽の目を見ることがなかった。この場を借りてお詫び申し上げるとともに，年余にわたる暖かい励ましに心からの感謝を捧げたい。

　また，共訳者には名前を連ねていないものの，多くの若手研究者に訳稿の整理を手伝ってもらった。全員の名前をあげるのは控えさせていただくが，そのなかで，国立精神・神経医療研究センター病院臨床心理室の網干 舞氏については，特に名前をあげてお礼を申し上げておきたい。

　シーキングセーフティの考え方は，すでに広まりつつあるSMARPPとともに，これまで「断酒・断薬」「底つき／突き放し」一辺倒であったわが国の依存症業界を大きく変えるものだと確信している。

　ちなみに，米国でアディクション問題の支援をしている知人によれば，現在，本書は米国内の多くの大学では，心理系もしくはソーシャルワーク系学部におけるアディクション支援の教科書として採用されているという。一般的なアディクション支援についてさえまともに教えられることのないまま現場に送り出されてしまう，わが国の援助職養成課程の貧しさと比べ，なんと先進的で豊かなことか！

　わが国でもそのような時代がやってくることを心より祈念し，この訳書を世に送り出したいと思う。

2017年11月

監訳者を代表して

松本俊彦

文　献

　以下に示した文献のなかで，PTSDと物質乱用の臨床実践に特に役立つと思われるものに，
「＊」を付けた。また，文献リストの後に，PTSDと物質乱用をテーマとしてとり上げている映
画のリストも付してある。

Abueg, F. R., & Fairbank, J. A. (1991). Behavioral treatment of the PTSD-substance abuser: A multidimensional stage model. In P. Saigh (Ed.), *Posttraumatic Stress Disorder: A Behavioral Approach to Assessment and Treatment* (pp. 111-146). New York: Pergamon Press.

American Psychiatric Association. (1994). *Diagnostic and Statistical Manual of Mental Disorders* (4th ed.). Washington, DC: Author.

Back, S. E., Dansky, B. S., Carroll, K. M., Foa, E. B., & Brady, K. T. (2001). Exposure therapy in the treatment of PTSD among cocaine-dependent individuals: Description of procedures. *Journal of Substance Abuse Treatment*, 21, 35-45.

Beck, A. T., Emery, G. E., & Greenberg, R. L. (1985). *Anxiety Disorders and Phobias:A Cognitive Perspective.* New York: Basic Books.

Beck, A. T., Rush, A. J., Shaw, B. E, & Emery, G. (1979). *Cognitive Therapy of Depression.* New York: Guilford Press.

*Beck, A. T., Wright, F. D., Newman, C. E, & Liese, B. S. (1993). *Cognitive Therapy of Substance Abuse.* New York: Guilford Press.

Benson, H. (1975). *The Relaxation Response.* New York: Morrow.

Bolen, J. S. (1999). In A. B. Freeman (Ed.), *One Hundred Years of Women's Wisdom* (p. 148). Nashville, TN: Walnut Grove Press.

*Bollerud, K. (1990). A model for the treatment of trauma-related syndromes among chemically dependent inpatient women. *Journal of Substance Abuse Treatment*, 7, 83-87.

Bolo, P. M. (1991). Substance abuse and anxiety disorders. In M. S. G. Slaby (Ed.), *Dual Diagnosis in Substance Abuse* (pp. 45-56). New York: Marcel Dekker.

Brady, K. T., Dansky, B. S., Back, S. E., Foa, E. B., & Carroll, K. M. (2001). Exposure therapy in the treatment of PTSD among cocaine-dependent individuals: Preliminary findings. *Journal of Substance Abuse Treatment*, 21, 47-54.

Brady, K. T., Dansky, B. S., Sonne, S. C., & Saladin, M. E. (1998). Posttraumatic stress disorder and cocaine dependence. *American Journal on Addictions*, 7, 128-135.

Brady, K. T., Killeen, T., Saladin, M. E., Dansky, B., & Becker, S. (1994). Comorbid substance abuse and posttraumatic stress disorder: Characteristics of women in treatment. *American Journal on Addictions*, 3, 160-164.

Bremner, J. D., Southwick, S. M., Darnell, A., & Charney, D. S. (1996). Chronic PTSD in Vietnam combat veterans: Course of illness and substance abuse. *American Journal of Psychiatry*, 153, 369-375.

Breslau, N., Davis, G. C., Peterson, E. L., & Schultz, L. (1997). Psychiatric sequelae of posttraumatic stress disorder in women. *Archives of General Psychiatry*, 54, 81-87.

Brown, V., Finkelstein, N., & Hutchins, F. (2000). *Site principal investigators for Women, Alcohol, Drug and Mental Disorders, and Violence, phase 2 multisite grant.* Substance Abuse and Mental Health Services Administration.

Brown, D. P., & Fromm, E. (1986). *Hypnotherapy and Hypnoanalysis.* Hillsdale, NJ: Erlbaum.

Brown, P. J., Recupero, P. R., & Stout, R. (1995). PTSD substance abuse comorbidity and treatment utilization.

Addictive Behaviors, 20, 251-254.

Brown, P. J., Stout, R. L., & Gannon-Rowley, J. (1998). Substance use disorders-PTSD comorbidity: Patients' perceptions of symptom interplay and treatment issues. *Journal of Substance Abuse Treatment*, 14, 1-4.

Brown, P. J., Stout, R. L., & Mueller, T. (1996). Posttraumatic stress disorder and substance abuse relapse among women: A pilot study. *Psychology of Addictive Behaviors*, 10, 124-128.

Brown, P. J., Stout, R. L., & Mueller, T. (1999). Substance use disorder and posttraumatic stress disorder comorbidity: Addiction and psychiatric treatment rates. *Psychology of Addictive Behaviors*, 13, 115-122.

Brown, P. J., & Wolfe, J. (1994). Substance abuse and posttraumatic stress disorder comorbidity. *Drug and Alcohol Dependence*, 35, 51-59.

Brown, S. (1985). *Treating the Alcoholic: A Developmental Model of Recovery*. New York: Wiley.

Buddha. (1996). In E. Bruun & R. Getzen (Eds.), *The Book of American Values and Virtues: Our Traditions of Freedom, Liberty and Tolerance*. New York: Black Dog & Leventhal.

Bureau of Justice Statistics. (1992). *Criminal Victimization in the US 1992*. Washington, DC: U.S. Government Printing Office.

*Burns, D. D. (1980). *Feeling Good: The New Mood Therapy*. New York: William Morrow.

Burns, D. D. (1990). *The Feeling Good Handbook*. New York: Penguin Books.

Burns, D. D., & Auerbach, A. H. (1992). Does homework compliance enhance recovery from depression? *Psychiatric Annals*, 22, 464-469.

Carroll, K. (1998). *A Cognitive-Behavioral Approach: Treating Cocaine Addiction* (NIH Publication No. 98-4308). Rockville, MD: National Institute on Drug Abuse, National Institutes of Health.

Carroll, K., Rounsaville, B., & Keller, D. (1991). Relapse prevention strategies for the treatment of cocaine abuse. *American Journal of Drug and Alcohol Abuse*, 17, 249-265.

Chemtob, C., Novaco, R., Hamada, R., & Gross, D. (1997). Cognitive-behavioral treatment for severe anger in posttraumatic stress disorder. *Journal of Consulting and Clinical Psychology*, 65, 184-189.

Chilcoat, H. D., & Breslau, N. (1998). Posttraumatic stress disorder and drug disorders: Testing causal pathways. *Archives of General Psychiatry*, 55, 913-917.

Childress, A., Ehrman, R., McLellan, A., & O'Brien, C. (1988). *Update on Behavioral Treatments for Substance Abuse* (NIDA Research Monograph No. 90). Rockville, MD: National Institute on Drug Abuse.

*Chu, J. A. (1988). Ten traps for therapists in the treatment of trauma survivors. *Dissociation: Progress in the Dissociative Disorders*, 1, 24-32.

Chu, J. A. (1992). The therapeutic roller coaster: Dilemmas in the treatment of childhood abuse survivors. *Journal of Psychotherapy Practice and Research*, 1, 351-370.

Churchill, W. (1993). In L. Walters, *Secrets of Successful Speakers* (p. 98). New York: McGraw-Hill.

Clark, D. A. (1995). Preceived limitations of standard cognitive therapy: A consideration of efforts to revise Beck's theory and therapy. *Journal of Cognitive Psychotherapy: An International Quarterly*, 9, 153-172.

Clark, D. B., & Kirisci, L. (1996). Posttraumatic stress disorder, depression, alcohol use disorders and quality of life in adolescents. *Anxiety*, 2, 226-233.

CottIer, L. B., Compton, W. M., Mager, D., Spitznagel, E. L., & Janca, A. (1992). Posttraumatic stress disorders among substance users from the general population. *American Journal of Psychiatry*, 149(5), 664-670.

Covey, S. J. (1989). *The Seven Habits of Highly Effective People*. New York: Simon & Schuster.

Craig, R. J. (1985). Reducing the treatment dropout rate in drug abuse programs. *Journal of Substance Abuse Treatment*, 2, 209-219.

Crits-Christoph, P., & Siqueland, L. (1996). Psychosocial treatment for drug abuse: Selected review and recommendations for national health care. *Archives of General Psychiatry*, 53, 749-756.

Crits-Christoph, P., Siqueland, L., Blaine, J., Frank, A., Luborsky, L., Onken, L. S., Muenz, L., Thase, M. E., Weiss, R. D., Gastfriend, D. R., Woody, G., Barber, J. P., Butler, S. F, Daley, D., Bishop, S., Najavits, L. M., Lis, J., Mercer, D., Griffin, M. L., Beck, A., & Moras, K. (1997). The NIDA Cocaine Collaborative Treatment Study: Rationale and methods. *Archives of General Psychiatry*, 54, 721-726.

Daley, D. C., Moss, H., & Campbell, F. (1993). *Dual Disorders: Counseling Clients with Chemical Dependency and Mental Illness* (2nd ed.). Center City, MN: Hazelden.

Dansky, B. S., Back, S., Carroll, K., Foa, E., & Brady, K. T. (2000). *Concurrent Treatment of PTSD and Cocaine Dependence*. Manuscript submitted for publication.

Dansky, B. S., Brady, K. T., & Saladin, M. E. (1998). Untreated symptoms of PTSD among cocaine-dependent individuals: Changes over time. *Journal of Substance Abuse Treatment*, 15, 499-504.

Dansky, B. S., Byrne, C. A., & Brady, K. T. (1999). Intimate violence and post-traumatic stress disorder among individuals with cocaine dependence. *American Journal of Drug and Alcohol Abuse*, 25, 257-268.

Dansky, B. S., Saladin, M. E., Brady, K. T., Kilpatrick, D. G., & Resnick, H. S. (1995). Prevalence of victimization and posttraumatic stress disorder among women with substance use disorders: A comparison of telephone and in-person assessment samples. *International Journal of the Addictions*, 30, 1079-1099.

Davis, E., & Bass, L. (1988). *The Courage to Heal: A Guide for Women Survivors of Child Sexual Abuse*. New York: Harper & Row.

Davis, T. M., & Wood, P. S. (1999). Substance abuse and sexual trauma in a female veteran population. *Journal of Substance Abuse Treatment*, 16, 123-127.

Detrick, P. L. (2001). *Treatment of PTSD in Women in a Therapeutic Community*. NIDA Grant No. R21-DA14982.

Dewey, J. (1983). *John Dewey on Education*. Chicago: University of Chicago Press.

Dickens, C. (1917). *David Copperfield*. New York: Collier.

Donovan, B., Padin-Rivera, E., & Kowaliw, S. (in press). Transcend: Initial outcomes from a posttraumatic stress disorder/substance abuse treatment study. *Journal of Substance Abuse Treatment*.

Drake, R. E., & Noordsy, D. L. (1994). Case management for people with coexisting severe mental disorder and substance use disorder. *Psychiatric Annals*, 24, 427-431.

*DuWors, G. M. (1992). *White Knuckles and Wishful Thinking*. Kirkland, WA: Hogrefe & Huber.

Earley, P. H. (1991). *The Cocaine Recovery Book*. Newbury Park, CA: Sage.

Eliot, G. (2000). In J. Chaffee, *The Thinker's Way: 8 Steps to a Richer Life* (p. 3). Boston: Little, Brown.

Elliott, D. M., & Briere, J. (1990, March). *Predicting Molestation History in Professional Women with the Trauma Symptom Checklist* (TSC-40). Paper presented at the meeting of the Western Psychological Association, Los Angeles.

Ellis, A., McInerney, J. F., DiGiuseppe, R., & Yeager, R. J. (1988). *Rational-Emotive Therapy with Alcoholics and Substance Abusers*. Oxford, UK: Pergamon Press.

Emerson, R. W (1919). *In Bartlett's Familiar Quotations* (10th ed.). Boston: Little, Brown.

*Evans, K., & Sullivan, J. M. (1995). *Treating Addicted Survivors of Trauma*. New York: Guilford Press.

Figley, C. R., Bride, B. E., & Mazza, N., (Eds) (1997). *Death and Trauma: The Traumatology of Grieving*. Washington, DC: Taylor & Francis.

First, M. B., Spitzer, R. L., Gibbon, M., & Williams, J. B. W. (1994). *Structured Clinical Interview for DSM-IV Axis I Disorders: Patient Edition (SCID-I/P, Version 2.0)*. New York: Biometrics Research Department, New York State Psychiatric Institute.

*Foa, E. B., & Rothbaum, B. O. (1998). *Treating the Trauma ofRape: Cognitive-Behavioral Therapy for PTSD*. New York: Guilford Press.

*Foy, D. W. (Ed.). (1992). *Treating PTSD: Cognitive-Behavioral Strategies*. New York: Guilford Press.

Frankl, V. E. (1963). *Man's Search for Meaning*. New York: Pocket Books.

Fullilove, M. T., Fullilove, R. E., Smith, M., Winkler, K., Michael, C., Panzer, P. G., & Wallace, R. (1993). Violence, trauma, and post-traumatic stress disorder among women drug users. *Journal of Traumatic Stress*, 6(4), 533-543.

*Galanter, M. K. (1993). Network therapy for addiction: A model for office practice. *American Journal of Psychiatry*, 150, 28-36.

Gandhi, M. K. (1996). In E. Bruun & R. Getzen (Eds.), *The Book of American Values and Virtues: Our Traditions of Freedom, Liberty and Tolerance* (p. 148). New York: Black Dog & Leventhal.

Glasgow, E. (1985). *Barren Ground*. New York: Harcourt Brace. (Original work published 1925)

Gluhoski, V. L. (1994). Misconceptions of cognitiye therapy. *Psychotherapy*, 31, 594-600.

Goldenberg, I. M., Mueller, T., Fierman, E. J., Gordon, A., Pratt, L., Cox, K., Park, T., Lavori, P., Goisman, R. M., & Keller, M. B. (1995). Specificity of substance use in anxiety-disordered subjects. *Comprehensive Psychiatry*, 36(5), 319-328.

Goode, M. (1999). *The Land Before Time*. New York: Random House.

Grice, D. E., Brady, K. T., Dustan, L. R., Malcolm, R., & Kilpatrick, D. G. (1995). Sexual and physical assault history and posttraumatic stress disorder in substance-dependent individuals. *American Journal on Addictions*, 4(4), 297-305.

Gunderson, J. G. (1996). Borderline patients' intolerance of aloneness: Insecure attachments and therapist availability. *American Journal of Psychiatry*, 153, 752-758.

Harm Reduction Coalition. (1998, Fall). *Harm Reduction Communication* [Newsletter]. NewYork: Author.

Harvey, M. R. (1990). *An Ecological View of Psychological Trauma*. Unpublished manuscript, Cambridge Hospital,

文　献　477

Cambridge, MA.

*Herman, J. L. (1992). *Trauma and Recovery*. New York: Basic Books.

Hien, D. A. (1997). *PTSD Treatment Outcomes for Cocaine Dependent Women* (NIDA Grant No. DA-10843). New York: St. Luke's Roosevelt Hospital.

Hien, D. A., Cohen, L. R., Litt, L. C., Miele, G. M., & Capstick, C. (under review). *Promising empirically supported treatments for women with comorbid PTSD and substance use disorders*.

Hien, D. A., & Levin, F. R. (1994). Trauma and trauma-related disorders for women on methadone: Prevalence and treatment implications. *Journal of Psychoactive Substances*, 26, 421-429.

Hien, D. A., & Litt, L. (1999, June). Comparison treatment for PTSD and substance dependence in inner-city women: Preliminary outcome data. In D. A. Hien (Chair), *Trauma in the Psychotherapy Researcher's Armchair: Supervision and Countertransference in a Posttraumatic Stress Disorder Treatment Study*. Panel conducted at the meeting of the Society for Psychotherapy Research International, Braga, Portugal.

Higgins, S., Budney, A., Bickel, W., Hughes, J., Foerg, E, & Badger, G. (1993). Achieving cocaine abstinence with a behavioral approach. *American Journal of Psychiatry*, 150, 763-769.

Himber, J. (1994). Blood rituals: Self-cutting in female psychiatric inpatients. *Psychotherapy*, 31, 620-631.

Hunt, G., & Azrin, N. (1973). A community-reinforcement approach to alcoholism. *Behaviour Research and Therapy*, 11, 91-104.

Hutchins, F., Finklestein, N., & Brown, V. (2000). *Women, Violence, and Substance Abuse, multisite grant*. Substance Abuse and Mental Health Services Administration.

Hyman, S. E., & Tesar, G. E. (Eds.). (1994). *Psychiatric Emergencies* (3rd ed.). Boston: Little, Brown.

Imhof, J. (1991). Countertransference issues in alcoholism and drug addiction. *Psychiatric Annals*, 21, 292-306.

Imhof, J., Hirsch, R., & Terenzi, R. (1983). Countertransferential and attitudinal considerations in the treatment of drug abuse and addiction. *International Journal of the Addictions*, 18, 491-510.

Jackson, J. (1985). In G. A. Marlatt & J. R. Gordon (Eds.), *Relapse Prevention: Maintenance Strategies in the Treatment of Addictive Behaviors* (p. 15). New York: Guilford Press.

Jacob, F. (1988). *The Statue Within: An Autobiography* (E Philip, Trans.). New York: Basic Books.

*Janoff-Bulman, R. (1992). *Shattered Assumptions: Towards a New Psychology of Trauma*. New York: Free Press.

Janoff-Bulman, R. (1997). The impact of trauma on meaning: From meaningless world to meaningful life. In M. Power & C. Brewin (Eds.), *The Transformation of Meaning in Psychological Therapies: Integrating Theory and Practice* (pp. 91-106). Chichester, England: Wiley.

Jelinek, J. M., & Williams, T. (1984). Post-traumatic stress disorder and substance abuse in Vietnam combat veterans: Treatment problems, strategies, and recommendations. *Journal of Substance Abuse Treatment*, 1, 87-97.

Jong, E. (1991). *In The Quotable Woman*. Philadelphia: Running Press.

Joplin, J. (1996). In E. Bruun & R. Getzen (Eds.), *The Book of American Values and Virtues: Our Traditions of Freedom, Liberty and Tolerance* (p. 534). New York: Black Dog & Leventhal.

Jordan, B. K., Schlenger, W. E., Fairbank, J. A., & Caddell, J. M. (1996). Prevalence of psychiatric disorders among incarcerated women: II. Convicted felons entering prison. *Archives of General Psychiatry*, 53, 513-519.

Jordan, J. V., Kaplan, A. G., Miller, J. B., Stiver, I. P, & Surrey, J. L. (1991). *Women's Growth in Connection: Writings from the Stone Center*. New York: Guilford Press.

Kaufman, E. (1989). The psychotherapy of dually diagnosed patients. *Journal of Substance Abuse Treatment*, 6, 9-18.

Kaufman, E., & Reoux, J. (1988). Guidelines for the successful psychotherapy of substance abusers. *American Journal of Drug and Alcohol Abuse*, 14, 199-209.

Keane, T. M. (1995). The role of exposure therapy in the psychological treatment of PTSD. *Clinical Quarterly (National Center for Posttraumatic Stress Disorder)*, 5(1), 3-6.

Keane, T. M., & Wolfe, J. (1990). Comorbidity in post-traumatic stress disorder: An analysis of community and clinical studies. *Journal of Applied Social Psychology*, 20, 1776-1788.

Keller, H. (1996). In E. Bruun & R. Getzen (Eds.), *The Book of American Values and Virtues: Our Traditions of Freedom, Liberty and Tolerance* (p. 600). New York: Black Dog & Leventhal.

*Kessler, R. C., Sonnega, A., Bromet, E., Hughes, M., & Nelson, C. B. (1995). Posttraumatic stress disorder in the National Comorbidity Survey. *Archives of General Psychiatry*, 52, 1048-1060.

Khantzian, E. (1985). Psychotherapeutic interventions with substance abusers: The clinical context. *Journal of Substance Abuse Treatment*, 2, 83-88.

Khantzian, E. (1998, September 16). *Posttraumatic Stress Disorder and Substance Abuse*. Paper presented at the meeting of the Massachusetts Psychiatric Society, Cambridge.

Kilpatrick, D. G., Acierno, R., Saunders, B., Resnick, H. S., Best, C. L., & Schnurr, P. P. (2000). Risk factors for adolescent substance abuse and dependence: Data from a national sample. *Journal of Consulting and Clinical Psychology*, 68, 19-30.

King, M. L. Jr. (1996). In E. Bruun & R. Getzen (Eds.), *The Book of American Values and Virtues: Our Traditions of Freedom, Liberty and Tolerance* (p. 534). New York: Black Dog & Leventhal.

Kofoed, L., Friedman, M. J., & Peck, R. (1993). Alcoholism and drug abuse in inpatients with PTSD. *Psychiatric Quarterly*, 64, 151-171.

Kovach, J. (1986). Incest as a treatment issue for alcoholic women. *Alcoholism Treatment Quarterly*, 3, 1-15.

Kushner, T. (1995). *Angels in America: A Gay Fantasia on National Themes.* New York: Theatre Communications Group.

Langeland, W. & Hartgers, C. (1998). Child sexual and physical abuse and alcoholism: A review. *Journal of Studies on Alcohol*, 59, 336-348.

Lawrence, D. H. (1971). Change. In V. de Sola Pinto & W. Roberts (Eds.), *The Complete Poems of D. H. Lawrence* (p. 727). New York: Viking.

Lerner, H. G. (1988). *Women in Therapy.* Northvale, NJ: Jason Aronson.

Lewinsohn, P. M. (1984). *The Coping with Depression Course: A Psychoeducational Intervention for Unipolar Depression*. Eugene, OR: Castalia.

*Linehan, M. M. (1993). *Skills Training Manual for Treating Borderline Personality Disorder*. New York: Guilford Press.

Linehan, M. M., Schmidt, H., Dimeff, L. A., Craft, J. C., Kanter, J., & Comtois, K. E. (1999). Dialectical behavior therapy for patients with borderline personality disorder and drug-dependence. *American Journal on Addictions*, 8, 279-292.

Lorde, A. (1980). *The Cancer Journals.* Argyle, NY: Spinsters, Ink.

Luborsky, L., Crits-Christoph, P., McLellan, A. T., Woody, G., Piper, W, Liberman, B., Imber, S., & Pukonis, P. (1986). Do therapists vary much in their success?: Findings from four outcome studies. *American Journal of Orthopsychiatry*, 56, 501-512.

Macy, J. (1991). *World as Lover, World as Self.* New York: Parallax.

Maltsberger, J., & Buie, D. (1973). Countertransference hate in the treatment of suicidal patients. *Archives of General Psychiatry*, 30, 625-633.

Mark, D., & Luborsky, L. (1992). *A Manual for the Use of Supportive-Expressive Psychotherapy in the Treatment of Cocaine Abusers.* Unpublished manuscript, University of Pennsylvania.

Marks, I., Lovell, K., Noshirvani, H., Livanou, M., & Thrasher, S. (1998). Treatment of posttraumatic stress disorder by exposure and/or cognitive restructuring: A controlled study. *Archives of General Psychiatry*, 55, 317-325.

*Marlatt, G. A., & Gordon, J. R. (Eds.). (1985). *Relapse Prevention: Maintenance Strategies in the Treatment of Addictive Behaviors*. New York: Guilford Press.

Maslow, A. (1970). *Motivation and Personality* (2nd ed.). New York: Harper & Row.

Maude-Griffin, P. M., Hohenstein, J. M., Humfleet, J. L., Reilly, P. M., Tusel, D. J., & Hall, S. M. (1998). Superior efficacy of cognitive-behavioral therapy for urban crack cocaine abusers: Main and matching effects. *Journal of Consulting and Clinical Psychology*, 66, 832-837.

McCrady, B., & Langenbucher, J. (1996). Alcohol treatment and health care system reform. *Archives of General Psychiatry*, 53, 737-746.

McFall, M. E., Wright, P. W., Donovan, D. M., & Raskind, M. (1999). Multidimensional assessment of anger in Vietnam veterans with posttraumatic stress disorder. *Comprehensive Psychiatry*, 40, 216-220.

McKay, M., Rogers, P., & McKay, J. (1989). *When Anger Hurts: Quieting the Storm Within.* Oakland, CA: New Harbinger.

McLellan, A. T., Woody, G. E., Luborsky, L., & Goehl, L. (1988). Is the counselor an "active ingredient" in substance abuse rehabilitation?: An examination of treatment success among four counselors. *Journal of Nervous and Mental Disease*, 176, 423-430.

*Meisler, A. W. (1999). Group treatment of PTSD and comorbid alcohol abuse. In B. H. Young & D. D. Blake (Eds.), *Group Treatments for Post-Traumatic Stress Disorder* (pp. 117-136). Philadelphia: Brunner/Mazel.

Mercer, D., Carpenter, G., Daley, D., Patterson, C., & Volpicelli, J. (1994). *Addiction Recovery Manual* (Vol. 2). Philadelphia: University of Pennsylvania, Treatment Research Unit.

Miller, B., Downs, W., & Testa, M. (1993). Interrelationships between victimization experiences and women's alcohol use. *Journal of Studies on Alcohol*, 54(Suppl. 11), 109-117.

Miller, D., & Guidry, L. (2001). *Addictions and Trauma Recovery*. New York: Norton.

Miller, N. S. (1995). History and review of contemporary addiction treatment. *Alcoholism Treatment Quarterly*, 12, 1-22.

Miller, W. R., Benefield, R. G., & Tonigan, J. S. (1993). Enhancing motivation for change in problem drinking: A controlled comparison of two therapist styles. *Journal of Consulting and Clinical Psychology*, 61, 455-461.

Miller, W. R., & Page, A. C. (1991). Warm turkey: Other routes to abstinence. *Journal of Substance Abuse Treatment*, 8, 227-232.

Miller, W. R., & Rollnick, S. (1991). *Motivational Interviewing: Preparing People to Change Addictive Behavior*. New York: Guilford Press.

Miller, W. R., Zweben, A., DiClemente, C. C., & Rychtarik, R. G. (Eds.). (1995). *Motivational Enhancement Therapy Manual* (Vol. 2). Rockville, MD: U.S. Department of Health and Human Services.

Mollica, R. (1988). The trauma story: The psychiatric care of refugee survivors of violence and torture. In F. Ochberg (Ed.), *Post-Traumatic Therapy and Victims of Violence* (pp. 295-314). New York: Brunner/Mazel.

Monti, P. M., Abrams, D. B., Kadden, R. M., & Cooney, N. L. (1989). *Treating Alcohol Dependence: A Coping Skills Training Guide*. New York: Guilford Press.

Muss, D. (1991). *The Trauma Trap*. London: Doubleday.

Nace, E. P. (1988). Posttraumatic stress disorder and substance abuse: Clinical issues. In M. Galanter (Ed.), *Recent Developments in Alcoholism* (Vol. 6, pp. 9-26). New York: Plenum Press.

Najavits, L. M. (1996). *Cognitive Behavior Therapy of Dual-Diagnosis Women* (NIDA Grant No. DA08631). McLean Hospital, Belmont, MA.

Najavits, L. M. (1998). *Cognitive-Behavior Therapy for PTSD/Alcohol Use Disorder in Adolescent Girls* (NIAAA Grant No. R21 AA12181). MacLean Hospital, Belmont, MA.

*Najavits, L. M. (2001). Training clinicians in the *Seeking Safety* treatment for PTSD and substance abuse. *Alcoholism Treatment Quarterly*, 18, 83-98.

*Najavits, L. M., Abueg, F., Brown, P. J., Dansky, B., Keane, T., & Lovern, J. (1998a). *Trauma and Substance Abuse I: Therapeutic Approaches* [Videotape]. Nevada City, CA: Cavalcade Productions.

*Najavits, L. M., Abueg, F., Brown, P. J., Dansky, B., Keane, T., & Lovern, J. (1998b). *Trauma and Substance Abuse II: Special Treatment Issues* [Videotape]. Nevada City, CA: Cavalcade Productions.

Najavits, L. M., Blackburn, A. L., Shaw, S. R., & Weiss, R. D. (1996a, September). *An empirical study of cognitive distortions*. Poster presented at the annual meeting of the Association for Clinical Psychosocial Research, Boston.

Najavits, L. M., Crits-Christoph, P., & Dierberger, A. (2000). Clinicians' impact on substance abuse treatment. *Substance Use and Misuse*, 35, 216-219.

Najavits, L. M., Dierberger, A. E., & Weiss, R. D. (1999, November). *PTSD/Substance Abuse Patients: Treatment Utilization and Satisfaction*. Poster presented at the 15th annual meeting of the International Society for Traumatic Stress Studies, Miami, FL.

Najavits, L. M., & Garber, J. (1989). *A Cognitive-Behavioral Group Therapy Curriculum for Inpatient Depressed Adolescents and Adults*. Unpublished manuscript, Vanderbilt University.

Najavits, L. M., Gastfriend, D. R., Barber, J. P, Reif, S., Muenz, L. R., Blaine, J., Frank, Crits-Christoph, P, Thase, M., & Weiss, R. D. (1998c). Cocaine dependence with and without posttraumatic stress disorder among subjects in the NIDA Collaborative Cocaine Treatment Study. *American Journal of Psychiatry*, 155, 214-219.

Najavits, L. M., Griffin, M. L., Luborsky, L., Frank, A., Weiss, R. D., Liese, B. S., Thompson, H., Nakayama, E., Siqueland, L., Daley, D., & Simon Onken, L. (1995). Therapists' emotional reactions to substance abusers: A new questionnaire and initial findings. *Psychotherapy*, 32, 669-677.

Najavits, L. M., Schmitz, M., Gotthardt, S., & Weiss, R. D. (2001). *Seeking Safety plus Exposure Therapy for Men with PTSD and Substance Dependence: An Outcome Trial*. Manuscript under review.

Najavits, L. M., Shaw, S. R., & Weiss, R. D. (1996b, June). *Outcome of a new psychotherapy for women with posttraumatic stress disorder and substance dependence*. Paper presented at the meeting of the College 'of Physicians on Drug Dependence, San Juan, Puerto Rico.

Najavits, L. M., & Weiss, R. D. (1994a). The role of psychotherapy in the treatment of substance use disorders. *Harvard Review of Psychiatry*, 2, 84-96.

Najavits, L. M., & Weiss, R. D. (1994b). Variations in therapist effectiveness in the treatment of patients with substance use disorders: An empirical review. *Addiction*, 89, 679-688.

Najavits, L. M., & Weiss, R. D. (2000). *Seeking Safety and Exposure Therapy for Men with PTSD and Substance Abuse*

(Part of a larger grant by the Falk Foundation to Roger D. Weiss, 1999-2004). McLean Hospital, Belmont, MA.

Najavits, L. M., Weiss, R. D., & Liese, B. S. (1996c). Group cognitive-behavioral therapy for women with PTSD and substance use disorder. *Journal of Substance Abuse Treatment*, 13, 13-22.

Najavits, L. M., Weiss, R. D., Reif, S., Gastfriend, D. R., Siqueland, L., Barber, J. P, Butler, S. E, Thase, M., & Onken, L. S. (1998d). The Addiction Severity Index as a screen for trauma and posttraumatic stress disorder. *Journal of Studies on Alcohol*, 59, 56-62.

*Najavits, L. M., Weiss, R. D., & Shaw, S. R. (1997). The link between substance abuse and posttraumatic stress disorder in women: A research review. *American Journal on Addictions*, 6, 273-283.

Najavits, L. M., Weiss, R. D., & Shaw, S. R. (1999b). A clinical profile of women with PTSD and substance dependence. *Psychology of Addictive Behaviors*, 13, 98-104.

Najavits, L. M., Weiss, R. D., Shaw, S., & Dierberger, A. E. (2000). Psychotherapists' views of treatment manuals. *Professional Psychology: Research and Practice*, 31, 404-408.

Najavits, L. M., Weiss, R. D., Shaw, S. R., & Muenz, L. R. (1998e)."Seeking Safety": Outcome of a new cognitive-behavioral psychotherapy for women with posttraumatic stress disorder and substance dependence. *Journal of Traumatic Stress*, 11, 437-456.

Nelson, P. (1994). *There's a Hole in My Sidewalk: The Romance of Self-Discovery.* Hillsboro, OR: Beyond Words.

Ochberg, F. (1996). The counting methods for ameliorating traumatic memories. *Journal of Traumatic Stress*, 9(4), 873-880.

Ouimette, P. C., Ahrens, C., Moos, R. H., & Finney, J. W. (1998a). During treatment changes in substance abuse patients with posttraumatic stress disorder: The influence of specific interventions and program environments. *Journal of Substance Abuse Treatment*, 15, 555-564.

Ouimette, P. C., Brown, P. J., & Najavits L. M. (1998b). Course and treatment of patients with both substance use and posttraumatic stress disorders. *Addictive Behaviors*, 23, 785-795.

Ouimette, P. C., Finney, J. & Moos, R. H. (1999). Two-year posttreatment functioning and coping of substance abuse patients with posttraumatic stress disorder. *Psychology of Addictive Behaviors*, 13, 105-114.

*Pearlman, L. A., & Saakvitne, K. W. (1995). *Trauma and the Therapist: Countertransference and Vicarious Traumatization in Psychotherapy with Incest Survivors.* New York: Norton.

Peck, M. S. (1997). *People ofthe Lie: The Hope for Healing Human Evil.* New York: Simon & Schuster.

Piper, W. [pseudonym]. (1954). *The Little Engine That Could, Retold by Watty Piper.* New York: Platt & Munk.

Potter-Efron, R., & Potter-Efron, P. (1995). *Letting Go of Anger.* New York: Barnes & Noble.

Project MATCH Research Group. (1997). Matching alcoholism treatments to client heterogeneity: Project MATCH posttreatment drinking outcomes. *Journal of Studies on Alcohol*, 58, 7-29.

Putnam, F. W. (1989). *Diagnosis and Treatment of Multiple Personality Disorder.* New York: Guilford Press.

Rabasca, L. (1999). Women addicts vulnerable to trauma. *APA Monitor, 30*, p. 32.

Rilke, R. M. (1984). *Letters to a Young Poet* (S. Mitchell, Trans.). New York: Random House.

Rilke, R. M. (1996). *Rilke's Book of Hours: Love Poems to God* (A. Barrows & J. Macy, Trans.). New York: Riverhead Books.

Rinaldi, R. C., Steindler, A., Wilford, B. B., & Goodwin, D. (1988). Clarification and standardization of substance abuse terminology. *Journal of the American Medical Association*, 259, 555-557.

Roosevelt, T. (1996). In E. Bruun & R. Getzen (Eds.), *The Book ofAmerican Values and Virtues: Our Traditions of Freedom, Liberty and Tolerance* (p. 527). New York: Black Dog & Leventhal.

Root, M. P. (1989). Treatment failures: The role of sexual victimization in women's addictive behavior. *American Journal of Orthopsychiatry*, 59, 542-549.

Rosenheck, R. (1999). *"Seeking Safety" for Homeless Women Veterans* (Department of Veterans Affairs Project Grant). New Haven, CT: New Haven Department of Veterans Affairs Medical Center.

Rounsaville, B. J., Glazer, W., Wilber, C. H., Weissman, M. M., & Kleber, H. D. (1983). Short-term interpersonal psychotherapy in methadone-maintained opiate addicts. *Archives of General Psychiatry*, 40, 629-636.

Ruzek, J. I., & Walser, R. D. (2000). *Seeking Safety for Women Veterans: A Pilot Implementation and Treatment Outcome Study.* Palo Alto, CA: Sierra-Pacific Mental Illness Research, Education, and Clinical Center and VA Palo Alto Health Care System.

*Ruzek, J. I., Polusny, M. A., & Abueg, F. R. (1998). Assessment and treatment of concurrent posttraumatic stress disorder and substance abuse. In V. M. Follette, J. I. Ruzek, & F. R. Abueg (Eds.), *Cognitive-Behavioral Therapies for Trauma* (pp. 226-255). New York: Guilford Press.

Saroyan, W. (1969). *Time of Your Life: A Comedy in Three Acts.* New York: Samuel French.

文　献　481

Satel, S. L., Becker, B. R., & Dan, E. (1993). Reducing obstacles to affiliation with Alcoholics Anonymous among veterans with PTSD and alcoholism. *Hospital and Community Psychiatry*, 44, 1061-1065.

Scurfield, R. M. (1985). Post-trauma stress assessment and treatment: Overview and formulations. In C. R. Figley (Ed.), *Trauma and Its Wake* (Vol. 1, pp. 219-256). New York: Brunner/Mazel.

Shapiro, F. (1995). *Eye Movement Desensitization and Reprocessing: Basic Principles, Protocols, and Procedures*. New York: Guilford Press.

Shapiro, F. (1999). Eye movement desensitization and reprocessing (EMDR) and the anxiety disorders: Clinical and research implications of an integrated psychotherapy treatment. *Journal of Anxiety Disorders*, 13, 35-67.

*Shay, J. (1994). *Achilles in Vietnam: Combat Trauma and the Undoing of Character*. New York: Simon & Schuster.

*Sobell, M. B., & Sobell, L. C. (1993). *Problem Drinkers: Guided Self-Change Treatment*. New York: Guilford Press.

Solomon, S. D., Gerrity, E. T., & Muff, A. M. (1992). Efficacy of treatments for posttraumatic stress disorder. *Journal of the American Medical Association*, 268, 633-638.

Spinoza, B. (1979). In *Oxford Dictionary of Quotations* (p. 517). New York: Oxford University Press.

Spinoza, B. (1979). *Tractus Politicus* (4th ed.). Oxford: Oxford University Press. (Original work published 1677)

Stewart, S. H. (1996). Alcohol abuse in individuals exposed to trauma: A critical review. *Psychological Bulletin*, 120, 83-112.

Stewart, S. H., Conrod, P. J., Pihl, R. O., & Dongier, M. (1999). Relations between posttraumatic stress symptom dimensions and substance dependence in a community-recruited sample of substanceabusing women. *Psychology of Addictive Behaviors*, 13, 78-88.

Stevens, W. (1990). Notes toward a supreme fiction. In H. Stevens (Ed.), *The Palm at the End of the Mind* (p. 212). New York: Vintage.

Strupp, H. H., & Binder, J. L. (1984). *Psychotherapy in a New Key: A Guide to Time-Limited Dynamic Psychotherapy*. New York: Basic Books.

Sullivan, J. M., & Evans, K. (1994). Integrated treatment for the survivor of childhood trauma who is chemically dependent. *Journal of Psychoactive Drugs*, 26, 369-378.

Sullivan, J. M., & Evans, K. (1996). Trauma and chemical dependence: A summary overview of the issues and an integrated treatment approach. *Sexual Addiction and Compulsivity*, 3, 228-249.

Thoreau, H. D. (1987). In *Macmillan Dictionary of Quotations* (p. 582). New York: Macmillan.

*Triffleman, E. (1998). An overview of trauma exposure, posttraumatic stress disorder, and addictions. In H. R. Kranzler & B. J. Rounsaville (Eds.), *Dual Diagnosis and Treatment: Substance Abuse and Comorbid Medical and Psychiatric Disorders* (pp. 263-316). New York: Marcel Dekker.

Triffleman, E., Carroll, K., & Kellogg, S. (1999). Substance dependence posttraumatic stress disorder therapy: An integrated cognitive-behavioral approach. *Journal of Substance Abuse Treatment*, 17, 3-14.

*Trotter, C. (1992). *Double Bind*. Minneapolis: Hazelden.

van der Hart, O., Brown, P, & van der Kolk, B. A. (1989). Pierre Janet's treatment of post-traumatic stress. *Journal of Traumatic Stress*, 2, 379-395.

*van der Kolk, B. A. (Ed.). (1987). *Psychological Trauma*. Washington, DC: American Psychiatric Press.

Weiss, R. D., & Najavits, L. M. (1998). Overview of treatment modalities for dual diagnosis patients: Pharmacotherapy, psychotherapy, and 12-step programs. In H. R. Kranzler & B. J. Rounsaville (Eds.), *Dual Diagnosis and Treatment: Substance Abuse and Comorbid Medical and Psychiatric Disorders* (pp. 87-105). New York: Marcel Dekker.

Weiss, R. D., Najavits, L. M., Greenfield, S. F, Soto, J. A., Shaw, S. R., & Wyner, D. (1998a). Validity of substance use self-reports in dually diagnosed outpatients. *American Journal of Psychiatry*, 155, 127-128.

Weiss, R. D., Najavits, L. M., & Mirin, S. M. (1998b). Substance abuse and psychiatric disorders. In R. J. Frances & S. I. Miller (Eds.), *Clinical Textbook of Addictive Disorders* (2nd ed., pp. 291-318). New York: Guilford Press.

Weissman, A. (1980). The Dysfunctional Attitude Scale. In D. D. Burns, *Feeling Good: The New Mood Therapy* (pp. 241-255). New York: William Morrow.

Young, J. E. (1999). *Cognitive Therapy for Personality Disorders: A Schema-Focused Approach* (3rd ed.). Sarasota, FL: Professional Resource Press.

Zlotnick, C. (1999). *Incarcerated Women with PTSD and Substance Abuse* (National Institute of Justice Grant). Providence, RI: Brown University.

Zlotnick, C., Najavits, L. M., & Rohsenow, D. J. (under review). *A cognitive-behavioral treatment for incarcerated women with substance use disorder and posttraumatic stress disorder: Findings from a pilot study.*

PTSDや物質乱用をテーマとしてとり上げた映画には，以下のものがある。

&❧ PTSDに関連する映画
　"Beloved"（1998, 邦題『愛されし者』）
　"Streetwise"（1998）
　"The Great Santini"（1980, 邦題『パパ』）
　"This Boy's Life"（1993, 邦題『ボーイズ・ライフ』）
　"Ponette"（1996, 邦題『ポネット』）
　"The Celebration"（1998, 邦題『セレブレーション』）
&❧ 物質乱用に関連する映画
　"When a Man Loves a Woman"（1994, 邦題『男が女を愛する時』）
　"Leaving Las Vegas"（1995, 邦題『リービング・ラスベガス』）
　"The Lost Weekend"（1945, 邦題『失われた週末』）
　"Trainspotting"（1996, 邦題『トレインスポッティング』）
　"Clean and Sober"（1988）
　"28 Days"（2000）

索　引

[数字・アルファベット]

12ステップ・グループ ... 180, 197
　──・プログラム 27
　──・ミーティング 37, 180
AA 168, 170
　──グループ 309
　──のスポンサー 63
EMDR 18
HIV 82
HIV検査 58
NA 170
PTSD 135, 136, 144
　──と物質乱用の関係性
　　...................... 135, 146
　──と物質乱用の関連性 ... 139
　──と物質乱用の両方に罹患し
　　ている人 4
　──に対する思いやり 148
　──に対する暴露療法 26
　──のタイプ 144
　──の定義 138
　──の併存 3
SMARTリカバリー 197, 272

[ア]

相手に対して「ノー」といえない関
　係 323
アサーティブネス 16, 246, 442
アディクション行動 438
アフターケア・プラン 452, 460
アラティーン 197
アラノン 197
アルコール検査 108
アルコホーリック・アノニマス
　（AA）.............................. 197
アンガーマネジメント ... 430, 442
安定化 117

怒り 429, 430, 436, 439
　──エピソードの前，最中，後
　　................................... 432
　──に関する問題 436
　──のリマインダー 442
　──をなだめる3ステップ
　　................................... 441
行き詰まり 346, 349
移行対象 458
痛みへの依存 422
意味を創り出すこと 16
引用文 45

ウォーム・ターキー 188

エモーションズ・アノニマス
　.................................... 197

思いやり 226
　──のあるセルフトーク ... 230
　──のある捉え方 148, 149

[カ]

解釈を伴う精神力動的な介入
　..................................... 19
外傷後ストレス障害 3
回復という山を登る 190
解離性同一性障害（多重パーソナ
　リティ障害）...................... 276
カウント法 18
過去のトラウマ関連問題にばかり
　に焦点をあてたセッション
　..................................... 60
考え直し 16, 261, 270
　──ツール 260, 266
関係が近すぎる場合と遠すぎる場
　合 330
関係性 407

　──における境界線の問題
　　................................... 322
患者とセラピストの関係性の検
　証 119
患者による治療批判 40
緩慢な自殺 256

危険（赤信号）....................... 236
厳しいセルフトーク ... 225, 230
虐待者に向かっていく方法 ... 256
虐待的な関係性 338
虐待やトラウマを否定する家族と
　直面するように促すこと ... 119
逆転移の問題 137
逆境から得た強み 150
ギャンブラーズ・アノニマス（GA）
　.................................... 197
ギャンブル障害 33
共依存的ないしは虐待的な関係
　性 10
境界線の問題 330
距離が近すぎる関係性 322
距離が遠すぎる関係性 322

グラウンディング ... 154, 163, 443

ケースマネジメント 8, 13, 14
ケースマネジャー 91
健康な関係性 408, 412, 414
健康な境界線 324, 325, 330,
　331
建設的な怒り 430, 433, 436
　──の考え方 439, 440
建設的な考え方 432

コ・ディペンデント・アノニマス
　.................................... 197
行動 8, 13
　──に関するセッション 13
コールド・ターキー 169, 188

485

コカイン・アノニマス（CA）
.... 197
個人療法 34
　――によるセッション 35
コントロール感 368

［サ］
●
再犠牲化 216
再結合 9
再統合 119, 126
さまざまな衝動制御障害 33
●
シーキングセーフティ 8, 22,
30, 106
　――と暴露療法との併用 24
　――と薬物再乱用防止治療
　（RPT：relapse prevention
　treatment）を組み合わせた介
　入 25
　――の治療への同意 115
時間巻き戻し法 18
思考場療法 18
自己治療 4
自殺および他殺の意図 82
自助グループ 168, 170, 180,
197
実証的仮説検証 343
自分自身に対する怒り 440
自分に対する思いやりのあるセル
フトーク 226
自分を傷つけるセルフトーク
.... 225
自分を再虐待する方法 256
「自分を育てる」行為 426
「自分を大切にすること」の障害
.... 215
社会資源 88, 309
住居 89
宿題 16
順次的治療モデル 9
消極的自殺念慮 216
正直であること 16, 245, 246,
252
証人かつ盟友 119
職業訓練 89
人生選択ゲーム 452, 454
身体的グラウンディング 154,
160, 164
●
ストックホルム症候群 340
●
精神医学的症状 16

精神的グラウンディング 154,
159, 164
精神内界の統合 10
精神力動的心理療法 19
セーフティ 8, 9, 106, 117-119,
125
　――（青信号） 236
　――・ゾーン 442
　――が強化される 48
　――契約書 432, 433, 448
　――対処シート 9, 13, 21, 52
　――対処シートを用いたセッ
　ション 53
　――対処スキル 9
　――であること 113
　――でない行動 48, 157
　――でない「自分を育てる」行
　為 425, 427
　――でない出来事 42
　――ではない家族 51
　――ではない対処 125
　――な家族／友人 50
　――な計画 241
　――な「自分を育てる」行為
.... 425, 427
　――な住環境 93
　――な対処 43, 125
　――な他者 63
　――な人 63
　――な雰囲気 41
　――に対処する方法 125
　――を確立 117
責任と約束 290
セキュラー・オーガニゼーション・
ソブラエティ 197
セクサホリクス・アノニマス（SA）
.... 197
セックス・アディクション 33
セラピスト 89
　――側の要因 8
セルフケア 215, 222
　――とPTSD 222
　――と物質乱用 222
セルフネグレクト 215, 222
●
想起と服喪追悼 9
創造的解決 292
ソクラテス式問答 39

［タ］
●
対人関係 8, 13
タイムアウト 443

他者に対する怒り 439
単一治療モデル 9
断酒・断薬違反効果 178, 191
●
チェック・アウト 53, 67
チェック・イン 42, 45, 48, 67
誓い 16, 54, 55, 286, 290, 294
近すぎる関係 324, 332
長期にわたるPTSDの問題 ... 141,
151
治療終結 452, 458
　――セッション 458
　――にあたって 462
治療の統合 10
鎮静的グラウンディング 154,
160, 165
●
つらい感情 16
●
適切な対処 43
デュアル・ディアグノシス 197
典型的なトリガー 389
●
「動機づけ（誘因・トリガー特定），
抑制，傾聴」の3ステップモデ
ル 433
動機づけ強化療法 26
統合的治療 11
　――モデル 6, 9, 10
統合的な治療 8
洞察や人格的な変容を求めるこ
と 119
遠すぎる関係 324, 335
特定不能の極度のストレス障害＝
DESNOS；disorder of extreme
stress not otherwise specified
.... 142
ドメスティック・バイオレンス
.... 82, 89
トラウマ記憶の探求 58, 117
トラウマに関する話 58
トリガー 384, 386, 387, 391

［ナ］
●
内面（感情，思考，記憶）へアクセ
スする方法 256
内面を遮断する方法 256
ナルコティクス・アノニマス（NA）
.... 197
●
尿検査 56, 57, 108
人間としての理想 12

認知 8, 13
　　――行動療法 12, 26, 107
　　――再構成 16
　　――の歪み 16

[ハ]
●
パーソナリティの再統合 117
ハームリダクション 169, 170, 188
破壊的な怒り 430, 433, 438
　　――の考え方 439, 440
破壊的な考え方 432
破壊的な関係性 339
破壊的なセルフトーク 225
暴露療法 18, 19, 22, 59, 199
発見 343, 346, 349
　　――シート 344, 346, 354
　　――の過程 349
　　――のための戦略 344
●
ピアレント・アノニマス 197
ピエール・ジャネの「ヒステリー」
　　.. 117
悲嘆 18, 119, 126
秘密とコントロール 146
秘密の保持 368

不健康な関係性 408, 412, 413
不健康な境界線 325, 330
不正直であること 245
　　――の代償 252
物質使用に関して嘘をつく ... 150
物質乱用 3
　　――とPTSDとの併存患者 ... 3
　　――に「親和性のある」慢性
　　　　PTSD患者 169
　　――に対する思いやり 149
　　――に対する思いやりのある捉
　　　　え方 149
　　――の負のスパイラル 215
プライマリケアの管理者 91
分裂した自己 281
●
並行モデル 9
米国国立薬物乱用研究所 20
弁証法的行動療法 26
●
防衛への直面 119

[マ]
●
マズローの欲求階層説 89

無慈悲な捉え方 148, 149
無力さの病 136

喪の作業 59
喪の仕事 199

[ヤ]
●
有害な関係性 326, 338, 339
●
「汚れた」検査結果 58

[ラ]
●
力動的な解釈 119
理想の回復 12
理想の喪失 12
●
レイショナル・リカバリー ... 197, 272, 309

[ワ]
●
悪い関係性 339

著者について

リサ・M・ナジャヴィッツ *Lisa M. Najavits*

　ハーヴァード大学医学部精神医学部門 心理学担当の准教授であり，マクリーン病院（マサチューセッツ州バーモント）の物質乱用治療部門に設置された，トラウマ研究センターのセンター長でもある。彼女は，1963年コロンビア大学卒業後，ヴァンダービルト大学大学院に進み，1990年に臨床心理学の博士号を授与されている。ナジャヴィッツ博士は，60本以上もの学術論文を刊行し，1997年に国際トラウマティック・ストレス学会カイム・ダニエリ若手研究者賞，そして，1998年には心理療法学会研究奨励賞を受賞している。彼女は，ニューイングランド行動分析・行動療法学会の前理事長であり，心理療法研究誌，トラウマティック・ストレス誌，臨床心理学誌，ならびに米国国立賭博防止センターの顧問も務めている。ナジャヴィッツ博士は，米国国立保健研究所から助成されている4つの研究プロジェクト——そのうちの1つは，米国国立薬物乱用研究所優秀科学者賞を受賞し，現在進行中の3つは，外傷後ストレス障害と物質乱用の治療転帰に関する研究である——の研究代表者である。彼女はマサチューセッツ州認定臨床心理士および心理療法指導者であり，みずからも心理臨床を実践している。専門分野は，外傷後ストレス障害と物質乱用の治療，心理療法に関する研究，そして，女性のメンタルヘルス問題である。

監訳者略歴

松本俊彦……まつもと としひこ

国立研究開発法人 国立精神・神経医療研究センター

精神保健研究所 薬物依存研究部 部長，病院薬物依存症治療センター センター長

　1993年佐賀医科大学卒業。横浜市立大学医学部附属病院にて臨床研修修了後，国立横浜病院精神科，神奈川県立精神医療センター，横浜市立大学医学部附属病院精神科を経て，2004年に国立精神・神経センター（現，国立精神・神経医療研究センター）精神保健研究所 司法精神医学研究部専門医療・社会復帰研究室長に就任。以後，同研究所 自殺予防総合対策センター副センター長などを歴任し，2015年より同研究所薬物依存研究部部長。2017年より同センター病院薬物依存症治療センターセンター長併任。

日本アルコール・アディクション医学会理事，日本精神科救急学会理事，日本社会精神医学会理事，NPO法人八王子ダルク理事，NPO法人東京多摩いのちの電話理事を兼務。

　主著として，『薬物依存の理解と援助』（金剛出版，2005），『自傷行為の理解と援助』（日本評論社，2009），『アディクションとしての自傷』（星和書店，2011），『薬物依存とアディクション精神医学』（金剛出版，2012），『自分を傷つけずにはいられない』（講談社，2015），『もしも「死にたい」と言われたら——自殺リスクの評価と対応』（中外医学社，2015），『SMARPP-24 物質使用障害治療プログラム』（共著，金剛出版，2015），『よくわかるSMARPP——あなたにもできる薬物依存者支援』（金剛出版，2016），『薬物依存臨床の焦点』（金剛出版，2016）などがある。

森田展彰……もりた・のぶあき

筑波大学医学医療系ヒューマン・ケア科学専攻社会精神保健学領域　准教授

　1993年筑波大学大学院博士課程医学研究科環境生態系専攻修了後，1993年から筑波大学社会医学系助手，1996年に同講師，2010年より現職。

　日本アルコール・アディクション医学会評議員，NPO法人栃木ダルク運営委員，NPO法人リスペクトフル・リレーションシップ・プログラム研究会幹事，茨城県中高児童相談所および土浦児童相談所嘱託医，児童養護施設筑波愛児園嘱託医を兼務。

　主著として，「親が暴力をふるう」（松本俊彦編 中高生のためのメンタル系サバイバルガイド，日本評論社，2012，所収），『虐待を受けた子どものケア・治療』（共編著，診断と治療社，2012），「アタッチメントの観点からみた物質使用障害の理解と援助」（数井みゆき編『アタッチメントの実践と応用——医療・福祉・教育・司法現場からの報告』所収：誠信書房，2012），「心理社会的治療，ダルクや自助グループ活動との連携」「暴力などトラウマ問題を抱えた薬物事例に対する心理社会的援助」（いずれも，日本精神科救急学会医療政策委員会編『精神科救急医療ガイドライン（規制薬物関連精神障害）2011年度版』（へるす出版，2012）所収）

訳者一覧（五十音順）

井上佳祐……… 横浜市立大学附属市民総合医療センター 精神医療センター

今村扶美……… 国立研究開発法人 国立精神・神経医療研究センター病院 臨床心理室

川地　拓……… 国立研究開発法人 国立精神・神経医療研究センター病院 臨床心理室

古賀絵子……… NPO法人RRP研究会

齊藤　聖……… 東京都立小児総合医療センター 児童思春期精神科

高野　歩……… 東京大学大学院 医学系研究科 精神看護学分野

谷渕由布子… 医療法人同和会 千葉病院

引土絵未……… 国立研究開発法人 国立精神・神経医療研究センター 薬物依存研究部

渡邊敦子……… 共立女子大学 看護学部 精神看護学領域

［無断複写禁止］

　本書で提示した各種教材は，専門資格を持つ精神保健の援助職が使用することを想定して開発されたものである。

　本書を購入した個人が，セラピストシートや配付資料などの本書内の教材を複製して使用することは問題ない。ただし，その権限は，あくまでも購入者個人が，自身が担当するクライエントないしは患者の治療のために用いる場合にかぎられ，他の臨床家や所属施設の同僚に権限を譲渡することはできない。また，個人ではなく，施設として本書を購入したからといって，本書の教材を施設全体で使用することを許可するものでもない。さらに，本書の教材を改変して新たに作成したもの（書籍，パンフレット，論文，各種視聴覚教材など）を，販売，配付，もしくは，その他の目的で使用してはならない。このような目的から本書の教材を改変する場合には，ギルフォード出版からの書面による許可が必要である。

PTSD・物質乱用治療マニュアル
「シーキングセーフティ」

2017年12月20日　印刷
2017年12月30日　発行

著　者 ——— リサ・M・ナジャヴィッツ
監訳者 ——— 松本俊彦　森田展彰

発行者 ——— 立石正信
発行所 ——— 株式会社 金剛出版
　　　　　　〒112-0005 東京都文京区水道1-5-16　電話 03-3815-6661
　　　　　　振替 00120-6-34848

装丁◉粕谷浩義
印刷・製本◉三報社印刷

©2017 Printed in Japan　ISBN978-4-7724-1600-9 C3011

好評既刊

Ψ金剛出版 〒112-0005 東京都文京区水道1-5-16　Tel. 03-3815-6661　Fax. 03-3818-6848
e-mail eigyo@kongoshuppan.co.jp　URL http://kongoshuppan.co.jp/

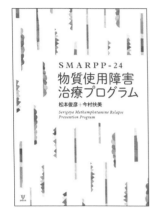

SMARPP-24
物質使用障害治療プログラム
[著]松本俊彦　今村扶美

好評を博した『薬物・アルコール依存症からの回復支援ワークブック』の最新改訂版。この新版においては，従来扱っていなかった，睡眠薬や抗不安薬といった処方薬乱用・依存の問題，さらに昨今深刻な問題となっている危険ドラッグを取り上げ，HIVに感染した薬物依存症患者への対応にもふれる。治療者・患者に伝えたい情報を盛り込んだリーディング・テキストの面と，実践のための自習教材の機能を併せ持った新しい薬物依存症治療プログラム〈SMARPP-24〉を当事者・家族と援助者の方々に贈る。　本体2,400円＋税

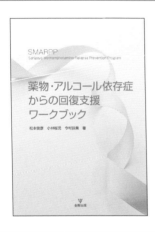

薬物・アルコール依存症からの
回復支援ワークブック
[著]松本俊彦　小林桜児　今村扶美

急激な覚せい剤の乱用拡大を経験した米国で，認知行動療法を用いて開発された外来治療アプローチ，Matrix Modelを参考にして作られたこのワークブックは，依存症に関する28の簡単な質問やテーマについて考え，答えることによって，薬物依存者に疾患への理解を促し，治療動機を高め，同じ悩みをもつ仲間と新しい生き方を獲得する方途を提供します。また，経験の少ない専門職援助者にとっても，薬物依存者と対話を進めることのできる，一種のコミュニケーション・ツールとして役立つでしょう。　本体2,400円＋税

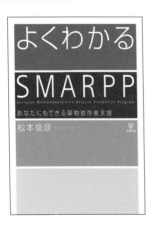

よくわかるSMARPP
あなたにもできる薬物依存者支援
[著]松本俊彦

覚せい剤取締法違反によって刑務所に服役する人の数は年々増加しており，その再犯率の高さも指摘されている。薬物依存症の治療は「貯金することができない」性質のものであり，出所後そして保護観察終了後にも，地域で継続されなければほとんど意味がない。米国マトリックス・モデルを基に〈SMARPP〉を開発した著者が，新しい薬物依存症治療プログラムとしてのスマープの実際をわかりやすく説く。さらに薬物依存症治療の最前線として，現状と法的問題，当事者と家族への援助まで，物質使用障害理解のためのさまざまな課題を明らかにする。　本体1,800円＋税

好評既刊

Ψ金剛出版 〒112-0005 東京都文京区水道1-5-16 Tel. 03-3815-6661 Fax. 03-3818-6848
e-mail eigyo@kongoshuppan.co.jp URL http://kongoshuppan.co.jp/

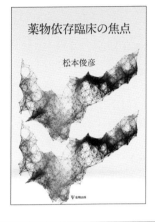

薬物依存臨床の焦点
［著］松本俊彦

わが国では，戦後長きに亘って覚せい剤の乱用問題が続き，これまでの治療なき取り締まりは，覚せい剤取締法事犯者の高い再犯率もたらしてきた。薬物依存症は，「治らない病気」であり，薬物依存から回復するために必要なのは，罰ではなく，治療である。本書は，米国マトリックス・モデルを基に，薬物・アルコール依存症克服のための基本プログラム〈SMARPP〉を開発した著者が，治療の最前線から，薬物依存症への援助の現実的な対応の指針を臨床研究の成果をもとに示したものである。医療・保健機関の援助者・治療スタッフのために，有益な知見が網羅された，今まさに求められる乱用防止のための方向性を探る試みである。　　　　本体2,800円＋税

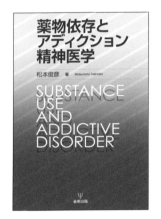

薬物依存とアディクション精神医学
［著］松本俊彦

近年わが国において急激に乱用が深刻化しつつある薬物とは，覚せい剤でもなければ大麻でもないのである。それは，精神科治療薬という「取り締まれない」薬物である。いうまでもなく，薬物依存から回復に必要なのは，罰ではなく，治療である。薬物依存は，WHOによって医学的障害と認められ，わが国の精神保健福祉法においても精神障害の一つとして明記されている，れっきとしたメンタルヘルス問題なのである。そしてメンタルヘルス問題である以上，その治療は，単に「薬物」という「モノ」をやめさせることではなく，その「ヒト」が地域で普通に暮らせるようになることを目標にしなければならない。　　　　本体3,600円＋税

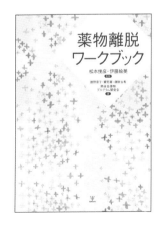

薬物離脱ワークブック
［監修］松本俊彦　伊藤絵美
［著］藤野京子　鷲野薫　藤掛友希　両全会薬物プログラム開発会

薬物をやめるのは簡単だが，やめ続けるのは難しい。簡単にやめられるからこそ「いつでもやめられるから，たまにはいいだろう」という油断が生じ，再利用を引き起こしやすいのである。本書は，SMARPPとスキーマ療法を合わせた薬物離脱のワークブックである。この本を使い，最後まで一通り読み終わった後も，一日3分ほどかけて，どこかのページを斜め読みしてみよう。その習慣が「やめ続ける」ことにつながるはずである。

本体2,800円＋税

好評既刊

Ψ 金剛出版 〒112-0005 東京都文京区水道1-5-16　Tel. 03-3815-6661　Fax. 03-3818-6848
e-mail eigyo@kongoshuppan.co.jp
URL http://kongoshuppan.co.jp/

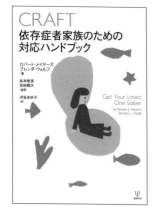

CRAFT
依存症者家族のための対応ハンドブック

［著］ロバート・メイヤーズ　ブレンダ・ウォルフ
［監訳］松本俊彦　吉田精次　［訳］渋谷繭子

メイヤーズが開発し，30年にわたる臨床知見のすべてを盛り込んだ本書には，薬物・アルコール依存への最善の解決策が記されていると言えよう。家族や友人の薬物・アルコール問題で悩む方，ならびに依存症問題の援助者必読の書。

本体2,600円＋税

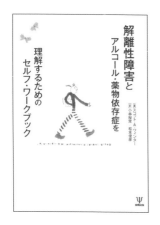

解離性障害とアルコール・薬物依存症を理解するためのセルフ・ワークブック

［著］スコット・A・ウィンター　［訳］小林桜児　松本俊彦

"誰もが一度遭遇している厄介な患者"――被虐待歴をもち，反復性の自傷行為や自殺企図行動がみられ，摂食障害や物質乱用を呈する患者の多くが，物質使用障害と解離性障害との重複障害である。誰もが一度は遭遇している治療困難な〈重複障害〉患者を援助するためのガイドブック。

本体2,400円＋税

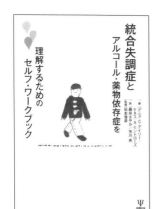

統合失調症とアルコール・薬物依存症を理解するためのセルフ・ワークブック

［著］デニス・C・デイリー　ケネス・A・モントローズ
［訳］藤井さやか　市川亮　［監修］松本俊彦

統合失調症と依存症から回復するための方法とは！――依存症は統合失調症を伴うことが多い。治療困難な，統合失調症と物質関連障害の『重複障害』への理解を高め，治療へとつなげるための実践的ワークブック。

本体2,400円＋税